《伤寒论》
阴阳六病规律

高建秋　编　著

天津出版传媒集团

天津科技翻译出版有限公司

图书在版编目(CIP)数据

《伤寒论》阴阳六病规律 / 高建秋编著. — 天津：
天津科技翻译出版有限公司，2023.6

ISBN 978-7-5433-4334-4

Ⅰ.①伤…　Ⅱ.①高…　Ⅲ.①《伤寒论》—研究
Ⅳ.①R222.29

中国国家版本馆 CIP 数据核字(2023)第 048696 号

《伤寒论》阴阳六病规律

ShangHanLun YinYang LiuBing GuiLü

出　　　版：	天津科技翻译出版有限公司
出 版 人：	刘子媛
地　　　址：	天津市南开区白堤路 244 号
邮政编码：	300192
电　　　话：	022-87894896
传　　　真：	022-87893237
网　　　址：	www.tsttpc.com
印　　　刷：	北京虎彩文化传播有限公司
发　　　行：	全国新华书店

版本记录：787mm×1092mm　16 开本　18.25 印张　310 千字
　　　　　　2023 年 6 月第 1 版　2023 年 6 月第 1 次印刷

定　　　价：88.00 元

前　言

在现代医学日益发达的今天，中医学以其绿色安全、简便效廉等优势发挥着不可替代的作用。《伤寒论》作为中医经典著作，千百年来研习者无出其右，一直是历代医家临床遣方用药之圭臬，古今研究《伤寒论》的著作多达四百多种，在浩如烟海的中医文献中，大多都有《伤寒论》的影子，可以说《伤寒论》的研究史就是中医学术的发展史，其蕴藏的中医科学理念及思辨规律，促进了中医学近两千年的发展，至今仍为人们的健康保障做出不可磨灭的贡献。

《伤寒论》年代久远，文辞古奥，不易理解，历代医家见仁见智，分别从脏腑经络学说、八纲学说、气化学说、经界学说等不同角度进行阐释，丰富了中医学的学术理论，但也各具局限，尤其是对于六经实质的根本问题，众说纷纭、莫衷一是。以现代语言科学阐释《伤寒论》六经实质，守正创新发展中医学是当代中医的使命。

余从事中医临床工作近三十年，一直致力于《伤寒论》的研究探索，在长期的实践中发现三阴三阳六病与气血津液的病理状态存在密切关系，遂从阴阳气血津液的病理变化探讨《伤寒论》六经实质，以指导临床，从新的角度挖掘《伤寒论》蕴藏的科学规律，十载春秋，四易其稿，终于著成《〈伤寒论〉阴阳六病规律》一书。

本书在继承中医学阴阳学说、气血津液学说等理论基础之上，结合现代医学基础知识，把阴阳建立在气血津液物质基础之上，用气血津液的病理变化探讨《伤寒论》三阴三阳六病的实质、发生发展及诊治规律。全书共分三篇，上篇为总论部分，叙述了《伤寒论》的沿革、学术渊源与成就，重点阐述了伤寒的涵义、三阴三阳六病的涵义、三阴三阳六病的传变规律、诊治方法等。中篇为各论部分，按分类编写的方式，以三阴三阳六病为纲，以六病表现的具体病征为目，分别阐述三阴三阳六病证治规律。下篇为《伤寒论》释义部分，以明赵开美复刻宋本为蓝本，对阴阳六病理论逐条阐释。

由于个人水平有限，书中难免存在很多不完善的地方，但阴阳六病证治规律的基本框架已基本形成，故予以出版，与广大同仁共勉，希望为中医现代化发展贡献绵薄之力。最后感谢天津科技翻译出版有限公司姜晓婷主任的大力支持。

高建秋

2022 年 11 月

目　　录

上篇　总论

中篇 各论

下篇　《伤寒论》释义

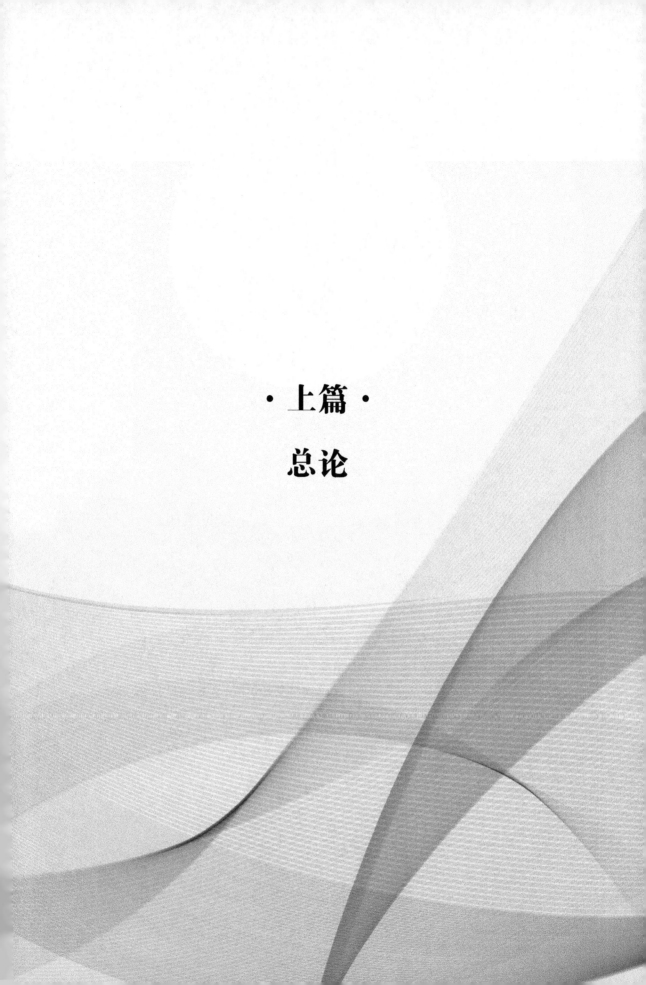

· 上篇 ·

总论

第一章 概论

一、《伤寒论》沿革

《伤寒论》是一部阐述机体发病规律及辨证施治的专著，是我国第一部理法方药比较完善、理论联系实际的古代医学著作。

《伤寒论》原名《伤寒杂病论》，是东汉末期张仲景所著。当时战争连年，疾疫流行，造成人民大量病亡的惨景。这激励了他发奋求医、著书活人的志向。因此他勤求古训，博采众方，广泛吸收汉以前的医学成就，结合自己的临床实践而有所创新，著成《伤寒杂病论》合十六卷。

原著问世不久，便因战乱而散佚不全。后经西晋太医令王叔和搜集整理十卷成册，名为《伤寒论》。此后，又因东晋南北朝分裂对立等，该书时隐时现，至唐代，经孙思邈搜集，《伤寒论》全书大体载于《千金翼方》卷九、卷十之中。到了宋代，政府指令高保衡、林亿等校正医书，将开宝年间节度使高继冲进上的《伤寒论》十卷加以校正，颁行于世。

现在通行的《伤寒论》有两种版本，一是宋版本，一是成注本，宋版本已无原刻本，只有明代赵开美的复刻本，也称赵刻本。成注本由金代成无己注解。继成氏之后，注解研究《伤寒论》者日益增多，历代医家见仁见智，对仲景学说均有昌明，促进了中医学的发展。

二、《伤寒论》的学术渊源与成就

祖国医学有着悠久的历史和丰富的内容，在《伤寒论》成书之前，就有《内经》《难经》《本草经》《汤液经》等古典医药典籍，存在古"医经"派和古"经方"等学术流派。

古"医经"派源于解剖，主要对脏腑经络、气血筋肉等进行基础性研究，结合阴阳五行学说等多学科知识，建立了系统性理论，对于疾病的治疗，长于针灸而略于方药。

古"经方"派源于本草，单味即称本草，配伍则组成方药，经方是古代优选并记载于册的方剂。古经方内容主要包括"汤液"和"火齐"两部分，以调和饮食的调味品，如桂枝、生姜、大枣等制为"汤液"；以辛苦味厚之"毒药"，如附子、大黄等制为"火齐"。"经方"是着重用方药治病的临床医学，古"经方"往往罗列病证，列出方药以治病，缺乏基础理论的概括及脉诊方法。

"汤液"与"火齐"是两种性质不同的药物剂型，张仲景博采众方并根据临床需要，打破了两者界限，将"汤液"与"火齐"融为一炉，丰富了经方的内容，扩大了经方的治疗范围，提高了经方的疗效。

仲景最大贡献是，在继承经方的基础之上，又吸收"医经"之长，总结前人的医学成就，结合个人的临床实践，著成《伤寒杂病论》，把"医经"的技术和理论与"经方"的制方用药结合起来，并加以发展，建立了一套平脉辨证、制方用药的诊治方法。"医经"与"经方"的结合，使"医经"的理论得以发展，更加适应方药治疗的需要，同时使"经方"的应用得到理论的指导，从而奠定了中医学理法方药比较完善的体系基础。

《伤寒论》是我国第一部理法方药比较完

善的医学巨著。其创造的中医学思辨规律和辨证施治法则具有普遍性意义，不仅适用于外感疾病，而且对临床各科疾病的诊疗也有指导作用。《伤寒论》对后世医家有很大的启发作用，例如温病学就是在《伤寒论》的基础之上发展起来的。至今，其独特的理论体系及卓越的临床疗效对医学的发展仍有重要意义。

三、伤寒的含义

在《伤寒论》成书之前，伤寒就有广义和狭义之说。广义伤寒是一切外感热病的总称，如《素问·热论》中记载，"今夫热病者，皆伤寒之类也。"狭义伤寒指外感风寒之邪所导致的疾病，如《难经·五十八难》指出，"伤寒有五，有中风，有伤寒，有湿温，有热病，有温病。"其中"伤寒有五"即指广义伤寒，五者之"有伤寒"即指狭义伤寒。《伤寒论》以伤寒命名，其实质是论述广义伤寒。

（一）伤寒病因的广义性

从《伤寒论》的篇幅上看，其主要论述了狭义伤寒和中风的发生发展及诊治规律；从内容上看，其不仅主论伤寒，而且兼论温病、湿病、暍病、霍乱和阴阳易差后劳复病等。

狭义伤寒与中风的病因是外受风寒之邪，风寒之邪从体表外受，导致机体发生阴阳失调而致病。温热病的病因是外感温热邪气，也可因伤寒传变而发，温热邪气多从口鼻上受，损伤人体的阴阳气血津液，发生阴阳失调而致病。"霍乱"的病因多为饮食不节，饮食阴浊邪气从肠胃内受，或因外受暑湿，直中胃肠，从内损伤阴阳气血津液，导致机体发生阴阳失调而致病。阴阳易差后劳复病多因生活起居失调、劳逸不当及饮食问题等，

损伤人体阴阳气血津液，发生阴阳失调而致病。

因此，《伤寒论》论述的致病因素是广义的，包括外感六淫邪气、内伤饮食及生活起居等多方面因素。"伤寒"实为病邪伤人致病之通称，正如程效倩在《伤寒论后条辨》中论述："伤寒有五之寒字，则只当得一邪字看。"

（二）伤寒类别的广义性

《内经》以热病定义伤寒，实际是依据病证性质进行分类，伤寒概括了一切外感热性疾病，而不包括阴寒性病变。《难经》依据致病因素分类，伤寒概括了中风、伤寒、湿温、热病、温病五类病变。

《伤寒论》在继承《内经》《难经》的基础上提高了认识，依据阴阳气血津液的病理改变进行分类，将伤寒分为太阳病、阳明病、少阳病、太阴病、少阴病、厥阴病六类疾病，从而扩大了伤寒的类别，深刻揭示了疾病发生发展的规律和诊治规律。

阴阳六病不是具体的疾病，而是各种疾病具有的最基本的六种病理变化；是根据阴阳气血津液发生的功能性损害或物质性损伤，对各种疾病的病理改变进行的高度概括；是为执简驭繁地诊治临床各种疾病而进行的阴阳失调病理状态的分类。

各种因素致病皆可以阴阳六病概括。《伤寒论》的内涵并没有着眼于致病因素，其实质在于以狭义伤寒为例，阐述机体发生的阴阳六病之病理变化、传变规律及诊治法则等。因伤寒致病的发展变化最为复杂，阴阳六病在伤寒的发生发展病程中皆可体现，且仲景著书时代，伤寒广泛流行，故《伤寒论》以伤寒为例，阐述阴阳六病规律。为避免重复，故略于温病而详述伤寒。

第二章　阴阳六病的含义

疾病的本质是自稳调节紊乱，引起机体的阴阳气血津液失调，导致机体组织的正常结构、生理功能发生病理改变而出现异常的生命活动。

仲景在《伤寒论》自序中阐明，"撰用《素问》《九卷》《八十一难》《阴阳大论》《胎胪药录》并平脉辨证，为《伤寒杂病论》合十六卷。"《素问》《九卷》《阴阳大论》等典籍都是讲阴阳学说的，可见《伤寒论》采取阴阳学说的方法论，探索疾病的规律，以阴阳统括机体的组织结构、生理功能、病理变化及脉证治则等。

古代阴阳家应用阴阳学说，习惯于向天地万物自然现象去推衍，利用自然现象与人体在某些方面相似的阴阳属性，用取象比类的方法，推测人体的生理病理。不同事物的变化规律既存在同一性，又存在差异性。同一性提供比类逻辑依据，使比类结论形象而易于理解；差异性则限制比类结论的正确性，使比类结论缺乏科学性而牵强失当。

仲景对"医经"家学说撰而能用，摆脱了阴阳家的空谈，采用阴阳学说辩证唯物的内涵，将阴阳二气落实到气血津液的物质基础之上，把阴阳属性建立在临床证候的实践基础之上，用阴阳气血津液的变化，说明人体的生理功能、病理改变，使阴阳学说真正发挥出唯物辩证的光辉，通过阴阳这一高度概括的原则，从人体的生理功能、病理变化，推阐到具体的脉证支持，进而指导治疗，从而奠定了中医学理论联系实际的科学基础。

一、阴阳的含义

阴阳是对自然界相关事物或现象，或一个事物内部存在的对立属性的概括。阴阳本属于中国古代哲学范畴，是古代的唯物论和辩证法。

阴阳学说起源于精气论。精气是最原始的物质，依据其动静属性，分为阴阳二气，阴阳二气的运动变化产生宇宙万物。可见阴阳是不能脱离物质的，同时存在对立统一的辩证关系。

阴阳学说引用到医学领域，"阴"最基本的物质指阴液，包括血液、津液、水谷精微等体液，具有营养、滋润、沉降、凝聚等作用及性质；"阳"最基本的物质为阳气，是机体内具有较强活力的精微物质，包括体液内所含的能量物质及脏腑功能等，具有推动、温煦、升浮宣散的作用及性质。

二、阴液与阳气的生理

1. 阴液与阳气是人体的重要组成部分

对于机体而言，阴液与阳气具体指气血津液，阴阳气血津液循行于脉中，充斥于机体，无器不有，约占体重的 75%。另外，脏腑组织器官主要是气血津液凝聚成形而生成，所以阴液和阳气是人体重要的组成部分，也是机体发生病变的主体。

2. 阴液与阳气构成人体的内环境

阴阳气血津液循行周身，充斥细胞内外，构成人体的内环境。内环境是机体新陈代谢的重要场所。阴阳气血津液是内环境自稳调节的物质基础，自稳调节主要通过阴液与阳气的消长变化得以实现。因此，阴阳调和则内环境稳定，机体的生理功能得以保障，才能维系身体健康。

3. 阴液与阳气适应外环境变化

天人合一观认为，人是自然的一部分，人与自然息息相关，例如自然界存在的阳光、空气、水谷饮食等，是人赖以生存的必要条件，阴液与阳气组成的内环境和外环境不停地进行物质交换。人生活在自然环境之中，人体的生理活动必然受自然变化的影响，例如血管通过舒缩变化适应外界的寒温变化。如外环境的变化超出了人体内环境的适应力，则易引起阴阳失调而发生病理改变。

4. 阴液与阳气是脏腑发挥功能的物质基础

阴阳气血津液营运全身，为一身之气，是脏腑组织器官发挥功能的物质基础。脏腑只有得到阴阳气血津液的温养及调节，才能发挥生理功能，反之，脏腑的生理功能活动，只有通过阴阳气血津液的变化才能得以实现。因此，脏腑功能是阴阳气血津液功能的具体体现，阴阳气血津液功能是脏腑功能的高度概括。

5. 阴液与阳气是沟通机体协调统一的物质基础

人是有机的整体，中医学认为，人体的整体统一性是以五脏为中心，配合六腑，通过经络系统的"内联脏腑，外络肢节"的作用来实现的。因脏腑功能是阴阳气血津液功能的具体体现，而经络是阴阳气血津液的通道，故经络的"内联脏腑、外络肢节"作用

的实质是通过阴阳气血津液的变化来实现的，因此，阴阳气血津液是沟通机体协调统一的物质基础。

机体协调统一的具体调节过程为：脏腑生理活动调节阴阳气血的变化，经调节改变的阴阳气血通过经络循行周身，发挥效应，复影响各脏腑组织的生理活动，从而保障机体生理活动的协调统一。

6. 阴液与阳气的生理功能及相互作用

阴液具有营养滋润机体的作用，具有沉降凝聚的特性；阳气具有推动、温煦、防御、气化等生理功能，具有升浮宣散的特性。

阴液与阳气相互依存，相互制约，相互转化，协调为用。阴液具有承载、化生阳气的作用；阳气具有化生、运行、统摄阴液的作用。两者相互为用，互相促进功能的发挥，保障身体的健康。

三、阴液与阳气的病理

生理情况下，阴阳气血津液充盛，循行畅通，则阴阳调和，内环境稳定，能适应外环境的变化，从而保障脏腑功能正常，机体协调统一，维系身体健康。

病理情况下，受外环境的影响，内环境紊乱，阴阳气血津液发生偏盛偏衰改变，循环失常，则阴阳失调，自稳调节紊乱，故发生疾病，甚至使脏腑发生功能性或器质性病变，导致阴阳气血津液的调节更加紊乱。因此，人体总的病机是阴阳失调。

《伤寒论》采用阴阳学说方法论，用阴阳统括病脉证治，依据阳气病变和阴液病变在阴阳失调病机中所起的不同作用，结合外在脉证的八纲属性，将疾病分为阳病和阴病两类病变。

阳病是指以阳气病变为主导，引起机体发生阴阳失调病理改变，产生具有发热等阳热性病证为主的病变；阴病是指以阴液病变

为主导,引起机体发生阴阳失调的病理改变,产生具有恶寒等阴寒性病证为主的病变。如《伤寒论》第7条记载:"病有发热恶寒者,发于阳也;无热恶寒者,发于阴也⋯⋯"。推而广之,诸如耳鸣目赤、口苦舌烂、面红身热、大便秘结、小便短赤、脉象表现为大浮数动滑等阳热性脉证,多为阳病;诸如身重乏力、四肢厥冷、吐利纳少、小便清长、脉象表现为沉涩弱弦微等阴寒性脉证,多为阴病。

阳病又依据阳气发生的不同病理改变,分为太阳病、阳明病和少阳病三种病变;阴病依据阴液发生病理改变的不同方式,分为太阴病、少阴病和厥阴病三种病变。《伤寒论》以阴阳二病总领阴阳六病,以阴阳六病统括临床各病,从而形成阴阳六病辨病方法。阴阳六病不是具体的疾病,而是各种疾病的最基本的病理变化,是根据阴阳气血津液发生的六种基本病理改变而对临床各种疾病进行的高度概括。

(一)太阳病的含义

1. 太阳病的概念

阳气是人体内具有很强活力的精微物质,内附于阴液,随脉循行,出于脉外入于腠理,布散全身,阳气为一身之气,外达体表之阳气称作表阳,具有温煦体表、运化、固摄营阴的作用;表阳又具有防御卫外之功能,故又称之为卫阳;又因体表面积巨大,外散体表之阳气盛大,故又称之为太阳。

太阳病指外受风寒等致病因素的影响,损伤卫阳,导致肌表发生营卫不和的阴阳失调病变,产生阳热性病证的病变。太阳病多为外感疾病初级阶段的表现。

2. 太阳病的分类

因患者的体质各异,感受外邪的性质及轻重不同,导致卫阳损伤的性质有功能性损伤和实质性损伤的区别,营卫不和的病理变

化有不同的特点,故外在的脉证表现不同,因此太阳病基本分为伤寒、中风和表郁轻证三型。

(1)伤寒的特点

伤寒多因外受寒冷气候的影响,导致卫阳发生功能性损伤而发太阳病伤寒表实证。因寒性收引,外受寒邪则抑制卫阳宣散和阴津的输布,卫阳郁遏不宣则失去运化阴津的作用,故营阴凝滞,因此发生卫闭营郁的病理改变。

伤寒的临床表现为:恶寒、发热、无汗、身痛、呕逆、脉象浮紧。因卫阳郁闭不宣,失去温煦肌表的作用,故恶寒;因阴津凝滞,不得疏泄,故无汗;卫阳宣散不利则蓄积于肌表,郁而化热,故发热,即因表阳功能不足,启发机体自调机制,体内阴阳气血外行助表,郁积于体表脉络而不得宣散,故产热增加,同时因荣阴凝滞无汗,而散热减少,故发热;阳热鼓动气血,故脉浮,阴津不泄则脉络充实,故脉紧而充实。

(2)中风的特点

中风多因外受风邪的影响,导致卫阳发生实质性损伤而发太阳病中风表虚证。因风性开泄,易散泄阳气而营阴失守,故发生卫虚营弱的病理改变。

中风的主要临床表现为:发热、汗出、恶风、脉浮缓。因卫阳外泄而发生实质性损伤,故卫阳功能不足,失去温煦肌表的作用而恶风;卫阳不足失去固摄荣阴的作用,故荣阴外泄而自汗出;卫阳不足,刺激机体自调,阳气浮盛于外则产热增加,故发热;阳热鼓动气血则脉浮,营阴开泄则脉络不充,故脉象松缓柔弱。

(3)表郁轻证的特点

表郁轻证实为伤寒的轻证表现,多因感受寒邪较轻,或伤寒日久,阳气渐宣,阴津渐输,或因伤寒经发汗治疗后未解,导致肌表发

生轻度的卫闭营郁病变。其临床表现为：发热恶寒呈阵发性发作，多一日再发或三发，相对热多寒少、身痒、面红、无汗、脉浮而不紧。

（二）阳明病的含义

1. 阳明病的概念

阳明病之"阳"字指阳气，"明"指亢奋、昭著之义。阳明病多由太阳病郁遏阳气，导致阳气蓄积化热发展而来；也可因感受温热邪气，伤津助热而发；或因太阳病误治，伤津助热传变而来；或因少阳病郁滞气机，郁而化热发展为阳明病。

阳明病是指阳气相对亢盛有余，导致阳热亢盛、阴津损伤的病理改变，产生阳热性病证的病变，阳明病多为外感热病极期阶段的表现。

2. 阳明病的分类

阳明病阳热亢盛，损伤阴津，因阴津损伤，故易形成燥实、痰水湿浊及瘀血等有形病理产物。依据阳明病是否伴发有形病理产物，分为阳明病热证和阳明病实证两类证型。

（1）阳明病热证的特点

阳明病热证多由太阳病发展而来，太阳病郁遏阳气，阳气不宣则郁积于表，蓄积太过则亢盛化热而传变为阳明病，发生阳热亢盛、阴津损伤的病变。因不伴有形病理产物，故称为阳明病热证。

阳明病热证初期多表现在肌表，临床表现为大热、大汗、大渴、脉洪大、不恶寒反恶热等。因阳热亢盛在表，故发热；阳热鼓动气血则脉洪大；阳热迫津外泄则大汗出；阳热灼伤阴津，又兼汗出伤津，故口渴。如阳热损伤里阴，则阳热内入而发展为阳明里热证，如热郁胸膈证、热壅肺胃证等。

（2）阳明病实证的特点

阳明病实证多由阳明病热证发展而来，

因阳热亢盛，损伤里阴，故阳热随脉内入，更耗伤阴津而产生有形病理产物，阳热与有形实邪相结而发阳明病实证。

阳明病实证临床多见阳明燥实证，表现为便秘不通、腹胀满痛等。因阳热灼伤津液，或阳热迫津作汗，津液外出而不能内润肠胃，故阳热内入胃肠与燥屎相结，而便秘不通、腹胀满痛。

阳明病实证尚可见阳热内入胸膈脉络，迫津渗出为水，而发水热结胸；或阳热内入心下、炼液成痰而痰热结滞；或阳热内入三焦，蒸津化湿，而湿热蕴结为病；或阳热内盛于脉，灼伤荣阴，致血液黏稠而瘀热相结为蓄血证等。

（三）少阳病的含义

1. 少阳病的概念

"少阳"即阳气虚少之义。阳气不足则失去运化、输布、推动气血津液的作用，故阴津郁滞不得输布，甚至转化痰湿邪气，阴津郁滞或伴痰湿形成，则阻滞气机，复导致阳气郁滞，故引起阴阳俱郁的病理改变。

少阳病是指因太阳病或阳明病等因素损伤阳气，导致机体发生阴阳郁滞的病理改变，产生具有阳热性病证的病变。少阳病多由太阳病损伤阴阳气血发展而来，是阳气损伤初期阶段的表现。因阳气初伤而不甚，故尚可郁积而间断化热，如阳气继续损伤则传变为太阴病等阴寒性病变而无热证。因此，少阳病是三阳病向三阴病转变的过渡阶段，故称少阳为阴阳之枢。

2. 少阳病的特点

阳气内附于阴液，随血脉循行，由心胸外行肌表，下达胃肠，布散全身，因少阳病阳气虚少退却，故阴阳郁滞病变不仅表现在远心端之肌表，也可发生在近心端之胸胁腠理，或发生在胃肠肝胆等部位，临床多见阴阳气血津液郁滞在肌表、胸胁和胃肠的表现，但见一证便是，不必悉具。

少阳病典型的临床表现为：往来寒热、胸胁苦满、嘿嘿不欲饮食、心烦喜呕、口苦、咽干、目眩等。

少阳病阳气不足，不能外助肌表，故表阳不足，失去温煦的作用而恶寒，因阳气不足故但寒不热，表阳不足则肌表阴津输布不利而郁滞无汗，阴津郁滞则阻滞阳气宣散，因阳气初虚不甚，故郁积至一定程度则发热而不恶寒，阳热散尽则复因阳气虚少而不能外助肌表，复恶寒而不发热，如此往来寒热。

阳气由心胸外达肌表、少阳病阳气退却，故胸胁阳气不足，胸胁腠理之阴津输布不利而郁滞，甚至阴津不化而化生痰湿停聚胸胁腠理，阴津郁滞则阻滞气机，因此引起阴阳气血津液俱郁胸胁，故胸胁苦满。因阳气初虚不甚，故阳气郁滞胸胁化火，火热内郁胸中不得外散而随脉上炎孔窍，故口苦、咽干、目眩、心烦。

少阳病阳气不足，不能由心胸下助胃肠，则胃阳不足，消化吸收功能不良，故嘿嘿不欲饮食；同时因胸胁阴阳郁滞，气机不畅，影响胃气转输于上，故胃失和降而喜呕。胃脘不舒影响精神，又兼气血不足，精神失养，故神情默默，郁郁不欢。

（四）太阴病的含义

1. 太阴病的概念

"太阴"即阴液相对太盛之义，阴液包括水液、血液、饮食精微等。阴液性质本静，赖阳以动，阳气亏虚则阴液相对太盛而输布运化不利，故发作太阴病。

太阴病是指因阳气亏虚，导致阴液相对太盛，发生阴液输布运化不利的病理改变，产生阴寒性病证的病变。太阴病多由三阳病损伤阳气发展而来；或因寒凉邪气直接损伤阳气而发；或因饮食不节、损伤肠胃里阳而

发；或因误治损伤里阳而发。太阴病是阳气损伤严重阶段的表现。

2. 太阴病的分类

太阴病是阴液输布运化不利的病变，突出表现为饮食运化不利病变和水液代谢不利病变。依据水液及饮食输布运化不利、是否形成有形病理产物停积而分为太阴病虚寒证和太阴病寒实证两型。

（1）太阴病虚寒证的特点

太阴病虚寒证多由三阳病耗伤胃肠里阳发展而来，或因饮食不节等因素直接损伤胃肠里阳，导致饮食运化不利而化寒湿，形成阴浊太盛而运化不利的病变。

太阴病虚寒证主要临床表现为腹满时痛、吐利不食等。因里阳亏虚，胃肠消化吸收功能不良，饮食运化不利，故呕吐下利，不欲饮食，食之不消则腹胀满，寒湿刺激胃肠则痉挛时痛。因呕吐下利，故无有形病理产物停积而表现太阴虚寒证。

太阴病虚寒证，尚可表现为阳虚不能温煦运化血液，致血液寒凉，不能温养四肢而四肢烦疼，不能温养胃肠而腹痛等。

（2）太阴病寒实证的特点

太阴病寒实证，多由三阳病耗伤三焦里阳发展而来。三焦阳气亏虚，则水液输布不利，停聚三焦，化为痰饮水湿邪气，而形成阴液相对太盛的病变，因形成痰饮有形病理产物停聚，故称为太阴病寒实证。

痰饮的特点为变动不居，易趋虚处，其临床表现随痰饮停聚病位不同而异。如水饮停聚肌表则水肿，停聚上焦头项则眩晕，聚胃则呕，关肺则喘，凌心则悸，饮停中焦则心下满胀，饮停下焦则少腹满而小便不利……另外，太阴病寒实证也可表现为饮食积滞胃肠而腹满噫气等。

（五）少阴病的含义

1. 少阴病的概念

"少阴"即阴液虚少亏损之义。阴液是阳气的物质基础，阴阳既互根互生，又相互制约。阴液亏损则易阴损及阳，导致阳气亏损而失去温煦、推动、运化、固摄的作用，故产生阴寒性病变；阴液亏损又易导致阴不制阳，而产生虚热性病变。

少阴病指因阴液亏损，导致机体发生阴阳俱虚或阴虚阳亢的病理改变，产生阴寒性病证或虚热性病证的病变。少阴病多由阳明病耗伤阴液，或太阴病损伤阴液发展而来，也可由太阳病等耗伤阴阳气血津液发展而来。少阴病是阴液损伤严重阶段的表现。

2. 少阴病的分类

少阴病的本质是阴液亏损的病变。因为阴阳互根互生，相互制约，阴液是阳气的物质基础，具有承载和滋生阳气的作用，故阴液亏损必伴有阳气亏虚。如以阴液亏损，失去滋养濡润上焦的作用为主要病变，则产生阴不制阳病理改变，临床表现为虚热性病证；如以阳气亏虚，失去温煦、推动、运化、固摄的作用为主要病变，则产生阴阳俱虚的病理改变，临床表现为阴寒性病证。因此少阴病基本分为少阴病寒化证和少阴病热化证两型，其中少阴病寒化证又依据是否伴发有形病理产物而分为少阴病虚寒证和少阴病寒实证。

（1）少阴病热化证的特点

少阴病热化证多由阳明病后期阳热耗伤阴津发展而来。相对于阴津损伤而言，阳明病是阴津损伤初级阶段的表现，少阴病是阴津损伤严重阶段的表现。因此阳明病后期，损伤阴津较重则发展为少阴病，阴津亏损不能滋润上焦，则虚火上炎，故表现为热化证。

少阴病热化证临床表现为：心烦不寐、口渴咽痛、大便干结、脉象细数等。因少阴病阴液亏损不能上荣头脑，虚火上扰精神，故心烦不寐；阴津不能上润咽喉，则虚火上炎而咽痛；阴津亏损则组织缺水，故口渴；阴津亏损，不充盈脉络则脉细，虚火扰心则脉数。

（2）少阴病虚寒证的特点

少阴病虚寒证多由太阴病后期损伤阴津发展而来。太阴病肠胃虚寒不运，则阴阳气血不得化生，呕吐下利又损伤阴液，故太阴病不愈，则致阴液亏损而发展为少阴病。本有胃肠里阳不足，病至少阴则阴液亏损，阳气不生，失去温养胃肠的作用，故胃肠里阳更加亏损而表现为虚寒证。

少阴病虚寒证的主要表现为：下利清谷、口渴欲饮、恶寒肢厥、脉微细、但欲寐等。少阴病里阳不足，失去运化饮食、固摄阴津的作用，故下利清谷；表阳不足，失去温煦肌表的作用，故恶寒肢厥；阴津亏损则组织缺水，故口渴欲饮；阳气亏虚则脉微，阴液亏损则脉细；阴阳气血津液不足，精神不振则欲寐，肢体失养则乏力。

（3）少阴病寒实证的特点

少阴病寒实证为阴液亏损，阴不生阳，导致阳气亏损，失去输布水液的作用，水液输布不利则停聚三焦，转化为水饮有形之病理产物，故表现为少阴病寒实证。同时水液转化为水饮病理产物，则不能化生生理性津液，故更加重阴液亏损。

少阴病寒实证主要表现为：水肿，心悸、眩晕、振振欲擗地，脉象沉微等。少阴病阳虚不运，水液输布不利，水饮停聚肌表则水肿；水饮凌心则悸；水饮停聚头项则眩晕；阴阳气血亏损，不能温养肢体，则乏力不支而振摇欲仆；阴阳气血亏损，不充于脉则脉象沉微。

（六）厥阴病的含义

1. 厥阴病的概念

《内经》认为太阴为三阴，少阴为二阴，厥阴为一阴；《素问·至真要大论》中记载："帝曰：厥阴何也？岐伯曰：两阴交尽也。"《素问·天元纪大论》也指出："阴阳之气各有多少，故曰三阴三阳也。"可见三阴三阳代表阴阳二气的多少，"厥阴"即阴液极少而将尽之义。

厥阴病指阴液亏损至极将尽，导致阴虚火旺与阴阳俱虚的病理变化同时存在，产生热化证和寒化证同时并见或往来交替的病变。厥阴病多由少阴病损伤阴液发展而来，少阴病是阴液亏损严重阶段的表现，少阴病不愈则虚火灼伤阴津，或虚寒不固亡失阴液，故阴液亏损至极而发展为厥阴病，厥阴病是阴液亏损极期阶段的表现。

2. 厥阴病的特点

厥阴病的本质是阴液亏损至极将尽的病变，所以其既有阴液失去濡润上焦的作用而产生阴虚火旺的热化证，同时又存在阴损及阳，阳虚不能温固中下焦胃肠而产生阴阳俱虚的寒化证。

厥阴病的临床表现主要为：消渴、气上撞心、心中疼热、饥而不欲食，呕吐下利等上热下寒证。因阴津极亏，故虚火上攻而气上撞心，心中疼热；组织缺水严重，又兼虚火消灼阴津，故消渴；阳气虚寒不能温固胃肠，故呕吐下利而不欲饮食。

厥阴病临床也可表现为厥热胜复证，即表热证和里寒证往复交替。厥热往复证是阴液亏极导致机体调节紊乱的特殊表现形式。阴阳气血津液亏损至极，不能温养胃肠则寒化下利，机体自调阴阳气血内趋胃肠而不能顾表，故厥利止，复在肌表表现为阴不制阳之表热证，机体复调阴阳气血外赴肌表而不能顾里，故复热往而厥复。

四、阴阳六病传变规律

阴阳六病是阴阳气血津液发生功能性损伤或实质性损害，引起阴阳失调的六种基本病理变化。在疾病发生发展病程中，阴阳六病存在着动态变化，因机体的自稳调节和治疗等因素的影响，阴阳失调的病变可恢复为阴阳调和的生理而向愈，也可转变为新的阴阳失调病理状态而传变。

（一）影响疾病传变的因素

1. 阴阳气血津液的盛衰及生理功能的强弱。

2. 阴阳失调病理损伤的程度及病理产物的轻重。

3. 治疗、预防及养护的措施。

4. 机体自稳调节的能力。

5. 体质的差异及有无宿疾等。

（二）阴阳六病传变规律

阴阳六病的传变一般由表入里、由浅入深、由轻到重、由阳病传为阴病、由功能性病变传为器质性病变。

1. 太阳病传变规律

（1）太阳病传变阳明病

太阳病伤寒则肌表卫闭营郁，肌表营卫不和刺激机体自稳调节则阳气浮盛于外，如《素问·生气通天论》记载："因于寒，欲如运枢，起居如惊，神气乃浮。"阳气浮盛于外而不得宣散，故蓄积于肌表而转化为阳热，阳热太盛则传变为阳明病；或太阳病辛温发汗太过，则伤阴助热而传变为阳明病。

（2）太阳病传变少阳病

太阳病日久不解则耗伤阳气，阳气不足则引起阴阳气血津液输布不利而郁滞，故传变为少阳病，如《伤寒论》第37条述："太阳病，十日以去，脉浮细而嗜卧者，外已解也，设胸满胁痛者，与小柴胡汤⋯⋯"。

（3）太阳病传变太阴病

太阳病日久不解，则耗伤阳气，阳气耗伤较重则不能内温胃肠，或太阳病引阳气外浮而不能内顾，导致胃肠阳气亏损，饮食运化不利，故传变为太阴病；或太阳病耗伤三焦里阳，导致水液输布不利而传变为太阴病寒实证；或因太阳病误下，苦寒损伤里阳，导致阴液相对太盛而传变为太阴病。

（4）太阳病传变少阴病

太阳病传变少阴病者，多见于年高体虚之人，平素既有阴阳气血不足，突发太阳病，耗气伤阴，阴液亏损多加重而传变为少阴病；或因太阳病误治，发汗太过则伤津亡阳，故传变为少阴病。

2. 阳明病传变规律

（1）阳明病由表传里

阳明病热证，初期表现在肌表，阳热迫津作汗则损伤津液，阳热亢盛则灼伤津液，阴津损伤于外则不足于里，里阴损伤则阳热随脉内入于里，或热陷胸膈，或热壅肺胃，故阳明病表热传变为阳明病里热证；或阳明病表热证，误下损伤里阴，导致阳热内陷而阳明病热证由表传里。

（2）阳明病热证传为阳明病实证

阳明病热证，阳热亢盛耗伤阴津，阴津损伤不能内润胃肠，则阳热内入胃肠与燥实积滞相结，故传变为阳明病燥实证；阴津损伤不能充盈于脉络，则阳热内入于脉，煎灼血液，故血液黏稠形成瘀血，瘀热相结则传为阳明病蓄血实证；阳热内盛于胸膈脉络，迫津渗出为水饮，水热相结则传变为阳明病结胸实证。

（3）阳明病传变少阳病

阳明病阳热亢盛则壮火食气，阳气耗伤则易致阴阳气血津液输布不利而发生阴阳郁滞病变，故传变为少阳病。

（4）阳明病传变阳明中寒

阳明病阳热亢盛于肌表，或壅盛于胸膈，耗伤气阴，气阴损伤于外或损伤于上焦，则不能温养中焦胃脘，致胃阳不足而消化功能低下，故传变为阳明中寒而不能食。

（5）阳明病传变太阴病

阳明病阳热在外，耗气伤阴，阳气损伤较重，不能内温肠胃则里阳不足，饮食运化不利而传变为太阴病；或阳明病热证误下，苦寒伤阳致阴液相对太盛而输布运化不利，故传变为太阴病。

（6）阳明病传变少阴病

少阴病的本质是阴液损伤的病变，是阴液损伤严重阶段的表现。阳明病后期，阳热耗伤阴津较重则传变为少阴病；或因阳明病误下，病轻药重，则损伤阴液而传变为少阴病。

3. 少阳病传变规律

（1）少阳病传变阳明病

少阳病为阳气初虚导致阴阳郁滞的病变。因阳气初虚不甚，故可郁滞化热，阳热郁积太过则阳热亢盛而传变为阳明病，或少阳病阴津郁滞胸胁不得下润胃肠，致胃肠热盛而传变为阳明病；或少阳病误以辛温发汗，因阴阳气血郁滞不宣，故辛温药物内助阳热而传变为阳明病。

（2）少阳病传变太阴病

少阳为阴阳之枢，少阳病是阳气损伤初级阶段的表现，少阳病则阳气初虚，阴津已有输布不利而郁滞的表现。少阳病不愈，阳气继续耗伤，或误下损伤阳气，则阴液输布运化不利加重而传变为太阴病。

4. 太阴病传变规律

（1）太阴病传变太阳病

太阴病虚寒证，肠胃吐利不和则阴阳气血损伤于里而不能外助肌表，故可致肌表营卫不和而并发太阳病，如霍乱吐利而伴寒热。

（2）太阴病传变阳明病

太阴病寒实证，阳气亏虚则水液输布不利而转化水湿痰浊，痰湿阻滞气机，日久不愈则可引起阳气郁积化热而合并阳明病。

（3）太阴病传变少阴病

太阴病肠胃虚寒证，饮食消化吸收不利，甚至呕吐下利，日久不愈则阴阳气血生化无源，或吐利伤阴亡阳，致阴液亏损则传变为少阴病。

5. 少阴病传变规律

少阴病是阴液亏损严重阶段的表现，少阴热化证不愈，则虚火灼伤阴津，少阴病寒化证不愈，则吐利亡失阴液，阴液亏损至极则传变为厥阴病。

6. 厥阴病传变规律

厥阴病是阴液亏极的表现，因阴液亏极导致机体调节紊乱，而出现厥热往复证，如热复太过则传变为阳明病热入营血，寒复太过则传变为脏厥。

（三）合病、并病的含义

传统认为，凡两经或两经以上病证同时出现者，称为合病；凡一经病证未罢，又出现另一经病证者，称为并病。传统认识局限于发病的先后次序，从病史上区分合病与并病，对于合病、并病的病理变化无鉴别诊断意义，故亦无临床治疗的指导意义。宜从阴阳失调的传变规律探求合病与并病的含义。

1. 合病的概念及特点

临床常见的合病有太阳阳明合病、太阳少阳合病、少阳阳明合病、三阳合病、阳明太阴合病、阳明少阴合病、太阳太阴合病、太阳少阴合病等。

合病指在疾病的发生发展过程中，同时存在两种或两种以上阴阳失调的病理变化的病变。两种病理变化及病证既可同时发生，又可先后发病，临床多见先后发病，其病变特点为先发之原发病变不因后发之继发病变的出现而缓解。

例如，太阳阳明合病，先发太阳病伤寒，则发生卫闭营郁的病理改变，临床表现为恶寒发热而无汗。因阳气闭郁不宣，致阳气浮盛于外而蓄积化热，阳热太盛则继发阳明病，临床表现为口渴烦躁等病证。虽继发阳明病证，但太阳病卫闭营郁病变不得缓解，仍有恶寒无汗等表现，因此传变为太阳阳明合病。二阳合病宜主治太阳病，可兼清热，方用辛温之剂。

2. 并病的概念及特点

临床常见的并病有太阳阳明并病、太阳少阳并病、阳明少阴并病等，并病亦多见两种病变先后发病，也可同时发病。

并病是指在疾病的发生发展过程中，同时存在两种或两种以上阴阳失调的病理改变，但伴随着继发病变的发展，原发病变逐渐缓解，即原发病逐渐向继发病转并的病变。

例如，太阳阳明并病，先发太阳病伤寒，则卫闭营郁而恶寒发热无汗，阳气浮盛于外，因郁闭不宣而蓄积化热，阳热太盛则继发阳明病，临床表现为口渴喘满等。伴随阳热充盛，郁极而发，则卫气渐开，营郁渐输，故恶寒无汗病证缓解，可表现为恶寒而汗出，或表现为无汗而不恶寒，因此传变为太阳阳明并病。二阳并病治疗宜太阳阳明双解并重。或主治阳明病，兼治太阳病，而予以辛凉之剂。

第三章　阴阳六病诊治方法

一、阴阳六病辨证

《伤寒论》每篇篇首皆冠以"辨××病脉证并治"，可见《伤寒论》的诊治方法是辨病施治与辨证施治相结合的方法。阴阳六病是对阴阳失调病理改变的高度概括，反映疾病的本质，是《伤寒论》的辨病纲领。脉证变化是阴阳六病的外在表现，反映疾病现象。八纲辨证是对疾病脉证性质的总概括,是《伤寒论》的辨证纲领。

阴阳六病辨证是运用司外揣内的方法，通过八纲辨证对疾病的脉证表现，进行分析归纳，确定疾病的属性、病位、病性及正邪的盛衰等，然后用辨证求病的方法，对疾病的八纲性质进一步分析鉴别，推阐疾病内在的病理变化，辨别为阴阳六病，从而因病立法以指导治疗。因此阴阳六病辨证具体分为八纲辨证和辨证求病两个步骤。

（一）八纲辨证

八纲即阴、阳、表、里、寒、热、虚、实。八纲辨证是概括性的辨证纲领，根据疾病的整体证候表现，进行分析综合，概括病变类别、部位、性质及正邪盛衰等情况，归纳为阴证、阳证、表证、里证、寒证、热证、虚证、实证八类基本病证。

1. 表里辨证

表里辨证是辨别病变部位深浅、病情轻重的辨证纲领。人体的皮毛、肌腠、头项、四肢等在外属表，五脏六腑等在内属里；表里之间之胸胁腹腔等属半表半里。

（1）表证是病位浅在肌表的一类病证表现，多见于外感疾病的初期阶段，具有发病急、病程短、病位浅、病情轻的特点。表证的临床表现以发热恶寒、舌苔薄白、脉浮为主，常兼见头身疼痛、鼻塞流涕等表现。

（2）里证是病位深在于内的一类病证表现，里证多由表病不解，内传于里而产生，或外邪直接损伤脏腑，或情志饮食等因素影响脏腑气血失调而发病，具有发病缓、病程长、病位深、病情重的特点，里证的临床表现以腹满疼痛、便秘、下利为常见，其证候多种多样。

（3）半表半里证是病位介于表里之间的一类证候，临床表现多见胸胁苦满，往来寒热、心烦喜呕、嘿嘿不欲饮食等病证。

2. 寒热辨证

寒热是辨别疾病性质的纲领，病证的寒热性质是机体阴阳偏盛偏衰的具体表现，因此辨别寒热就是辨别阴阳之盛衰。

（1）寒证是机体阳虚阴盛的一类病证表现，具有功能活动抑制、沉静的特点。寒证多因外伤寒冷或内伤久病，耗损阳气而引起，临床表现为畏寒肢冷、面色苍白、小便清长、大便溏泄，舌苔薄白滑润、脉象沉迟等。

（2）热证是机体阳盛阴伤的一类病证表现，具有功能活动亢奋的特点。热证多因外受温热，或感寒化热，或情志郁滞气机，郁而化火，或过食辛辣厚味等，助热伤阴而致。其临床表现为发热汗出、口渴喜饮、面红目赤、烦躁不安、大便秘结、小便短赤、舌红苔黄、脉象滑数等。

3. 虚实辨证

虚实是辨别正气强弱和邪气盛衰的纲领，实证主要是邪气即病理产物盛衰的表现，虚证主要是正气即阴阳气血之生理功能强弱的表现。

（1）虚证是阴阳气血不足，脏腑功能低下表现的病证，多由素体虚弱、后天失调、气血生化不足或疾病后期损伤阴阳气血而致。临床表现为神疲乏力，心悸气短、头晕目花、脘痞食少、腰膝酸软、脉沉无力等。

（2）实证是阴阳气血及脏腑功能发生病理改变而出现异常病理活动的表现，或是因脏腑气血功能不足产生病理产物过剩的表现。临床表现为发热烦躁，脘腹胀满、疼痛拒按，大便秘结，小便短赤，舌苔厚腻、脉实有力等。

4. 阴阳辨证

阴阳既是辨别病证类别的纲领，又是八纲的总纲，可以概括其他三对辨证纲领，即表证、热证、实证属阳，里证、寒证、虚证属阴。

（1）阴证是阳气亏虚，阴寒凝滞病变的病证表现，具有机能衰退的特点。临床表现为精神萎靡、面色苍白、畏寒肢冷、气短声低、口淡不渴、大便溏泄、小便清长、舌淡苔白、脉沉迟弱等虚寒证。

（2）阳证是阳气亢盛、阳热炽盛病变的表现，具有机能亢奋的特点。临床表现为精神亢奋、身热面赤、气壮声高、口渴喜饮、大便秘结、小便短赤、舌红苔黄、脉浮滑大等实热证。

（二）辨证求病

辨证求病是依据疾病外在的脉证特点及八纲性质，进一步分析推阐疾病内在的阴阳六病规律的方法，是透过现象追求本质的辨证方法，是阴阳六病辨证的重要内容。

《伤寒论》以阳病和阴病两类病变总领阴阳六病，因此，阴阳六病辨证首先辨别阴阳。因为寒热是辨别病证性质的纲领，虚实是辨别阴阳气血盛衰的纲领，故辨别阴阳主要依据病证的寒热性质，结合虚实表现进行，如《伤寒论》第7条述"病有发热恶寒者，发于阳也；无热恶寒者，发于阴也……"一般来说，热证、实证多是阳病的表现；寒证、虚证多是阴病的表现。

其次，在辨别阴阳基础上，综合八纲性质及证候特点，进一步分析归纳，将阳病鉴别诊断为太阳病、阳明病、少阳病，将阴病鉴别诊断为太阴病、少阴病、厥阴病等。最后，还要在辨别阴阳六病的基础上，依据虚实属性等进一步细化分型。

1. 太阳病的诊断

太阳病的本质是卫阳损伤，导致肌表营卫不和的病变，在外产生阳热性质的病证。一般来说，太阳病表现为表证、热证、实证，临床表现以"脉浮，头项强痛而恶寒"为辨证提纲，凡外感病初期现此脉证者，即为太阳病。

太阳病又依据营卫不和的虚实属性及脉证特点，分为中风和伤寒两型。中风的病理改变为卫虚营弱，临床表现伴见自汗、脉缓等特点，又称为表虚证；伤寒的病理改变为卫闭营郁，临床表现伴见无汗、脉紧等特点，又称为表实证。

2. 阳明病的诊断

阳明病的本质是阳气相对有余，导致阳热亢盛、阴津损伤的病变，在外产生阳热性病证。一般来说，阳明病多表现为里证、热证、实证，临床表现多为发热不恶寒、反恶热、汗出、口渴、脉洪大等，而以"胃家实"为提纲，凡见此类脉证者，即为阳明病。

阳明病又依据是否伴发有形实邪及脉证特点，分为阳明病热证和阳明病实证。阳明病热证既可表现在里，也可表现在表，而不伴有形实邪，临床表现以发热、汗出、口渴、心烦等为主；阳明病实证则伴燥实、瘀血、水饮等有形实邪，病位在里，临床表现以腹满疼痛、便秘、潮热、谵语等为主。

3. 少阳病的诊断

少阳病的本质是阳气初虚，引起阴阳气血津液郁滞的病变。其病证特点为寒热错杂、虚实并见，病变多表现在半表半里，也可外见于肌表，内见于胃肠，临床表现为往来寒热、胸胁苦满、心烦喜呕、嘿嘿不欲饮食，而以"口苦、咽干、目眩"为辨证提纲，凡见此脉证者，即为少阳病。

4. 太阴病的诊断

太阴病的本质是阴液相对太盛的病变，在外产生阴寒性病证表现。太阴病表现为寒证、虚证，多见于里证，也可表现在表，如四肢烦疼等，临床表现以"腹满而吐，食不下，自利益甚，时腹自痛"为辨证提纲，凡见此病证表现者，即为太阴病。

太阴病依据是否伴有有形病理产物，分为太阴病虚寒证和太阴病寒实证。太阴病虚寒证为胃肠里阳亏虚，饮食运化不利的病变，临床多见吐利而不伴有形实邪停聚；太阴病寒实证主要为三焦阳气不足，水液输布不利，从而产生水饮有形之实邪停聚的病变，临床多见腹满、小便不利、喘咳、心悸、头晕等表现。

5. 少阴病的诊断

少阴病的本质是阴液亏损的病变。由于阴液是阳气的物质基础，阴液具有承载、化生阳气的作用，故阴液亏损必伴有阳气亏虚。阴阳气血亏虚则病证多表现为虚证，轻证多表现在表，重证则多深入在里，其临床表现以"脉微细，但欲寐"为辨证提纲，凡见脉象微细、精神不振、肢体乏力等虚证表现，多为少阴病。

少阴病依据阴阳亏虚的主次侧重及其脉证的寒热性质，分为少阴病热化证和少阴病寒化证。少阴病热化证的病机为阴虚火旺，其临床特点为虚热证，主要表现为心烦不得卧、口渴咽干、舌红少苔、脉象细数等。少阴病寒化证又依据是否伴发有形病理产物分为少阴病虚寒证和寒实证。少阴病虚寒证的病机为阴阳俱虚、阳失温固，临床表现为恶寒肢冷、下利清谷、口渴欲饮、脉沉微细等。少阴病寒实证的病机为阴阳俱虚、阳虚不化、水饮内停，临床表现为水肿、小便不利、心下满、心悸、头晕、振振欲擗地等。

6. 厥阴病的诊断

厥阴病的本质是阴液亏极将尽的病变，是阴液亏损极期的表现。其病证特点为寒热错杂，其病变部位多为上下二焦或表里同病，而以虚实为辨证纲领，即为虚性的上热下寒证，或表热里寒证，或厥热往复证。临床表现为消渴、气上撞心、心中疼热、饥而不欲食、下利肢厥等。

二、阴阳六病辨证与八纲辨证的关系

阴阳六病是对疾病阴阳失调病变的高度概括，因此阴阳六病辨证是《伤寒论》的辨病纲领；八纲是对一切疾病的病位及脉证性质的高度概括，因此八纲辨证是《伤寒论》的辨证纲领。两者的关系是密不可分的。

（一）阴阳六病辨证与八纲辨证实质是病与证统一的关系

疾病的本质是在致病因素作用下，机体自稳调节紊乱，引起人体的正常结构、生理功能等发生病理变化，而出现异常的生命活动。病理变化是疾病内在的本质，决定疾病的发生发展；脉证变化是疾病外在的现象，是病理改变的外在反映。

阴阳六病是对疾病内在的病理变化的高度概括，八纲是对疾病外在表现的病证性质的高度概括。因此，阴阳六病的变化决定八纲性质，八纲性质能反映阴阳六病变化，阴阳六病与八纲性质存在着病与证的高度统一，阴阳六病辨证与八纲辨证是密不可分的。

（二）八纲辨证是阴阳六病辨证的前提

阴阳六病辨证的实质是运用八纲辨证分析归纳疾病的脉证表现，然后用辨证求病的方法，推阐疾病的内在病理变化，辨别为阴阳六病。因此阴阳六病辨证概括了八纲辨证，八纲辨证是阴阳六病辨证的前提。只有运用八纲辨证分析疾病外在的现象，才能探求疾病内在的本质，继而进行阴阳六病辨证。阴阳六病辨证若脱离了八纲辨证则缺乏具体脉证支持。

（三）阴阳六病辨证是八纲辨证的系统化和具体化

八纲辨证反映疾病外在的脉证性质及病位等，是阴阳六病辨证的部分内容，不能完全反映疾病内在的病理变化之本质。而阴阳六病辨证是八纲辨证的深入续继，是八纲辨证的系统化和具体化的表现。只有继续进行阴阳六病辨证，才能使病证的八纲性质落实到阴阳气血津液病变的物质基础之上，如果八纲辨证脱离了阴阳六病辨证，那么对疾病的认识就局限于病证现象，而缺乏对疾病本质的探索，对于《伤寒论》内涵的学习应用，就不能突破条文的限制而导致按图索骥。

三、阴阳六病辨证与六经辨证的关系

六经辨证是《伤寒论》的传统研究方法。六经辨证学说认为，六经病证是六经所属脏腑经络的病理变化，反映于临床的证候。六经辨证的实质是运用八纲辨证对疾病的脉证分析归纳，然后用辨证求病的方法，推阐脏腑经络的病理变化。因此，六经辨证是以脏腑经络病变为核心，研究伤寒的发生发展规律，而阴阳六病辨证是以阴阳气血津液的病变为核心，研究伤寒的发生发展规律。两者的关系实质是脏腑经络与阴阳气血津液的关系。

（一）阴阳六病辨证是六经辨证的高度概括

1. 阴阳六病是脏腑病变的高度概括

生理上，阴阳气血津液是脏腑的内环境，是脏腑新陈代谢的场所，是脏腑发挥功能的物质基础。阴阳气血津液周流全身，为一身之气，内行脏腑则转化脏腑之气，故脏腑功能实质是阴阳气血功能的具体体现，阴阳气血津液功能是脏腑功能的高度概括。

病理上，阴阳气血津液功能失常则发生阴阳六病，脏腑功能失常则发生六经所属之脏腑病变，因阴阳气血津液的生理功能高度概括了脏腑功能，故阴阳六病是六经所属脏腑病变的高度概括，脏腑病变是阴阳气血津液病变的具体体现。例如，寒饮病变，六经辨证认为其与肾的气化功能、脾的输布运化功能、肺的通调水道功能、肝的疏泄功能及心主血脉功能失常均有关系，而阴阳六病辨证将其诊为太阴病，即阳气亏虚、阴液输布不利而病水饮。"阳气亏虚"高度概括了心肝脾肺肾等脏腑功能失调的机制，"阴液太盛"则指出病理改变的本质。

2. 阴阳六病是经络病变的实质

经络是阴阳气血津液循行的通道，经络内联脏腑、外络肢节作用的实质是通过阴阳气血津液的变化来实现的，因此，阴阳气血津液是经络沟通协调统一机体的物质基础，经络病变的实质与内涵是由阴阳气血津液失调引起的阴阳六病。

（二）六经辨证的局限及阴阳六病辨证的优势

1. 从病位上看

伤寒是全身性的疾病，六经辨证局限于脏腑经络病位，与临床实际不符；阴阳六病辨证立足于阴阳气血津液发生病理改变，阴阳气血津液循行全身，更切合实际。例如，太阳病之发热恶寒，六经辨证认为是太阳膀胱经的病变，但发热恶寒等病证并不局限在膀胱经之上；又如六经辨证认为阳明病是足阳明胃的病变，而阳明病并不局限于胃腑和胃经，尚可表现为热壅胸膈、肺热壅盛等。

2. 从生理病理上看

限于历史原因，古医学对于脏腑经络的生理病理之认识比较抽象模糊，属于概念式的认识；而对于阴阳气血津液的生理病理之认识相对具体而明晰。因此，以脏腑经络立论比较繁杂，甚至牵强而矛盾。例如胃肠病变的一般规律为实则阳明、虚则太阴，如以脏腑经络立论，则脾与胃肠概念混淆，六经病变与所属脏腑经络不符。

3. 从疾病的传变规律上看

六经辨证认为传变方式主要有顺经相传、表里相传、经腑相传、越经相传等，以脏腑经络立论，这些传变方式无统一规律可循，也不能说明为何疾病不按经络循行顺序相传。阴阳六病辨证以阴阳气血津液立论，以阴阳气血津液的损伤，探求疾病的传变规律，深刻揭示疾病发生发展实质规律。

四、阴阳六病辨证与卫气营血辨证的关系

卫气营血辨证由清代温病学家叶天士创立，用以指导温病辨证施治的方法。卫气营血辨证将温病的脉证表现分析、归纳、概括为卫气营血四个阶段，以阐明温病病变规律与治疗法则。

（一）阴阳六病辨证是卫气营血辨证的概括

阴阳六病辨证是《伤寒论》的辨证纲领，以阴阳六病概括广义伤寒发生的阴阳气血津液的病理变化，进行辨证施治。卫气营血辨证是《温病学》的辨证纲领，其实质是探讨狭义温病的阴阳气血津液病变规律。

阴阳六病辨证与卫气营血辨证皆以阴阳气血津液发生病理改变立论，两者的关系实质是伤寒与温病的关系。阴阳六病是对广义伤寒之阴阳气血津液病变的高度概括，广义伤寒包括了狭义温病；温病学之卫气营血辨证主要研究了阴阳六病之阳明病的气血津液病变规律。因此，阴阳六病辨证概括了卫气营血辨证。

（二）卫气营血辨证是阴阳六病之阳明病辨证的丰富与发展

卫气营血辨证与阴阳六病辨证皆认为温热性疾病是阴阳气血津液发生热盛津伤的病变。《伤寒论》认为，阳明病主要是外受风寒之邪发作太阳病，继而出现热盛津伤病理改变而传变为阳明病，主要用清热泻实的方法治疗。《温病学》认为，温病主要是温热邪气上受，导致机体出现热盛津伤的病变。因此，温病实质是阳明病病变，卫气营血辨证将阳明病之热盛津伤病理变化细化为卫气营血四个阶段，并创造了大量的治则治法及方剂。所以卫气营血辨证在病因病理、治则治法等方面，对《伤寒论》阳明病的辨证施治均有发展及创新。

（三）卫气营血辨证的局限及阴阳六病辨证的优势

温病之所以自立门户，一是因明清时代瘟疫流行，温热病多发；二是因传统的六经辨证方法对温病发生发展规律的阐发及诊治

的指导存在局限。温病学家主张"跳出伤寒的圈子",实质是跳出对《伤寒论》传统研究的局限,从原则上真正地继承《伤寒论》之阴阳气血津液病变的规律,从而创立温病学。但是,卫气营血辨证只论述了阴阳气血津液发生阳热性病理改变的规律,不适应阴寒性病变的诊治。而阴阳六病辨证以阴阳六病六种基本病理变化概括临床各种疾病,既包括了卫气营血辨证,也阐述了阴阳气血发生阴寒性病变的规律。

五、阴阳六病的治则

阴阳六病的实质是阴阳气血津液失调的病变,具体包括阴阳气血功能性损伤和实质性损害。因此《伤寒论》对于阴阳六病的总的治则为调和阴阳,即祛除阴阳失调的病理变化,恢复阴阳和调的生理状态,具体应用不外乎扶正和祛邪。扶正即扶阳气、存阴液,以疗阴阳气血津液的实质性损害;祛邪即应用汗吐下等法,祛除病理变化,以恢复阴阳气血津液的生理功能。

(一)太阳病治则

太阳病的实质是由卫阳损伤导致营卫不和的病变,所以太阳病总的治则为调和营卫、辛温解表。

1. 宣通卫阳、开泄营阴

宣通卫阳、开泄营阴法适于太阳病伤寒表实证。伤寒的病机为卫阳郁遏、营阴凝滞,所以用宣通卫阳、开泄营阴的法则治疗,使卫阳通达、调和营阴,阳加于阴则汗出热散而愈。

2. 温通卫阳、收敛营阴

本法适于太阳病中风表虚证,中风的病机为卫阳虚弱、营阴不固,所以用温通卫阳、收敛营阴的法则,使阳气外达肌表,卫阳得助而固摄营阴,营卫相合则汗止热退。

(二)阳明病治则

阳明病的本质是阳气有余,致阳热亢盛、耗伤阴津的病变,所以阳明病总的治则为清泄阳热、保存阴津。

1. 清热泻火

清热泻火法适于阳明病热证。阳明病热证阴津损伤较轻,不伴有形实邪,故用辛寒

清热或苦寒泻火清除阳热而阴津得存,阴阳调和则愈。

2. 随其实而泻之

本法适于阳明病实证。阳明病实证因热盛津伤较重而产生燥实、瘀血、痰饮、湿浊等有形病理产物,故阳热与实邪相结。实邪不除则阳热不清而阴津不复,故宜随其实而泻之。例如阳明燥实证宜攻下泻热,血热相结宜逐瘀泻热,水热相结宜逐水泻热等。

(三)少阳病治则

少阳病是由阳气不足导致阴阳郁滞的病变,其病证特点为寒热虚实错杂,故宜寒温共用,扶正祛邪并施而为和解之法,具体治法为理气解郁、清热燥湿、益气和胃,使气血充盛、气机畅通而阴阳调和向愈。

(四)太阴病治则

太阴病的本质是阳气亏虚、阴液相对太盛的病变,其病证性质特点为阴寒性病变,其总的治则为"当温之"。

1. 温阳益气、祛寒燥湿

本法适于太阴病虚寒证。太阴病虚寒证主要是胃肠里阳亏虚,消化吸收功能不良,饮食运化不利而化寒湿浊气,引起腹满吐利,故宜温阳益气增强胃肠功能,祛寒燥湿祛除阴浊邪气。

2. 利水祛湿、益气通阳

本法适于太阴病寒实证。太阴病寒实证是阳气亏虚不运，水饮停聚为实的病变。水饮实邪不除，则阳气运化负荷不减而阳气不复，故宜以利水祛湿为主，兼以益气通阳。

（五）少阴病治则

少阴病的本质是阴液亏损的病变，其总的治则为存津液。

1. 扶阳益阴

扶阳益阴法适于少阴病本虚证。阴液是阳气的物质基础，阴液亏损则阳气亏虚，故宜扶阳益阴，使阴阳互相生化。

2. 扶阳固阴

扶阳固阴法适于少阴病虚寒证，少阴病虚寒证为阴阳俱损，阳气失去固摄阴津的作用，致下利、汗出而亡失阴津，故宜扶助阳气以固摄阴津，同时扶阳有促进阴液化生的作用。

3. 温阳化水

温阳化水适于少阴病寒实证。少阴病寒实证为阴阳俱损，阳气失去运化阴津的作用，致水津输布不利而转化水饮。水饮不化则生理性津液不得化生，故宜温阳化水。

4. 育阴清热

育阴清热法适于少阴病热化证。少阴病热化证是阴液亏损、失去濡养滋润上焦作用，导致阴虚火旺的病变。阴液不复则阳热无制，阳热不除则反灼伤阴津，故宜育阴以制约火热，清热以存阴津。

（六）厥阴病治则

厥阴病的本质是阴液亏极将尽的病变，其特点为寒化证与热化证共存，故其治则为扶阳气、存津液，具体治法为扶阳固阴，育阴清热。

（七）合并病治则

合并病是两种或两种以上阴阳失调病变并存的病变，故宜兼顾，但有主次之别，或有主治先后次序不同。如为表里俱实病变，宜先表后里；如为表实里虚病变，则宜先里后表。例如，太阳阳明合病宜先主治太阳，再治阳明；太阳太阴合病则宜先主治太阴病，再治太阳病。

综上所述，阴阳六病辨证施治是有理法方药程序的，首先，以八纲辨证为辨证纲领，分析归纳脉证的八纲性质。其次，以阴阳六病辨证为辨病纲领，进行辨证求病。然后，进行因病立法，即依据阴阳六病不同的病理变化，确定具体的调和阴阳法则。最后，依法组方。

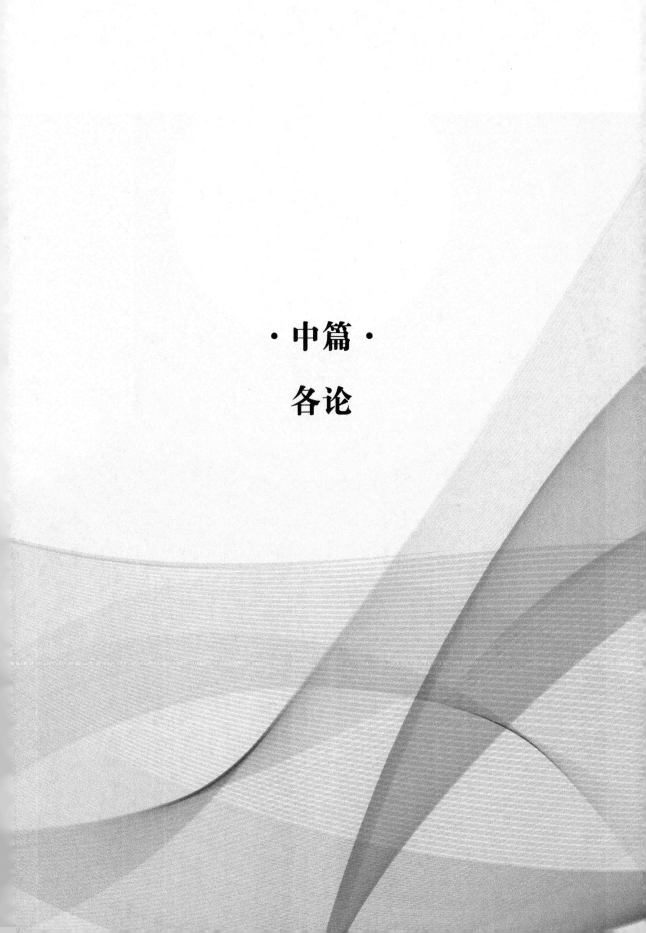

·中篇·

各论

第四章　太阳病证治规律

"太阳"即表阳，亦称卫阳。阳气是人体内具有很强活力的精微物质，是构成和维持生命活动的基本物质。阳气内附于阴液，随脉循行，布散周身，为一身之气。外达体表之阳气称作表阳，具有温煦体表、运化及固摄营阴的作用。因表阳具有防御卫外的功能，故又称作卫阳；又因体表面积巨大，故外散体表之阳气盛大而又被称为太阳。

太阳病指因外受风寒等致病因素影响，损伤卫阳，致肌表发生营卫不和的病理改变，产生阳热性病证的病变。太阳病多为外感热病初级阶段的表现。因病人体质各异，感邪的性质及轻重不同，卫阳损伤有功能性损伤和实质性损伤的区别，故营卫不和的病理改变有不同特点。据此，太阳病本证具体分为太阳病中风表虚证、太阳病伤寒表实证和太阳病表郁轻证三型。

太阳病总的治疗原则为调和营卫、辛温解表。中风证的病机为卫阳实质性损伤而卫虚营弱，治疗宜温通卫阳、收敛营阴；伤寒证是卫阳功能性损伤而卫闭营郁，宜宣通卫阳、开泄营阴；表郁轻证实为伤寒轻证，宜辛温解表、小发其汗。

太阳病失治或误治，则太阳病不解，又导致伤津助热、伤阴亡阳，而发生新的阴阳失调病理变化，故易发展为太阳病合并病。临床常见太阳阳明合并病、太阳少阳合并病、太阳太阴合并病、太阳少阴合并病等，宜观其脉证，知犯何逆，随证治之。

第一节　太阳病本证

一．太阳病中风表虚证

1. 病因病理

中风表虚证多因外受风邪，损伤卫阳而发病。因风性开泄，故导致卫阳散泄而发生实质性损伤。卫阳损伤则营阴失守，因此发生卫虚营弱的病理变化。

2. 临床表现

发热，恶风寒，头项强痛，自汗出，鼻塞，干呕，舌质淡红，舌苔薄白，脉象浮缓等。

3. 证候分析

中风表虚证，阳气损伤失去温煦肌表的功能，故恶风寒；卫阳损伤失去固摄营阴的作用，故营阴不守而自汗；肌表营卫不和则机体内阴阳气血外行助表，阳气浮盛于外则产热增加，故发热；阳热随脉上冲于头则头痛；阳热鼓动脉络气血则脉浮；营阴外泄则脉络不充，故脉象松缓柔弱；营卫虚弱不能温养濡润头顶筋肉，故项强不柔；气血外行助表则胃气不和而干呕；营卫不和表现在鼻腔则鼻塞流涕。

4. 治法

温通卫阳，收敛营阴。

5. 方药

桂枝汤方。

桂枝三两（去皮），芍药三两，甘草二两（炙），生姜三两（切），大枣十二枚（擘）。

上五味，㕮咀三味，以水七升，微火煮取三升，去滓，适寒温，服一升，服已须臾，啜热稀粥一升余，以助药力。温覆令一时许，遍身漐漐微似有汗者益佳，不可令如水流漓，病必不除。若一服汗出病差，停后服，不必尽剂。若不汗，更服依前法，又不汗，后服小促其间，半日许令三服尽。若病重者，一日一夜服，周时观之，服一剂尽，病证犹在者，更作服，若不汗出，乃服至二三剂。禁生冷、黏滑、肉面、五辛、酒酪、臭恶等物。

6. 方义

桂枝辛温，温通阳气，外助卫阳，固摄营阴；芍药酸寒，敛阴和营，含纳卫阳，与桂枝相伍，调和营卫；生姜辛温发散，健胃止呕，辅助桂枝通阳；大枣味甘，益气养阴和胃，辅助芍药养阴和营；甘草甘温，调和诸药，益气和胃，与桂枝相伍辛甘化阳，与芍药相伍酸甘化阴。诸药相伍，调和营卫，祛除卫虚营弱的病变，恢复阴阳调和的生理状态，使阳加于阴而汗出愈。服桂枝汤须啜热粥，外覆衣被，以助热力。

7. 原文选录

太阳病，发热，汗出，恶风，脉缓者名为中风。（2）

太阳中风，阳浮而阴弱，阳浮者，热自发，阴弱者，汗自出，啬啬恶寒，淅淅恶风，翕翕发热，鼻鸣干呕者，桂枝汤主之。（12）

太阳病、头痛，发热，汗出，恶风，桂枝汤主之。（13）

病常自汗出者，此为荣气和，荣气和者，外不谐，以卫气不共荣气谐和故尔。以荣行脉中，卫行脉外，复发其汗，营卫和则愈。宜桂枝汤。（53）

病人脏无他病，时发热，自汗出而不愈者，此卫气不和也。先其时发汗则愈，宜桂枝汤。（54）

太阳病，发热，汗出者，此为荣弱卫强，故使汗出。欲救邪风者，宜桂枝汤。（95）

8. 按语

《伤寒论》第2条主要论述了太阳病中风的概念及其脉证特点。

第12条主要论述了太阳中风的证治；同时阐述了"阳浮而阴弱"脉象的机理，即因发热而脉浮，因汗出而脉弱；并通过脉象诠释了太阳中风"阳热浮盛，营阴失守"的病理变化。

第13条补充太阳病中风证的病证，突出头痛病证。头痛证既可见于太阳病中风证，又可见于太阳伤寒，还可见于阳明病、少阳病等，如伴见发热、汗出、恶风表现，则是太阳中风，宜桂枝汤。

第53、54条论述了太阳病中风证自汗出的发病机理，即"卫气不共荣气谐和故尔"，突出卫气不和在营卫失调中的主导作用，即卫阳损伤，失去固摄营阴的作用，而自汗出。"荣卫和则愈，宜桂枝汤"阐明了太阳病中风证的治疗原则及桂枝汤的功能，即调和荣卫。

第95条进一步论述了太阳病中风证发热汗出的发病机制，从而阐释了中风证的病理。"欲救邪风者"提示中风证的病因多为外受风邪影响机体发病。"荣弱卫强"为太阳病中风证的病理机制，"卫强"指阳热浮盛，为病理状态，生理上实质卫阳不足，因卫阳不足失去固守营阴作用，又兼阳热浮盛外迫，故荣阴外泄而荣弱。

二、太阳病伤寒表实证

1. 病因病理

伤寒表实证多因外受寒邪，损伤卫阳、凝滞营阴而发病，因寒性收引，故导致卫阳郁遏不宣而发生功能性损伤，卫阳郁遏则失去运化营阴的作用而营阴凝滞，因此发生卫闭营郁的病理改变。

2. 临床表现

恶寒发热，头身疼痛，骨节疼痛，无汗而喘、呕逆，舌苔薄白，脉象浮紧或浮数等。

3. 证候分析

卫阳郁遏失去温煦体表的作用，故恶寒；失去运化营阴的作用，则营阴凝滞不得疏泄，故无汗；肌表阴津凝滞不行则转化水湿之气，水湿肿胀压迫刺激神经、血管，故头身疼痛、骨节疼痛；肌表卫闭营郁、寒湿闭郁，刺激机体阴阳气血外行助表，阳气浮盛于外而不得宣泄，故蓄积化热，即产热增加，同时因无汗而散热减少，故发热；体表气机郁闭，影响胃气外散，故胃失和降而呕逆；影响肺气外散则肺气上逆而喘，或伴有阳热不得宣散，随脉内攻于肺，加重呼吸不利而喘；阳热鼓动气血则脉象浮数，营阴不得疏泄则脉道充盈，故脉象紧实。

4. 治法

宣通卫阳，开泄营阴。

5. 方药

麻黄汤方。

麻黄三两（去节），桂枝二两（去皮），甘草一两（炙），杏仁七十个（去皮尖）

上四味，以水九升，先煮麻黄，减二升，去上沫，内诸药，煮取二升半，去滓，温服八合，覆取微似汗，不须啜粥，余如桂枝法将息。

6. 方义

麻黄辛温发汗、宣肺平喘，功能宣通阳气，开泄阴津；桂枝辛温通阳，助麻黄发汗解表；杏仁味苦微温，宣降肺气、肃肺平喘；甘草甘温，益气和胃，防大汗损伤气阴。合方能宣通卫阳、开泄营阴，从而祛除卫闭营郁病变，恢复营卫调和的生理。

7. 原文选录

太阳病，或已发热，或未发热，必恶寒，体痛，呕逆，脉阴阳俱紧者，名为伤寒。（3）

太阳病，头痛，发热，身疼，腰痛，骨节疼痛，恶风，无汗而喘者，麻黄汤主之。（35）

脉浮紧者，法当身疼痛，宜以汗解之……（50）

脉浮者，病在表，可发汗，宜麻黄汤。（51）

脉浮而数者，可发汗，宜麻黄汤。（52）

8. 按语

《伤寒论》第3条论述了太阳病伤寒的概念及脉证特点。"脉阴阳俱紧者"通过脉象反映了伤寒之卫闭营郁的病理变化。第35条论述了伤寒的典型病证表现及治疗方药。

第50、51、52条阐述了太阳病伤寒的治疗原则，即辛温发汗，并通过脉象反映病机。"脉浮而数者"反映疾病为阳热性病变；"脉浮紧者"反映卫闭营郁的病理变化。因阳热病变是阴阳津气郁闭肌表引起的，故以汗解之，使阳热外散而解。

三、太阳病表郁轻证

1. 病因病理

太阳病表郁轻证实为伤寒之轻证，多因外受寒邪较轻，卫阳发生较轻的功能性损伤，或因伤寒日久，卫阳渐宣，营阴渐开，或伤寒发汗而病减等因素，导致肤表发生轻度的卫闭营郁病理改变。

2. 临床表现

发热恶寒较轻，相对热多寒少，多呈阵发性发作，一日再发或三发，面红，身痒，无汗，脉浮不紧。

3. 证候分析

伤寒日久，卫阳渐通，卫闭营郁较轻，仅表现在肤表。卫阳仍有轻度温煦功能不足，故略恶寒；卫阳郁积于肤表，故面红发热；卫闭营郁较轻则时而宣散得解，时而郁闭阵发，概多在午时天气温热之时病减，晨暮天凉之时复发；阴津凝滞则无汗；阴津凝滞肤表较轻，故水湿之气不能压迫神经而引起身痛，仅刺激神经而身痒。水湿略重者，可发丘疹风团；荣阴渐散，郁在肤表，故脉络不实而缓。

4. 治法

辛温轻宣，小发其汗。

5. 方药

方药一：桂枝麻黄各半汤方。

桂枝一两十六铢（去皮），芍药、生姜（切）、甘草（炙）、麻黄（去节）各一两，大枣四枚（擘），杏仁二十四枚（汤浸，去皮尖及两仁者）

上七味，以水五升，先煮麻黄一两沸，去上沫，内诸药，煮取一升八合，去滓。温服六合。本云：桂枝汤三合，麻黄汤三合，并为六合，顿服。将息如上法。

方药二：桂枝二麻黄一汤方。

桂枝一两十七铢（去皮），芍药一两六铢，麻黄十六铢（去节），生姜一两六铢（切），杏仁十六个（去皮尖），甘草一两二铢（炙），大枣五枚（擘）。

上七味，以水五升，先煮麻黄一两沸，去上沫，内诸药，煮取二升，去滓。温服一升，日再服。本云：桂枝汤二分，麻黄汤一分，合为二升，分再服。今合为一方。将息如前法。

6. 方义

卫闭营郁病变，本宜服麻黄汤开表发汗，以宣通卫阳，开泄营阴。因营卫郁闭较轻，病在肤表，且伤寒日久，或已发汗，而伴阴阳津气耗伤，故合桂枝汤，加强收敛阴津、调和气血的作用，并小量制剂而成小汗之剂。

桂枝麻黄各半汤，取麻黄汤和桂枝汤各三分之一剂量组方，而成辛温轻宣、小发汗之剂，适于表郁轻证之未经发汗，发热多一日三次而略重者。

桂枝二麻黄一汤，以桂枝汤与麻黄汤二比一比例，小量取之，合而成方，为辛温轻宣、微发汗之剂，适于表郁轻证之已经发汗而复发热，一日二次发作而病证略轻者。

7. 原文选录

太阳病，得之八九日，如疟状，发热恶寒，热多寒少，其人不呕，清便欲自可，一日二三度发。……面色反有热色者，未欲解也，以其不能得小汗出，身必痒，宜桂枝麻黄各半汤。（23）

服桂枝汤，大汗出，脉洪大者，与桂枝汤，如前法。若形似疟，一日再发者，汗出必解，宜桂枝二麻黄一汤。（25）

伤寒，发汗已解，半日许复烦，脉浮数者，可更发汗，宜桂枝汤。（57）

8. 按语

《伤寒论》第23条阐述了太阳病表郁轻证的病因病理、病证特点、治疗原则、治疗方药，以及与少阳、阳明、少阴病的鉴别等。"太阳病，得之八九日"论述了伤寒日久，病情减轻而转变为表郁轻证的病因；"以其不能得小汗出"既提示了表郁轻证的病机，又提示了治疗原则。

第 25 条论述了太阳中风汗不得法,转变为表郁轻证的证治。"大汗出"则损伤阴阳津气,故病不得解,或汗后复受寒邪而传变为太阳病表郁轻证,因病证较轻,又大汗损伤津气,故与桂枝二麻黄一汤微汗之剂。

第 57 条论述了太阳病伤寒汗后已解而复发的证治。汗后卫闭营郁的病理暂时解除,但阴阳和调的生理未复,故半日许复发。因已发汗,病情较轻且伴有津气损伤,故不宜麻黄汤大汗,而以桂枝汤化裁,因表郁无汗,当合麻黄汤酌量使用。

第二节 太阳阳明合病

太阳阳明合病指太阳病与阳明病两种病理改变同时存在的病变,其临床特点为两病病证并见。二阳合病可同时发作太阳病与阳明病,更多见太阳病不解,传变为太阳阳明合病。

太阳阳明合病多由太阳病伤寒传变发展而来。疾病初期,外受寒邪,损伤卫阳,导致卫闭营郁而发太阳病伤寒。阳气浮盛于外则化热,阳热不得外散而蓄积亢盛,故合阳明病,而发表寒里热证。

太阳阳明合病,太阳病伤寒不解,则阳明病之阳热不得外散而内攻,因阳明之热内攻病位不同,而有不同临床证型。如阳热攻上焦胸肺,则发表寒肺热证;阳热内攻上焦心胸,则为表寒心烦证;阳热内入中焦心下,则发表寒脘痞证;阳热内迫胃脘,则为表寒胃呕证;阳热内迫下焦肠道,则发表寒热利证;阳热内入肝胆,则发表寒发黄证;阳热内入肠胃,则发表寒便秘证。

太阳阳明合病也可由太阳病中风传变发展而来。疾病初期,外伤风邪,损伤卫阳,导致卫虚营弱而发太阳病中风,阳气浮盛于外而化热,又兼中风汗出伤津助热,故阳热亢盛而合阳明病。太阳中风汗出则损伤阴津,阳热亢盛在肌腠则灼伤阴津、损伤筋肉,故导致中风筋急证。

太阳阳明合病,宜主治太阳病,使肌表气机宣畅,则阳明病之阳热随汗而散;为防辛温发汗助热,依据阳明病的病位病证,分别选取不同药物兼清解阳明。

一、太阳阳明合病表寒肺热证

1. 病因病理

表寒肺热证多因外受寒邪,损伤卫阳,致卫闭营郁而发太阳病伤寒,伤寒表郁不解,则阳气浮盛于外化热,阳热不散则蓄积亢盛而内入胸肺,故在肺合并阳明病。肺热壅盛则呼吸不利而喘满。

2. 临床表现

恶寒、发热、无汗、头痛、喘而胸满、脉浮紧数。

3. 证候分析

太阳病伤寒则卫闭营郁,故恶寒发热、头痛、无汗而微喘,脉象浮紧;阳明病肺热壅盛,则肺失宣肃,呼吸不利,故喘而胸满,脉象浮数。

4. 治法

辛温解表,宣肺平喘,兼清肺热。

5. 方药

麻黄汤方(或加石膏)(略)。

6. 方义

太阳阳明合病表寒肺热证，以太阳病伤寒为主要矛盾，太阳病不解则阳明病阳热不散，故方以麻黄汤辛温解表、宣肺平喘，主治太阳病。肌表气机宣通则肺热随汗外散而愈。如肺热较盛，则酌加石膏辛寒清热，并防麻黄汤辛温助热。

7. 原文选录

太阳与阳明合病，喘而胸满者，不可下，宜麻黄汤。（36）

阳明病，脉浮，无汗而喘者，发汗则愈，宜麻黄汤。（235）

8. 按语

《伤寒论》第36、235条论述了太阳阳明合病表寒肺热证的脉证特点、治疗原则、治疗禁忌及主方。"不可下"提示太阳阳明合病以太阳病为主要矛盾，禁清泄阳明。如寒凉清解阳明，则闭郁气机宣散，而太阳病不解，甚至加重，阳热虽暂时得清，旋即郁而复发。"发汗则愈"提示二阳合病宜主治太阳，气机宣散则阳明之热随汗宣散而易愈。"宜麻黄汤"提示二阳合病以麻黄汤为主方，酌情化裁应用，如肺热较盛，可加石膏辛寒清热。

二、太阳阳明合病表寒心烦证

1. 病因病理

二阳合病表寒心烦证，多由太阳病伤寒发展而来。伤寒表郁较重，则阳热蓄积亢盛而不得外散，故随脉内入心胸，上攻头脑，影响精神而烦。因此，在心胸合并阳明病而表现为热扰心胸证。

2. 临床表现

发热恶寒、无汗、身痛、烦躁、脉浮紧；或身不痛但重，甚至肿胀，脉浮缓。

3. 证候分析

太阳病伤寒卫闭营郁，故发热恶寒、无汗身痛、脉象浮紧；阳明病热扰心胸、上攻头脑，影响精神，故烦躁。或因阳热亢盛于肌表脉络，迫津渗出，入于肌腠，复因太阳病表闭无汗，故水湿郁滞肌表腠理而身重，甚至水肿；因营阴渗出，故脉络不充而通畅，因此身体不痛而脉松缓。

4. 治法

辛温解表、清热除烦。

5. 方药

大青龙汤方。

麻黄六两（去节），桂枝二两（去皮），甘草二两（炙），杏仁四十枚（去皮尖），生姜三两（切），大枣十枚（擘），石膏如鸡子大（碎）。

上七味，以水九升，先煮麻黄，减二升，去上沫，内诸药，煮取三升，去滓。温服一升，取微似汗。汗出多者，温粉扑之。一服汗者，停后服。若复服，汗多亡阳遂虚，恶风，烦躁，不得眠也。

6. 方义

太阳阳明合病表现为肌表卫闭营郁，阳热内扰心胸，故方以麻黄汤倍用麻黄宣通阳气、开泄阴津，以发汗利水散热；加石膏辛寒清热除烦，兼治阳明病；加甘草、大枣、生姜，益气生津和胃，防大汗伤津。

7. 原文选录

太阳中风，脉浮紧，发热恶寒，身疼痛，不汗出而烦躁者，大青龙汤主之。若脉微弱，汗出恶风者，不可服之，服之则厥逆，筋惕肉瞤，此为逆也。（38）

伤寒，脉浮缓，身不疼，但重，乍有轻时，无少阴证者，大青龙汤发之。（39）

8. 按语

《伤寒论》第38条论述了二阳合病，太阳病表寒郁闭，伴有阳明病热扰心胸的脉证特点、治疗方法及应用禁忌。突出表现为烦躁，为阳明病里热较重的表现，宜大青龙汤发汗散热。因大青龙汤为发汗峻剂，易伤阴亡阳，故脉微弱、汗出恶风者禁用。

第39条论述了二阳合病太阳病寒水郁闭较重，阳明病阳热亢盛于肌表脉络的脉证特点、治疗方法及应用禁忌。突出表现为身体沉重，为太阳病寒水较重的表现，仍宜大青龙汤发越水气，以散阳热。少阴病身重水肿者宜温化，应禁用发越。

三、太阳阳明合病表寒脘痞证

1. 病因病理

二阳合病表寒脘痞证，多因太阳病伤寒误下复发汗，损伤中上焦里阴，导致阳热内陷胸脘，故传变发展为太阳阳明合病，太阳病表现为肌表营卫不和，阳明病表现为热壅胸脘证。

2. 临床表现

恶寒，头痛，无汗，心下痞，按之濡，心烦，口渴，或吐衄，脉浮数滑大，舌红苔黄。

3. 证候分析

误下之后复发汗则治疗失序，故太阳病伤寒不解，而恶寒、无汗、头痛；伤寒阳气郁遏不宣，本有化热内传之势，误下复发汗则损伤中上焦里阴，导致阳热随脉内入胸脘脉络而发阳明病。阳热壅盛于胃脘脉络则心下痞满，肠胃内不伴热盛津伤，故无燥实内结而按之濡软；热壅胸膈则津伤口渴；阳热随脉上扰精神则心烦；阳热亢盛于胸脘脉络，动血则衄；阳热鼓动气血，故脉象浮数滑大。

4. 治法

当先解表，乃可攻痞。

5. 方药

方药一：桂枝汤方（略）
方药二：大黄黄连泻心汤方
大黄二两，黄连一两。
上二味，以麻沸汤二升渍之，须臾，绞去滓，分温再服。

6. 方义

太阳病宜辛温解表；阳明病胸脘热盛之火热痞，宜苦寒清热攻痞；太阳阳明合病，如苦寒攻痞则寒凉闭郁气机而加重太阳病，故当先解表，乃可攻痞。

伤寒已经大下复发汗，阴津损伤，又兼阳热内盛，故不宜麻黄汤峻汗伤阴，方与桂枝汤发汗解表。太阳病解，复与大黄黄连泻心汤攻痞，其中大黄苦寒，泻热开结，清热凉血；黄连苦寒，清热燥湿。方用麻沸汤浸泡，取其气清味薄，清热消痞之作用，而无苦寒味厚、泻下伤阴的副作用。

7. 原文选录

伤寒大下后，复发汗，心下痞，恶寒者，表未解也，不可攻痞，当先解表，表解乃可攻痞，解表宜桂枝汤，攻痞宜大黄黄连泻心汤。（164）

8. 按语

《伤寒论》第164条论述了太阳阳明合病表寒脘痞证的病因、主症表现、治疗原则及方药等。

四、太阳阳明合病表寒胃呕证

1. 病因病理

二阳合病表寒胃呕证，多由太阳病伤寒

传变发展而来，初病太阳病伤寒，肌表发生卫闭营郁病变，阳气浮盛于外而不得宣散，故蓄积化热而随脉内入中焦胃脘脉络。因此发展为太阳阳明合病，太阳病表现为伤寒，阳明病表现为热迫胃脘证。

2. 临床表现

恶寒发热、无汗、头痛，或项背拘急、胃胀呕逆、舌红苔黄、脉浮不紧。

3. 证候分析

太阳病伤寒则肌表卫闭营郁，故恶寒发热、无汗、头痛，项强、脉浮，阳明病阳热亢盛在肌表，灼伤阴津，筋肉失濡，故项背拘急；阳热内入胃脘脉络，迫津内渗，故胃失和降而呕逆胀满；伤寒脉应浮紧，因伴阳明病热盛伤津，故脉象但浮而不紧。

4. 治法

解表散热，升津止呕。

5. 方药

葛根加半夏汤方。

葛根四两，麻黄三两（去节），甘草二两（炙），芍药二两，桂枝二两（去皮），生姜二两（切），半夏半升（洗），大枣十二枚（擘）。

上八味，以水一斗，先煮葛根、麻黄，减二升，去白沫，内诸药，煮取三升，去滓。温服一升，覆取微似汗。

6. 方义

葛根辛凉，解表清热，升发气阴，解肌舒筋，既能宣发阳气主治太阳病，又能清热升津治疗阳明病，内缓阳热迫津内渗，外缓热盛灼津伤筋；麻黄辛温，发汗解表，主治伤寒；桂枝辛温，发表解肌，辅麻黄发汗解表；因伴阳明病热伤津液，故加芍药酸寒收敛，养阴生津，防麻黄桂枝大汗伤阴；甘草、大枣益气养阴和胃；生姜、半夏降逆止呕。合方发汗散热，主治太阳病，清热升津兼治

阳明病。

7. 原文选录

太阳与阳明合病，不下利，但呕者，葛根加半夏汤主之。（33）

8. 按语

《伤寒论》第 33 条论述了太阳阳明合病之中，阳明病表现为阳热内迫胃脘的证治。

五、太阳阳明合病表寒热利证

1. 病因病理

二阳合病表寒热利证，多由太阳病伤寒发展传变而来。伤寒则肌表卫闭营郁，阳郁化热不得外散则内入下焦大肠脉络，故发展为太阳阳明合病，太阳病表现为伤寒，阳明病表现为热迫大肠而热利。

2. 临床表现

恶寒，发热，无汗，项背拘急，下利，脉浮不紧。

3. 证候分析

太阳病伤寒则肌表卫闭营郁，故恶寒发热、无汗；阳明病阳热亢盛于大肠脉络，迫津下渗，故热利；太阳病阴阳气血津液郁滞于肌表，则头项筋肉失养而强急不舒，又兼阳明病阳热亢盛在表，灼伤阴津，阳热在里迫伤阴津，加重阴津不能濡养项背筋肉，故项背拘急不舒；太阳病伤寒，脉应浮紧，因伴阳明病热盛津伤，故脉浮不紧。

4. 治法

解表散热，清热止利，升津舒筋。

5. 方药

葛根汤方。

葛根四两，麻黄三两（去节），桂枝二两

（去皮），生姜三两（切），甘草二两（炙），芍药二两，大枣十二枚（擘）。

上七味，以水一斗，先煮麻黄、葛根，减二升，去白沫，内诸药，煮取三升，去滓。温服一升，覆取微似汗。余如桂枝法将息及禁忌，诸汤皆仿此。

6. 方义

葛根辛凉解表、清热升津、止利舒筋，功能升发下焦津气，上行敷布筋肉，为太阳阳明合病之专药；麻黄辛温解表，桂枝辛温通阳，二药相伍发汗解表，主治伤寒；因伴有阳明病热盛津伤，故加芍药酸寒收敛，养阴生津，外防麻桂发汗伤津，内缓热迫津渗之热利；甘草、大枣、生姜益气养阴和胃。

7. 原文选录

太阳病，项背强几几，无汗，恶风，葛根汤主之。（31）

太阳与阳明合病者，必自下利，葛根汤主之。（32）

8. 按语

《伤寒论》第 31 条论述了太阳病郁遏阳气，发展为太阳阳明合病，阳明病表现为肌表热盛津伤，而项背失养的证治。第 32 条论述了太阳阳明合病，阳明病表现为热迫大肠的证治。两者实同为二阳合病热盛伤津的病变，临床表现多同时伴见项背拘急与热利，或有侧重，故异病同治。

六、太阳阳明合病表寒发黄证

1. 病因病理

二阳合病表寒发黄证，多由太阳病伤寒发展而来。伤寒卫闭营郁不解，阳气郁积化热，不得外散而随脉内入中焦肝胆，故在肝胆阳热亢盛而发阳明病，阳热亢盛在肝胆脉络，迫津渗出为湿，湿热相结肝胆而成阳明

病实证，影响胆汁的分泌排泄而身目发黄。

2. 临床表现

恶寒、发热、无汗，身目发黄，胁腹胀痛。

3. 证候分析

太阳病伤寒不解，则肌表卫闭营郁，故恶寒、发热、无汗；阳明病阳热内入肝胆，湿热瘀结肝胆，故胁腹胀满疼痛，影响胆汁分泌排泄，则胆红素随血弥散，故身目发黄。

4. 治法

解表散热、清热利湿退黄。

5. 方药

麻黄连翘赤小豆汤方。

麻黄二两（去节），连翘二两，杏仁四十个（去皮尖），赤小豆一升，大枣十二枚（擘），生梓白皮一升（切），生姜二两（切），甘草二两（炙）。

上八味，以潦水一斗，先煮麻黄，再沸，去上沫，内诸药，煮取三升，去滓，分温三服，半日服尽。

6. 方义

麻黄、杏仁、生姜，辛温宣发、解表散热，以主治太阳病伤寒，使表解寒开而阳热得以外越。因阳明病阳热与湿内结肝胆，宜随其实而取之，故方用连翘苦寒，清热解毒、消肿排脓；赤小豆酸寒，利水消肿、解毒排脓、利湿退黄；生梓白皮苦寒清热、除湿退黄，三药相伍主治阳明病湿热蕴结肝胆。甘草、大枣、生姜益气养津和胃。

7. 原文选录

伤寒，瘀热在里，身必黄，麻黄连翘赤小豆汤主之。（262）

8. 按语

《伤寒论》第 262 条论述了二阳合病表寒

发黄证的病因病机及证治。"伤寒"提示病之来路。"瘀热在里"提示发黄的病机为伤寒不解，阳热内入肝胆而发展为二阳合病。表寒里热发黄，宜麻黄连翘赤小豆汤表里双解以退黄。

七、太阳阳明合病表寒便秘证

1. 病因病理

本病多为素有肠燥便秘者，外触风寒而发太阳阳明合病表寒便秘证；或由太阳病伤寒发展而来，伤寒不解，阳热郁积不散而内入肠道，灼伤津液，故发展为二阳合病表寒便秘证。

2. 临床表现

恶寒、发热、无汗、头痛、便秘。

3. 证候分析

太阳病伤寒不解，肌表卫闭营郁，故恶寒、发热、无汗、头痛。阳明病表现为素有肠燥便秘，外发伤寒，阳热不散而内入下焦大肠，加重热盛津伤，故便秘。

4. 治法

当消息和解其外。

5. 方药

桂枝汤加味方（略）。

6. 方义

太阳阳明合病表寒便秘证，宜先表后里。太阳病伤寒本为麻黄汤证，但因伴阳明病热盛津伤之便秘证，故不可与麻黄汤峻汗伤津，而应与桂枝汤消息和解其外。可酌加麻黄、大黄等。

7. 原文选录

太阳病，外证未解，不可下也，下之为逆。欲解外者，宜桂枝汤。（44）

伤寒不大便六七日，头痛有热者，与承气汤。其小便清者，知不在里，仍在表也，当须发汗。若头痛者，必衄，宜桂枝汤。（56）

8. 按语

《伤寒论》第 44 条论述了太阳病伴有阳明病里证的治疗原则、治疗禁忌及方剂。"外证未解，不可下也"提示"外证"相对里证而言，"不可下也"提示里证为阳明病便秘。"欲解外者"提示二阳合病宜先表后里，方用桂枝汤化裁。

第 56 条论述了太阳病与阳明病的鉴别要点，并论述了太阳病系在阳明伴有便秘里证的治疗原则及证治。

八、太阳阳明合病中风筋急证

1. 病因病理

二阳合病中风筋急证，多由太阳病中风发展而来。太阳病中风不解，汗出损伤阴津，阳气浮盛于外则产热增加，因津伤热盛而合并阳明病；因汗出，故阳明病初期，阳热不得内攻而亢盛在肌表，灼伤津液，损伤筋肉而引起项背拘急证。

2. 临床表现

恶风、发热、汗出、项背拘急、脉浮虚。

3. 证候分析

太阳病中风则肌表卫虚营弱，故恶风、发热、自汗出，脉浮缓；阳明病阳热亢盛在肌表，耗伤阴津，灼伤项背筋肉，筋肉失养故项背拘急不舒。

4. 治法

辛凉解表，生津舒筋。

5. 方药

桂枝加葛根汤方。

葛根四两，桂枝三两（去皮），芍药三两，生姜三两（切），甘草二两（炙），大枣十二枚（擘）。

6. 方义

太阳病中风合并阳明病热盛津伤而项背拘急证，宜主治太阳兼治阳明病。方用桂枝汤主治太阳病中风证；葛根辛凉解表，升发阴津，敷布筋脉，缓解筋肉拘急。桂枝汤加大量葛根成辛凉之剂，主治太阳中风，兼疗阳明病。

7. 原文选录

太阳病，项背强几几，反汗出恶风者，桂枝加葛根汤主之。（14）

8. 按语

《伤寒论》第14条论述了太阳阳明合病中风筋急证的证治。原文记载方药为葛根汤错简，今更为桂枝汤原方加葛根四两而成。本证宜与《金匮要略》之柔痉鉴别，柔痉为太阳阳明并病，宜桂枝加栝蒌根汤。

第三节　太阳阳明并病

太阳阳明并病指在疾病发生发展过程中，同时存在太阳和阳明病两种病理变化，太阳病逐渐向阳明病转并的病变。其临床以阳明病热证为主要表现，兼见太阳病不解的病证。太阳阳明并病多由太阳病发展而来，也可太阳阳明病同时发作。

疾病初期，外受风寒，损伤卫阳，导致营卫不和，而发太阳病。太阳病诱发阳气浮盛于外化热，阳热亢盛则并发阳明病。阳热壅盛外散则太阳病得以缓解，阳热不得尽散于外，且耗伤阴津，故阳热内攻而发展为太阳阳明并病。因阳热内入病位不同而有不同的临床证型。如阳热亢盛于表，内攻于肺，则发二阳并病肺热壅盛证；如阳热壅盛于表，内攻肺与大肠，则发二阳并病热利证；如阳热壅盛于表，耗伤气阴，或伴水气，则发太阳阳明并病系在少阴风水证。

太阳阳明并病以阳明病为主要矛盾，宜根据阳明病之病位病证不同，选用不同药物，以清解阳明病为主；因太阳病未尽解，故佐以辛温解表，兼治太阳病，并能宣散阳热，使阳明病从外得解。

一、太阳阳明并病肺热壅盛证

1. 病因病理

二阳并病肺热壅盛证，多由太阳病传变发展而来。太阳病营卫不和，阳热蓄积亢盛或误汗误下伤津助热而合并阳明病，阳热在表蒸腾津气外泄，则太阳病缓解；太阳病不得尽解，阳热壅滞，宣散不利，又兼阳热耗伤阴津，故阳热内入于肺而发展为太阳阳明并病肺热壅盛证。

2. 临床表现

恶寒、发热、头痛、汗出、喘咳、口渴、咽痛、舌红苔黄、脉浮数滑大。

3. 证候分析

太阳病不能尽解，故伴有轻度恶寒、发热、头痛；阳明病阳热在表，蒸津外泄则汗出；阳热壅肺，则呼吸不利而喘咳；阳热耗伤阴津则口渴，舌红苔黄；阳热鼓动气血则脉象浮数滑大。

4. 治法

辛凉清宣，清热平喘。

5. 方药

麻黄杏仁甘草石膏汤方。

麻黄四两（去节），杏仁五十个（去皮尖），甘草二两（炙），石膏半斤（碎，绵裹）。

上四味，以水七升，煮麻黄，减二升，去上沫，内诸药，煮取二升，去滓。温服一升。

6. 方义

麻黄辛温，发汗解表，宣肺平喘；石膏辛寒，清热泻火，倍量于麻黄而成辛凉清宣之剂，功能清热平喘，宣散里热外透肌表而解，同时制约麻黄的发汗作用；杏仁宣肃肺气、止咳平喘；甘草益气和中，调和诸药。

7. 原文选录

发汗后，不可更行桂枝汤，汗出而喘，无大热者，可与麻黄杏仁甘草石膏汤。（63）

下后，不可更行桂枝汤，若汗出而喘，无大热者，可与麻黄杏仁甘草石膏汤。（162）

8. 按语

《伤寒论》第63、162条分别论述了太阳病误汗误下，伤津助热而发展为太阳阳明并病肺热壅盛证的病证特点、治疗禁忌及治疗方药等。太阳病发汗不当或误下是发展为太阳阳明并病的病因。"不可更行桂枝汤"提示疾病发展为二阳并病，以阳明病肺热壅盛为主要矛盾，故不可辛温解表，更助热伤津，加重阳明病的发展。

二、太阳阳明并病热利证

1. 病因病理

二阳并病热利证，多因太阳病中风证误下，伤阴助热，致太阳病不解，复并发阳明病。阳热亢盛在表蒸腾津气则太阳病减；因误下损伤里阴，阳热随脉内陷于肺，则在肺发阳明病肺热壅盛证；阳热随脉内入大肠脉络，则伴发热迫大肠之阳明病。

2. 临床表现

发热、汗出、微恶寒，喘息、下利、脉数。

3. 证候分析

太阳病中风则恶寒、发热、汗出；并发阳明病，阳热亢盛在肌表，蒸腾津气，故太阳病减而微恶寒；阳明病阳热壅肺，则呼吸不利而喘；阳明病阳热亢盛于大肠脉络，迫津渗入肠道化湿，故发热利。

4. 治法

表里两解、清热止利。

5. 方药

葛根黄芩黄连汤方。

葛根半斤，甘草二两（炙），黄芩三两，黄连三两。

上四味，以水八升，先煮葛根，减二升，内诸药，煮取二升，去滓。分温再服。

6. 方义

葛根辛凉解表，升津止利；黄芩、黄连苦寒，清热燥湿，上清肺热平喘，下清肠热止利；甘草安中和胃、益气生津。合方功能表里双解，善治太阳阳明并病热利证。

7. 原文选录

太阳病，桂枝证，医反下之，利遂不止，脉促者，表未解也，喘而汗出者，葛根黄芩黄连汤主之。（34）

8. 按语

《伤寒论》第34条论述了太阳病误下，发展为太阳阳明并病热利证的病因病理及证治。本为太阳病中风证，误下伤阴助热，是发展为二阳并病的原因；阳明病阳热迫肠则利遂不止，阳热壅肺则喘，阳热泛表则汗出；同时伴有脉促、微恶寒等太阳病表证，故为太阳阳明并病，与葛根芩连汤表里双解。

三、太阳阳明并病系在少阴之风水证

1. 病因病理

本病证多由太阳病伤寒发展而来。伤寒则肌表卫闭营郁，阳气郁遏不宣则蓄积化热，阳热亢盛而并发阳明病。阳明病阳热蒸腾津液汗出，则太阳病减，但不能尽解，仍有阴津凝滞而水湿停滞肌表，故发展为太阳阳明并病。因素体虚弱，阳明热盛耗气伤阴，故系在少阴。

2. 临床表现

发热恶寒，热多寒少，自汗出，身体沉重或肿，脉象微弱。

3. 证候分析

初为太阳病伤寒则卫闭营郁，故恶寒、发热、无汗。阴津凝滞较重则转化水湿停聚肌表，故身体沉重。伴发阳明病，阳热亢盛在肌表，故太阳病减而热多寒少，阳热蒸腾，迫津外泄则自汗出；同时，阳热亢盛在肌表脉络，迫津渗入肌腠，因太阳病肌表郁闭不得尽解，而水湿郁滞，故加剧身体沉重，甚至水肿，形成风水证。热盛汗出则耗气伤阴，故脉象微弱。脉微弱为少阴病脉象，尚无少阴病证表现，但见少阴病脉象，则气阴损伤较轻，故系在少阴。

4. 治法

微发其汗，宣散清热，安中养阴。

5. 方药

桂枝二越婢一汤方。

桂枝（去皮），芍药、麻黄、甘草（炙）各十八铢，大枣四枚（擘），生姜一两二铢（切），石膏二十四铢（碎，绵裹）。

上七味，以水五升，煮麻黄一二沸，去上沫，内诸药，煮取二升，去滓。温服一升。本云：当裁为越婢汤、桂枝汤，合之饮一升，今合为一方，桂枝汤二分，越婢汤一分。

6. 方义

本方取桂枝汤四分之一用量，越婢汤八分之一用量，合而组成。因太阳病伴见少阴病气阴不足脉象，故用桂枝汤辛温解表，内有安中养阴之功；因太阳病转并阳明而发风水证，故方用越婢汤发越水湿、清热宣散。合为辛凉之剂，且量小剂轻，仅微发其汗，宣透阳热，发越水湿，而不伤正气。

7. 原文选录

太阳病，发热恶寒，热多寒少，脉微弱者，此无阳也，不可发汗，宜桂枝二越婢一汤。（27）

太阳中风，脉浮紧，发热，恶寒，身疼痛，不汗出而烦躁者，大青龙汤主之。若脉微弱，汗出恶风者，不可服之，服之则厥逆，筋惕肉瞤，此为逆也。（38）

8. 按语

《伤寒论》第27条论述了太阳阳明并病系在少阴之风水证的证治及治疗禁忌。本条叙述过简，宜以方测证分析，桂枝汤主治有汗中风，越婢汤主治有汗之风水证，故本病证应伴见自汗、身重或水肿。综合发热恶寒、热多寒少、自汗身重等病证表现，疾病为太阳阳明并病之风水证，本为越婢汤证，因脉象微弱，伴气阴损伤而系在少阴，故不可越婢汤发汗，而与桂枝二越婢一汤主之。

《伤寒论》第38条论述了二阳并病系在少阴之风水证与二阳合病风水证的鉴别。二阳合病之风水证为大青龙汤证，大青龙汤发汗峻猛，易伤阴亡阳，禁用于二阳并病系在少阴之风水证。"若脉微弱，汗出恶风者"即为二阳并病系在少阴的病变表现，实为桂枝二越婢一汤证，如误服大青龙汤发汗，则伤阴亡阳，加重少阴病发展，故服之则厥逆，筋惕肉瞤。

第四节　太阳太阴合病

太阳太阴合病是指在疾病发生发展中，同时存在太阳病和太阴病两种病理改变的病变。其临床多以太阴病病证为主要矛盾，兼有太阳病表现。

太阳太阴合病多由太阳病耗伤阳气发展而来。患者多平素既有阳气不足，为太阴病虚寒体质，外触风寒发作太阳病，则阳气外浮助表，故耗伤里阳，或误下损伤里阳，导致里阳亏虚，阴液不输而相对太盛，故合并太阴病。

太阳太阴合病，太阳病表现为肌表营卫不和证，或为中风，或为伤寒；太阴病因体质不同，损伤脏腑之气不同及是否伴发有形病理产物等因素，而有不同临床证型。例如，太阳太阴合病损伤上焦胸肺阳气，则发中风咳喘证或外寒里饮证；如损伤上焦心胸阳气，则发胸阳不振证；损伤中焦胃肠阳气，则发中焦虚寒证；损伤中焦阳气，伴有有形病理产物者，则发饮停中焦证；损伤下焦阳气，伴有有形病理产物者，则发水蓄下焦证；损伤肌表关节阳气，则发风寒湿相搏证。

太阳太阴合病以太阴病为主要矛盾，宜主治太阴病，兼治太阳病。太阴病里阳亏虚，如辛温发汗主治太阳病，则伤津亡阳，加重太阴病的发展，且太阴病水湿内停，影响气机宣发，而发汗解表不愈。因此当与温药，温中祛寒，利水化湿，宣通阳气，主治太阴病。

一、太阳病系在太阴中风咳喘证

1. 病因病理

本病证多为素有太阴病寒饮伏肺而咳喘之宿疾者，外触风寒发作太阳病中风，未引动伏邪剧烈发作，故发展为太阳病系在太阴；或本为太阳病中风证，误下损伤脾胃之气，胃气不得上助，胸肺阳气不足而伴有咳喘，故发展为太阳病系在太阴中风咳喘证。

2. 临床表现

恶寒、发热、头痛、自汗、微喘、脉浮缓。

3. 证候分析

太阴病胸肺阳气不足，寒饮内伏而发慢性咳喘；在咳喘缓解期，外触风寒发作太阳病中风，故肌表卫虚营弱，临床表现为恶寒、发热、自汗、头痛、脉浮缓等；虽发太阳病中风，未引动伏饮剧烈发作，故微咳喘。

4. 治法

调和营卫、肃肺平喘。

5. 方药

桂枝加厚朴杏子汤方。

桂枝三两（去皮），甘草二两（炙），生姜三两（切），芍药三两，大枣十二枚（擘），厚朴二两（炙，去皮），杏仁五十枚（去皮尖）。

上七味，以水七升，微火煮取三升，去滓。温服一升，覆取微似汗。

6. 方义

本方为素患喘疾者，发作太阳病中风的主治方。疾病以太阳病中风为主要矛盾，故方用桂枝汤辛温解表，外能调和营卫，内能调和脾胃，解表而不伤正气；因素有太阴病寒饮伏肺而喘，故加厚朴、杏仁宣肃肺气、燥湿化痰、止咳平喘，同时宣畅肺气，有利于阳气宣散助表，而太阳病易解。

7. 原文选录

喘家，作桂枝汤加厚朴、杏子佳。（18）

太阳病，下之微喘者，表未解故也，桂枝加厚朴杏子汤主之。（43）

8. 按语

《伤寒论》第18、43条论述了太阳病系在太阴之中风咳喘证的病因病理及证治。本病证的病因为喘家，即慢性寒喘患者，急性发作太阳病中风；或太阳病中风误下损伤肺阳，发展为太阳病系在太阴。桂枝加厚朴杏子汤为主治太阳病，兼顾太阴病寒喘之方，适于咳喘较轻者，或为太阴病寒喘缓解期之主方。如寒饮急性发作，咳喘加重，则本方药平力轻。

二、太阳太阴合病外寒里饮证

1. 病因病理

太阳太阴合病外寒里饮证，多由太阳病伤寒不解，耗伤肺阳发展而来。本病证多见于素有咳喘旧疾者，平素阳气亏虚，阴津输布不利而化水饮聚胃关肺。平素伏而不发，外感风寒发作太阳病伤寒，则耗伤里阳，加重水饮形成，引动太阴病伏饮发作，发展为太阳太阴合病外寒里饮证。

2. 临床表现

恶寒、发热、无汗、咳嗽，或喘、干呕，或渴，或下利，或小便不利，或咽喉堵闷，脉象弦滑，舌苔白滑。

3. 证候分析

太阳病伤寒，则肌表卫闭营郁，故恶寒、发热、无汗；耗伤肺阳，则太阴病痰饮聚肺，影响呼吸则喘，刺激气管则咳；耗伤胃阳，则太阴病胃脘虚寒而呕；耗伤肠胃阳气，则太阴虚寒下利；耗伤三焦阳气，则太阴病饮停三焦而小便不利；饮停下焦则水津不能上承而口渴；痰饮停滞咽喉则咽闷；寒饮内停，故舌苔白滑，脉象弦滑。

4. 治法

辛温解表，温化水饮，止咳平喘。

5. 方药

小青龙汤方。

麻黄（去节），芍药、细辛、干姜、甘草（炙）、桂枝（去皮）各三两，五味子半升，半夏半升（洗）。

上八味，以水一斗，先煮麻黄，减二升，去上沫，内诸药，煮取三升，去滓。温服一升。

若渴者，去半夏，加栝蒌根三两；若微利者，去麻黄，加荛花（如一鸡子，熬令赤色）；若噫者，去麻黄，加附子一枚，炮；若小便不利，少腹满者，去麻黄，加茯苓四两；若喘者，去麻黄，加杏仁半升（去皮尖）。且荛花不治利，麻黄主喘，今此语反之，疑非仲景意。

6. 方义

太阳病伤寒宜麻黄汤辛温解表；因合并太阴病，不宜宣散太过而耗伤里阳，故加芍药酸敛；因杏仁滑肠，不利于太阴病阳复，故去之。太阴病寒饮关肺，方用干姜、细辛辛温温肺、散寒化饮；半夏辛温，化痰开结，降逆止咳；五味子酸温敛肺，止咳平喘。干姜、细辛、半夏、五味子合用，善疗太阴病痰饮聚胃关肺之咳喘；麻黄既可发汗解表，又能平喘利水；桂枝芍药外和营卫，内调脾胃，诸药相伍主治太阴病里饮，兼治太阳病外寒。

7. 原文选录

伤寒表不解，心下有水气，干呕，发热而咳，或渴，或利，或噫，或小便不利、少腹满，或喘者，小青龙汤主之。（40）

伤寒，心下有水气，咳而微喘，发热不渴。服汤已，渴者，此寒去欲解也。小青龙汤主之。（41）

8. 按语

《伤寒论》第40、41条论述了太阳太阴合病外寒里饮证的病因病机、证治及服药欲解的反应。"伤寒表不解"为耗伤里阳，发展为太阳太阴合病的原因，"心下有水气"是太阴病寒饮内停的病理变化。"心下"病位广泛，非专指胃脘，两肺底、胃脘、肝脾、肠道、膀胱、下肢等皆居心下，是太阴病水饮的好发部位。阳气内附血液，由心胸下达"心下"，以运化水液，阳气亏虚，则水液输布不利而转化水饮停聚心下，故发太阴病。小青龙汤证之水饮多聚胃关肺，故以咳喘为主要病证，尚可表现为阳气不足于三焦肠道膀胱等，故有或然证。

三、太阳太阴合病胸阳不振证

1. 病因病理

太阳太阴合病胸阳不振证，多由太阳病误下，损伤心胸阳气，或太阳病不解，耗伤心胸阳气发展而来。心胸阳气不振则上焦胸中阴阳气血津液循行不畅，甚至形成湿浊郁滞胸中，故发太阴病。

2. 临床表现

恶寒或发热、胸满，或伴心悸、气短、脉数小弱。

3. 证候分析

太阳病肌表营卫不和，故恶寒、发热、脉浮。太阴病胸阳不振，阴津血液循行滞缓，甚至转化湿浊，阻滞气机，故胸满气短；心阳不振则心悸而脉数小弱；阳气损伤则发热证减。

4. 治法

辛温解表，通阳除满。

5. 方药

桂枝去芍药汤方。

桂枝三两（去皮），甘草二两（炙），生姜三两（切），大枣十二枚（擘）。

上四味，以水七升，煮取三升，去滓，温服一升。本云：桂枝汤，今去芍药。将息如前法。

6. 方义

方即桂枝汤去芍药。桂枝汤内强脾胃、生化气血，外和营卫、辛温解表，主治太阳病。因合并太阴病胸阳不振，阴津血液循行滞缓胸中，故去芍药。芍药酸寒收敛，有碍阳气宣通、阴液输布，故去之。方中桂枝甘草辛甘化阳，振奋心胸阳气，温经通阳，运化阴液，宽胸除满；生姜辛温发散，助桂枝通阳解表；大枣、甘草益气和中。

7. 原文选录

太阳病，下之后，脉促胸满者，桂枝去芍药汤主之。（21）

8. 按语

《伤寒论》第21条论述了太阳太阴合病胸阳不振证的病因、证治。太阳病反苦寒攻下，为损伤胸阳合并太阴病的病因。脉促即虚数脉象，是心胸阳气不振而心搏代偿增快的脉象。

四、太阳太阴合病中焦虚寒证

1. 病因病理

太阳太阴合病中焦虚寒证，多因太阳病不解，误下损伤中焦胃肠阳气，导致消化功能低下、饮食运化不利而合并太阴病中焦虚寒证；或胃肠虚寒体质者，外触风寒，发作太阳病不解，耗伤里阳而合并太阴病中焦虚寒证。

2. 临床表现

恶寒、发热、心下痞硬、不欲饮食、下利便溏。

3. 证候分析

太阳病不解，肌表营卫不和，故恶寒、发热。太阴病阳气亏虚，不能温养胃脘，则胃阳不足，消化不良，饮食积滞胃脘，故不欲饮食，心下痞满，按之硬满；不能温下则小肠阳气不足，饮食不运，反化寒湿下注，故便溏下利。

4. 治法

温中祛寒，益气燥湿，兼以解表。

5. 方药

桂枝人参汤方。

桂枝四两（别切），甘草四两（炙），白术三两，人参三两，干姜三两。

上五味，以水九升，先煮四味，取五升，内桂枝，更煮取三升，去滓。温服一升，日再夜一服。

6. 方义

本方即理中汤加桂枝组成。太阳太阴合病中焦虚寒证，宜主治太阴病，兼治太阳病，故方用理中汤温中散寒、益气健胃、燥湿止利，以温助中焦胃肠阳气，增强消化功能；加桂枝既能辛温解表，又能通阳下气，温肋心胸阳气下温胃肠。

7. 原文选录

太阳病，外证未除，而数下之，遂协热而利，利下不止，心下痞硬，表里不解者，桂枝人参汤主之。（163）

8. 按语

《伤寒论》第163条论述了太阳太阴合病中焦虚寒证的病因、病机及证治。"太阳病，外证未除，而数下之"为病因，太阳病反苦寒攻下，则损伤里阳，故发展为太阳太阴合病协热而利。"利下不止"指继攻下之后仍有轻微下利，而非严重下利，病以胃阳亏虚、心下痞硬、不欲饮食为主要表现。伴有发热、下利，故以桂枝人参汤主之。

五、太阳太阴合病饮停中焦证

1. 病因病理

太阳太阴合病饮停中焦证，多为平素阳虚体质者，外触风寒，发作太阳病不解，耗伤中焦阳气，导致中焦水液输布不利，转化水饮停聚心下而合并太阴病寒实证。

2. 临床表现

恶寒、发热、无汗、头项强痛、心下满微痛、小便不利，舌苔白滑、脉弦。

3. 证候分析

太阳病不解，肌表营卫不和，故恶寒、发热、无汗、头项强痛。太阴病寒实证，中焦阳气亏虚，水饮停聚中焦，故心下满微痛；水液输布不利，不得下输膀胱则小便不利；水液不得转输肌表则无汗；水液停聚上焦头项，则加重头项强痛；舌苔白滑、脉弦为水饮内停的舌脉表现。

4. 治法

利水通阳，兼以解表。

5. 方药

桂枝去桂加茯苓白术汤方。

芍药三两，甘草二两（炙），生姜（切），白术、茯苓各三两，大枣十二枚（擘）。

上六味，以水八升，煮取三升，去滓，温服一升，小便利则愈。本云：桂枝汤，今去桂枝，加茯苓、白术。

6. 方义

桂枝汤辛温解表，因合并太阴病阳气亏虚，水饮内停，故禁麻黄汤发汗解表而损伤里阳。"去桂"应为"去芍药"传抄之误，因芍药酸寒收敛，不利于水饮的输布宣散，故去之。加茯苓、白术合桂枝、甘草，则为苓桂术甘汤之义，善治太阴病饮停中焦证。其中茯苓利水通阳，生姜散水通阳，白术益气运水，桂枝温经、通阳下气，甘草、大枣益气和中。合方利水通阳，兼能解表。

7. 原文选录

服桂枝汤，或下之，仍头项强痛，翕翕发热，无汗，心下满，微痛，小便不利者，桂枝去桂加茯苓白术汤主之。（28）

8. 按语

《伤寒论》第 28 条论述了太阳太阴合病饮停中焦证的证治。"服桂枝汤"不解，提示太阳太阴合病宜主治太阴病，祛除水饮，阳气得复，气机畅通，太阳病才能得解。"或下之"不解，提示"心下满微痛"为太阴病寒实证，多伴有小便不利，宜和阳明病燥实证鉴别。阳明病之满痛，多伴大便不利，下之则愈；太阴病寒实证宜利水通阳，而下之不解，甚至加重。"去桂"应为"去芍药"传抄之误，因太阴病水饮内停，宜用辛温桂枝通阳化水，不宜芍药酸寒收敛，防碍阴阳津气的输布，如苓桂术甘汤等水饮主方皆用桂而去芍。

六、太阳太阴合病水蓄下焦证

1. 病因病理

太阳太阴合病水蓄下焦证，多因太阳病发汗不当，损伤下焦阳气，致下焦水液输布不利而发太阴病水蓄下焦；或阳虚体质者，发作太阳病不解，耗伤下焦阳气，导致下焦水液输布不利，故合并太阴病水蓄下焦膀胱证。

2. 临床表现

微发热恶寒、消渴、小便不利、腹满，或下肢水肿，或饮水则吐，脉浮数。

3. 证候分析

太阳病不解，故微发寒热，脉象浮数。太阴病水液输布不利，停蓄下焦则腹满，或下肢水肿，水液不得下渗膀胱则小便不利；水津不得转输上承则消渴；因渴而饮，饮多则转输不利，故停聚于胃，上逆而呕。

4. 治法

化气利水，兼以解表。

5. 方药

五苓散方。

猪苓十八铢（去皮），泽泻一两六铢，白术十八铢，茯苓十八铢，桂枝半两（去皮）。

上五味，捣为散，以白饮和服方寸匕，日三服。多饮暖水，汗出愈，如法将息。

6. 方义

太阳太阴合病水蓄下焦证，宜主治太阴病，渗利水液、通利三焦，使气机畅达，则太阳病易解。方中泽泻甘寒，利水清热；茯苓甘平，利水健脾；猪苓甘平，利水渗湿，三物联用，渗利三焦水湿下输膀胱，从小便而解。白术苦温，益气燥湿、运化水液；桂枝辛温，通阳化气，兼能解表。合方能化气利水、兼以解表，因太阴病阳气亏虚，水液输布不利，多饮则加重水液运化负担，甚至饮水则吐，故不作汤剂而为散，以少量热水频频送服。

7. 原文选录

太阳病，发汗后，大汗出，胃中干，烦躁不得眠，欲得饮水者，少少与饮之，令胃

气和则愈。若脉浮，小便不利，微热消渴者，五苓散主之。（71）

发汗已，脉浮数，烦渴者，五苓散主之。（72）

伤寒，汗出而渴者，五苓散主之；不渴者，茯苓甘草汤主之。（73）

中风发热，六七日不解而烦，有表里证，渴欲饮水，水入则吐者，名曰水逆，五苓散主之。（74）

太阳病，小便利者，以饮水多，必心下悸；小便少者，必苦里急也。（127）

8. 按语

《伤寒论》第71、72条论述了太阳太阴合病下焦蓄水证的病因及证治等。"太阳病，发汗后，大汗出"是合并太阴病的病因。太阳病发汗不当，既可伤津助热转属阳明病，又可伤阳而转并太阴病。如太阳病不解，损伤下焦阳气，则发展为太阳太阴合病下焦蓄水证，临床表现为小便不利、微热消渴等，方与五苓散化气利水。

第73、127条论述太阴病水蓄下焦与水停中焦的鉴别诊治。水停中焦多表现为口不渴、小便利、心下悸，宜茯苓甘草汤主之；水蓄下焦多小便不利、口渴、少腹胀急，宜五苓散主之。

第74条论述了太阳中风未经发汗，日久不解，耗伤下焦阳气，自然发展为太阳太阴合病水蓄下焦的证治。

七、太阳太阴合病寒湿相搏证

1. 病因病理

本病证实为风寒湿痹证，痹证多为太阴病的表现。阳气亏虚则水液输布不利而化湿浊，停聚肌表关节；阳气不足则阴血亦循行不畅，复因湿浊阻滞而形成瘀血，痰湿瘀血痹阻关节，故发为太阴病寒实痹证。

太阴病风湿痹证缠绵难愈，如体质增强、

阳气来复，则伏而不发。外触风寒，发作太阳病伤寒，则耗伤阳气，诱发太阴病风湿痹证急性发作，故发展为太阳太阴合病寒湿相搏证。如《素问·痹论》提出："风寒湿三气杂至，合而为痹"，还提出"营卫之气亦令人痹乎……不与风寒湿气合，故不为痹。"

2. 临床表现

恶寒或发热，身体疼痛，无汗，关节疼痛肿胀或强硬，屈伸不利，大便溏，小便不利，脉浮虚而涩。

3. 证候分析

太阳病伤寒不解，则肌表卫闭营郁，故恶寒、发热、无汗、身体疼痛。太阴病阴液相对太盛，痰湿瘀血痹着肌表关节，故身痛加重、关节肿胀强硬而疼痛，屈伸不利；太阴病阳气亏虚表现在胃肠，则寒湿下注而大便溏；太阴病表现在三焦，则阳气不足，水液停聚三焦而小便不利。太阳病肌表不和则诱发气血外浮助表，故脉浮；太阴病阳气亏虚，故脉虚，阴血瘀滞不畅，故脉涩。

4. 治法

温阳通脉，解表祛湿。

5. 方药

桂枝附子汤方。

桂枝四两（去皮），附子三枚（炮，去皮，破八片），生姜三两（切），甘草二两（炙），大枣十二枚（擘）。

上五味，以水六升，煮取二升，去滓。分温三服。

6. 方义

附子辛热，温阳通脉，散寒逐水止痛；桂枝辛温，温经通阳，解表发汗，散寒止痛；生姜、大枣、甘草内和脾胃，外调营卫。合方善治风寒湿痹急性发作之太阳太阴合病。

7. 原文选录

伤寒八九日，风湿相搏，身体疼烦，不能自转侧，不呕，不渴，脉浮虚而涩者，桂枝附子汤主之。若其人大便硬，小便自利者，去桂加白术汤主之。（174）

8. 按语

《伤寒论》第174条论述了太阳太阴合病寒湿痹证的病因病理、证治及痹证缓解期太阴病的证治。"风湿相搏"为太阴病痹证的病理变化，即阴阳失调，阳气不足，阴液输布不利而化湿，搏结肌表关节的病变。"伤寒八九日"为病因，伤寒日久不解，耗伤阳气，诱发痹证急性发作，故发展为太阳太阴合病。病证主要表现为痛痹，方用桂枝附子汤主之。药后阳气来复而疾病缓解，则表现为太阴病风湿内伏关节，方宜去桂加白术汤缓祛风湿。

八、太阳太阴合病风湿相搏证

1. 病因病理

太阳太阴合病风湿相搏证，多因太阳病中风不解，耗伤阳气，诱发太阴病风湿痹证急性发作，故发展为太阳太阴合病。其中太阳病表现为中风证，太阴病主要表现为水湿瘀血痹着关节之寒实证。

2. 临床表现

恶风，汗出，关节疼痛肿胀，屈伸不利，短气，小便不利，或身微肿。

3. 证候分析

太阳病中风不解，则肌表卫虚营弱，故恶风、汗出。太阴病阳气不足于肌表关节，则阴液输布不利，反化水湿瘀血停着关节，故关节剧痛而屈伸不利；伴有太阴病阳气不

足于上焦，则水湿内停上焦，影响呼吸而短气；下焦阳虚则太阴病水液停聚下焦而小便不利；水湿外盛于肌表则身微肿。

4. 治法

温阳通脉，解表燥湿。

5. 方药

甘草附子汤方。

甘草二两（炙），附子二枚（炮，去皮，破），白术二两，桂枝四两（去皮）。

上四味，以水六升，煮取三升，去滓。温服一升，日三服，初服得微汗则解。能食，汗出复烦者，服五合，恐一升多者，服六七合为始。

6. 方义

附子辛热，温阳通脉，散寒逐水止痛；桂枝辛温，温经通阳、发汗解表，散寒止痛；白术苦温，温阳益气，燥湿止汗；甘草缓急止痛，解附子之毒。

本方宜与桂枝附子汤相鉴别，桂枝附子汤主治太阳伤寒合并太阴湿痹，故方加生姜，加强散寒解表的作用；甘草附子汤主治太阳中风合并太阴湿痹，故方加白术益气止汗，逐水燥湿。

7. 原文选录

风湿相搏，骨节疼烦，掣痛不得屈伸，近之则痛剧，汗出、短气、小便不利，恶风不欲去衣，或身微肿者，甘草附子汤主之。（175）

8. 按语

《伤寒论》第175条论述了太阳太阴合病风湿痹证的病因病理及证治。本病证特点为太阳病，表现为中风证，太阴病湿重为主要矛盾，故为着痹。

第五节　太阳少阴合病

太阳少阴合病指在疾病的发生发展中，同时存在太阳病和少阴病两种病理改变的病变，且同时伴有太阳病和少阴病的临床表现，而多以少阴病证为主要矛盾。

太阳少阴合病多由太阳病耗伤阴阳气血发展而来。患者多为高年体弱者，平素既有阴阳气血不足，外触风寒，发太阳病不解，耗伤阴阳气血津液，故合并发生少阴病。

太阳少阴合病，因太阳病表现有伤寒表实和中风表虚之别，少阴病阴阳气血损伤程度不同、损伤脏腑不同等，有不同临床证型。例如，太阳病表现为伤寒表实证，伴有少阴病阴阳气血不足证，则为太阳少阴合病表实里虚证；太阳病中风伴少阴病肌表失固证，则为太阳少阴合病表虚不固证；太阳病中风表虚证，伴少阴病气阴不足、身体失荣者，则为太阳少阴合病表虚身痛证；太阳病伴有少阴病阳气不足、水气上冲者，则为太阳少阴合病水气奔豚证；太阳病误下损伤心阳而胸满者，则发展为太阳少阴合病心阳不振证；太阳病耗伤胃肠阴阳津气而下利清谷者，则发展为太阳少阴合病下焦虚寒证。

太阳少阴合病以少阴病为主要矛盾，宜主治少阴病，或兼顾太阳病，始终贯穿扶阳气、存阴液的治疗原则。禁忌大汗解表，大汗出则伤津亡阳，加重少阴病的发展。

一、太阳少阴合病表实里虚证

1. 病因病理

本病证多为高年体虚患者，外触风寒，发作太阳病伤寒不解，耗伤阴阳气血津液而发展为太阳少阴合病表实里虚证。太阳病表现为伤寒表实证，伴有少阴病阴阳气血亏虚证。

2. 临床表现

恶寒、发热、无汗、头身疼痛、乏力肢倦、精神不振、脉沉。

3. 证候分析

太阳病伤寒则肌表卫闭营郁，故恶寒、发热、无汗、头身疼痛。少阴病阴阳气血不足，不能温养肢体，则乏力肢倦，不能温养精神，则精神不振，不能充盈脉络，故脉沉。

4. 治法

温阳解表。

5. 方药

方药一：麻黄细辛附子汤方

麻黄二两（去节），细辛二两，附子一枚（炮，去皮，破八片）。

上三味，以水一斗，先煮麻黄，减二升，去上沫，内诸药，煮取三升，去滓，温服一升，日三服。

方药二：麻黄附子甘草汤方

麻黄二两（去节），甘草二两（炙），附子一枚（炮，去皮，破八片）。

上三味，以水七升，先煮麻黄一两沸，去上沫，内诸药，煮取三升，去滓。温服一升，日三服。

6. 方义

麻黄细辛附子汤为温阳解表，小汗之方。麻黄辛温，宣通卫阳、开泄营阴、发汗解表，主治太阳伤寒；附子辛热，温阳祛寒，固摄营阴，防麻黄大汗伤阴亡阳；细辛辛温，佐附子温经祛寒，辅麻黄解表散寒。合方为小汗之剂，解表而不伤正，为太阳少阴两解之方。

麻黄附子甘草汤即麻黄细辛附子汤去细辛加甘草组成，去细辛则减辛温发散之功，加甘草则增益气养阴之力，合方为温阳解表、微汗之方。适于发病较久而阴阳气血损伤稍重之太阳少阴合病者。

7. 原文选录

少阴病，始得之，反发热，脉沉者，麻黄细辛附子汤主之。（301）

少阴病，得之二三日，麻黄附子甘草汤微发汗，以二三日无里证，故微发汗也。（302）

8. 按语

《伤寒论》第301条论述了太阳少阴合病表实里虚证的证治。少阴病多无发热表现，发热是太阳病的表现，脉沉是少阴病的脉象，实为太阳少阴合病。太阳病损伤阴阳气血，故发展为太阳少阴合病，因少阴病始得，阴阳气血损伤较轻，但见少阴病脉象，而无少阴病证表现，故可与麻黄细辛附子汤小发汗。

第302条论述了太阳少阴合病发病较久而少阴病稍重病证的治疗原则及方药。少阴病得之二三日，则阴阳气血损伤比始得之时加重，但仍无少阴病证表现，只是表现为脉沉微，故微发其汗。方宜麻黄附子甘草汤。

二、太阳少阴合病表虚不固证

1. 病因病理

本病证多因太阳病中风证发汗不当，伤津亡阳，发展为太阳少阴合病表虚不固证。初病太阳病中风证，反与麻黄汤发汗，故太阳中风不解，反因大汗伤津亡阳而合并少阴病，表现为肌表阳虚不固证。

2. 临床表现

恶风，或微发热，汗出、四肢拘急，小便不利，脉微细。

3. 证候分析

太阳病中风则肌表卫虚营弱，故恶风、发热、自汗出。少阴病肌表阳气亏损，失去固摄阴津的作用，故自汗加重而发热减轻；汗出更伤阴亡阳，阴阳津气不能温养筋肉，故四肢拘急、屈伸不利；津液亡失于外，不能下渗膀胱，故小便不利；阴阳气血津液亏损，则脉络不充，故脉微细。

4. 治法

温阳存津，调和营卫。

5. 方药

桂枝加附子汤方。

桂枝三两（去皮），芍药三两，甘草三两（炙），生姜三两（切），大枣十二枚（擘），附子一枚（炮，去皮，破八片）。

上六味，以水七升，煮取三升，去滓。温服一升。本云：桂枝汤，今加附子。将息如前法。

6. 方义

本方即桂枝汤加附子组成。方中桂枝汤调和营卫，主治太阳中风；加附子温阳固表，止汗存津，主治少阴病。少阴病的本质为阴液亏损，服桂枝加附子汤则汗止阳回、阴津自复。

7. 原文选录

太阳病，发汗，遂漏不止，其人恶风，小便难，四肢微急，难以屈伸者，桂枝加附子汤主之。（20）

8. 按语

《伤寒论》第20条论述了太阳少阴合病

表虚不固证的病因及证治。本为太阳中风，发汗不当，伤阴亡阳，故发展为太阳少阴合病。少阴病表现为肌表阳虚不固，故汗漏不止，更伤津亡阳，导致筋肉失养而拘急，方宜桂枝加附子汤温阳止汗存津、调和营卫解表。

三、太阳少阴合病表虚身痛证

1. 病因病理

太阳少阴合病表虚身痛证，多因太阳病中风证，发汗不当，损伤气阴，发展为太阳少阴合病，少阴病表现为气阴不足，身体失荣而疼痛；或阴阳气血不足体质者，或产后血虚者，外触风寒，发太阳中风证不解，耗伤津血而合并少阴病，津血不足，身体失荣而身痛。

2. 临床表现

恶风寒，无汗或有汗，身体酸楚疼痛、脉沉迟。

3. 证候分析

太阳病不解，肌表营卫不和，故恶风寒，身疼痛。少阴病津血亏损、气阴不足，肌表失荣，故身体疼痛加重；气阴亏损则脉络不充，故脉沉迟。少阴病阴阳气血损伤较轻，故尚无里证，脉未至微细。

4. 治法

益气养阴、调和营卫。

5. 方药

桂枝加芍药生姜各一两人参三两新加汤方。

桂枝三两（去皮），芍药四两，甘草二两（炙），人参三两，大枣十二枚（擘），生姜四两（切）。

上六味，以水一斗二升，煮取三升，去

滓。温服一升。本云：桂枝汤，今加芍药、生姜、人参。

6. 方义

桂枝汤调和营卫、发表解肌，既主治太阳病，又能内和脾胃、化生气血，有利于少阴病阴阳气血来复；加芍药酸敛阴津，防汗出伤阴，同时养血滋阴、通利血脉、止痛；加生姜内温肠胃、助消化、资化源，外通阳散寒，发散气血，外荣肌表；加人参大补元气、养阴益荣、健胃益气。合方功能益气养阴、调和营卫而止身痛。

7. 原文选录

发汗后，身疼痛，脉沉迟者，桂枝加芍药生姜各一两人参三两新加汤主之。（62）

8. 按语

《伤寒论》第 62 条论述了太阳少阴合病表虚身痛证的病因及证治。本为太阳病，发汗不当，损伤气阴，故发展为太阳少阴合病。少阴病阴阳气血损伤较轻，尚未出现里证，但表现为肌表失荣而身疼痛，脉络不充而沉迟，故方与新加汤益气养阴、调和营卫。

四、太阳少阴合病水气奔豚证

1. 病因病理

水气奔豚是太阳少阴合病的表现，具有发作性的特点，发则自觉有气从少腹上冲心胸，多伴有腹胀、胸闷心悸、头晕等表现。如《金匮要略》记载："奔豚病，从少腹起，上冲咽喉，发作欲死，复还止，皆从惊恐得之。"

奔豚病多见于平素阴阳气血亏虚之人，外触风寒发作太阳病，误以烧针发汗，或误下，损伤阴阳气血津液，或因惊恐等精神因素耗散气血，导致阴阳气血亏损而发展为太阳少阴合病。少阴病阴阳气血亏损，不能温养心脏则心阳功能不足，心阳不能下达则水液代谢不利，故在下焦形成水气，心阳退却则在中焦形成水气，甚至在上焦形成水气。水气从下向上逐渐形成，则刺激神经而引起奔豚表现。

2. 临床表现

恶风寒，阵发性气上冲心，或阵发腹满、胸闷心悸、头晕、脉弱。

3. 证候分析

太阳病不解，则卫阳温煦功能不足，故恶寒。少阴病阴阳气血亏损，复因太阳病耗伤，或诱发气血外浮肌表而不能温养心脏，故心阳功能阵发性不足，不能下达运化水液，导致从下焦逐渐向中上焦形成水气，水气从下向上相继刺激神经，产生气上冲心病证，或腹满、胸闷、心悸、头晕等，甚至有窒息濒死感。阳气复则水气化，故复还止。

4. 治法

温通心阳，平冲降逆，调和营卫。

5. 方药

桂枝加桂汤方。

桂枝五两（去皮），芍药三两，生姜三两（切），甘草二两（炙），大枣十二枚（擘）。

上五味，以水七升，煮取三升，去滓。温服一升。本云：桂枝汤，今加桂满五两，所以加桂者，以能泄奔豚气也。

6. 方义

本方即桂枝汤加重桂枝用量组合而成。桂枝汤外和营卫，主治太阳病，内调脾胃，化生气血，有益少阴病阴阳气血恢复。重用桂枝温通心阳，助心阳下达，运化水液，而平冲降逆。芍药酸寒收敛，有碍水饮的气化，故太阴病水液代谢不利病变，多去之；少阴病水液输布不利者，为阴液亏损导致阴不生

阳，阳虚不运而产生水饮，故用芍药养阴和血，阴中求阳，因有大量桂枝温阳，且水气较轻而阵发性发作，故不影响水气的气化。

7. 原文选录

烧针令其汗，针处被寒，核起而赤者，必发奔豚，气从少腹上冲心者，灸其核上各一壮，与桂枝加桂汤，更加桂二两也。（117）

太阳病，下之后，其气上冲者，可与桂枝汤，方用前法；若不上冲者，不得与之。（15）

8. 按语

《伤寒论》第117条论述了太阳少阴合病奔豚的病因病机及证治。"烧针令其汗"则伤阴亡阳而伴发少阴病；"针处被寒"则复发太阳病，诱发阴阳气血外浮肌表，而不能内温于心，故心阳不振、水气上冲而发奔豚。方宜桂枝加桂汤平冲降逆，调和营卫。

第15条论述了太阳病误下，伤阴亡阳而发展为太阳少阴合病奔豚的证治等。"其气上冲者"实为误下损伤心阳而发奔豚的表现。"可与桂枝汤"即加减化裁桂枝汤，实为桂枝加桂之意。

五、太阳少阴合病心阳不振证

1. 病因病理

太阳少阴合病心阳不振证，多因太阳病误下，或太阳病不解，耗伤心阳发展而来。太阳病不解，反苦寒攻下，则伤阴亡阳，阴阳气血亏损则伴发少阴病，气血亏损不能温养心脏则心阳不振；另外，苦寒之味可直接损伤心胸阳气，因此少阴病表现为心胸阳气不振。

2. 临床表现

恶寒、四末不温、胸闷、气短、乏力、脉微。

3. 证候分析

太阳病不解，卫阳温煦功能不足，故恶寒。少阴病阴阳气血亏损，不能外荣肢体，则乏力；不能外温四末，则手足厥冷；不能内温心胸，则心胸阳气不振，阴阳气血津液推动无力而循行滞缓胸中，故胸闷气短；阴阳气血不能充盈脉络，阳虚鼓动气血无力，故脉微。

4. 治法

温阳散寒，宽胸除满，兼以解表。

5. 方药

桂枝去芍药加附子汤方。

桂枝三两（去皮），甘草二两（炙），生姜三两（切），大枣十二枚（擘），附子一枚（炮，去皮，破八片）。

6. 方义

桂枝汤辛温解表；因合并少阴病心胸阳气不振而胸闷，病变表现在近心端之胸中，故心阳亏损较重，因此去芍药阴柔收敛之味，更加附子振奋心胸阳气，合桂枝甘草辛甘化阳，输布阴液循行，以宽胸除满。

7. 原文选录

若微寒者，桂枝去芍药加附子汤主之。（22）

8. 按语

《伤寒论》第22条承接21条太阳病误下，论述损伤阴阳气血，而发展为太阳少阴合病心阳不振证的证治。第21条太阳病误下，损伤较轻，只损伤心胸阳气，发展为太阳太阴合病胸阳不振证，故脉促胸满，方用桂枝去芍药汤通阳除满。本条误下损伤较重，阴阳气血津液均伤，发展为太阳少阴合病心阳不振证，不仅胸满加重，而且脉微恶寒、手足厥冷，故更加附子振奋心阳。

六、太阳少阴合病下焦虚寒证

1. 病因病理

本病证多因太阳病不解，耗伤阴阳气血津液而合并少阴病，阴阳气血亏损不能温养胃肠，故少阴病表现为下焦虚寒证；或太阳病误下，伤阴亡阳，且苦寒攻下，直接损伤胃肠阳气，导致下焦肠道阴寒内盛，阳失固摄，阴液下脱，故发展为太阳少阴合病下焦虚寒证。

2. 临床表现

恶寒，发热，头身疼痛，下利清谷，脉沉微细。

3. 证候分析

太阳病不解，营卫不和，故寒热头痛。少阴病阴阳气血亏损，不能温养肌表，则身体疼痛；不能温养胃肠，则胃肠阳虚，饮食消化吸收不利，故下利，甚至阳虚不固、阴液下脱而下利；阴阳气血亏损，故脉象沉而微细。

4. 治法

回阳救逆，固摄存阴。

5. 方药

四逆汤方。

甘草二两（炙），干姜一两半，附子一枚（生用，去皮，破八片）。

上三味，以水三升，煮取一升二合，去滓。分温再服。强人可大附子一枚，干姜三两。

6. 方义

太阳少阴合病，少阴病较重，表现为下焦虚寒不固、阴液内脱，则更伤阴亡阳，故急当救里，宜温阳固摄以存阴液。禁辛温发散治疗太阳病而虚其里。方宜四逆汤回阳救逆、固摄存阴。其中附子大辛大热，扶阳存阴，温里止利；干姜辛温，温中祛寒止利；甘草甘温，益气养阴。

7. 原文选录

伤寒，医下之，续得下利，清谷不止，身疼痛者，急当救里；后身疼痛，清便自调者，急当救表，救里宜四逆汤，救表宜桂枝汤。（91）

病发热，头痛，脉反沉，若不瘥，身体疼痛，当救其里，四逆汤方。（92）

8. 按语

《伤寒论》第 91 条论述了太阳少阴合病下焦虚寒证的病因病机、病证特点、治疗原则及方药。本为太阳病伤寒，误下伤阴亡阳，发展为太阳少阴合病。少阴病表现为阴阳气血亏损，不能温养肌表而身疼痛，不能温养胃肠而下利清谷。表里同病，里病有脱阴亡阳的危险，故急当救里，宜四逆汤止利存阴；利止而清便自调，但表证不解而身痛不休者，少阴病阴阳气血亏损未复，表现为肌表不荣之轻证，同时因太阳病不解，仍有耗伤气血而加重少阴病的风险，故急当救表，宜桂枝汤化裁。

《伤寒论》第 92 条论述了太阳少阴合病表证不解，耗伤阴阳气血，欲传变下焦虚寒里证的证治原则。太阳病表现为发热头痛，少阴病但见脉沉而无里证，一般为太少合病表实里虚证，少阴病较轻，故宜服麻黄附子甘草汤等温阳解表。如服药后疾病不瘥，反增身体疼痛，则阴阳气血损伤较重，温阳解表不能控制少阴病的发展，而有传里之势，故与四逆汤救里。

第五章　阳明病证治规律

阳明病之"阳"字指阳气，即一身之阳气，"明"即亢奋、昭著之义，阳明病指阳气相对亢盛有余，导致阳热亢盛、阴津损伤的病理改变，产生阳热性病证的病变。

阳明病多是外感热病极期阶段的表现，多由太阳病郁遏阳气，导致阳气蓄积化热发展而来；或因太阳病误治，伤津助热传变而来；或因少阳病郁遏气机，致阳气郁而化热传变而来；也可因外受温热邪气，伤津助热而发。

阳明病是阳热亢盛、阴津损伤的病变。阴津损伤易产生燥实、痰浊水湿、瘀血等有形病理产物，依据阳明病是否伴发有形病理产物，而分为阳明病热证和阳明病实证两类病证。

阳明病热证是阳热亢盛、阴津损伤，不伴有形病理产物的病变。其临床特点随热盛津伤发生的病位不同而异。例如，表里俱热证表现为大热、大渴、大汗、脉洪大；热郁胸膈则心中懊憹不得眠；热痞胸脘则心下痞、心烦、口渴；热迫胃肠则呕利。

阳明病实证是阳热亢盛、阴津损伤，伴发有形病理产物产生，而阳热与实邪相结的

病变。其临床特点依据病理产物不同及发病部位而各异，临床主要有阳热与燥实相结的阳明腑实证，阳热与瘀血相结的阳明蓄血证，水热相结的悬饮证、结胸证、淋证等，痰热内结胸膈、心下证，湿热蕴结肝胆证及湿热壅滞大肠证等。

阳明病热证总的治疗原则为清热泻火。例如表里俱热证，宜辛寒清热；热郁胸膈证，宜清宣郁热；热痞胸脘证，宜泻热消痞；热迫胃肠证，宜清热止利等。

阳明病实证总的治疗原则为随其实而泻之。例如，阳明燥实证，宜通腑泻热；阳明蓄血证，宜逐瘀泻热；水热内结证，宜逐水泻热；痰热内结者，宜化痰清热；湿热蕴结者，宜利湿清热等。

阳明病失治，易耗气伤阴。壮火食气而损伤阳气者，易发展为阳明中寒、阳明太阴合病、太阴病等；耗伤阴津者，易发展为阳明少阴合并病、少阴病等。另外，阳明病也可因太阳、少阴病不解而为太阳阳明合并病、少阳阳明合病、三阳合病等。

第一节　阳明病热证

阳明病热证是指阳气有余，导致阳热亢盛、阴津损伤的病理改变，不伴有形病理产物的阳热性疾病。阳明病热证多由太阳病、少阳病引起阳气郁积化热发展而来，或因误治伤阴助热发展而来。

阳明病热证初发，多表现在肌表，因阳

热耗伤阴津，或因误汗、误下损伤阴津，阴津损伤由表及里，则阳热内入而发展为阳明病里热证。因阳热内入病位不同而有不同临床证型。例如，表热不解内入肺胃，则发表里俱热证；阳热内入上焦胸膈，则发热郁胸膈证；阳热内入中上焦胸脘，则发热痞胸脘证；

阳热内入中下焦胃肠，则发热迫胃肠证等。

一、阳明病表里俱热证

1. 病因病理

阳明病表里俱热证，多因太阳病发汗不当，而伤津助热；或因太阳病郁遏阳气，阳气蓄积化热而转属为阳明病热证。初起多为阳明病表热证，因热迫津泄，或热灼阴津，伤及肺胃阴津，则热入肺胃，引起表里俱热证。

2. 临床表现

壮热，大汗，口渴喜冷饮，恶热，咽痛，喘息气促，舌红苔黄燥，脉浮洪滑数大。

3. 证候分析

阳明病阳热亢盛在肌表，故壮热，不恶寒反恶热，阳热蒸腾，迫津外泄，则大汗出；阳热壅盛肺胃，耗伤阴津，故口渴饮冷、咽痛、喘促、舌红苔黄燥；阳热鼓动气血，故脉象浮大滑数。

4. 治法

辛寒清热，滋阴保津。

5. 方药

白虎汤方。

知母六两，石膏一斤（碎），甘草二两（炙），粳米六合。

上四味，以水一斗，煮米熟，汤成，去滓。温服一升，日三服。

6. 方义

石膏辛甘大寒，清泻表里阳热，保存阴津；知母苦寒滑润，泻热滋阴润燥；甘草、粳米益气生津和胃。

7. 原文选录

本太阳，初得病时，发其汗，汗先出不彻，因转属阳明也。伤寒，发热，无汗，呕不能食，而反汗出濈濈然者，是转属阳明也。（185）

问曰：阳明病外证云何？答曰：身热、汗自出、不恶寒、反恶热也。（182）

伤寒，脉浮滑，此以表有热，里有寒，白虎汤主之。（176）

8. 按语

《伤寒论》第185条论述了太阳病转属阳明病的病因病机及转属为阳明病的病证特点。本为太阳病，发汗不得法则汗先出不彻，辛温药物内助阳热，不得外散，故阳热内盛而转属为阳明病。继药物发汗作用之后，汗出濈然不绝为转属阳明病的临床特点，因阳热亢盛在肌表，迫津外泄，故汗出濈濈然。

第182条阐述了阳明病表热亢盛的临床表现及与太阳病的鉴别要点。阳明病表证则表现为身热、自汗，而太阳病中风证也有身热自汗表现，其鉴别要点为，阳明病不恶寒反恶热。

第176条论述了伤寒发展为阳明病的病因病机、脉象特点及治疗方药。"伤寒"为病之来路，转属为阳明病表热亢盛证，故脉浮滑，证见身热汗出。因阳热耗伤津气，不能内养胃脘，胃气不足则中寒不能食。病以阳热亢盛在表为主要矛盾，故与白虎汤辛寒清热。

二、阳明病热郁胸膈证

1. 病因病理

阳明病热郁胸膈证，多因太阳病误汗、误吐、误下发展而来。误汗则从肌表损伤阴津，吐下则从肠胃损伤阴津，阴津从表里损伤，则不足于上焦胸膈，故阳热随脉内陷于胸膈，上扰于头脑，而转属为阳明病热郁胸膈证。

2. 临床表现

心烦懊憹、坐卧不安、失眠、身热、胸中窒闷、心中结痛、舌红苔黄、脉数。

3. 证候分析

阳热内郁胸膈，故身热、心中懊憹、坐卧不安，甚则胸中窒闷、心中结痛；阴津损伤不能上荣头脑，则阳热上扰精神，故心烦失眠；阳热内盛，故舌红苔黄、脉数。

4. 治法

清宣郁热。

5. 方药

栀子豉汤方。

栀子十四个（擘），香豉四合（绵裹）。

上二味，以水四升，先煮栀子得二升半，内豉，煮取一升半，去滓。分为二服，温进一服（得吐者，止后服）。

6. 方义

栀子苦寒，清透郁热、解郁除烦，善清上焦胸膈郁热，兼能利湿、导热下行；豆豉辛凉，既能宣热达表，又能升发阴津，使津血上荣头脑精神而除烦安神。二药相伍，降中有宣，宣中有降，善清上焦郁热、安神除烦。

7. 原文选录

发汗后，水药不得入口为逆，若更发汗，必吐下不止。发汗吐下后，虚烦不得眠，若剧者，必反复颠倒，心中懊憹，栀子豉汤主之……（76）

发汗，若下之，而烦热，胸中窒者，栀子豉汤主之。（77）

伤寒五六日，大下之后，身热不去，心中结痛者，未欲解也，栀子豉汤主之。（78）

8. 按语

《伤寒论》第76、77、78条论述了阳明病热郁胸膈证的病因及证治。本病主要是太阳病误治，汗吐下损伤上焦阴津，导致阳热随脉内陷胸膈、上扰头脑而转属为阳明病热郁胸膈证。

本病证实际是自主神经功能紊乱伴消化道病证的病变。因阴津血液损伤，不能上荣头脑，阳热上扰精神，故心烦失眠；第76条胸膈郁热较轻，故胸中食道等损伤较轻，其临床表现为懊憹不舒，不可名状；第77条则郁热加重，胸中食道等组织损伤稍重，故胸中窒闷，其病证明晰；第78条则郁热损伤严重，故心中结痛，其主诉更加明确。上述病证均为阳明病热郁胸膈证的表现，故与栀子豉汤清宣郁热。

三、阳明病热痞胸脘证

1. 病因病理

阳明病热痞胸脘证，多因太阳病误下、误汗发展而来。太阳病误下从胃肠损伤阴津，复发汗从肌表损伤阴津，阴津损伤较重，导致上焦、中焦阴津不足，故阳热随脉内入胸膈，下陷中焦胃脘脉络，而发展为阳明病热痞胸脘证。

2. 临床表现

心下痞，按之濡，心烦，口渴，或吐衄，舌红苔黄，关脉浮数。

3. 证候分析

阳明病阳热内入胃脘脉络，痞结心下，故心下痞满；不伴宿食痰浊停聚心下，故按之濡软；阳热上炎胸膈则心烦、口渴、舌红苔黄，阳热灼伤血络则吐衄；阳热鼓动气血，则关脉寸脉浮数，阴津损伤而脉络不充，故尺脉沉弱不浮。

4. 治法

泻热消痞。

5. 方药

大黄黄连泻心汤。

大黄二两，黄连一两。

上二味，以麻沸汤二升渍之，须臾，绞去滓，分温再服。

6. 方义

大黄苦寒，清热凉血、泻热开结；黄连苦寒，清热燥湿。方用麻沸汤浸泡取汁，则气清味薄，善清中上焦无形邪热，而无攻下伤阴的副作用。

7. 原文选录

心下痞，按之濡，其脉关上浮者，大黄黄连泻心汤主之。（154）

伤寒大下后，复发汗，心下痞，恶寒者，表未解也。不可攻痞，当先解表，表解乃可攻痞，解表宜桂枝汤，攻痞宜大黄黄连泻心汤。（164）

8. 按语

《伤寒论》第154条论述了阳明病热痞胸脘证的脉证特点及治疗方药。阳热痞结心下脉络，故心下痞；阳热未入胃腑，故未形成宿食积滞而按之濡软；热盛津伤，因尺脉深伏，对阴津损伤应指反应敏感，故尺脉不浮；寸关表浅，对热盛鼓动气血应指反应敏感，故关上浮。方与泻心汤泻热消痞。

第164条论述了阳明病热痞胸脘证的病因及伴太阳病不解的治疗原则与方药。本为伤寒，攻下复发汗损伤里阴，因此阳热内陷，痞结胸脘而合并阳明病。太阳阳明合病宜先表后里，故与桂枝汤解表，再与泻心汤攻痞。

四、阳明病热迫胃肠证

1. 病因病理

阳明病热迫胃肠证，多因太阳少阳合病发展而来，太阳少阳合病则气机郁滞，阳气郁滞胃肠脉络而不得宣散，郁积化热而转属阳明病热迫胃肠证。

2. 临床表现

腹痛，下利，暴注下迫，呕吐，反酸，烧心，心烦，口苦，舌红苔黄，脉数。

3. 证候分析

阳热内盛于肠道脉络，内迫津液下渗，故腹痛、热利；阳热内盛于胃脘脉络，迫津内渗，故呕吐、反酸、烧心；阳热随脉上炎，则心烦、口苦、舌红苔黄、脉数。

4. 治法

清热止利，敛阴缓急，降逆止呕。

5. 方药

方药一：黄芩汤方。

黄芩三两，芍药二两，甘草二两（炙），大枣十二枚（擘）。

上四味，以水一斗，煮取三升，去滓。温服一升，日再夜一服。

方药二：黄芩加半夏生姜汤方。

黄芩三两，芍药二两，甘草二两（炙），大枣十二枚（擘），半夏半升（洗），生姜一两半（一方三两，切）。

上六味，以水一斗，煮取三升，去滓。温服一升，日再夜一服。

6. 方义

黄芩苦寒，清热燥湿凉血；芍药酸寒，敛阴泻热，缓急止痛；甘草、大枣益气养阴和胃；呕者加生姜、半夏降逆止呕。

7. 原文选录

太阳与少阳合病，自下利者，与黄芩汤。若呕者，黄芩加半夏生姜汤主之。（172）

8. 按语

《伤寒论》第 172 条论述了阳明病热迫胃肠证的病因及证治。"太阳与少阳合病"为病之来路，即初期表现为太阳少阳合病，出现自下利表现，则病已转属为阳明病热利。因太阳少阳合病郁滞气机，致阳气郁积胃肠脉络化热，阳热亢盛外散则太阳少阳合病得解，阳热内迫胃肠则里急下利而呕，故与黄芩汤等清热止利。

第二节　阳明病燥实证

阳明病燥实证又称阳明病腑实证，是阳热亢盛于胃肠，灼伤肠胃阴津，导致胃肠道干燥而形成宿食积滞，与阳热结滞成燥实的病变。本病证多由阳明病热证发展而来，阳热亢盛损伤阴津，阴津损伤较重，不能内润胃肠，故阳热内入胃肠与宿食积滞相结而发阳明病燥实证。

阳明病燥实证以"胃家实"为特点，"胃家"包括胃腑、小肠、大肠等肠胃消化系统。因火热炎上、阴津润下的性质，阳明病燥实证从上向下逐渐加重发展。例如，热盛津伤较轻，则在中上焦发为胃燥内实证；热盛津伤加重，则在中焦发生小肠腑实证；阳热更盛，耗伤下焦阴津，则在中下焦发生大肠腑实证。另外，尚有阳热亢盛在三焦脉络，迫津前渗膀胱而不能内还胃肠，导致胃家实而发脾约证；以及津血亏虚而胃肠失润，导致胃家实而发生津枯肠燥证等。

一、阳明病胃燥内实证

1. 病因病理

本病证多因太阳病误治损伤里阴，或阳明病热证耗伤里阴发展而来。里阴初伤则阴津不足于胃腑，或小肠高位阴津不足，故阳热亢盛于中焦，在中焦胃腑形成燥热，在小肠高位初结燥实；而发生阳明病胃燥内实证。

2. 临床表现

腹满便秘，心烦谵语，蒸蒸发热，自汗出，脉大。

3. 证候分析

阳明病燥实初结胃肠，腑气不通，故腹满便秘；阳热内盛于中焦胃肠，外蒸腾于肌表，故蒸蒸发热而自汗出；阳热耗伤阴津，阴津损伤不能上荣头脑，故阳热上炎上焦，影响精神而心烦、谵语；燥实初结而燥热明显，鼓动气血则脉象洪大。

4. 治法

泻热和胃，润燥软坚。

5. 方药

调胃承气汤方。

甘草二两（炙），芒硝半升，大黄四两（去皮，清酒洗）。

上三味，以水三升，煮取一升，去滓，内芒硝，更上火微煮令沸，少少温服之。

6. 方义

大黄苦寒，泄热通腑，推陈致新；芒硝咸寒，清热通便、润燥软坚；甘草甘缓和中，益气生津，三物相伍，泻热和胃，润燥软坚，适于阳明病燥实初结而燥热明显者。

7. 原文选录

阳明病，不吐不下，心烦者，可与调胃承气汤。（207）

太阳病三日，发汗不解，蒸蒸发热者，属胃也，调胃承气汤主之。（248）

伤寒吐后，腹胀满者，与调胃承气汤。（249）

8. 按语

《伤寒论》第207、248、249条论述了阳明病胃燥内实证的病因及证治。阳明病胃燥内实证可由阳明病热证耗伤中焦阴津自然传变而来，也可因太阳病发汗不当，或误吐损伤里阴，导致阳热内传转属而来。第207条主要论述了燥热上扰头脑精神而心烦的病证；第248条论述燥热外蒸肌表的表现；第249条论述了肠胃结热而腹满的表现。三条病证宜相互参见，均是阳明病胃燥内实证的表现，故与调胃承气汤通腑泄热。

二、阳明病小肠腑实证

1. 病因病理

本病证多由阳明病热证迫津外泄作汗，损伤肠胃里阴，致阳热内入小肠与宿食积滞相结而成阳明病燥实证；或由太阳病汗吐下误治，损伤里阴，阳热内入小肠而转属为阳明燥实证；或因调胃承气汤证失治，耗伤小肠阴津，阳热与燥实结滞小肠而发展为小肠腑实证。

2. 临床表现

腹大满不通、大便硬、小便数，心烦谵语，微有潮热、多汗，脉滑而疾，舌苔黄燥。

3. 证候分析

阳明病阳热亢盛于胃肠，灼伤津液，故肠燥大便硬；阴津损伤较重，燥实结滞小肠，病位广泛，故腑气不通加重而腹大满；阴津耗伤较重则脉中津伤热盛，阳热迫津下渗则小便数，迫津处泄则多汗；阴津损伤，不能上荣头脑，阳热上扰精神则心烦谵语，热盛津伤加重，则头脑失养而自主神经调节紊乱，引起外周血管异常扩张而发潮热；热盛津伤则舌苔黄燥，阳热鼓动气血则脉滑而疾。

4. 治法

泻热通便、消滞除满。

5. 方药

小承气汤方。

大黄四两（酒洗），厚朴二两（炙，去皮），枳实三枚（大者，炙）。

上三味，以水四升，煮取一升二合，去滓。分温二服。初服汤当更衣，不尔者，尽饮之。若更衣者，勿服之。

6. 方义

大黄苦寒，泻热通便、推陈致新；厚朴苦辛微温，行气除满；枳实味苦微寒，理气消痞。三物相伍，增强肠道蠕动，祛实通腑泻热，消积除满，适于阳明病燥实结滞较重者。

7. 原文选录

阳明病，其人多汗，以津液外出，胃中燥，大便必硬，硬则谵语，小承气汤主之。若一服谵语止者，更莫复服。（213）

阳明病，谵语，发潮热，脉滑而疾者，小承气汤主之。因与承气汤一升，腹中转气者，更服一升；若不转气者，勿更与之……（214）

太阳病，若吐，若下，若发汗后，微烦，小便数，大便因硬者，与小承气汤和之愈。（250）

8. 按语

《伤寒论》第213条论述了阳明病热证传变发展为小肠腑实证的病因病机及证治等。

第 214 条论述了阳明病小肠腑实证的脉证特点及治疗方法。第 250 条论述了太阳病汗吐下误治，损伤里阴、阳热内入而转属为阳明病小肠腑实证的病因病机及证治。

三、阳明病大肠腑实证

1. 病因病理

阳明病大肠腑实证，多由阳明病热证或小肠腑实证耗伤下焦大肠阴津，导致阳热亢盛，内入下焦大肠。与燥屎相结而成大肠腑实证；或太阳病误吐误下，损伤中下焦肠胃阴津较重，致阳热内入中下焦，与燥屎结滞小肠及大肠而成大肠腑实证。

2. 临床表现

腹胀满、绕脐痛、大便硬、小便数、潮热、手足溅然汗出，短气、微喘、谵语心烦、脉沉迟或沉实、舌苔黄燥，甚至目中不了了，睛不和。

3. 证候分析

阳明病大肠腑实证，阳热极盛、阴津损伤严重，燥实结滞较深，病位广泛，涉及胃、小肠、大肠，故腑气不通较重，不仅胀满，而且疼痛，又因阴津损伤严重，不能濡养肠壁，故肠道痉挛或麻痹，而加重腹痛、便秘；腑气不通、腹部胀满，影响膈肌下降，又兼阳热扰肺，故呼吸不利而短气、微喘；阴津损伤不能上荣头目，则阳热上亢，故心烦谵语、目睛不和，头脑失养导致自主神经调节紊乱，外周血管异常扩张，故发潮热；阳热极盛，随脉外泛肌表，迫津外泄，故汗多连及手足；阳热随脉内入下焦，迫津下渗，故小便数；阴津损伤严重，脉络不充，故脉象沉迟，或阳热亢盛而脉沉实。

4. 治法

攻下燥实、泻热存津。

5. 方药

大承气汤方。

大黄四两（酒洗），厚朴半斤（炙，去皮），枳实五枚（炙），芒硝三合。

上四味，以水一斗，先煮二物，取五升，去滓，内大黄，更煮取二升，去滓。内芒硝，更上微火一两沸。分温再服。得下，余勿服。

6. 方义

大黄苦寒，通腑泻热，推陈致新；芒硝咸寒，泻热通便、软坚润燥；枳实味苦微寒，理气消痞；厚朴苦温，降气除满。四味相伍，为攻下之峻剂，适于阳明腑实之重证。

7. 原文选录

阳明病，脉迟，虽汗出不恶寒者，其身必重，短气，腹满而喘，有潮热者，此外欲解，可攻里也。手足溅然汗出者，此大便已硬也，大承气汤主之……（208）

伤寒若吐，若下后不解，不大便五六日，上至十余日，日晡所发潮热，不恶寒，独语如见鬼状；若剧者，发则不识人，循衣摸床，惕而不安，微喘直视，脉弦者生，涩者死；微者，但发热谵语者，大承气汤主之。若一服利，则止后服。（212）

阳明病，谵语有潮热，反不能食者，胃中必有燥屎五六枚也，若能食者，但硬耳，宜大承气汤下之。（215）

二阳并病，太阳证罢，但发潮热，手足絷絷汗出，大便难而谵语者，下之则愈，宜大承气汤。（220）

8. 按语

《伤寒论》第 208 条论述了阳明病大肠腑实证的脉证特点、治疗原则、病机病理及治疗方药等。"可攻里也"为治疗原则。"此大便已硬也"为大肠腑实证的病机病理，大便硬暗示阳热极盛、阴津损伤严重，病变扩展至大肠，故宜大承气汤攻下存津。

第 212 条论述了太阳病误治、伤阴助热，转属为阳明病燥实重证的病因与证治，并阐述了阳明腑实证不解，耗伤阴津而合并少阴病的临床特点及预后等。本为太阳病伤寒，误吐误下，损伤里阴，则阳热内入胃肠而发阳明燥实证。上至十余日不解，则阳热极盛、阴津损伤严重，发展为燥实重证，即大肠腑实证。阴津耗伤更重者，则合并少阴病，故神昏躁扰、微喘直视，故宜大承气汤急下存阴。

第 215 条以能食不能食辨别阳明燥实证的轻重，以辨证施治。阳明病燥实证之轻证，因阳热内盛，多能食；燥实重证，因燥屎内结、病位广泛、腑气不通、胃失通降，故不能食，宜大承气汤攻之。

第 220 条论述了太阳阳明并病耗伤阴津，化生阳热，自然传变转属为阳明病大肠腑实证的病证特点及治疗原则等。阳明病实证宜随其实而取之，大肠腑实证则阳热与燥屎相结，故宜大承气汤下之则愈。

四、阳明病脾约证

1. 病因病理

脾约为古病名，其临床特点为大便硬、小便数，腹无所苦，不伴潮热、谵语等外证表现。脾约多因太阳阳明合病发展而成阳明病实证。初发太阳病不解，阳气郁遏体表脉络，蓄积化热而合并阳明病，阳热亢盛不得宣散，随脉内入三焦脉络，迫津下渗膀胱，津液下渗则不能内还胃肠，故肠燥而便硬，形成胃家实病变。脾约的病理特点为阳热与燥实分而不合，阳热亢盛于三焦脉络，而燥实停滞肠道，即热在脉中、实在肠中。《内经》认为脾主运化水液，生理上，水液吸收自胃肠，入脉络，随脉循行，外散肌表，下渗膀胱，复内还肠胃，水津四布，五经并行；脉中阳热亢盛，迫津下渗膀胱，则制约了脾运

化津液四布而不能内还胃肠的功能，故称为脾约。

2. 临床表现

大便硬结，或数日一行，小便数，腹无所苦，脉浮而涩。

3. 证候分析

阳明病阳热亢盛于脉络，迫津下渗，故小便数；小便数则阴津不能内还胃肠，故肠燥便硬；因肠道无阳热，故腹无所苦；脉中热盛则脉象浮，阴津不足则脉涩。

4. 治法

清热滋阴，润肠通便。

5. 方药

麻子仁丸方。

麻子仁二升，芍药半斤，枳实半斤（炙），大黄一斤（去皮），厚朴一尺（炙，去皮），杏仁一升（去皮尖，熬，别作脂）。

上六味，蜜和丸，如梧桐子大，饮服十丸，日三服，渐加，以知为度。

6. 方义

本方由小承气汤加麻子仁、杏仁、芍药组成。小承气汤泄热通便，其中大黄清热凉血；枳实、厚朴行气导滞；麻子仁滋阴养血、润肠通便；芍药酸寒，清热凉血、滋阴养血、收敛阴津；杏仁宣肃肺气、润肠通便。以蜜和丸，滋阴润燥通便，方便慢性便秘者服用；易于调节用量，渐加服药，以知为度。

7. 原文选录

问曰：病有太阳阳明，有正阳阳明，有少阳阳明，何谓也？答曰：太阳阳明者，脾约是也……（179）

趺阳脉浮而涩，浮则胃气强，涩则小便数，浮涩相搏，大便则硬，其脾为约，麻子仁丸主之。（247）

8. 按语

《伤寒论》第 179 条论述了阳明病脾约的病因。脾约多由太阳阳明合病发展而来，太阳病闭郁阳气，导致阳热内入三焦迫津下渗而发展为脾约。

第 247 条论述了脾约的病机及证治。跌阳脉与腹部胃肠、肾、膀胱等脏腑脉络，均为腹主动脉之分支，故跌阳脉对腹部胃肠等气血阴阳变化反应敏感。"浮则胃气强，涩则小便数，浮涩相搏"反映了脾约的病机病理，即胃热肠实，实际阳热不局限在胃，多见于三焦脉络，因胃气强，能食而气盛，阳气内盛于脉络，宣散不利而郁积化热，阳热迫津下渗，导致肠燥便硬，故发脾约。方宜麻子仁丸清热滋阴、润肠通便。

五、阳明病津枯肠燥证

1. 病因病理

阳明病津枯肠燥证是指因阳明病热证后期阳热退却，津伤未复，或因发汗损伤阴津，导致肠道津液内枯而肠燥便硬的病变。

2. 临床表现

大便硬结，小便自利，腹无所苦，脉沉。

3. 证候分析

肠道津液枯竭，故肠燥失润、大便硬结；脉中无阳热亢盛，故小便自利；肠道无阳热亢盛，故腹无所苦；阴津损伤则脉络不充，故脉沉弱。

4. 治法

滋阴润燥、导下通便。

5. 方药

方药一：蜜煎导方。

食蜜七合。

上一味，于铜器内，微火煎，当须凝如饴状，搅之勿令焦著，欲可丸，并手捻作挺，令头锐，大如指，长二寸许，当热时急作，冷则硬，以内谷道中，以手急抱，欲大便时乃去之。

方药二：土瓜根方（已佚）。

方药三：猪胆汁方。

又大猪胆一枚，泻汁，和少许法醋，以灌谷道内，如一食顷，当大便出宿食恶物，甚效。

6. 方义

食蜜滋阴养血；土瓜根宣气通燥；猪胆汁苦寒清热。三物皆润滑，外用滑肠导下，适于津液不足、大便硬结，或年迈阴虚、或阴血素亏而大便秘结者。

7. 原文选录

阳明病，自汗出，若发汗，小便自利者，此为津液内竭，虽硬不可攻之，当须自欲大便，宜蜜煎导而通之，若土瓜根及大猪胆汁，皆可为导。（233）

8. 按语

《伤寒论》第 233 条论述了阳明病津枯肠燥证的病因病理、治疗禁忌、治疗原则及证治方药等。阳明病热证本汗出伤津，发汗更伤亡津液，小便自利则津液不能自还胃肠，故阳热虽退而阴津内竭，导致大便硬。内无阳热，不可攻下更亡阴津，须润导通便治标，待阴津自复则愈。方宜蜜煎、土瓜根，或猪胆汁等滑润之品外用导下。

第三节　阳明病蓄血证

　　阳明病蓄血证是指阳热亢盛于脉络，灼伤阴津，导致血液浓缩黏稠而形成瘀血，瘀血复阻滞气机，加重阳热郁积而产生的瘀热内结的病变。

　　阳明病蓄血证，多本有瘀血，复外触风寒，发作太阳病，郁遏阳气，阳气蓄积化热不得宣散，随脉内入三焦脉络而合并阳明病，阳热内盛则损伤血液，加重瘀血形成，故发展为阳明病蓄血证。

　　阳明病蓄血证多发生在下焦，因重力因素，血液易沉积下焦而回流不畅；又因下焦腹部组织器官血脉丰富，故蓄血证以下焦为好发部位。瘀热内结又有热重于瘀、瘀重于热之不同，且有轻重缓急之别，故临床基本分为下焦蓄血轻证、重证和缓证三种证型。

　　阳明病蓄血证属阳明病实证，其治疗原则为随其实而泻之，具体治法为逐瘀泻热，即攻逐瘀血，使阳热随瘀血而除，瘀血祛除则气血畅通，故阳热得解。

一、阳明病下焦蓄血轻证

1. 病因病理

　　本病证为热重于瘀之阳明病下焦蓄血轻证，多因太阳病不解，郁遏阳气，阳气郁积化热而转属为阳明病。阳热亢盛不得宣散，则内入下焦脉络，灼伤营阴，血液浓缩而黏稠，故形成瘀血，瘀血阻滞气机，气血郁而化热，因此瘀热内结而发下焦蓄血证，其特点为热重于瘀。

2. 临床表现

　　少腹拘急硬痛、精神谵妄如狂，脉沉迟涩或沉实，舌质瘀暗，或胸满痛，或伴头痛，或痛经。

3. 证候分析

　　阳明病瘀热内结下焦脉络，故少腹拘急硬痛；血瘀于下焦，不得上荣头脑，阳热上扰精神，故谵妄如狂；或瘀热内结胸中则满痛，或瘀热上结于头则头痛，或瘀热下结子宫附件则经血不调；瘀热内结脉络则血行不畅，故脉象迟涩，或因阳热鼓动而脉象沉实有力。

4. 治法

　　活血化瘀，逐瘀泻热。

5. 方药

　　桃核承气汤方。

　　桃仁五十个（去皮尖），大黄四两，桂枝二两（去皮），甘草二两（炙），芒硝二两。

　　上五味，以水七升，煮取二升半，去滓，内芒硝，更上火微沸，下火。先食温服五合，日三服，当微利。

6. 方义

　　桃仁辛润通络、活血逐瘀；桂枝辛温通经，助桃仁活血祛瘀；大黄苦寒泻热、活血化瘀、推陈致新，荡涤瘀血从肠道排出；芒硝咸寒泻热、软坚润燥；甘草调和诸药，益气和胃，防攻逐伤正。合方逐瘀泻热，适于热重于瘀之阳明蓄血证，临床应用不局限于下焦。

7. 原文选录

　　太阳病不解，热结膀胱，其人如狂，血自下，下者愈。其外不解者，尚未可攻，当先解其外。外解已，但少腹急结者，乃可攻

之，宜桃核承气汤。（106）

阳明病，下血谵语者，此为热入血室，但头汗出者，刺期门，随其实而泻之，濈然汗出则愈。（216）

8. 按语

《伤寒论》第106条论述了阳明病下焦蓄血证的病因病机、治疗原则及证治方药等。"太阳病不解"为病之来路，因太阳不解，故阳气郁积化热而转属为阳明病，"热结膀胱"为病机病理，"膀胱"代指下焦，包括膀胱、肠道、大网膜等组织之脉络，阳热内入下焦脉络，损伤血液而瘀热内结为蓄血证，宜桃核承气汤逐瘀泻热。如太阳病未解，宜先表后里。

第216条论述了阳明病下焦蓄血证的病机、病理、病证及治疗原则等。"热入血室"明确指出病位在血脉，血室即血脉聚集处，妇人血室专指子宫脉络，男子血室多指腹部脉络，推而广之，心脑肾之血脉皆为血室，热入血室则瘀热相结，宜"随其实而泻之"，并可针刺期门放血，以逐瘀泻热。

二、阳明病下焦蓄血重证

1. 病因病理

本病证为瘀重于热之阳明病下焦蓄血重证。患者多平素即有瘀血病变，发太阳病郁遏阳气，阳气郁积化热而转属阳明病，阳热耗伤营阴，导致血液浓缩，加重本有之瘀血，瘀血复阻滞气机，加重气血郁热，故瘀热内结下焦而发蓄血证，其特点为瘀重于热。

2. 临床表现

少腹硬满疼痛，精神狂妄，或失眠、健忘、头痛，舌质瘀暗，脉沉涩。

3. 证候分析

阳明病瘀热内结下焦脉络，故少腹硬满疼痛，瘀血较重，故疼痛剧烈而拒按；瘀热较重，头脑失养、阳热上扰精神加重，故精神发狂，或伴有失眠、健忘等；瘀热内结则气血循行不畅，故脉象沉涩，舌质瘀暗。

4. 治法

破血逐瘀，祛实泻热。

5. 方药

抵当汤方。

水蛭（熬）、虻虫各三十个（去翅足，熬），桃仁二十个（去皮尖），大黄三两（酒洗）

上四味，以水五升，煮取三升，去滓。温服一升。不下，更服。

6. 方义

水蛭、虻虫入血通络、破血逐瘀；桃仁辛润通络、活血化瘀；大黄苦寒泻热、活血化瘀、推陈致新，荡涤瘀血破入肠道而除。合方为攻逐瘀血之峻剂，适于阳明病蓄血重证。

7. 原文选录

太阳病，六七日，表证仍在，脉微而沉，反不结胸，其人发狂者，以热在下焦，少腹当硬满，小便自利者，下血乃愈。所以然者，以太阳随经，瘀热在里故也。抵当汤主之。（124）

太阳病身黄，脉沉结，少腹硬，小便不利者，为无血也。小便自利，其人如狂者，血证谛也。抵当汤主之。（125）

8. 按语

《伤寒论》第124条论述了阳明病蓄血重证的病因病机、脉证特点、治疗原则、证治方药及与结胸的鉴别等。"以太阳随经、瘀热在里故也"阐述了蓄血证的病因病机，即太阳病不解，阳热不散，随经脉内入于里，损伤血液而瘀热内结，发为阳明病蓄血证，宜随其实而泻之，即"下血乃愈"。结胸为阳明病水热内结胸膈，与下焦蓄血证自有区别。

第 125 条论述了阳明病蓄血证的病因、证治及与发黄证的鉴别。发黄证多为阳明病湿热蕴结，或阳明太阴合病，或为太阴病湿郁肝胆，其临床特点为伴有小便不利；蓄血证为血瘀病变，故小便自利。

三、阳明病下焦蓄血缓证

1. 病因病理

本病证多因太阳病郁遏阳气，导致阳气郁积化热而转属阳明病，阳热灼伤荣阴而血液黏稠，形成瘀血，瘀热内结下焦而发阳明病下焦蓄血证。其病理特点为瘀重于热，但病情较轻；或多见于慢性瘀血病变，阻滞气机，致气血郁而化热，故称为阳明病下焦蓄血缓证。

2. 临床表现

少腹满微痛，精神不安，脉沉，舌质瘀暗。

3. 证候分析

瘀热内结下焦，病情较轻，故少腹满而不硬，疼痛轻微，精神不安而未至如狂。

4. 治法

活血通络、逐瘀泻热。

5. 方药

抵当丸方。

水蛭二十个（熬），虻虫二十个（去翅足，熬），桃仁二十五个（去皮尖），大黄三两。

上四味，捣分四丸。以水一升煮一丸，取七合服之。晬时当下血，若不下者，更服。

6. 方义

本方药物同抵当汤，用量减少而连末同服，故逐瘀泻热之力量缓和而药效作用持久，具有活血通络、逐瘀泻热的作用，适于瘀重于热之阳明病下焦蓄血缓证，或体虚不任攻逐者。

7. 原文选录

伤寒有热，少腹满，应小便不利，今反利者，为有血也，当下之，不可余药，宜抵当丸。（126）

8. 按语

《伤寒论》第 126 条论述了阳明病下焦蓄血缓证的病因、证治及与蓄水证的鉴别等。太阳病既可郁积阳热转属为阳明病蓄血证，又可耗伤阳气而转属为太阴病蓄水证。两者皆有少腹满证，蓄水证伴小便不利，宜五苓散利水通阳；蓄血证则小便自利，宜抵当丸逐瘀泄热，不可与五苓散利水伤阴，更助瘀热。

第四节　阳明病水热内结证

阳明病水热内结证是指阳热内盛于胸腹，迫津渗出于脉络，入于胸腹腔或肌腠而为水饮，水饮复阻滞气机，加重阳气郁而化热，水热内结胸腹的病变。本病证多因太阳病不解，阳气郁而化热不得宣散而内入胸腹，迫津渗出为水饮，或三阳病误下损伤里阴，导致阳热内陷胸腹，迫津渗出为水，水热内结成实而发阳明病实证。

阳明病水热内结证因水热内结病位不同而有不同的临床证型。例如，阳热内入上焦，水热内结胸腔胁肋，则发为阳明病悬饮证；阳热内入中上焦胸膈，水热内结胸膈肌腠，则发为阳明病结胸证；阳热内入下焦，水热内结膀胱，则发阳明病淋证；阳热内入中下焦肝肾，水热内结腹腔，则发阳明病腹水。水热内结证属阳明病实证，宜随其实而泻之，即逐水泻热。

一、阳明病悬饮证

1. 病因病理

本病证多因太阳阳明并病发展而来。初为太阳病中风，伤津助热，或误下伤津，发展为太阳阳明并病；阳热亢盛于表里，迫津外泄作汗、内渗而利，更伤阴助热，而转属为阳明病阳热内陷胸胁，迫津渗出脉络，入于胸腔为水饮，故水热内结胸胁而发阳明病悬饮证。

2. 临床表现

胸胁疼痛，咳引痛剧，短气，发热不恶寒，头痛，时汗出，干呕，下利，心下痞硬，脉沉紧。

3. 证候分析

阳明病热壅胸胁、水结胸腔，刺激胸膜则疼痛，咳嗽牵引胸胁则加剧，影响呼吸则短气；伴有水热内结胸膈心下则心下痞满；阳热内迫胃肠则呕利；阳热外泛肌表则发热汗出头痛；水热内结，故脉沉紧。

4. 治法

攻逐水饮、祛实泻热。

5. 方药

十枣汤方。

芫花（熬），甘遂，大戟。

上三味，等分，各别捣为散。以水一升半，先煮大枣肥者十枚，取八合，去滓，内药末，强人服一钱匕，羸人服半钱，温服之，平旦服。若下少病不除者，明日更服加半钱，得快下利后，糜粥自养。

6. 方义

甘遂、大戟苦寒，泻水逐饮、消肿散结；芫花苦温，泻水逐饮、祛痰止咳。三物有毒，为逐水峻药，能攻逐胸腹水饮，破入肠道而排出体外，阳热随水饮而泄除。因攻下峻猛、易伤胃气，故以大枣煎汤调服，益气养阴和胃，得快利后，服糜粥养胃。

7. 原文选录

太阳中风，下利，呕逆，表解者，乃可攻之，其人漐漐汗出，发作有时，头痛，心下痞硬满，引胁下痛，干呕，短气，汗出不恶寒者，此表解里未和也，十枣汤主之。（152）

8. 按语

《伤寒论》第152条论述了阳明病悬饮证的病因、证候特点及治疗原则与方药。疾病以水热内结胸胁为主要病变，伴有阳热外泛内迫而弥漫表里，故临床表现以胁痛、心下痞满、短气为主要病证，兼有发热汗出之表证和呕利里证。治疗宜随其实而泻之，以十枣汤攻逐水饮以泻热。如太阳表征未解则宜先表后里。

二、阳明病结胸轻证

1. 病因病理

本病证主要因太阳病或阳明病热证或少阳病等误下，损伤里阴，导致阳热内陷胸膈，迫津渗出为水，而转属为阳明病水热结胸轻证。其病理特点为阴津损伤较轻，不足于上中二焦高位，故阳热内盛于胸肺，迫津渗出在肺而水热内结胸肺；同时阳热内盛于心下，迫津渗出在心下肌腠而水热内结膈下；因水结胸膈，不能下入胃肠，故可伴有阳明腑实轻证。

2. 临床表现

胸满，咳喘，气短，心下硬痛，腹满，便秘，颈项强急，发热不恶寒，或汗出，脉沉紧。

3. 证候分析

阳明病水热内结胸肺，故胸满、气短、咳喘；水热内结心下肌腠，故心下硬痛而拒按；阳热外泛肌表则发热汗出；阳热内入胃肠则腹满便秘；水液内结胸膈，且因阳热在表迫津作汗，在里灼伤阴津，阴津三伤而不能上濡头项筋肉，故颈项强急；水热内结胸膈，故脉沉紧。

4. 治法

逐水泻热、泻肺平喘、破结通便。

5. 方药

大陷胸丸方。

大黄半斤，葶苈子半升（熬），芒硝半升，杏仁半升（去皮尖，熬黑）。

上四味，捣筛二味；内杏仁、芒硝，合研如脂；和散，取如弹丸一枚；别捣甘遂末一钱匕，白蜜二合，水二升，煮取一升，温顿服之。一宿乃下，如不下，更服，取下为效。禁如药法。

6. 方义

甘遂苦寒，攻逐水饮，消肿破结，善逐胸腹水饮；葶苈子苦寒，利水消肿，泻肺平喘，善利胸肺水饮；杏仁味苦微温，肃肺利水、止咳平喘；大黄苦寒、攻下通便；芒硝咸寒，清热泻下，软坚散结。诸药相伍，逐水泻热、泻肺平喘、破结通便，方药用量较小，又加白蜜甘缓，为峻药缓攻之法，适于结胸轻证及水热内结高位者。

7. 原文选录

病发于阳，而反下之，热入因作结胸；病发于阴，而反下之，因作痞也。所以成结胸者，以下之太早故也。结胸者，项亦强，如柔痉状，下之则和，宜大陷胸丸。（131）

8. 按语

《伤寒论》第131条论述了结胸轻证的病因病理、治疗原则、证治方药以及与痞证的鉴别。"病发于阳"与"病发于阴"之"病"，皆指三阳热病，"阴""阳"指里热与阴寒体质。胃肠阴寒体质者，发太阳病，误下则易损伤里阳，故易发展为阳明太阴合病痞证；胃肠里热体质者发作太阳病误下，则易损伤里阴，而易传变为阳明病结胸证。阴津损伤较轻则不足于胸膈高位，故阳热内盛于胸膈高位，迫津渗出于胸肺膈下而发结胸轻证，宜大陷胸丸下之。

三、阳明病结胸重证

1. 病因病理

本病证主要因太阳病等三阳热病误下，损伤里阴，导致阳热内陷胸膈，迫津渗出为水饮，而转属为阳明病结胸重证。其病理特点为阴津损伤较重，伤及中焦阴津，连及下焦阴津损伤，故阳热内盛于中上焦胸膈和中下焦胃肠，胸膈热盛，迫津渗出于心下肌腠为水饮，水热内结胸膈而发结胸重证；同时，中下焦胃肠热盛，灼伤阴津而伴阳明腑实证。本病证多见于急性胃炎、阑尾炎、肠梗阻等，并发急性腹膜炎病变。

2. 临床表现

从心下至少腹硬满疼痛拒按，小有潮热，头汗出，短气，烦躁，便秘，口渴，舌燥苔黄，脉沉紧。

3. 证候分析

阳明病水热内结心下肌腠，病变较重，病位广泛，故心下大腹硬痛；阳明病燥实内结肠道，故腹满便秘而绕脐痛；水热内结心下伴阳明腑实证，故病情重、病位广泛，从心下至少腹硬满疼痛而拒按；腑气不通影响膈肌下降，故呼吸气短；热盛津伤较重，伴有阳明腑实证，故口渴、烦躁、小有潮热；因水液内结较重，故少汗，因阳热上攻，但头汗出。

4. 治法

逐水泻热、破结通便。

5. 方药

大陷胸汤方。

大黄六两（去皮），芒硝一升，甘遂一钱匕。

上三味，以水六升，先煮大黄，取二升，去滓，内芒硝，煮一两沸，内甘遂末。温服一升。得快利，止后服。

6. 方义

甘遂苦寒，逐水泻热，善于攻逐胸腹积水，使热随饮除；大黄苦寒，攻下泻热，善于攻逐肠道燥实，使阳热随燥实泄除；芒硝咸寒，清热润燥、软坚散结。三味相伍，逐水通便、破结泻热，用量较大，为攻逐峻剂，适于结胸重证。因泻下峻猛，故应中病即止，以防伤正。

7. 原文选录

太阳病，脉浮而动数，浮则为风，数则为热，动则为痛，数则为虚。头痛、发热、微盗汗出，而反恶寒者，表未解也。医反下之，动数变迟，膈内拒痛，胃中空虚，客气动膈，短气烦躁，心中懊憹，阳气内陷，心下因硬，则为结胸，大陷胸汤主之。若不结胸，但头汗出，余处无汗，剂颈而还，小便不利，身必发黄。（134）

伤寒六七日，结胸热实，脉沉而紧，心下痛，按之石硬者，大陷胸汤主之。（135）

伤寒十余日，热结在里，复往来寒热者，与大柴胡汤；但结胸，无大热者，此为水结

在胸胁也，但头微汗出者，大陷胸汤主之。（136）

太阳病，重发汗而复下之，不大便五六日，舌上燥而渴，日晡所小有潮热，从心下至少腹硬满而痛不可近者，大陷胸汤主之。（137）

8. 按语

《伤寒论》第134条论述了阳明病结胸重证的病因病机、脉证特点、治疗方药及与阳明病发黄证的鉴别。初为太阳阳明合病热证，反用攻下伤阴助热，胃中气阴损伤，不能上荣胸膈，膈内阴津不足则阳热内陷胸膈，迫津渗出为水，故转属为阳明病水热内结胸膈证，临床以膈内拒痛、心下因硬、大便不利为特点。而阳明病发黄证是攻下伤及中焦阴津，致阳热内陷中焦肝胆，蒸津为湿，湿热蕴结肝胆的病变，临床以胁满胀痛、身黄、小便不利为特点。

第135条论述了结胸的病因病理、典型的脉证特点及治疗方药。太阳病伤寒日久不解，郁热不散则可自然传变，内攻胸膈，引起结胸热实病变，其典型表现为脉沉而紧、心下痛、按之石硬。因热盛则痛，水实则硬，水热互结，故脉沉而紧。

第136条论述了阳明病结胸与少阳阳明合病的鉴别诊治。少阳阳明合病是阴阳气血津液郁滞胸胁，伴热结肠胃的病变，临床特点为胸胁满、心下急，呕不止，复往来寒热，宜大柴胡汤和解。结胸是水热内结胸胁的病变，宜大陷胸汤逐水泻热。

第137条论述了阳明病结胸重证伴阳明腑实证的病因及证治。初为太阳病，重发汗复下之，误治伤阴较重，致阳热内入胸膈和胃肠，胸膈热盛迫津渗出为饮，故水热内结胸膈；胃肠热盛灼伤阴津而肠燥，故燥实与阳热内结胃肠。水结胸胁则不得下润胃肠，加重燥实发展，阳明燥实耗伤阴津，则加重客热动膈，故两者相互影响，宜大陷胸汤攻逐水饮，破入肠道而攻下燥实。

四、阳明病水热内结膀胱证

1. 病因病理

本病证多因阳明病热证误下，损伤下焦阴津，导致阳热内陷下焦膀胱，迫津渗出为水湿，湿热阻滞膀胱，则小便不利而水液潴留，故水热内结膀胱而发淋证。

2. 临床表现

小便不利、尿频、尿急、尿痛、发热、口渴、脉浮。

3. 证候分析

阳明病水热内结膀胱，热邪内迫膀胱，故尿频、尿急、尿痛而发尿路刺激征；水液内结、湿热相恋，故小便不利；阳热外泛肌表则脉浮、发热；阳热内盛，耗伤阴津，故口渴。

4. 治法

利水泻热、育阴润燥。

5. 方药

猪苓汤方。

猪苓（去皮），茯苓、泽泻、阿胶、滑石（碎）各一两。

上五味，以水四升，先煮四味，取二升，去滓，内阿胶烊消。温服七合，日三服。

6. 方义

猪苓、茯苓甘淡，利水渗湿；泽泻甘寒，利水清热；滑石甘寒，利水通淋、清热利湿。四味相伍，利水以泻热，使阳热随水实而泄除，阿胶育阴以制热，防利水伤阴，并能止血以疗热迫尿血。

7. 原文选录

若脉浮，发热，渴欲饮水，小便不利者，猪苓汤主之。（223）

8. 按语

《伤寒论》第223条承接221条，论述了阳明病水热内结膀胱证的病因及证治。本为阳明病热证，阳热亢盛于肺胃上中二焦，反与攻下，损伤下焦阴津，故阳热下入膀胱与水相结而发淋证，水热内结膀胱证属阳明病实证，宜随其实而泻之，故与猪苓汤利水泻热。

五、阳明病水热内结肝肾证

1. 病因病理

本病证多见于阳明病后期，损伤下焦阴津，阳热内入下焦肝肾，迫津渗出，入于腹腔形成腹水，故转属为阳明病水热内结肝肾实证。

2. 临床表现

腹胀肿大，小便不利，下肢跗肿，口渴，脉沉。

3. 证候分析

热病后期，阳热内入下焦肝肾脉络，迫津渗入腹腔，形成腹水，故腹胀肿满；水液内渗腹腔，不能下渗膀胱，故小便不利；热盛津伤，同时伴有水液下结不能上承，故口渴；水液内结，故脉沉。

4. 治法

逐水泻热、软坚散结。

5. 方药

牡蛎泽泻散方。

牡蛎（熬），泽泻、蜀漆（暖水洗去腥），葶苈子（熬），商陆根（熬），海藻（洗去咸），栝蒌根各等分。

上七味，异捣，下筛为散，更于臼中治

之，白饮和服方寸匕，日三服。小便利，止后服。

6. 方义

牡蛎、海藻咸寒，软坚散结、利水消痰；葶苈子苦寒，利水消肿；商陆根苦寒，为利水之峻药；泽泻甘寒，利水清热；蜀漆泻水祛痰。六味咸寒、苦寒、甘寒相伍，破水热之结，攻逐水饮，使阳热随水饮泄除。栝蒌根甘寒，清热生津，防利水伤阴；白饮和服以养胃气。

7. 原文选录

大病差后，从腰以下有水气者，牡蛎泽泻散主之。（395）

8. 按语

《伤寒论》第395条论述了阳明病水热内结肝肾证的病因及证治。本条叙述过简，宜以方测证分析，方以苦寒咸寒利水清热，则病为阳明病水热内结证，临床多见于肝硬化腹水或肾病腹水等。

第五节 阳明病痰热内结证

阳明病痰热内结证，是指阳热内盛于胸腹，炼液成痰，痰浊内停，复阻滞气机，导致阳气郁而化热，痰热内结胸腹的病变。本病证多见于素有痰浊内停的患者，外感风寒，发作太阳病，郁遏阳气，阳气郁积化热，不得宣散而内入胸腹，炼液成痰，故发展为阳明病痰热内结实证。

关于阳明病痰热内结证，仲景在《伤寒论》中主要论述了痰热内结胸膈证和痰热内结心下证，均属阳明病实证，宜随其实而泻之，即涌吐痰浊，或化痰散结，使阳热随痰实而消除。

一、阳明病痰热内结胸膈证

1. 病因病理

本病证多为太阳病不解，郁遏阳气，导致阳气郁积化热而转属为阳明病。阳热亢盛，内入胸膈，在上焦炼液成痰而停聚胸肺，在中焦胃脘热盛而失和降，导致痰食停滞胃脘。痰食郁遏气机，复加重阳郁化热，因此发展为阳明病痰热内结胸膈证。

2. 临床表现

胸满气短，气上冲喉咽，呼吸困难，喉中痰声漉漉，心中痞硬，愠愠欲吐，发热，手足寒，寸脉微浮，关尺弦迟。

3. 证候分析

阳明病痰热内壅胸肺，影响呼吸，故胸满气短，呼吸困难；痰食停滞胃脘，则心中痞硬，愠愠欲吐；阳热外泛肌表，则发热，寸脉微浮；痰热壅滞气机，气血宣散不利，故手足寒、关尺脉弦迟。

4. 治法

涌吐痰热。

5. 方药

瓜蒂散方。

瓜蒂一分（熬黄），赤小豆一分。

上二味，各别捣筛，为散已，合治之，取一钱匕。以香豉一合，用热汤七合，煮作稀糜，去滓。取汁合散，温顿服之，不吐者，少少加，得快吐，乃止。诸亡血、虚家，不可与瓜蒂散。

6. 方义

阳明病实证宜随其实而泻之，痰热内结胸膈肺胃，宜因势利导，涌吐痰食，使阳热随痰食而除。方中瓜蒂苦寒，味极苦而催吐，使肺中痰浊咳吐而出，胃中痰食呕吐而除。《本经》认为，瓜蒂苦寒，主大水，身面四肢浮肿，下水，咳逆上气，病在胸腹中，皆吐下之，赤小豆酸苦，主下水，排痈肿脓血。二药相伍，酸苦涌泄。豆豉轻清宣散，协助瓜蒂催吐，同时宣散阳热。瓜蒂散为涌吐峻剂，体虚之人禁服，体壮者亦应少少加量服，得快吐而深居之痰尽出，则中病即止。

7. 原文选录

病如桂枝证，头不痛，项不强，寸脉微浮，胸中痞硬，气上冲喉咽不得息者，此为胸有寒也。当吐之，宜瓜蒂散。（166）

少阴病，饮食入口则吐，心中温温欲吐，复不能吐，始得之，手足寒，脉弦迟者，此胸中实，不可下也，当吐之。若膈上有寒饮，干呕者，不可吐也，当温之，宜四逆汤。（324）

8. 按语

《伤寒论》第166条论述了阳明病痰热内结胸膈的病理变化、治疗原则及证治等。其病理特点为"此为胸有寒也"，即胸中有痰实。以方测证分析，方用瓜蒂散苦寒之剂，则胸中痰实应为热痰。

第324条主要论述少阴病"膈上有寒饮"的证治，同时提出阳明病"胸中实"的证治，以示鉴别。膈上寒饮为少阴病寒实证，当温之；"胸中实"为阳明病实热证，当吐之。

二、阳明病痰热内结心下证

1. 病因病理

本病证多因太阳病郁遏阳气，阳气郁积化热，阳热亢盛内入胸脘心下而转属为阳明病。阳热炼液成痰，痰阻气机复加重郁热，因此痰热内结中焦心下，兼有痰热内结上焦胸膈心肺。

2. 临床表现

心下痞满，按之则痛，心烦，口渴，或咳嗽咯痰，或胸痛，脉象浮滑，舌苔黄腻。

3. 证候分析

阳明病痰热内结心下，故心下痞满、按之则痛；热盛津伤则口渴；热扰心胸则心烦；痰热阻滞心胸气血则胸痛；痰热壅肺则咳嗽咯痰；脉象浮滑、舌苔黄腻均是痰热内结的表现。

4. 治法

化痰散结、清热燥湿。

5. 方药

小陷胸汤方。

黄连一两，半夏半升（洗），栝楼实大者一枚。

上三味，以水六升，先煮栝楼，取三升，去滓，内诸药，煮取二升，去滓。分温三服。

6. 方义

阳明病实证宜随其实而泻之，因痰热内结中焦心下，不能涌吐于上及渗利于下，故宜燥湿化痰散结，使阳热随痰化而清。方用小陷胸汤化痰散结、清热燥湿，其中瓜蒌甘寒，清热化痰、宽胸利膈、活血止痛；半夏辛温，化痰散结；黄连苦寒，清热燥湿。三味相伍，辛开苦降、甘寒清润，使结开、痰消、热清。

7. 原文选录

小结胸病，正在心下，按之则痛，脉浮滑者，小陷胸汤主之。（138）

8. 按语

《伤寒论》第138条论述了阳明病痰热内结心下证，即小结胸病的病位、脉证特点及治疗方药。小结胸相对大结胸而言，大结胸病为阳明病水热内结胸膈，病位广泛，病势较重；小结胸病为阳明病痰热内结心下，病位局限而正在心下，病势较轻而按之则痛，脉浮滑而不沉紧，宜小陷胸汤化痰散结、清热燥湿。

第六节　阳明病湿热蕴结证

阳明病湿热蕴结证，是指阳热亢盛于三焦，蒸津化湿，水湿弥漫三焦复郁滞气机，加重郁热，导致湿热蕴结三焦的病变。

阳明病湿热蕴结证多由太阳病发展而来，太阳病不解，阳气郁积化热，阳热亢盛不得宣散而内入三焦转属为阳明病。阳热蒸腾津液化为水湿，故湿热相合，蕴结三焦为病。因水湿介于有形和无形之间，再因阳热蒸腾，故湿热病位广泛，弥漫三焦；又因阳热在表蒸腾津液则汗出，在下焦阳热迫津则渗利，阳热在中焦蒸腾津液，则不能汗利而湿无出路。故阳明病湿热蕴结证的特点多为以中焦为中心而弥漫三焦。

关于阳明病湿热蕴结证，仲景在《伤寒论》中主要论述了湿热蕴结中焦肝胆、弥漫上焦证；湿热蕴结中焦肝胆、弥漫三焦证；湿热壅滞下焦大肠证等。以上均属阳明病实证，宜随其实而泻之，即渗利水湿，或燥湿清热，使阳热随水湿而除。

另外，阳明病湿热蕴结证，宜和阳明太阴合病鉴别。阳明太阴合病亦可发生湿热相结证，其水湿之气因太阴病阳气亏虚，水液输布不利而产生；本病证之水湿之气因阳明病阳热蒸腾津液而产生，故证治有别。

一、阳明病湿热蕴结肝胆、弥漫上焦证

1. 病因病理

本病证多因太阳病伤寒传变发展而来，伤寒不解，阳气郁积化热，阳热亢盛则转属为阳明病。阳明病初期阳热亢盛在肌表，内入上焦胸膈；阳热发展则下入中焦肝胆，蒸津为湿，水湿复阻滞气机，增加郁热，湿热相合，蕴结肝胆，影响胆汁的分泌排泄，故发阳黄。湿热蕴结中焦，复蒸腾弥漫于上焦，外泛于肌表。

2. 临床表现

身黄、黄色鲜明，胁腹胀痛，心烦懊憹，发热口渴，舌红苔黄，二便通利。

3. 证候分析

阳明病湿热蕴结肝胆，故胁腹胀痛；影响胆汁分泌排泄，则血液胆红素升高，故身目发黄，因阳热亢盛，故气血外荣而黄色鲜明；湿热蒸腾于上焦胸膈，故心烦懊憹、口渴、舌红苔黄；湿热外泛于肌表，则发热。湿热蕴结中焦，弥漫上焦，而尚未侵及下焦，故下焦水液输布正常而小便通利，大肠无阳热燥结而无便秘腹满之苦。

4. 治法

清热燥湿退黄。

5. 方药

栀子柏皮汤方。

肥栀子十五个（擘），甘草一两（炙），黄柏二两。

上三味，以水四升，煮取一升半，去滓。分温再服。

6. 方义

栀子苦寒清热，导三焦之热从小便而出，善清三焦郁热；黄柏苦寒，清热燥湿坚阴；甘草清热解毒，益气和中，防热伤气阴。三味相伍，清热燥湿退黄，善治阳黄之热重于湿者。

7. 原文选录

伤寒，身黄，发热，栀子柏皮汤主之。（261）

8. 按语

《伤寒论》第 261 条论述了阳明病阳黄之热重于湿证的病因病理、病证特点及治疗方药。"伤寒"为病之来路，转属为阳明病，阳热亢盛于中焦肝胆，蒸津为湿，湿热蕴结肝胆则发黄。因热重于湿，故湿热外蒸肌表而发热，方与栀子柏皮汤清热燥湿退黄。

二、阳明病湿热蕴结肝胆、弥漫三焦证

1. 病因病理

本病证多因太阳病伤寒郁遏阳气，阳气郁积化热转属为阳明病。阳热亢盛，内入三焦，蒸津化湿，湿热弥漫三焦，集结于中焦肝胆而发阳黄；或湿热首先蕴结中焦肝胆，继而湿热蒸腾，弥漫三焦为病。

2. 临床表现

身目发黄，胁痛腹胀，大便秘结，小便不利。发热无汗，但头汗出，心烦欲呕，口渴引饮，舌红苔黄，脉滑数。

3. 证候分析

阳明病湿热蕴结中焦，集结肝胆，故身目发黄，胁腹胀痛；湿热弥漫上焦，则心烦口渴；湿热影响中焦脾胃，则食少欲呕；湿热弥漫下焦，下焦水液蒸化为湿，不得下渗膀胱，故小便不利，湿热内结大肠或水液不能内还肠道，故大便秘结；湿热外蒸肌表，热盛则发热，湿郁则无汗，阳热不得外越而上蒸，故但头汗出。

4. 治法

渗利湿热退黄。

5. 方药

茵陈蒿汤方。

茵陈蒿六两，栀子十四枚（擘），大黄二两（去皮）。

上三味，以水一斗二升，先煮茵陈，减六升，内二味，煮取三升，去滓。分三服。小便当利，尿如皂荚汁状，色正赤，一宿腹减，黄从小便去也。

6. 方义

茵陈蒿味苦微寒，清利湿热，渗利小便，疏利肝胆，为黄疸之专药；栀子苦寒，清热解毒，善清三焦之热，导热从小便而出；大黄通腑泄热，活血化瘀，推陈致新，导湿热从大便而出。三物相伍，渗利温热，善疗阳黄之湿热并重而弥漫三焦者。

7. 原文选录

阳明病，发热，汗出者，此为热越，不能发黄也。但头汗出，身无汗，剂颈而还，小便不利，渴饮水浆者，此为瘀热在里，身必发黄，茵陈蒿汤主之。（236）

伤寒七八日，身黄如橘子色，小便不利，腹微满者，茵陈蒿汤主之。（260）

8. 按语

《伤寒论》第 236 条论述了阳明病阳黄之湿热并重而弥漫三焦证的病机病理及证治。阳明病为阳气有余，亢盛化热的病变，阳热亢盛在表，则热迫津泄作汗，阳热外越则不能发黄。如阳热亢盛于中焦肝胆，则蒸津化

湿，湿热蕴结肝胆，影响胆汁的分泌排泄，故发黄。

第 260 条论述了阳明病发黄的病因、病证特点及治疗方药。阳明病发黄多由伤寒日久不解，导致阳热郁积亢盛转属而来。阳热内盛，蒸津化湿，湿热蕴结以中焦肝胆为中心，弥漫上下三焦。湿热蕴结中焦肝胆，故发黄，热盛则气血外荣，故黄色鲜明；湿热侵及下焦，则水液输布不利，故小便不利，湿热侵及大肠则腹满便秘。阳明病湿热弥漫三焦，邪无出路而集结肝胆发黄，故与茵陈蒿汤渗利湿热以退黄。

三、阳明病湿热壅滞大肠证

1. 病因病理

本病证多由阳明病热迫胃肠证发展而来。阳明病阳热内盛，中焦胃肠脉络不解，热盛津伤则阳热下入大肠脉络，迫津渗出为湿，湿热壅滞大肠而发阳明病热利，甚至阳热亢盛，迫血渗出而便脓血。

2. 临床表现

下利脓血，里急后重，腹痛，或呕吐、发热、口渴，舌红苔黄，脉滑数。

3. 证候分析

阳明病湿热壅滞大肠，阳热内迫大肠，故腹痛下利而里急，热迫津血则便脓血，湿邪留恋则下利不爽而后重；湿热上蒸中焦胃脘，则脘痞欲呕；阳热外泛肌表则发热；热盛津伤则口渴；湿热熏蒸则舌红苔黄，脉象滑数。

4. 治法

清热燥湿、凉血解毒。

5. 方药

白头翁汤方。

白头翁二两，黄柏三两，黄连三两，秦皮三两。

上四味，以水七升，煮取二升，去滓。温服一升，不愈，更服一升。

6. 方义

白头翁、秦皮苦寒，清热解毒，凉血止痢；黄柏、黄连苦寒，清热燥湿解毒。四味相伍，善疗阳明病湿热壅滞大肠之热利。

7. 原文选录

热利下重者，白头翁汤主之。（371）

下利欲饮水者，以有热故也，白头翁汤主之。（373）

8. 按语

《伤寒论》第 371、373 条论述了阳明病湿热壅滞大肠证的病证特点及治疗方药。热利伴有湿气壅滞大肠，故下利不爽而后重，有别于黄芩汤证。黄芩汤证亦为阳明病热利，阳热内迫津渗，津渗即利，因大便通利，水湿不得壅滞肠道，故下利急迫而无下重，方加芍药敛阴缓急；本病证特点为里急而后重不爽，水湿壅滞肠道、故不加芍药，防其收敛湿邪。下利因阳热内迫而发者，为阳明病热利，因热盛津伤，故口渴欲饮；有别于太阴病寒利而口不渴。

第七节　阳明太阴合病

阳明太阴合病是指在疾病发生发展过程中，同时存在阳明病和太阴病两种病理改变的病变，其临床特点为阳明病多表现在中上焦，太阴病多表现在中下焦，形成上热下寒证，或寒热痞结于中焦，也可表现为外热里寒证。

阳明太阴合病，多由太阳病或少阳病等误下损伤气阴发展而来。误下损伤中下焦阳气，则胃肠消化功能不足，水谷饮食输布运化不利而发太阴病；同时误下损伤中上焦阴津，则肌表阳热内陷胸脘而发阳明病。或因阳明病阳热亢盛在中上焦胸脘而壮火食气，或阳气壅滞于上，不能下温胃肠，导致中下焦阳气不足，阴液相对太盛而合并太阴病。或因太阴病不愈，水湿停滞，郁阻气机，导致阳气郁积化热而合并阳明病。

阳明太阴合病，因阳明病与太阴病的病情有轻重不同、病位有表里上下之异且病理产物不同，而有不同临床证型。《伤寒论》主要论述了阳明中寒证，阳明太阴合病上热下寒证，阳明太阴合病之痰气痞、痰食痞、客气痞、寒热痞证等。

阳明太阴合病如单纯清热，则易伤阳气而加重太阴病，如单纯温中，则易助阳热而加重阳明病，故宜清上温下、辛开苦降甘调而和解之。

一、阳明中寒证

1. 病因病理

阳明中寒证以上焦阳明病为主要病变，兼有中下焦太阴病，实为阳明病系在太阴。本病证多因太阳病汗吐下误治，或初愈过劳，损伤气阴，导致阳热内陷上焦胸膈而发阳明病，同时中下焦阳气略伤，而伴有太阴病轻证；或阳明病阳热亢盛在胸膈、肌表，耗气伤阴，气阴损伤不能温养胃脘，故伴发胃阳不足，饮食运化不利而发太阴病。

2. 临床表现

心中懊憹，心烦不眠，或发热，或少气，或呕不能食，或腹胀食少，舌红苔黄，脉虚数。

3. 证候分析

阳明病热郁胸膈，故心中懊憹；阳热上扰精神则心烦不得眠；阳热外泛肌表则发热；阳热内盛，故舌红苔黄、脉数。系在太阴则胃阳不足而不能食，气血化生无源，故气短少气，如《灵枢·五味》记载："谷不入，半日则气衰，一日则气少矣。"太阴病略重，则呕不能食；太阴病再重，则饮食积滞不消，故腹胀满而不能食；太阴病中寒不能食，气血不足则脉虚。

4. 治法

清热除烦，兼益气和中，或和中止呕，或宽中除满。

5. 方药

方药一：栀子甘草豉汤方

栀子十四个（擘），甘草二两（炙），香豉四合（绵裹）。

上三味，以水四升，先煮栀子、甘草，取二升半，内豉，煮取一升半，去滓。分二服，温进一服（得吐者，止后服）。

方药二：栀子生姜豉汤方

栀子十四个（擘），生姜五两（切），香豉四合（绵裹）。

上三味，以水四升，先煮栀子、生姜，取二升半，内豉，煮取一升半，去滓。分二服，温进一服（得吐者，止后服）。

方药三：枳实栀子豉汤方

枳实三枚（炙），栀子十四个（擘），香豉一升（绵裹）。

上三味，以清浆水七升，空煮取四升，内枳实、栀子，煮取二升，下豉，更煮五六沸，去滓。温分再服。覆令微似汗。若有宿食者，内大黄如博棋子大五六枚，服之愈。

方药四：栀子厚朴汤方

栀子十四个（擘），厚朴四两（炙，去皮），枳实四枚（水浸，炙令黄）。

上三味，以水三升半，煮取一升半，去

滓。分二服，温进一服（得吐者，止后服）。

6. 方义

阳明中寒证实为阳明病热郁胸膈而系在太阴的病变，故方以栀子豉汤为主方，清热除烦，使郁热清宣而解，气阴得存，同时兼顾治疗太阴病。如太阴病表现为少气者，加甘草和中益气；不能食而呕者，加生姜温中散寒、健胃止呕；食滞腹胀而发热者，加豆豉用量宣郁解热，加枳实消滞宽中、理气消痞，宿食不清则稍加大黄通下；腹胀较重者，加厚朴、枳实下气除满，减豆豉升宣之味。

7. 原文选录

阳明病，若能食，名中风；不能食，名中寒。（190）

阳明病，不能食，攻其热必哕，所以然者，胃中虚冷故也。以其人本虚，攻其热必哕。（194）

发汗吐下后，虚烦不得眠，若剧者，必反复颠倒，心中懊憹，栀子豉汤主之。若少气者，栀子甘草豉汤主之；若呕者，栀子生姜豉汤主之。（76）

伤寒下后，心烦，腹满，卧起不安者，栀子厚朴汤主之。（79）

大病差后，劳复者，枳实栀子豉汤主之。（393）

8. 按语

《伤寒论》第 190 条论述了阳明病中风和阳明病中寒的概念。阳明病是阳热性的病变，阳明病初期，阳热亢盛多表现在肌表或上焦，易耗气伤阴，如伤及中焦里阴，则阳热易内入中焦之里，而发展为表里俱热之阳明病，里热则能食，称之为中风；如伤及中焦阳气，则发展为阳明病系在太阴，即以阳明病为主要病变，兼有太阴病不能食，称之为阳明中寒。

第 194 条论述了阳明中寒的治疗禁忌。

阳明中寒是阳热亢盛耗伤里阳的病变，虽阳热亢盛在外，但虚寒在里，故清解阳热须兼顾太阴虚寒，禁苦寒攻热，否则苦寒伤阳，加重太阴病虚寒证的发展而哕。

第 76 条论述了阳明病和阳明中寒的病因及证治。太阳病汗吐下误治，损伤里阴，则阳热内陷胸膈而发展为阳明病栀子豉汤证；如同时损伤阳气，则发展为阳明病中寒。中寒轻者，则不能食而少气，宜栀子甘草豉汤清热除烦、益气和中；中寒重者，则不能食而呕，宜栀子生姜豉汤清热除烦，温中止呕。

第 79 条论述了阳明中寒腹胀的病因及证治。伤寒误下损伤上焦阴津，阳热内陷胸膈发阳明病，同时损伤中焦胃肠阳气，而合并太阴病，不能食而腹胀，故与栀子厚朴汤清热除烦、下气除满。

第 393 条论述了由热病初愈而劳复导致的阳明中寒的特点及治疗方法。阳明病阳热表现在肌表而发热，同时热郁胸膈而心烦；太阴病表现为脘痞腹胀，多有宿食积滞，宜枳实栀子豉汤清宣郁热、消积除满。

二、阳明太阴合病上热下寒证

1. 病因病理

本病证多因太阳病伤寒误下，损伤气阴发展而来。误下损伤上焦胸膈阴津，则阳热随脉内陷胸膈而发阳明病热郁胸膈之上热证；同时，误下损伤中下焦胃肠阳气，则水谷运化不利而发太阴病胃肠虚寒之下寒证。

2. 临床表现

身热、心烦、不能食、下利、腹满疼痛。

3. 证候分析

阳明病热郁胸膈，上扰精神则心烦，外泛肌表则身热；太阴病胃脘虚寒则不能食，肠道虚寒则下利、腹满疼痛。

4. 治法

清热除烦、温中祛寒。

5. 方药

栀子干姜汤方。

栀子十四个（擘），干姜二两。

上二味，以水三升半，煮取一升半，去滓。分二服，温进一服（得吐者，止后服）。

6. 方义

栀子苦寒，清热除烦，治疗阳明病之上热证；干姜辛温，温中祛寒，治疗太阴病之下寒证。二药相伍，寒热共用，各奏其功，同时治疗阳明太阴合病上热下寒证。

7. 原文选录

伤寒，医以丸药大下之，身热不去，微烦者，栀子干姜汤主之。（80）

8. 按语

《伤寒论》第80条论述了阳明太阴合病上热下寒证的病因及证治。太阳病伤寒则表闭营郁，阳气郁遏不宣而化热，本宜辛温发汗，通阳泄阴，发散阳热，反以丸药大下，故阳热不去，反因大下伤阴亡阳，发展为阳明太阴合病上热下寒证，故与栀子干姜汤清上温中。

三、阳明太阴合病痰气痞证

1. 病因病理

痞为古病名，来源于《周易》"天地否"，古人认为天气不降，地气不升，则否塞于中。对于人体而言，生理上，阳气内附于血液，由心胸下达温养胃肠，胃肠得阴阳气血温养，则消化吸收功能正常，阴精得以转输，上入心胸；病理上，阳气壅滞胸脘，化热而发阳明

病，阳气不得下温胃肠，则胃肠阳气不足，水谷阴精输布不利而发太阴病，因此，阴阳津气不能交通上下，而痞塞于中。

本病证多由肠胃虚寒体质者发作太阳病或少阳病等，误下损伤气阴发展而来。太阳病郁遏阳气而化热，误下损伤中上焦胸脘阴津，则阳热内陷、壅滞胸脘而发展为阳明病；同时，误下损伤中下焦阳气，胃肠运化功能不足，则水谷阴精输布不利而化痰湿内停胃脘，因此形成阳明太阴合病痰气痞证。

2. 临床表现

心下痞满，干呕呃逆，或肠鸣下利，口干口苦，舌苔黄腻，脉象弦滑。

3. 证候分析

阳明病之阳热壅滞胃脘，太阴病之痰气内停胃脘，则阳热与痰气痞塞中焦，故心下痞满，干呕呃逆；阳明病阳热上泛胸膈，则口干口苦；太阴病寒湿下注肠道，则肠鸣下利；痰热痞结则舌苔黄腻，脉象弦滑。

4. 治法

辛开苦降，和中消痞，化痰开结。

5. 方药

半夏泻心汤方。

半夏半升（洗），黄芩、干姜、人参、甘草（炙）各三两，黄连一两，大枣十二枚（擘）。

上七味，以水一斗，煮取六升，去滓，再煎取三升。温服一升，日三服。

6. 方义

黄芩、黄连苦寒，清热燥湿，以降阳热；半夏辛温，化痰开结、降逆止呕、通畅气机；干姜辛温，温中散寒，以转输阴精。四味相伍，辛开苦降，和中消痞。人参、甘草、大枣甘温，益气养阴，健胃益脾，增强胃肠消化功能。

7. 原文选录

病发于阳，而反下之，热入因作结胸；病发于阴，而反下之，因作痞也……（131）

伤寒五六日，呕而发热者，柴胡汤证具，而以他药下之……但满而不痛者，此为痞，柴胡不中与之，宜半夏泻心汤。（149）

脉浮而紧，而复下之，紧反入里，则作痞，按之自濡，但气痞耳。（151）

8. 按语

《伤寒论》第131、151条论述了阳明太阳合病痞证的病因及证候特点。胃肠阳热体质者发作太阳病，误下易伤津助热而传变为阳明病结胸；胃肠虚寒体质者发作太阳病，误下既损伤阴津，致阳热内陷胸脘发作阳明病，又易损伤中焦胃肠阳气而伴发太阴病虚寒入里，故发展为阳明太阴合病痞证。痞证无水热内结病变，可有少量痰湿内停，故痞满而按之自濡。

第149条论述了少阳病误下，损伤气阴而发展为阳明太阴合病痰气痞的证治等。痞病为阳明太阴合病阳气不降、阴津不升而痞塞于中的病变，柴胡汤为少阳病的主方，功能升发阳气、开降阴津，故禁用于痞证，而宜半夏泻心汤辛开苦降，和中消痞。

四、阳明太阴合病痰食痞证

1. 病因病理

本病证多由太阳病发汗不当，损伤气阴发展而来。伤寒发汗不当，损伤上焦阴津，则热入胸脘而转属为阳明病，同时汗出损伤胃肠里阳而伴发太阴病。或因半夏泻心汤证不解，耗伤阳气，加重太阴病的发展，胃阳不足则饮食不消，化生痰食积滞胃脘，肠道阳气不足而寒湿下注，故发展为阳明太阴合病痰食痞证。

2. 临床表现

心下痞硬，干噫食臭，雷鸣下利，口干而苦，舌苔黄腻，甚至腐厚，脉象弦滑。

3. 证候分析

阳明太阴合病阳热与痰湿痞塞胃脘，则心下痞满，胃失和降则干呕呃逆；又因太阴病加重，饮食不消，积滞胃脘，故按之硬，饮食腐化则干噫食臭；水湿加重，下注肠道，故腹中雷鸣、下利；阳明病阳热上泛胸膈，则口干而苦；痰食湿热内积，故舌苔腻腐，脉象弦滑。

4. 治法

辛开苦降，和中消痞，散饮消食。

5. 方药

生姜泻心汤方。

生姜四两（切），甘草三两（炙），人参三两，干姜一两，黄芩三两，半夏半升（洗），黄连一两，大枣十二枚（擘）。

上八味，以水一斗，煮取六升，去滓，再煎取三升。温服一升，日三服。

6. 方义

本方由半夏泻心汤减少干姜用量，加生姜组合而成，亦为辛开苦降、和中消痞之剂，因太阴病加重，饮食积滞内停胃肠，故加生姜健胃消食、散饮降逆；减干姜用量则减少止利之功，有利于积滞排出。合方辛开苦降、和中消痞、散饮消食，适于痞证兼有痰食积滞者。去滓重煎使药物浓稠，有利于作用胃壁，治疗胃肠疾病，又能充分调和有效成分。

7. 原文选录

伤寒，汗出，解之后，胃中不和，心下痞硬，干噫食臭，胁下有水气，腹中雷鸣，下利者，生姜泻心汤主之。（157）

8. 按语

《伤寒论》第157条论述了阳明太阴合病痰食痞的病因病理及证治。病因为太阳病伤寒发汗不当，损伤气阴而发阳明太阴合病，太阴病较重则胁下有水气，故肠鸣下利，胃中有积滞则心下硬满、干噫食臭。方以生姜泻心汤辛开苦降、和中消痞、散饮消食。

五、阳明太阴合病客气痞证

1. 病因病理

本病证多因太阳病伤寒大下，损伤气阴较重而发展为阳明太阴合病客气痞证；或因生姜泻心汤证误下，更伤阴亡阳，加重太阴病中焦虚寒，同时因虚寒下利，阴津不升而客热上逆，故加重上焦阳热病变，从而发展为阳明太阴合病客气痞证。因大下或太阴病虚寒自利较重，饮食积滞得以排出，故本病证多不伴有形积滞等病理产物。

2. 临床表现

心下痞满，干呕呃逆，肠鸣下利，心烦不安，口舌生疮，舌红苔黄，脉虚数。

3. 证候分析

阳明太阴合病寒热痞塞胃脘，故心下痞满，胃失和降则干呕呃逆；太阴病虚寒不运，寒湿下注肠道，故肠鸣下利；阴津不升则上焦阳热无制，故阳明热盛而口舌生疮、心烦不安；舌红苔黄、脉象虚数均为热盛津气损伤的舌脉表现。

4. 治法

辛开苦降、和中消痞、益气清热。

5. 方药

甘草泻心汤方。
甘草四两（炙），黄芩三两，半夏半升（洗），大枣十二枚（擘），黄连一两，干姜三两。

上六味，以水一斗，煮取六升，去滓，再煎取三升。温服一升，日三服。

6. 方义

据《金匮要略》记载及林亿注，本方当补入人参。本方即半夏泻心汤加甘草用量，亦为辛开苦降、和中消痞之剂。因太阴病虚寒下利较重，阴津不升而加重客热上逆，故加大甘草用量益气补虚，同时清热解毒，即后世李东垣之甘温除热之义。合方功能辛开苦降、和中消痞、益气清热，适于痞证伴有上热下寒较重者。

7. 原文选录

伤寒中风，医反下之，其人下利日数十行，谷不化，腹中雷鸣，心下痞硬而满，干呕，心烦不得安。医见心下痞，谓病不尽，复下之，其痞益甚。此非结热，但以胃中虚，客气上逆，故使硬也。甘草泻心汤主之。（158）

8. 按语

《伤寒论》158条论述了阳明太阴合病客气痞证的病因病理及证治。初为太阳病，大下误治则气阴损伤，发展为阳明太阴合病痰食痞证，本应服生姜泻心汤和中消痞，因此时药物之攻下作用已去，下利不甚明显，见心中痞硬而误诊为结热，复下之，故伤阴亡阳，加重中下焦太阴病虚寒和上焦阳明病阳热，其痞益甚，因此发展为阳明太阴合病客气痞证。方宜甘草泻心汤和中消痞、益气清热。

六、阳明太阴合病寒热痞证

1. 病因病理

本病证多为平素既有阳明太阴合病，而不发作，外触风寒发作太阳病伤寒，则耗伤气阴，而诱发阳明太阴合病发作。其病理特点为太阴病虚寒较重，病证伴有寒凝肠胃经脉，且胸中有热，故称之为寒热痞。

2. 临床表现

心下痞满，欲呕吐，腹痛下利，心烦口渴，或口舌生疮，脉弦，舌红苔黄。

3. 证候分析

阳明太阴合病寒热痞塞心下，则心下痞满，胃失和降则欲呕；太阴病虚寒较重，寒湿下注，刺激肠道，则腹痛下利，同时阳气亏虚，胃肠经脉血液寒凝，故加重腹痛；阳明病阳热上炎胸膈，则心烦口渴，或口舌生疮，舌红苔黄；太阴病肠胃虚寒，血脉寒凝，故脉弦。

4. 治法

辛开苦降，和中消痞，温经通阳。

5. 方药

黄连汤方。

黄连三两，甘草三两（炙），干姜三两，桂枝三两（去皮），人参二两，半夏半升（洗），大枣十二枚（擘）。

上七味，以水一斗，煮取六升，去滓。温服，昼三夜二。

6. 方义

本方由半夏泻心汤去黄芩，减人参用量，加桂枝及黄连用量组合而成，为辛开苦降、和中消痞之剂。因太阴病较重，伴有胃肠经脉寒凝腹痛，故去黄芩而加黄连用量以清热。黄芩苦寒伤阳，不利于寒凝血脉之腹痛，故去之。黄连为毛茛科植物，虽苦寒而有止痛作用，故加黄连以清热。更加桂枝振奋心阳、温经通脉，使心胸阳气下交肠胃以止痛。合方和中消痞、清上温下、温经通脉、交通阴阳。

7. 原文选录

伤寒，胸中有热，胃中有邪气，腹中痛，欲呕吐者，黄连汤主之。（173）

8. 按语

《伤寒论》第173条论述了阳明太阴合病寒热痞的病因病理及证治。"伤寒"为病之来路，耗伤气阴发展为阳明太阴合病，阳明病阳热亢盛在上焦胸中，则胸中有热；太阴病寒凝下焦肠胃经脉则腹中痛，欲呕吐；阳明太阴合病寒热痞结中焦则胃中有邪气，故方与黄连汤和中消痞、清上温下、交通阴阳。

第八节　阳明少阴合病

阳明少阴合病是指在疾病的发生发展过程中，同时存在阳明病和少阴病两种病理改变的病变。其临床特点为阳明病多表现在里或在下，少阴病多表现在外或在上。

阳明少阴合病多由阳明病耗伤气阴发展而来，少阴病的本质是阴液亏损的病变，阳明病阳热亢盛，最易耗伤阴津，阴津耗损至一定程度则伴发少阴病。本病或因疾病后期余热未清而气阴损伤，从而发展为阳明少阴合病。本病也可因太阳病发汗不当等误治，

伤津助热，而直接发展为阳明少阴合病。

阳明少阴合病因阳明病有虚实之不同，少阴病有阴阳损伤轻重之别，故存在不同临床证型。《伤寒论》主要论述了阳明病系在少阴热伤气阴证、阳明少阴合病热伤气阴证、阳明少阴合病里热外寒证、阳明少阴合病燥实伤阴证和阳明少阴合病热淋伤阴证等。

阳明病阳热亢盛是耗伤阴液而合并少阴病的主要病因，因此阳明病是阳明少阴合病的主要矛盾，其治疗原则为清泄阳明病，以

存阴津，或辅益气养阴，兼治少阴病。

一、阳明病系在少阴热伤气阴证

1. 病因病理

本病证多因太阳病汗吐下误治，伤津助热而转属为阳明病表里俱热证，同时因误治损伤气阴，或阳明病继续耗伤气阴，而伴有轻度少阴病肌表虚寒证。疾病以阳明病为主要表现，初见发展少阴病之势，故为阳明病系在少阴。

2. 临床表现

发热，大汗出，心烦口渴，口舌干燥，微恶风寒，或背微恶寒，脉洪大。

3. 证候分析

阳明病阳热亢盛在表，则发热汗出；阳热亢盛在里，则热盛津伤，故心烦口渴；阳热鼓动气血，则脉象洪大。兼有少阴病气阴损伤，阴津损伤则口舌干燥；阳气损伤，不能温煦肌表，故微恶风寒。

4. 治法

清热存津，益气养阴。

5. 方药

白虎加人参汤方。

知母六两，石膏一斤（碎，绵裹），甘草二两（炙），粳米六合，人参三两。

上五味，以水一斗，煮米熟，汤成，去滓。温服一升，日三服。

6. 方义

本方由白虎汤加人参组成。白虎汤清热存阴，主治阳明病热证，其中石膏辛甘大寒，清热泻火，保存阴津；知母苦寒，清热泻火、滋阴润燥；粳米、甘草益气和胃。加人参益气生津，兼治少阴病气阴不足证。

7. 原文选录

服桂枝汤，大汗出后，大烦渴不解，脉洪大者，白虎加人参汤主之。（26）

伤寒，若吐若下后，七八日不解，热结在里，表里俱热，时时恶风，大渴，舌上干燥而烦，欲饮水数升者，白虎加人参汤主之。（168）

伤寒，无大热，口燥渴，心烦，背微恶寒者，白虎加人参汤主之。（169）

8. 按语

《伤寒论》第26、168、169条分别论述伤寒汗吐下误治，或自然传变，耗津助热，发展为阳明病系在少阴的病因及其证治。疾病以阳明病表里俱热证为主要病变，临床表现为心烦口渴、脉洪大等，兼有少阴病肌表气阴不足病变，故表无大热而微恶风寒。阳明病系在少阴，以阳明病为主要矛盾，阳热不除则阴津耗伤持续发展，而少阴病逐渐加重，故方以白虎加人参汤清热泻火，主治阳明病，使阳热祛除，阴津得以保存而向愈，兼以益气养阴治疗少阴病。

二、阳明少阴合病热伤气阴证

1. 病因病理

本病证多因疾病后期余热未尽、气阴耗伤而发展为阳明少阴合病，阳明病表现为肺胃蕴热证，少阴病表现为表里气阴不足证，以少阴病为主要病变。

2. 临床表现

形体消瘦，少气乏力，胃呆食少，欲呕吐，发热，心烦，咳嗽，少寐，舌红少苔，脉虚数。

3. 证候分析

少阴病气阴不足，肢体失荣，形伤则消

瘦，气伤则少气乏力；气阴损伤不养胃腑，则食少欲呕；气阴不润养肺，则干咳；气阴不荣头脑，则心烦少寐。阳明病阳热外泛肌表则发热；阳热内蕴肺胃则加重呕咳而口渴。舌红少苔、脉象虚数均为热盛阴伤的表现。

4. 治法

清热除烦、益气养阴。

5. 方药

竹叶石膏汤方。

竹叶二把，石膏一斤，半夏半升（洗），麦门冬一升（去心），人参二两，甘草二两（炙），粳米半升。

上七味，以水一斗，煮取六升，去滓，内粳米，煮米熟，汤成，去米，温服一升，日三服。

6. 方义

竹叶甘寒，清热除烦生津；石膏辛寒，清热泻火。二味相伍清阳明病余热。人参味甘微寒，益气养阴；麦冬甘寒，益气生津、养阴和胃、清热除烦、润肺止咳；半夏辛温通阳、降逆止呕，并行人参、麦冬之滞；甘草、粳米益气养胃。五味相伍，养阴益气，补益少阴病之气阴不足。

7. 原文选录

伤寒解后，虚羸少气，气逆欲吐，竹叶石膏汤主之。（397）

8. 按语

《伤寒论》第 397 条论述了伤寒解后，余热未尽，气阴耗伤，从而发展为阳明少阴合病的证治。阳明病主要表现为肺热未清而气逆咳嗽，胃热内扰而欲吐；少阴病主要表现为气阴不足，形体失养而羸瘦少气。方以竹叶石膏汤清热除烦、益气养阴，同时治疗阳明少阴合病。

三、阳明少阴合病里热外寒证

1. 病因病理

本病证多由阳明病耗伤气阴发展而来。阳明病表现为热痞胸脘证，阳热内盛，耗伤气阴，或阴津耗伤，阴伤及阳而合并少阴病虚寒证。少阴病初发病轻，表现在肌表为虚寒不固证，因此发展为阳明少阴合病里热外寒证。

2. 临床表现

心下痞，按之濡，心烦，口渴，恶寒、自汗、脉虚数。

3. 证候分析

阳明病阳热内痞胸脘，故心下痞、按之濡、心烦、口渴；少阴病阴虚及阳，阳气亏虚不能温煦肌表则恶寒，阳虚不能固摄肌表阴津则自汗；阳热内盛则脉数，气阴不足则脉虚。

4. 治法

泻热消痞、扶阳固阴。

5. 方药

附子泻心汤方。

大黄二两，黄连一两，黄芩一两，附子一枚（炮，去皮，破，别煮取汁）。

上四味，切三味，以麻沸汤二升渍之，须臾，绞去滓，内附子汁。分温再服。

6. 方义

大黄苦寒，清热凉血、泻热开结；黄连、黄芩苦寒，清热燥湿，凉血解毒。麻沸汤浸泡，取其味薄气轻，清热泻火，以存阴津的作用，而无泻下伤阴的副作用。附子辛热，扶阳固表，止汗存阴，以疗少阴病外寒证。别煮附子，充分提取有效成分，同时水解附子之毒。合方内清阳明之热，外温少阴之寒，以存阴津。

7. 原文选录

心下痞，而复恶寒汗出者，附子泻心汤主之。（155）

8. 按语

《伤寒论》第155条论述了阳明少阴合病里热外寒证的证治。阳明病阳热内痞胸脘，则耗伤阴津，加重少阴病的发展；少阴病虚寒不固肌表，则亡失阴津，既能内助阳热，同时又能加重少阴病的发展，故宜附子泻心汤同时治疗阳明少阴合病，以清热存阴、扶阳固阴。

四、阳明少阴合病燥实伤阴证

1. 病因病理

本病证多由阳明病燥实证耗伤阴津发展而来。阳明病表现为胃肠燥实证，阳热炽盛则灼伤阴津，或阳热迫津作汗，或伴有热结旁流，阳热迫津下利，或阳明病误汗，损伤阴津严重，而合并少阴病上焦热化证。

2. 临床表现

大便秘结，或自利清水，色青臭秽，腹满疼痛，潮热多汗，谵语，神识不清，目睛呆滞，视物模糊，舌苔黄厚干燥，脉象沉迟。

3. 证候分析

阳明病燥实内结，则大便秘结、腹满疼痛；或燥实与阳热内结肠道高位，阳热内盛于低位肠道脉络，迫津内泄则自利清水，色青臭秽；阳热外泛肌表则潮热汗出；热盛津伤，头脑失养，阳热上扰精神则谵语。阴津损伤严重则合并少阴病热化证，阴津不荣头目，阳热上扰精神，故神识不清、目睛呆滞、视物模糊。因阳热炽盛、阴津亏损，故舌苔黄燥、脉象沉迟。

4. 治法

急下存阴。

5. 方药

大承气汤方。

大黄四两（酒洗），厚朴半斤（炙，去皮），枳实五枚（炙），芒硝三合。

上四味，以水一斗，先煮二物，取五升，去滓，内大黄，更煮取二升，去滓，内芒硝，更上微火一两沸。分温再服。得下，余勿服。

6. 方义

阳明少阴合病之燥实伤阴证，以阳明燥实证为主要矛盾，燥热炽盛，伤阴迅猛，而补阴无速功，故宜主治阳明病，攻下泻热，以存阴津。方以大承气汤急下存阴，使阳热随燥实而除，则阴津得存，自能恢复。实际临床应用中，可加元参、生地等咸寒、甘寒之品，滋阴养液。

7. 原文选录

伤寒六七日，目中不了了，睛不和，无表里证，大便难，身微热者，此为实也，急下之，宜大承气汤。（252）

阳明病，发热，汗多者，急下之，宜大承气汤。（253）

发汗不解，腹满痛者，急下之，宜大承气汤。（254）

少阴病，自利清水，色纯青，心下必痛，口干燥者，急下之，宜大承气汤。（321）

8. 按语

《伤寒论》第252条论述了阳明少阴合病燥实伤阴证的病因、证候特点、治疗原则及方药等。疾病因伤寒不解，传变为阳明燥实证，故表现为"大便难"等，阳热灼伤阴津而合并少阴病，故表现为"目中不了了，睛不和"等。如少阴病加重则不任攻下，故宜大承气汤急下存阴。

第253条论述了阳明病燥实证，因发热汗多而发展为阳明少阴合病的病因、治疗原则及方药。阳明病燥实证，阳热内盛，灼伤阴津，阳热外盛则多汗亡失阴津，阴津表里两伤则损伤较重，故合并少阴病，宜大承气汤急下存阴。

第254条论述了阳明病误汗而发展为阳明少阴合病的病因及治疗原则等。阳明病燥实证本有热盛伤阴而合并少阴病之势，误汗复伤津于表，则发展为阳明少阴合病燥实伤阴证，故宜大承气汤急下存阴。

第321条论述了阳明病热结旁流，耗伤阴津而合并少阴病的病因、病证特点及治疗原则等。首言少阴病指"口干燥"而言，尚可见目睛不和等表现。"自利清水，色纯青，心下必痛"是阳明病热结旁流或上结下流的表现。实为阳明病热结旁流耗伤阴津而合并少阴病，故宜大承气汤急下存阴。

五、阳明少阴合病热淋伤阴证

1. 病因病理

本病证多见于阳明病水热内结膀胱，耗伤阴津，而合并少阴病上焦热化证。阳明病阳热内入下焦膀胱则水热相结发为淋证。小便淋漓不解，又兼热灼阴津，故阴津耗损，不能上荣，而合并少阴病热化证。或因阳明病热利耗伤阴津，导致阳热内入下焦膀胱发为淋证，同时引起上焦阴津亏损而合并少阴病热化证。

2. 临床表现

尿频，尿急，尿痛，小便不利，咽干口渴，心烦失眠，干咳，欲呕，脉细数。

3. 证候分析

阳明病水热内结膀胱，故小便不利、尿频、尿急，尿痛。少阴病阴津亏损则咽干口渴；肺阴不足则咳；胃阴不足则呕；阴津不养心脑、阳热上扰精神，则心烦失眠。

4. 治法

利水清热，育阴润燥。

5. 方药

猪苓汤方（略）。

6. 方义

阳明少阴合病热淋伤阴证，以阳明病淋证为主要矛盾，热淋不解则阴津持续损伤，故少阴病不愈。因此方以猪苓汤利水清热，以存阴津，兼以育阴养血。

7. 原文选录

少阴病，下利六七日，咳而呕渴，心烦不得眠者，猪苓汤主之。（319）

8. 按语

《伤寒论》第319条论述了阳明少阴合病热淋伤阴证的病因病症及治疗。"下利六七日"为阳明病热利，热利伤阴则发展为阳明病热淋伴有少阴病热化证。"下利"或指阳明病热淋证之小便淋漓，因热淋耗伤阴津而发展为阳明少阴合病，故与猪苓汤利水清热，以存阴津。

第六章　少阳病证治规律

"少阳"即阳气虚少之意，阳气不足则阴津血液输布不利而郁滞不行，甚至形成痰湿，津血郁滞则气机不畅，因此引起阴阳气血津液俱郁。少阳病是指因阳气不足，导致机体发生阴阳郁滞的病理改变，产生具有阳热性病证的病变。

少阳病多由太阳病耗伤阳气发展而来，是阳气损伤初级阶段的表现。阳气内附于阴津血液，由心胸外行肌表，下达胃肠，循行布散周身，阳气损伤而退却，故阴阳郁滞病变不仅可发生在远心端之肌表，亦多发生在近心端之胸胁，还可发生在胃脘肝胆等部位。因阳气初伤而不甚，故可郁积化热而间断产生阵发性阳热性病证。

少阳为阴阳之枢，即少阳病是阳气损伤初级阶段的表现，尚有阳热性病变表现，如阳气进一步损伤，则发展为太阴病而转变为阴寒性病变。如阳气郁积化热，阳热亢盛，则可转属为阳明病。

在少阳病的发生发展过程中，如太阳病不解，又发展出现少阳病变，则发展为太阳少阳合并病；少阳病不解，又出现郁极化热病变，或阳明病不解，又耗伤阳气而出现阴阳郁滞病变，则发展为少阳阳明合病；如太阳、阳明、少阳三种病变共存，则发展为三阳合病；三阳合病耗伤阳气可发展为三阳合病系在太阴；少阳病如阳气损伤稍重，则阴津微结，发展为少阳病系在太阴。

少阳病的治疗原则为和解少阳。因少阳病变阴阳郁滞、寒热错杂、虚实并见、表里同病，故宜清热燥湿化痰祛邪，与理气解郁扶正之品杂投而为和解之剂。如太阳少阳合病，宜主治少阳病，兼治太阳病；少阳阳明合病宜主治少阳病，兼治阳明病；少阳病系在太阴者，宜少阳太阴并重治疗。

第一节　少阳病本证

一、病因病理

少阳病多因太阳病或阳明病耗伤阳气发展而来。阳气不足则阴津血液输布不利而郁滞不行，甚至化生痰湿，津血郁滞则气机不畅而阳气亦郁滞不宣，因此发展为少阳病阴阳郁滞病变。

阳气内附于阴液，随血脉循行，发于心胸，外行肌表，内行胃肠，布散周身。胸介于心与肌表之间，胁介于心与胃肠之间，因阳气退却，故阴阳郁滞病变不仅可发生在远心端之肌表，且多发在近心端之胸胁，还可伴有胃肠痰食郁滞病变。

二、临床表现

往来寒热、胸胁苦满、嘿嘿不欲饮食，

心烦喜呕，口苦、咽干、目眩、耳聋，或渴，或腹痛，或胁下痞硬，或心下悸，小便不利，或发热，或咳，脉弦，苔滑。

三、证候分析

少阳病阳气不足，不能外助肌表则阴阳郁滞在表。表阳不足，失去温煦作用则恶寒，因阳气不足，故此时但寒不热；表阳不足失去运化输布阴津的作用，则阴津郁滞肌表，影响阳气宣散，因阳气初虚不甚，故阳气郁积一定程度则发热而不恶寒；阳热散尽，复因阳气不足而但寒不热。因此寒热往来。

少阳病阳气不足而退却，则胸胁阳气不足，津气输布不利，故阴阳郁滞在胸胁，而胸胁苦满；因阳气初虚不甚，故阴阳气血郁积至一定程度而化火热，因气机郁滞不宣，火热内郁胸胁不得外散，而随脉上炎头面孔窍，故口苦、咽干、目眩、心烦、耳聋、目赤。

少阳病阳气不足，不能下助胃肠阳气，则消化吸收功能不良，甚至痰食积滞胃脘，故嘿嘿不欲饮食；又因胸胁郁滞，影响胃气转输于胸膈，故加重胃失和降而喜呕；胃脘不舒则影响精神，又因气血不足、气机郁滞，精神失养，故神情嘿嘿，郁郁不欢。

四、治法

和解少阳。

五、方药

小柴胡汤方。

柴胡半斤，黄芩三两，人参三两，半夏半升（洗），甘草三两（炙），生姜三两（切），大枣十二枚（擘）。

上七味，以水一斗二升，煮取六升，去滓，再煎取三升。温服一升，日三服。若胸中烦而不呕者，去半夏、人参，加栝蒌实一枚。若渴者，去半夏，加人参合前成四两半，栝蒌根四两。若腹中痛者，去黄芩，加芍药三两，若胁下痞硬，去大枣，加牡蛎四两。若心下悸、小便不利者，去黄芩，加茯苓四两。若不渴，外有微热者，去人参，加桂枝三两，温覆微汗愈。若咳者，去人参、大枣、生姜，加五味子半升、干姜二两。

六、方义

柴胡苦平，气质轻清，疏郁解热，兼有化痰祛湿消滞之功。如《神农本草经》载"柴胡味苦平，主治心腹肠胃中结气，饮食积聚，寒热邪气，推陈致新"。"味苦"能清热燥湿；"心腹肠胃中结气"即指胸腹腠理之水湿痰浊；"饮食积聚"即胃肠中之饮食积滞；"寒热邪气"即指肌表寒凝郁热；"推陈致新"即指祛除肌表、胸胁、胃肠等部位的痰湿郁热等病理产物，恢复阴阳气血津液的生理状态，从而促进新陈代谢恢复正常。因此，一味柴胡，即能解除肌表、胸胁、胃肠的阴阳郁滞病变，治疗胸胁苦满、往来寒热、嘿嘿不欲饮食、心烦喜呕诸症。黄芩苦寒，清热燥湿；生姜、半夏辛温开结、燥湿化痰、降逆止呕；人参、甘草、大枣甘温，益气养阴、和胃生津，扶助正气。诸药相伍，扶正祛邪相得益彰，功能开郁结、化痰湿、清郁热，益气血，从而和解少阳。

"若胸中烦而不呕者"，为阳郁胸膈化热而烦，阴津郁滞胸中不得下润胃肠，故胃中热而不呕，甚至兼有便秘，故去人参、半夏健胃止呕，防辛甘温燥助热，加瓜蒌宽胸理气、清热化痰，使气机舒畅而热散烦除。"若渴者"则郁热伤津，故去温燥之半夏，加人参，瓜蒌根生津止渴。"若腹中痛者"则气血上郁胸胁，不能下温肠络，肠络不和而痛，故去苦寒之黄芩，加芍药养阴和血、缓急止痛。"若胁下痞硬者"则阳虚不运，水饮结聚胁下而痞满肿硬，故去壅滞津气之大枣，加牡蛎软坚散结，消痞利水。"若心下悸，小便不利者"，则阳虚不化，水饮停聚中下焦，故去苦寒黄芩，加茯苓利水通阳。"若咳者"则饮停上焦肺中，故去人参、大枣滋阴恋邪，生姜易为干姜温肺化饮，加五味子敛肺止咳。"若不渴，外有微热者"，则太阳不解，故去人参壅补，加桂枝通阳解热。

去滓重煎是和剂的特殊煎煮方法，是古代医家的医疗经验。概和剂多为寒温消补之品杂投，初煎以提取各药有效成分，重煎则充分调和而协同发挥药效；重煎则药液浓稠，易作用于胃肠；重煎减少水分，防增加消化负担及妨碍水湿运化；据现代药理研究，重煎可使柴胡皂苷 a 完全转化为柴胡皂苷 b，更有利于提高机体免疫力。

七、原文选录

太阳病，十日以去，脉浮细而嗜卧者，外已解也，设胸满胁痛者，与小柴胡汤……（37）

伤寒五六日，中风，往来寒热，胸胁苦满，嘿嘿不欲饮食，心烦喜呕，或胸中烦而不呕，或渴，或腹中痛，或胁下痞硬，或心下悸，小便不利，或不渴，身有微热，或咳者，小柴胡汤主之。（96）

血弱气尽，腠理开，邪气因入，与正气相搏，结于胁下，正邪分争，往来寒热，休作有时，嘿嘿不欲饮食，藏腑相连，其痛必下，邪高痛下，故使呕也，小柴胡汤主之。服柴胡汤已，渴者属阳明，以法治之。（97）

得病六七日，脉迟浮弱，恶风寒，手足温，医二三下之，不能食而胁下满痛，面目及身黄，颈项强，小便难者，与柴胡汤，后必下重。本渴饮水而呕者，柴胡汤不中与也，食谷者哕。（98）

少阳之为病，口苦，咽干，目眩也。（263）

八、按语

《伤寒论》第 37 条论述了少阳病阴阳郁滞胸胁病变的病因及证治。太阳病日久耗伤

阳气，阳气退却，故阴阳气血津液郁滞胸胁，而转属为少阳病。少阳病阴阳气血不足，脉络不充则浮细，肢体失养则嗜卧而乏力；阴阳郁滞胸胁则胸满胁痛。方以小柴胡汤和解少阳。

第 96 条论述了少阳病的病因、典型病证特点、或然证的特点及治疗等。少阳病多由太阳病日久耗伤阳气，引起阴阳郁滞发展而来。因阳气不足而退却，故阴阳郁滞病变多发生在近心端之胸胁，往往伴有胃肠消化功能不良的病变和肌表阴阳不调的病变。因此典型少阳病表现为胸胁苦满、往来寒热、嘿嘿不欲饮食、心烦喜呕。少阳病多由太阳病发展而来，往往伴有太阳不解的或然证；少阳病气机郁滞，阳气郁极化热，则伴有阳明病之或然证；少阳为阴阳之枢，阳气损伤稍重则伴太阴病之或然证。

第 97 条论述了少阳病的病机病理等。"血弱气尽，腠理开"是少阳病发生的前提条件，因气血不足而正气退却，故邪气因入，结于胁下。"正邪分争"实际是阳气对阴液的动态调节变化，阳气不足，则阴液输布不利而郁滞或转化痰湿邪气，阳气蓄积充盛，则阴液得以输布运化而痰湿邪气退却，阳气散尽则邪气复进，正邪分争表现在肌表，则往来寒热，休作有时。"邪高痛下，故使呕也"即指阴阳气血郁滞胸胁高位而转化邪气，气血上郁不得下达温养胃脘，故消化不良，同时邪结高位，阻滞胃气转输胸膈，故胃失和降而呕。

第 98 条论述了柴胡汤的应用禁忌。柴胡汤为苦寒之剂，易伤阳气，禁用于太阴病。"脉迟浮弱，恶风寒，手足温"本为少阳病表现，反二三下之，损伤里阳而发展为太阴病阴黄证，表现为不能食而胁下满痛，类似少阳病，辨证关键为小便难等，反映阳气亏虚、水湿太盛，如误与柴胡汤则伤阳气，加重太阴病而下利后重。柴胡证多呕，因渴而饮，饮多而呕者，是太阴病水蓄证的表现，宜五苓散利水通阳，如误诊为少阳病呕证，与柴

胡汤则加重太阴病阳气损伤，故食谷者哕。

第263条论述了少阳病的辨证提纲，即口苦、咽干、目眩。少阳病的典型表现为胸胁苦满、不欲饮食、喜呕等，但太阴病水湿停滞三焦，也可表现为不能食而胁下满痛等。少阳病与太阴病的区别关键为少阳病阳气初虚，可郁积化热，火热上炎头面则口苦，咽干、目眩。

第二节　太阳少阳合并病

一、病因病理

太阳少阳合并病多由太阳病发展而来，太阳病不解，耗伤阳气，则肌表阴津凝滞加重，引起肌表阴阳气血津液郁滞而合并少阳病；甚至因阳气退却，阴阳气血津液郁滞在胸胁、胃肠而在里合并少阳病，从而导致太阳病与少阳病两种病理改变同时存在而发展为太阳少阳合并病。如太阳病证减轻，则为太阳少阳并病；如太阳病不减，则为太阳少阳合病。

二、临床表现

发热恶寒，头项强痛，眩晕，肢节烦疼、胸胁苦满，心下支结，干呕，脉浮弦细。

三、证候分析

太阳病不解，故发热恶寒、头项强痛、肢节疼痛；合并少阳病，肌表阳气不足，阴津凝滞加重而化痰湿，痰湿停滞头项，则颈项强硬而眩晕，痰湿痹阻关节，则肢节疼痛加重；阳气不足于胸胁，则胸胁阴阳郁滞而心下支结；阳气不足于胃脘，则消化不良而呕。

四、治法

和解少阳，兼以解表。

五、方药

柴胡桂枝汤方。

桂枝一两半（去皮），黄芩一两半，人参一两半，甘草一两（炙），半夏二合半（洗），芍药一两半，大枣六枚（擘），生姜一两半（切），柴胡四两。

上九味，以水七升，煮取三升，去滓。温服一升。本云人参汤，作如桂枝法，加半夏、柴胡、黄芩，复如柴胡法。今用人参，作半剂。

六、方义

本方为小柴胡汤与桂枝汤各取半剂组合成方。小柴胡汤开郁结、化痰湿、清郁热、益气血，以和解少阳；因少阳病气血不足，故虽有阴津郁滞无汗，而不用麻黄汤发汗解表，而以桂枝汤调和营卫、通阳解表。

七、原文选录

太阳与少阳并病，头项强痛，或眩冒，时如结胸，心下痞硬者，当刺大椎第一间，肺俞、肝俞，慎不可发汗。发汗则谵语，脉弦，五日谵语不止，当刺期门。（142）

伤寒六七日，发热，微恶寒，支节烦疼，微呕，心下支结，外证未去者，柴胡桂枝汤主之。（146）

太阳少阳并病，心下硬，颈项强而眩者，

当刺大椎、肺俞，肝俞，慎勿下之。（171）

八、按语

《伤寒论》第 142、171 条主要论述了太阳少阳并病的临床特点、与结胸的鉴别、针刺方法及治疗禁忌等。太阳少阳并病之太阳病表现为头项强痛、颈项强而眩晕；少阳病表现为眩晕、项强、心下痞硬。结胸者项亦强，心下硬痛，与太阳少阳并病表现相似，结胸心下硬痛多剧烈而持久，太阳少阳并病之心下痞硬较轻，多阵发而时如结胸。太阳

少阳并病禁发汗攻下。少阳病气机郁滞不宣，发汗则辛温助热不得宣散而转并阳明病；少阳病阳气已虚，攻下则更伤阳气而转属太阴病。因此宜针刺治疗，刺大椎可疗头顶强痛，刺肺俞能疏利胸胁，刺肝俞可缓解心下气机、祛除痞硬。在实际临床实践中，颈项强硬眩晕多是颈椎病的表现，针刺理疗简便效廉，尤为适宜。

第 146 条论述了太阳少阳合病的证治。太阳病表现为发热恶寒，支节疼痛，少阳病表现为支节烦疼，心下支结、微呕，方与柴胡桂枝汤双解太阳少阳合病。

第三节　少阳阳明合病

少阳阳明合病是指在疾病的发生发展过程中，同时存在少阳病和阳明病两种病理改变的病变。

少阳阳明合病多由少阳病发展而来。少阳病多表现为阴阳郁滞胸胁，少阳病不解，阳气郁极化热则合并阳明病。因阳明病有热证和实证之分，阳明病实证又有燥实、瘀血、湿热等不同病理产物，故有不同临床证型。《伤寒论》主要记述了少阳阳明合病之津郁肠燥证、燥实证、热利证、发黄证、燥热证及热入血室证等。

少阳病是少阳阳明合病的主要矛盾，少阳病不解，则气机郁滞，阳热不得宣散，而阳明病不愈，故治疗原则以和解少阳为主，兼清阳明，或同时予以随其实而泻之。

一、少阳阳明合病津郁肠燥证

1. 病因病理

本病证由少阳病发展而来。少阳病则阳气退却，不足于胸胁，胸胁阴津输布不利而

郁滞，阴津郁滞复阻滞气机，因此阴阳俱郁胸胁而发少阳病。少阳病不愈，阴津微结胸胁，不得下润胃肠，故肠燥便秘而胃家实，发展为少阳阳明合病。

2. 临床表现

胸胁硬满、心烦喜呕，大便秘结、或伴寒热，舌苔白，脉弦。

3. 证候分析

少阳病阴阳郁滞胸胁，故胸胁苦满、心烦喜呕，因阴津郁滞较重而微结，故胁下硬满、胸满较重；阳明病表现为肠燥失润，故大便秘结，因肠中阳热不甚，故多腹无胀痛之苦，舌苔白而不黄，可因大便不通，内有积滞而加重心下硬。

4. 治法

和解少阳。

5. 方药

小柴胡汤方（略）。

6. 方义

少阳阳明合病津郁肠燥证，以少阳病为主要病变伴有阳明病肠燥便秘，治从少阳，与小柴胡汤和解少阳，开结解郁，上焦气机宣通，阴津通调下行，内还胃肠，胃肠得润则和，故阳明病随之而解。

7. 原文选录

阳明病，胁下硬满，不大便而呕，舌上白苔者，可与小柴胡汤。上焦得通，津液得下，胃气因和，身濈然汗出而解。（230）

8. 按语

《伤寒论》第230条论述了少阳阳明合病津郁肠燥证的证治及治从少阳的机理。首言"阳明病"指"不大便"而言。胁下硬满而呕是少阳病的表现，阳明病但见不大便而无满痛之苦，且舌上白苔而不黄燥，故阳明病较轻，是因少阳病气机郁滞，阴津微结胸胁引起。阴津微结胸胁，不得外输肌表则无汗，不得下润胃肠则不大便，与小柴胡汤和解少阳，则上焦胸胁气机宣通，津液得下，胃气因和而大便通，同时津液得以外宣而汗出，故愈。

二、少阳阳明合病燥实证

1. 病因病理

少阳阳明合病燥实证的特点为，少阳病在胸胁或肌表表现为阴阳郁滞病变，阳明病表现为阳明腑实证。本病证多由少阳病发展而来，少阳病阴阳郁滞胸胁，阴津郁结不得内润肠胃，阳气郁极化热，因肠燥津虚，阳热内入肠胃与燥实积滞相结而合并阳明燥实证。或因太阳病日久，耗伤胸胁或肌表阳气而发展为少阳病，同时耗伤胃肠阴津，致阳热内入胃肠而传变为阳明病燥实证，故由太阳病直接传变发展为少阳阳明合病燥实证。

2. 临床表现

胸胁苦满，往来寒热，心下痞硬拘急，便秘，腹满胀痛，心烦而呕，舌苔黄燥，脉象弦滑。

3. 证候分析

少阳病阴阳郁滞胸胁，则胸胁苦满、心下痞满；阴阳郁滞肌表，则往来寒热；郁热上扰精神则心烦。阳明病阳热与燥实内结肠道，则腹满胀痛、大便秘结；阳热与宿食积带胃脘，则心下痞硬拘急，胃失和降则呕；燥实伤津则舌苔黄燥，燥热上扰则加重心烦。少阳为病则脉弦，阳明燥实内结则脉滑。

4. 治法

和解少阳、攻下泻热。

5. 方药

大柴胡汤方。

柴胡半斤，黄芩三两，芍药三两，半夏半升（洗），生姜五两（切），枳实四枚（炙），大枣十二枚（擘）。

上七味，以水一斗二升，煮取六升，去滓，再煎。温服一升，日三服。一方，加大黄二两，若不加，恐不为大柴胡汤。

6. 方义

本方由小柴胡汤去人参、甘草，加芍药、枳实、大黄组合而成，为少阳阳明合病两解之剂。其中小柴胡汤和解少阳、宣畅气机；因合并阳明病燥实证，故去人参、甘草之壅补，防加重阳明病之热实，加大黄、枳实攻下泻热、理气消痞；因阳明病燥热伤津，阴津损伤则肠胃失濡而拘急痉挛，故加芍药养阴生津、缓急止痛，诸药相伍和解少阳，攻下泻热，双解少阳阳明合病。

7. 原文选录

太阳病，过经十余日，反二三下之，后

四五日，柴胡证仍在者，先与小柴胡汤，呕不止，心下急，郁郁微烦者，为未解也，与大柴胡汤下之则愈。（103）

伤寒十余日，热结在里，复往来寒热者，与大柴胡汤……（136）

8. 按语

《伤寒论》第103条论述了少阳阳明合病燥实证的病因及证治。太阳病发病日久，损伤阴阳津气，胸胁阳气损伤则传变为少阳病，胃肠阴津损伤则阳热内入而传变为阳明病腑实证。少阳阳明合病燥实证，本宜服大柴胡汤，反与承气汤攻下，故柴胡汤证仍在，阳明病燥实证因下，可能得以缓解，可能因少阳病不解而燥实不除，也可能复结。此时阳明病燥实证不能确诊，不可贸然与大柴胡汤下之而伤阴津，故先与小柴胡汤和解少阳，即使阳明燥实未解，小柴胡疗效虽小，但无伤津之副作用。服小柴胡汤后，呕不能止，心下仍拘急痞硬，则阳明病未解，少阳阳明合病确凿，故与大柴胡汤下之则愈。

第136条论述了少阳阳明合病燥实证的病因病理及证治等。少阳阳明合病多由伤寒日久耗气伤津传变而来，太阳病可能先传变为少阳病，进而阳气郁极化热而合并阳明病；也可能先传变为阳明病，阳热耗伤阳气而又合并发生少阳病，还可能同时传变发展为少阳阳明合病。"热结在里"则指阳热与燥实内结肠胃而发阳明病实证；"复往来寒热"则指合并少阳病阴阳郁滞肌表或胸胁。少阳阳明合病燥实证，故与大柴胡汤下之。

三、少阳阳明合病热利证

1. 病因病理

少阳阳明合病热利证的特点为，少阳病表现为阴阳郁滞胸胁、肌表；阳明病主要表现为阳热内盛于胃肠脉络而迫津下利，伴有阳热与积滞内结胃肠，实为痢疾，本病证多

因太阳少阳合病误汗伤津助热，或阳气郁极化热，导致发展为少阳阳明合病。因少阳病不解，气机郁滞，阳热不得宣散而随脉内入胃肠脉络，内迫津渗而发痢疾。

2. 临床表现

发热，心中痞硬，呕吐，下利臭秽，甚至下利脓血，里急后重，舌苔黄燥，脉弦滑数。

3. 证候分析

少阳病阴阳郁滞胸胁心下，故心中痞满。阳明病阳热亢盛于肠胃脉络，迫津内渗于肠胃，上迫于胃则呕，下迫于肠则下利，甚至阳热内迫血液而下利脓血、里急后重；阳热内入胃肠之中，肠胃不和而消化不良，饮食积滞，故心下痞硬，呕利加重；阳热随脉外泛肌表则发热，因伴有少阳病阴阳郁滞，故发热而无汗，热盛津伤则舌苔黄燥、脉弦滑数。

4. 治法

和解少阳、泻热止利。

5. 方药

大柴胡汤方（略）。

6. 方义

少阳阳明病热利证，因气机郁滞，阳热不宣而内迫胃肠引起，故与大柴胡汤和解少阳、泻热止利，为通因通用之法。其中小柴胡汤和解少阳、宣散阳热，即后世温病学透热转气之法，功能使阳热宣散从外而解；黄芩、大黄、芍药凉血泻热、缓急止利，使阳热从内而消，以缓热迫下利；大黄、枳实、柴胡推陈致新、攻下积滞，使阳热随实从下而泻之。合方使阳热分消，热除而利止。

7. 原文选录

伤寒发热，汗出不解，心中痞硬，呕吐而下利者，大柴胡汤主之。（165）

8. 按语

《伤寒论》第165条论述了少阳阳明合病热利证的病因及证治。本病证实为痢疾，初期表现类似伤寒，很快发展为太阳少阳合病，因少阳病气机郁滞，故发汗不解，反因辛温发汗伤津助热，加速疾病发展，而转属为少阳阳明合病热利，故与大柴胡汤双解少阳阳明合病，如热利较重，可合白头翁汤。

四、少阳阳明合病燥热证

1. 病因病理

少阳阳明合病燥热证的特点为，少阳病表现为阴阳郁滞在胸胁或肌表；阳明病主要表现为阳热内盛于三焦脉络，同时伴有轻度阳明燥实内结肠胃病变。本病证多因少阳阳明合病燥实证，误以丸药攻下，虽燥实减轻，但伤津助热而转属为少阳阳明合病燥热证。

2. 临床表现

胸胁苦满，干呕，潮热，心烦，或腹满便秘，或微下利。

3. 证候分析

少阳病胸胁阴阳郁滞而气机不畅，故胸胁苦满；郁热上扰精神则心烦；胸胁郁滞影响胃气转输，则胃失和降而干呕。丸药多为巴豆制剂，辛热有毒，攻下作用持久而剧烈，故停药后仍可伴微下利；因其辛热之性，攻下而不能缓解肠道痉挛，故虽下利，仍可有宿食结滞，或燥实虽除而燥热不解，故饮食复结，而伴有轻度腹满便秘；丸药辛热，攻下则伤津助热，肠道燥实虽减，但三焦脉络津伤热盛，阳热外泛肌表则发潮热。潮热实际是丸药攻下，损伤脉中阴津，致阴津不能上养头脑，而阳热上扰精神，导致自主神经调节失常，外周血管异常扩张而发潮热。

4. 治法

和解少阳、泻热润燥。

5. 方药

柴胡加芒硝汤方。

柴胡二两十六铢，黄芩一两，人参一两，甘草一两（炙），生姜一两（切），半夏二十铢（本云五枚，洗），大枣四枚（擘），芒硝二两。

上八味，以水四升，煮取二升，去滓，内芒硝，更煮微沸。分温再服。不解，更作。

6. 方义

少阳阳明合病之阳明病主要表现为燥热亢盛、阴津损伤，故以小柴胡和解少阳、养阴生津；加芒硝咸寒泻热、润燥软坚，以解阳明燥热，兼以祛实。因燥实较轻，或丸药攻下作用未去，故不加大黄、枳实攻下伤阴。

7. 原文选录

伤寒十三日不解，胸胁满而呕，日晡所发潮热，已而微利，此本柴胡证，下之以不得利，今反利者，知医以丸药下之，此非其治也。潮热者，实也，先宜服小柴胡汤以解外，后以柴胡加芒硝汤主之。（104）

阳明病，发潮热，大便溏，小便自可，胸胁满不去者，与小柴胡汤。（229）

8. 按语

《伤寒论》第104条论述了少阳阳明合病燥热证的病因及证治。伤寒日久耗伤气阴，已传变为少阳阳明合病燥实证，表现为胸胁满而呕、腹满便秘，本为大柴胡汤证，反与丸药攻下，伤津助热而传变发展为少阳阳明合病燥热证。丸药辛热峻下，燥实得以祛除，但伤津助热，而增加阳明燥热，故复与饮食结滞成燥实，燥热外泛则发潮热。因丸药作用持久，峻下之后仍有微利，不能确定有无燥实，故先与小柴胡汤和解少阳，如日晡时仍发潮热，则内有燥实，宜于三服小柴胡汤中加芒硝咸寒泻热、润燥软坚祛实。

第 229 条义同 104 条，"胸胁满不去"说明已攻下而少阳病不去。本为少阳阳明合病，单纯攻下治疗阳明病，故不能愈。因已攻下而大便溏，阳明燥实减轻，病以少阳病为主要矛盾，故与小柴胡汤和解少阳，如有潮热宜加芒硝。

五、少阳阳明合病发黄证

1. 病因病理

少阳阳明合病发黄证的特点为，少阳病表现为阴阳郁滞胁下肝胆及肌表腠理；阳明病表现为阳热弥漫三焦蒸津化湿，湿热蕴结肝胆而发黄。本病证多由少阳病发展而来，初发少阳病，阴阳郁滞肌表腠理，阳气退却则阴津郁滞胁下肝胆化湿，湿郁气机则阳气郁滞肝胆化热，阳热郁积不宣而合并阳明病，阳热复蒸津化湿，湿热蕴结肝胆而发黄。

2. 临床表现

胁下满痛，腹满哕呕，身目发黄，乏力嗜卧，无汗，小便不利，潮热，耳前后肿，脉弦浮大。

3. 证候分析

少阳病阴阳郁滞肝胆，阴津郁滞化湿，阳气郁滞化热；又兼阳明病阳热蒸津化湿，湿热蕴结肝胆，故胁下满痛，影响胆汁分泌排泄则身目发黄。湿热蒸腾上焦则耳前后肿；湿热阻滞下焦则小便不利；湿热内犯胃肠则腹满哕呕；湿热外蒸肌表则发热无汗、乏力嗜卧。阳热郁极而发则潮热，少阳病气机郁滞则脉弦，阳明病阳热亢盛而弥漫，故脉象浮大。

4. 治法

和解少阳、透热退黄。

5. 方药

小柴胡汤方（略）。

6. 方义

少阳阳明合病发黄证，以少阳病阴阳郁滞肝胆化生湿热为主要矛盾，因少阳病气机郁滞，故阳热不得外越，而兼有阳明病湿热弥漫三焦，初结肝胆。方与小柴胡汤和解少阳、解郁开结、化痰燥湿，使气机宣畅。阳热透越而外解。如阳明病湿热较重，可合栀子柏皮汤或茵陈蒿汤等治疗。

7. 原文选录

阳明中风，脉弦浮大而短气，腹都满，胁下及心痛，久按之气不通，鼻干，不得汗，嗜卧，一身及目悉黄，小便难，有潮热，时时哕，耳前后肿，刺之小瘥，外不解。病过十日，脉续浮者，与小柴胡汤。（231）

8. 按语

《伤寒论》第 231 条论述了少阳阳明合病发黄证的证治。"阳明中风"指表里俱热，阳热弥漫三焦而言，阳热在胃肠之里则腹满；阳热在上则鼻干、耳前后肿；阳热在外则应有汗出，反不得汗则伴有少阳病，故实际为少阳阳明合病。少阳病阴阳郁滞在表，阳热不得外越，故阴津郁滞无汗，阳热郁极而发则有潮热；阴阳郁滞肝胆化生湿热，则胁下及心痛、身目发黄。疾病以少阳病湿热郁结肝胆为主要病变，阳明病湿热初结肝胆而弥漫三焦，因少阳病气机郁滞而不得越，故针刺以泻热，缓解阳明病之肿痛，与小柴胡汤治从少阳，清热祛湿、宣畅气机，而透热退黄。

六、少阳阳明合病热入血室证

1. 病因病理

少阳阳明合病热入血室证的特点为，少

阳病表现为阴阳郁滞胸胁和血室脉络；阳明病表现为热入血室，或伴有瘀热相结病变。血行脉中，脉为血之府，血室即脉络聚集处，腹部肠胃、大网膜等部位因血脉丰富，故为热入血室的好发部位，妇人因具备特殊的生理结构，故其血室专指子宫血脉。

本病证多由少阳病发展而来，少阳病阴阳气血郁滞不宣，阳气郁极化热而合并阳明病。阳热亢盛不得外散，随脉内入下焦脉络，故形成热入血室。或妇人发作太阳病，适月经来潮，则血弱气尽腠理开，而邪气因入，与正气相搏，结于胁下，发展为少阳病；同时因经血下注，阳热随脉内入血室而发展为阳明病，从而发展为少阳阳明合病热入血室证。

2. 临床表现

寒热如疟，发作有时，胸胁苦满，心烦谵语，少腹拘急硬痛，脉弦。

3. 证候分析

少阳病阴阳郁滞胸胁，则胸胁苦满；阴阳气血内郁血室脉络，则热除身凉，阳热郁极而外泛肌表，则寒热发作，阳热散尽则寒热退而气血复郁血室，因此寒热如疟、发作有时。阳明病阳热内入血室，随脉上冲头脑、扰及精神，则心烦谵语；阳热亢盛则灼伤营阴，血液浓缩形成瘀血，瘀热结滞下焦血室，故少腹拘急硬痛。

4. 治法

和解少阳，透热转气，兼逐瘀泄热。

5. 方药

小柴胡汤或合桃核承气汤方（略）。

6. 方义

少阳阳明合病热入血室证，以少阳病阴津郁滞腠理、阳气内郁血室脉络为主要矛盾，

阳明病阳热内盛于血室，尚未形成瘀血，或瘀热结滞较轻而阳热有外越之机，故治从少阳，与小柴胡汤和解少阳、宣畅气机，使血热外透而解。如阳明病瘀热内结较重，则合桃核承气汤逐瘀泻热，双解少阳阳明合病。

7. 原文选录

妇人中风，发热恶寒，经水适来，得之七八日，热除而脉迟，身凉，胸胁下满，如结胸状，谵语者，此为热入血室也。当刺期门，随其实而取之。(143)

妇人中风，七八日续得寒热，发作有时，经水适断者，此为热入血室。其血必结，故使如疟状，发作有时，小柴胡汤主之。(144)

8. 按语

《伤寒论》第143条论述了少阳阳明合病热入血室重证的病因病证及治疗原则。妇人发作太阳病，适值经水来潮，经血下注则阳热随脉内入血室，故肌表热除身凉而脉迟。七八日后经停，则阳热与血内结而传变为阳明病蓄血证，故腹满谵语；同时因血弱气尽、阳热内结而不宣，伴发阴阳气血郁滞胸胁和血室，而合并少阳病，故胸胁下满。少阳阳明合病宜先解少阳，再解阳明，或同时治疗。可针刺期门，既能泻血热以止谵语，又能疏利胸胁而和解少阳；如阳明病瘀热较重，则随其实而取之，即逐瘀泻热。

第144条论述了少阳阳明合病热入血室轻证的病因及证治。妇人发太阳病寒热，因经血来潮而热除身凉，七八日后经停，复发寒热如疟，则是热入血室、瘀热相结较轻的表现。阳热郁结于血室，则肌表无寒热，因瘀热结滞较轻，故阳热郁极而发，则寒热如疟发作。疾病为少阳病阴阳气血郁滞血室、兼有阳明病蓄血的表现，阳热有外越之机，故与小柴胡汤和解少阳、理气解郁，使血热透越外解。

第四节 三阳合病

一、病因病理

三阳合病指在疾病的发生发展过程中，同时存在太阳病、阳明病和少阳病三种病理改变的病变。本病多由太阳病发展而来，太阳病不解，耗伤阳气，引起阴阳郁滞而合并少阳病，太阳少阳合病不解，阳热郁极亢盛而合并阳明病；或太阳病不解，郁遏阳气，阳气郁极化热而发展为太阳阳明合病，二阳合病不解，损伤阳气，复引起阴阳郁滞病变，故发展为三阳合病。

二、临床表现

身热恶风，颈项强，胸胁满，手足温，口渴，无汗或盗汗，身重乏力，甚则腹满、谵语、遗尿，苔黄滑腻。

三、证候分析

太阳病卫闭营郁，故身热恶风、头项强痛。少阳病阴阳郁滞，阴津郁滞化湿，湿滞颈项则颈项强硬加重；湿滞肌表则身重乏力；湿郁胸胁则胸胁满。阳明病阳热内盛则腹满、手足温而口渴；壮火食气则加重乏力；阳热亢盛上扰精神，则神昏、谵语、遗尿。三阳合病，阴津郁遏则无汗，入睡后阳气内敛，内热郁积而发，故盗汗。

四、治法

和解少阳，宣郁解热。

五、方药

小柴胡汤方（略）。

六、方义

三阳合病以少阳病为主要矛盾，少阳病阴阳郁滞不解，则阳气内郁而不能外助营卫，故太阳病不解；气机不宣，则阳热不得宣散而郁积不除，故阳明病不解。因此，三阳合病宜治从少阳，方与小柴胡汤和解少阳、宣畅气机，使阳热外散、卫阳宣通，而太阳阳明病随之而解。

七、原文选录

伤寒四五日，身热恶风，颈项强，胁下满，手足温而渴者，小柴胡汤主之。（99）

三阳合病，腹满，身重，难以转侧，口不仁，面垢，谵语，遗尿，发汗则谵语。下之则额上生汗，手足冷。若自汗出者，白虎汤主之。（219）

三阳合病，脉浮大，上关上，但欲眠睡，目合则汗。（268）

八、按语

《伤寒论》第99条论述了三阳合病的病因及证治。初病表现为太阳病伤寒，故身热恶风；太阳病四五日不解，耗伤阳气而引起阴阳郁滞，故合并少阳病而颈项强、胁下满；太阳少阳合病不解，阳气郁积化热而合并阳明病，故手足温而渴。三阳合病则治从少阳，与小柴胡汤宣畅气机，和解少阳，太阳阳明病随之而解。

第219条论述了三阳合病重证的临床表现、治疗禁忌及三阳合病转属为阳明病的证治。太阳病表现为发热、身重、不得转侧；少阳病则口干苦而不仁、面垢；阳明病阳热内盛而腹满，热重上扰精神则谵语、神昏而遗尿。三阳合病，如发汗则伤津助热而加重阳明病，如攻下则伤津亡阳，故宜治从少阳。三阳合病本应无汗，若自汗出者，则转属为阳明病热证，故宜白虎汤清解阳明。转属阳明而自汗出者，可能是阳热郁极而发，故太阳少阳病得解而转属阳明；也可能是服小柴胡汤正治后，太阳少阳病得解而阳明病不解，故复与白虎汤清解阳明热证，如第97条所述，"服柴胡汤已，渴者属阳明，以法治之。"

第268条论述了三阳合病盗汗的脉证特点。"脉浮大，上关上"即寸关脉浮大而尺沉，是三阳合病的脉象特点。脉浮是太阳病的脉象，脉大是阳明病的脉象，尺脉沉是少阳病血弱气尽、脉络不充的表现。少阳病阳气初虚，故在深伏之尺部脉络表现明显，而在表浅之关寸部位变化较小而不易诊查，又因阳热鼓动气血，其虚象被浮大之象掩盖，故三阳合病的脉象表现为"脉浮大，上关上"。"但欲眠睡，目合则汗"即神昏欲睡而盗汗，是三阳合病血热内盛的表现。因太阳少阳病不解，故无汗；因气机不宣，阳热亢盛内郁血脉而合并阳明病，阳热上扰精神则神昏欲眠睡。入睡后阳气内敛更助血热，阳热郁极而发，故盗汗出，实际是阳热上扰头脑，神经调节失常的反映。

第五节　三阳合病系在太阴

一、病因病理

三阳合病系在太阴是在疾病发生发展过程中，同时存在太阳病、阳明病、少阳病，兼有太阴病的病变。本病证多由三阳合病误下，损伤气阴发展而来。其临床特点为，太阳病表现在肌表而营卫郁滞；阳明病表现为阳热内盛于胃肠，上扰头脑精神；少阳病表现为阴阳郁滞胸胁；太阴病表现为阳气不足，水湿停聚三焦为病。

二、临床表现

胸满、烦惊、谵语、小便不利，一身尽重，眩晕不可转侧，或发热，颈项强，失眠、腹满、便秘。

三、证候分析

太阳病不解，则发热身重。阳明病阳热内盛于胃肠，则腹满便秘；阳热上扰精神，则失眠、谵语。少阳病阴阳郁滞胸胁，故胸满；阴津郁滞化湿，湿郁肌表则身重加重，湿郁颈项，则颈项强而眩晕。阳气损伤加重则系在太阴，水湿停聚三焦为病，水湿弥漫肌表则一身尽重；水湿停聚下焦则小便不利；水湿停聚上焦颈项，则眩晕加重而不可转侧；痰湿窃居上焦头脑心窍，则惊悸。

四、治法

和解少阳、通阳利水、坠痰镇惊、泻热安神。

五、方药

柴胡加龙骨牡蛎汤方。

柴胡四两，龙骨、黄芩、生姜（切）、铅丹、人参、桂枝（去皮）、茯苓各一两半，半夏二合半（洗），大黄二两，牡蛎一两半（熬），大枣六枚（擘）。

上十二味，以水八升，煮取四升，内大黄，切如棋子，更煮一两沸，去滓。温服一升。本云：柴胡汤，今加龙骨等。

六、方义

小柴胡汤和解少阳；因系在太阴，阳气损伤略重，故小柴胡汤取半量，防伤阳气；因水湿较盛，故去甘草，防其甘缓恋水助湿，更加茯苓、桂枝利水通阳；加铅丹、龙骨、牡蛎，坠痰镇惊、软坚利水、镇静安神；大黄苦寒凉血、通腑泻热以止谵语。

七、原文选录

伤寒八九日，下之，胸满烦惊，小便不利，谵语，一身尽重，不可转侧者，柴胡加龙骨牡蛎汤主之。（107）

八、按语

《伤寒论》第107条论述了三阳合病系在太阴的病因及证治。"伤寒八九日"已发展为三阳合病，其临床表现如219条所述，"三阳合病，腹满，身重，难以转侧，口不仁，面垢，谵语，遗尿。"少阳病禁吐下，吐下则悸而惊，医反下之则伤津亡阳，损伤阴津则加重阳明病，损伤阳气则系在太阴而水湿加重。肌表水湿加重，则"身重难以转侧"发展为"一身尽重，不可转侧"，转侧则眩晕；下焦水湿加重，则小便不利；上焦痰涎形成，窍居头脑心窍，则惊悸。三阳合病误下伤阳而有发展太阴病之势，称之三阳合病系在太阴。方与柴胡加龙骨牡蛎汤和解少阳，兼治太阴病和阳明病。

第六节　少阳病系在太阴

一、病因病理

少阳病系在太阴，是指以少阳病为主要病变，兼有太阴病的病变。本病证多由少阳病不解，耗伤阳气发展而来，或太阳病耗伤阳气较重，或误治耗伤阳气，直接传变发展为少阳病系在太阴。少阳病系在太阴实际是疾病发展至少阳病和太阴病中间阶段的表现，少阳病主要表现为阴阳津气郁滞胸胁及肌表腠理，系在太阴表现为阳气损伤加重，阴津郁滞而转化水湿微结胸胁。

二、临床表现

往来寒热、胸胁满微结，小便不利，口渴心烦。

三、证候分析

少阳病阴阳郁滞肌表，则往来寒热；阴阳气血郁滞胸胁，则胸胁满；阳气郁而化热，郁热上扰，则心烦、口干、口苦。系在太阴则阳气损伤加重，阴津输布不利而化水湿微结胸胁，故胸满加重，或胁下痞硬；水液微结胸胁，不得下输膀胱，故小便不利；不得内还胃中，则胃热口渴，因系在太阴之阳气不足未至太阴病之阳气损伤程度，胃热尚能输布水液，故口渴饮而不呕，有别于太阴病蓄水证之消渴而呕吐。

四、治法

和解少阳、温化水饮。

五、方药

柴胡桂枝干姜汤方。

柴胡半斤，桂枝三两（去皮），干姜二两，栝蒌根四两，黄芩三两，牡蛎二两（熬），甘草二两（炙）。

上七味，以水一斗二升，煮取六升，去滓，再煎取三升。温服一升，日三服。初服微烦，复服，汗出便愈。

六、方义

本方为小柴胡汤去半夏、生姜、人参、大枣，加桂枝、干姜、牡蛎，瓜蒌根组合而成。小柴胡汤和解少阳；因胃热口渴而不呕，故去温燥之半夏、生姜，去壅补之人参、大枣，加

瓜蒌根清热生津止渴；因系在太阴而水湿微结胸胁，故加桂枝、干姜辛温通阳、温化水饮、输布津液，加牡蛎软坚散结利水。合方和解少阳、兼治太阴、疏利气机、宣化水饮。初服可能因水湿微结不开，姜桂辛温鼓舞阳气而不得宣散，反化热上攻而心烦，再服则阳气振奋、阴结得开，阳热宣散而汗出愈。

七、原文选录

伤寒五六日，已发汗而复下之，胸胁满微结，小便不利，渴而不呕，但头汗出，往来寒热，心烦者，此为未解也。柴胡桂枝干姜汤主之。（147）

八、按语

《伤寒论》第147条论述了少阳病系在太阴的病因及证治，伤寒多在五六日时发生传变，此为一般规律，五六日时耗伤阳气，已有传变少阳病之势，汗下误治更伤阳气，故发展为少阳病系在太阴。少阳病阳气不足，阴津输布不利而郁滞胸胁，系在太阴则阳气损伤加重，阴津郁化水湿，微结胸胁，故胁下满硬而小便不利。但头汗出、心烦、渴而不呕等热证，说明疾病仍为阳热性病变，而未发展为太阴病之阴寒性病变，故为少阳病系在太阴。方与柴胡桂枝干姜汤和解少阳，兼治太阴。

第七章　太阴病证治规律

"太阴"即阴液相对太盛之义,阴液主要指水液、血液、饮食精微物质等。阴液性质本静,赖阳以动,阳气亏虚则阴液相对太盛,而输布不利,故发生太阴病。太阴病是指由阳气亏虚导致阴液相对太盛发生阴液输布运化不利的病理改变,从而产生阴寒性病证的病变。

太阴病是阳气损伤严重阶段的表现,多由三阳病日久不解,耗伤阳气发展而来;或因三阳病汗吐下误治,损伤里阳而传变为太阴病;或因饮食不节,直接损伤胃肠阳气而发,也可因外受寒湿,直中于里,损伤里阳而导致阴液输布运化不利,发为太阴病。

简言之,太阴病是阴液输布运化不利的病变。阴液输布不利易产生有形病理产物,依据是否伴有有形病理产物,而分为太阴病虚寒证和太阴病寒实证两个基本证型。又依据阴液病变的不同类别,太阴虚寒证分为太阴病肠胃虚寒证和太阴病血寒证;太阴病寒实证分为太阴病肠胃寒实证和太阴病痰饮内停证等。

太阴病是阴液相对太盛引起的阴寒性病变,其总的治疗原则为"当温之"。太阴病虚寒证不伴有形病理产物,以阳气亏虚为主要矛盾,兼有寒湿阴浊,故宜温阳益气扶正,兼祛寒燥湿祛邪,或温经通脉、调和气血。太阴病寒实证伴有形病理产物,以寒实邪气为主要矛盾,兼有阳气亏虚,故宜祛实通阳,兼以扶正,如利水渗湿、消积化痰等,减轻阳气负荷则阳气易复。

因阴液性质趋下,依赖阳气的运化,阳气发源于上焦心胸,布达于下,故太阴病水饮病变多由下向上发展。太阴病失治,则肠胃虚寒,阴液生化无源,或吐利亡失阴液,或津液化生水饮而阴津亏损,故发展为少阴病。太阴病湿郁气机,也可致阳气郁而化热,而发展为太阴阳明合病等。

第一节　太阴病肠胃虚寒证

太阴病肠胃虚寒证,是胃肠阳气亏虚,消化吸收功能不足,导致水谷精微输布运化不利,化生寒湿而吐利的病变。本病证多因饮食不节,损伤胃肠阳气,即消化吸收功能不足;或因三阳病日久不解,耗伤胃肠里阳;或外受寒湿,直接损伤胃肠里阳等,导致水谷阴精运化不利而发太阴病。

太阴病肠胃虚寒征,以中焦胃和小肠为病变中心,可兼有上焦胸肺虚寒病证及下焦大肠虚寒病变,故临床有不同证型。《伤寒论》主要论述了太阴病胃寒饮逆证、中焦虚寒证和下焦虚寒证等。

一、太阴病胃寒饮逆证

1. 病因病理

本病证多由阳明病中寒证发展而来。阳明病壮火食气，即阳热亢盛、耗伤气阴，气阴损伤不能温养胃脘，则中寒不能食，疾病进一步发展，热退而胃阳损伤，水液运化不利而内停胃脘，化生水饮，故发展为太阴病胃寒饮逆证，因饮停胃脘，可自吐利而排出体外，故为虚寒证。因胃阳不足，气血化生无源，故本病证常伴见上焦阳气不足，而饮停胸中或头脑。

2. 临床表现

胃呆食少，食后欲呕，吐涎沫，胸满，头痛，眩晕，烦躁，手足厥冷。

3. 证候分析

太阴病胃阳亏虚，消化功能不足，故胃呆食少、食后欲呕；水液运化不利，则内停胃脘而化水饮涎液；胃失和降则呕吐涎沫；胃气不能转输于上则上焦阳虚；痰饮停滞胸中则胸满而咳吐涎沫；痰饮停聚头脑则头痛眩晕、烦躁；胃气不达四末则手足厥冷。

4. 治法

温胃散寒、降逆止呕。

5. 方约

吴茱萸汤方。
吴茱萸一升（洗），人参三两，生姜六两（切），大枣十二枚（擘）。
上四味，以水七升，煮取二升，去滓。温服七合，日三服。

6. 方义

吴茱萸辛苦大热，温胃散寒、化痰祛饮、降逆止呕；大量生姜辛温，散寒祛饮、降逆止呕、健胃消食；人参、大枣甘温，益气健胃。合方温中散寒、降逆止呕。

7. 原文选录

食谷欲呕，属阳明也，吴茱萸汤主之……（243）

干呕，吐涎沫，头痛者，吴茱萸汤主之。（378）

8. 按语

《伤寒论》第243条论述了太阴病胃寒饮逆证的病因病理及证治。"食谷欲呕，属阳明也"概括了胃寒饮逆证的病因、病理、病证。阳明病据能食不能食，分为阳明中风和阳明中寒。阳明病本为阳热亢盛的病变，阳明病初期表现为阳热亢盛在肌表或阳热内盛于上焦胸膈。其发展有伤津伤阳之别，损伤中焦阴津，则阳热内入胃脘，发展为阳明中风而能食；损伤中焦阳气，则发展为阳明中寒而不能食。阳明中寒进一步损伤阳气，则发展为太阴病虚寒证，"食谷欲呕"则属阳明中寒重证，实为太阴病虚寒证，故与吴茱萸汤温中散寒、降逆止呕。

第378条补充论述了太阴病胃寒饮逆证的临床表现及治疗。胃阳亏虚则消化功能不足，故干呕；水液运化不利则胃脘停饮，故呕吐涎沫；伴有上焦阳虚，则痰饮上逆，停聚于头而头痛。方与吴茱萸汤温中散寒，化痰祛饮。

二、太阴病中焦虚寒证

1. 病因病理

本病证多因饮食不节，内伤生冷，损伤中焦胃肠阳气，或因三阳病失治，耗伤胃肠里阳，或因误治及寒湿直中等因素，损伤中焦胃肠阳气，导致水谷精微运化不利、消化不良，而化生寒湿的病变，故发展为太阴病中焦虚寒证。因中焦虚寒，胃气不得转输于上，故常伴有上焦阳虚、痰饮关肺的病变。

2. 临床表现

腹满时痛，胃呆食少，呕吐清涎，自利不渴，或霍乱吐利，或咳唾涎沫，舌苔白滑，脉沉迟。

3. 证候分析

太阴病中焦虚寒，胃阳不足，消化不良，故胃呆食少；饮食不消，胃失和降，则腹满而呕，甚至水饮内生而呕吐冷水清涎；小肠阳气不足，则寒湿下注小肠，饮食消化吸收不利，故自利，因太阴病内无阳热，阴液太盛而不亏，故无口渴，有别于少阴病自利而渴；寒湿水气刺激肠道，或因寒凝收引而肠道痉挛腹痛，得温则减，或自利排出寒湿水气则痛缓，故时腹自痛，有别于阳明实证之持续性腹痛；中焦虚寒则化源不足，上焦失助而肺阳不足，故痰涎关肺而咳唾涎沫。

4. 治法

温中散寒、益气燥湿。

5. 方药

理中丸方。

人参、干姜、甘草（炙）、白术各三两。

上四味，捣筛，蜜和为丸如鸡子黄许大，以沸汤数合和一丸，研碎，温服之，日三四，夜二服。腹中未热，益至三四丸，然不及汤。

汤法：以四物依两数切，用水八升，煮取三升，去滓。温服一升，日三服。若脐上筑者，肾气动也，去术加桂四两；吐多者，去术加生姜三两，下多者，还用术；悸者，加茯苓二两；渴欲得水者，加术，足前成四两半；腹中痛者，加人参，足前成四两半；寒者，加干姜，足前成四两半；腹满者，去术，加附子一枚。服汤后，如食顷，饮热粥一升许，微自温，勿发揭衣被。

6. 方义

干姜辛温，温中散寒；白术苦温，益气燥湿；人参、甘草甘温，益气健胃。合方辛开苦降甘调，温中散寒、益气燥湿，为太阴病虚寒证的代表方药，服法宜日夜连服，以腹中热为度，药后宜服热粥温养，禁食生冷油腻，且需温覆衣被以取暖养阳。

7. 原文选录

太阴之为病，腹满而吐，食不下，自利益甚，时腹自痛。若下之，必胸下结硬。（273）

霍乱，头痛，发热，身疼痛，热多欲饮水者，五苓散主之。寒多不用水者，理中丸主之。（386）

大病差后，喜唾，久不了了，胸上有寒，当以丸药温之，宜理中丸。（396）

8. 按语

《伤寒论》第273条论述了太阴病胃肠虚寒证的辨证提纲及治疗禁忌等。太阴病胃肠虚寒则中阳亏虚、消化不良，内生寒湿，故腹满而吐，食不下，其特点为自利则寒湿加重而腹满不食加重，且腹痛得温则减，得寒则重而阵发，有别于阳明病实证之腹痛持续，自利则满减。如误为阳明病而攻下，则苦寒伤阳，导致水饮结聚心下而合并太阴病寒实证。

第386条论述了霍乱的辨证施治。霍乱多因饮食不节，内伤生冷，损伤里阳而致剧烈吐利。吐利损伤阴阳气血，可引起肌表营卫不和而发寒热。治疗关键在于止吐利以存津液，初期表现为太阴病中焦虚寒证，则寒多而不渴，宜理中丸温中以止吐利；后期吐利伤阴，则发展为少阴病吐利，故热多而欲饮水，宜五苓散疏导利水，以止吐利。

第396条论述了太阴病上焦虚寒证的病因病理及证治。上焦虚寒证多因大病损伤中焦胃阳，气血不得化生而上温胸肺，致上焦阳虚，痰饮关肺，而发生"胸上有寒"病变，故喜唾。理中丸既能温中，培土以生金，又能温肺散寒，祛饮止咳。

三、太阴病下焦虚寒证

1. 病因病理

太阴病下焦虚寒证，多由太阴病中焦虚寒证发展而来，中焦虚寒证主要表现为胃脘与小肠阳气亏虚而水谷阴精输布不利，失治则病情加重，扩展至下焦大肠阳气亏虚，水谷阴精运化不利而发展为太阴病下焦虚寒证。

2. 临床表现

自利不渴，腹满而吐，食不下，时腹自痛，四末不温，舌苔白滑，脉沉迟。

3. 证候分析

太阴病下焦虚寒证是中焦虚寒证的发展，故伴有中焦胃肠虚寒的表现，而腹满呕吐，食不下，时腹自痛。因病变扩展至大肠虚寒，故以自利为突出表现，因未至少阴病阴津亏损，故自利而不渴。胃肠虚寒加重，气血生化无源则不能外达四末，故手足厥而不温。

4. 治法

回阳救逆。

5. 方药

四逆辈方（略）。

6. 方义

四逆辈包括理中丸和四逆汤等，太阴病下焦虚寒证病情较重，下利则伤津，故有发展为少阴病之势，宜温中散寒、回阳救逆、止利存津，病情略轻者，可与理中丸加量服，略重者与四逆汤回阳救逆，防传变少阴。

7. 原文选录

自利不渴者，属太阴，以其藏有寒故也。当温之，宜服四逆辈。（277）

8. 按语

《伤寒论》277 条论述了太阴病下焦虚寒证的病机病理、病证特点及治疗原则等。自利有寒利和热利之别，热利为阳明病热盛的表现，故伴口渴。寒利有太阴病和少阴病之别，少阴病的本质为阴液亏损，故下利而口渴；太阴病的本质为阴液太盛，故自利不渴者，属太阴。

第二节 太阴病肠胃寒实证

太阴病肠胃寒实证是中焦胃肠阳气亏虚，消化传导功能不足，导致饮食消化传导不利，化生痰食积滞内结胃肠的病变，本病证多因太阳病汗吐下误治，或饮食不节等，损伤中焦胃肠阳气，而发展为太阴病胃肠寒实证。因饮食积滞内结胃肠病位不同，临床主要有太阴病痰食积滞胃脘证和痰食积滞肠胃证。

一、太阴病痰食积滞胃脘证

1. 病因病理

太阴病痰食积滞胃脘证，多因太阳病汗吐下误治，损伤中焦阳气，导致水液运化不利，化生痰湿痞结心下；胃阳损伤，饮食消化传导不利，化生积滞内结胃脘，而发展为太阴病寒实证。

2. 临床表现

心下痞硬，噫气不除，胃呆食少。

3. 证候分析

太阴病中阳亏虚，痰湿痞结心下胃脘肌腠，故心下痞满；胃阳不足，饮食积滞内结胃脘，故痞满加重，按之硬；痰食积滞内结，胃失和降，故胃呆食少，呃逆噫气。

4. 治法

化痰消痞、消食健胃、降逆下气。

5. 方药

旋覆代赭汤方。

旋覆花三两，人参二两，生姜五两，代赭一两，甘草三两（炙），半夏半升（洗），大枣十二枚（擘）。

上七味，以水一斗，煮取六升，去滓，再煎取三升。温服一升，日三服。

6. 方义

旋覆花辛温苦咸，消痰散结、降逆下气；代赭石苦寒，重镇降逆，通燥结；半夏辛温，化痰消痞、降逆止呕；生姜辛温，温胃散寒、降逆止呕、祛饮消食。四味相伍，辛开苦降、消痞散结、通阳健胃、降逆止呕，其中生姜用量较大，取其温中散寒、健胃消食的作用；代赭石用量较小，因味苦性寒易伤阳气，矿石之品，有碍消化，故小量使用，取其重镇降逆、通燥结之功，而不伤胃。人参、甘草、大枣甘温，益气健胃。诸药相伍，辛开苦降甘调，善于消痞除噫，适于太阴病痰食积滞胃脘证。

7. 原文选录

伤寒发汗，若吐，若下，解后，心下痞硬，噫气不除者，旋覆代赭汤主之。（161）

8. 按语

《伤寒论》161 条论述了太阴病痰食积滞胃脘证的病因及证治。初为太阳病伤寒，汗吐下误治损伤中焦胃阳，导致饮食消化传导不利，化生痰食积滞有形病理产物内结胃脘，故传变发展为太阴病寒实证，方与旋覆代赭汤化痰消痞、健胃消食。

二、太阴病痰食积滞肠胃证

1. 病因病理

太阴病痰食积滞肠胃证，多因太阳病伤寒发汗不当，损伤中焦肠胃阳气，导致饮食消化传导不利，化生痰食积滞内结肠道、胃脘，发展为太阴病寒实证。

2. 临床表现

腹胀便秘，脘痞食少，干呕噫气，大便初硬后溏。

3. 证候分析

太阴病肠胃阳气亏虚，饮食消化传导功能不足，痰食积滞内结于肠道，则腑气不通，故腹胀便秘。因内生寒湿，故初头硬、后必溏。积滞内结胃脘，则脘痞食少，干呕噫气。

4. 治法

宽中除满、通阳健胃。

5. 方药

厚朴生姜半夏甘草人参汤方。

厚朴半斤（炙，去皮），生姜半斤（切），半夏半升（洗），甘草二两（炙），人参一两。

上五味，以水一斗，煮取三升，去滓，温服一升，日三服。

6. 方义

厚朴苦温，宽中除满，下气燥湿；半夏

辛温，化痰散结，降逆止呕；生姜辛温，温中散寒，降逆止呕，健胃消食；人参、甘草甘温，益气健胃。诸药相伍，辛开苦降甘调，大量厚朴、生姜、半夏消积除满、祛实通阳，佐少量人参、甘草益气补中，为消中兼补之剂，适于太阴病痰食积滞肠胃证。

7. 原文选录

发汗后，腹胀满者，厚朴生姜半夏甘草人参汤主之。（66）

8. 按语

《伤寒论》第66条论述了太阴病痰食积滞肠胃证的病因及证治。太阳病发汗不当，阴阳气血津液外泄于肌表，而不能温养肠胃，故损伤肠胃里阳，导致饮食运化传导不利，化生痰食积滞内结肠胃而腹胀满，故发展为太阴病寒实证。方与厚朴生姜半夏甘草人参汤消积除满，通阳健胃。

第三节　太阴病痰饮内停证

太阴病痰饮内停证，是三焦阳气亏损，水液输布运化不利，化为痰湿水饮，停聚三焦的病变。本病证多因三阳病日久不愈，耗伤三焦里阳，或汗吐下误治损伤里阳，或太阴病虚寒证不解，气血生化无源，导致三焦阳气亏损，失去运化输布水液的功能，故形成痰湿水饮之有形病理产物停聚，发展为太阴病寒实证。

阴液性质本静，易于趋下，赖阳以动。阳气化生于肠胃，内附血液，由心胸外散体表，下达于腹，以调和阴液。因此水饮易停蓄下焦为病，阳气退却，则水饮加重而停聚中焦或上焦，因水饮停聚病位不同，而有不同临床证型。《伤寒论》主要论述了太阴病寒实结胸证、太阴病饮停中焦上冲心胸证、太阴病饮停中焦水渍入胃证、太阴病饮停下焦欲作奔豚证和太阴病风湿相搏证。

太阴病痰饮内停证属太阴病寒实证，以寒实痰饮内停为主要矛盾，故治疗宜以祛实通阳为原则，使寒实祛除，减轻阳气负荷则阳气自复。

一、太阴病寒实结胸证

1. 病因病理

太阴病寒实结胸证，多因太阳病不解，耗伤上焦胸阳或内伤生冷，损伤上焦胸阳，导致上焦水液输布运化不利，形成寒痰冷饮结聚上焦胸膈，而发展为太阴病寒实证。因水结上焦胸膈，不得下行胃肠，故往往伴有肠胃燥实病变。

2. 临床表现

胸胁硬满、心下硬满疼痛，气短，大便秘结，畏寒喜暖，口不渴，脉沉，苔白滑。

3. 证候分析

太阴病上焦阳虚，寒痰冷饮内结胸膈，故胸胁硬满、心下硬痛；影响呼吸则气短；水液上结，不得下行胃肠，则肠燥便秘；阳气亏虚，又兼胸膈结滞、气机不宣，阳气不能外达肌表，故畏寒喜暖；阳气不能鼓动气血则脉沉；阳气亏虚，水饮内结，故无口渴、心烦等热证表现，而舌苔白滑。

4. 治法

涤痰逐水、破结通阳。

5. 方药

白散方。

桔梗三分，巴豆一分（去皮心，熬黑，研如脂），贝母三分。

上三味，为散。内巴豆，更于臼中杵之，以白饮和服。强人半钱匕，羸者减之。病在膈上必吐，在膈下必利。不利，进热粥一杯；利过不止，进冷粥一杯。

6. 方义

太阴病寒实结胸证，寒痰冷饮内结胸膈，非峻攻不足以破结通阳，非辛热不足以温化寒凝冷结。巴豆大辛大热有毒，破凝结、逐寒饮、泻冷积；辅以桔梗、贝母化痰开结。三物相伍，使寒痰冷饮破入胃肠，水结高位者内入胃中而吐；饮结低位者破入肠道而利，阴寒拔除则阳气易复。因巴豆峻烈有毒，故白饮和服以和胃，其泻下作用得热则增，得寒则减，故据服药反应，服热粥以助攻下，或服冷粥缓其峻性。

7. 原文选录

……寒实结胸，无热证者，与三物小陷胸汤，白散亦可服。（141）

8. 按语

《伤寒论》第141条论述了太阴病寒实结胸证的病机病理、与结胸证的鉴别要点及治疗方药等。结胸是阳明病水热内结胸膈的病变，必伴热证；寒实结胸是太阴病寒痰冷饮内结胸膈的病变，故无热证，宜白散涤痰逐水、破结通阳。小陷胸汤是阳明病痰热内结心下的主方，不适于寒实结胸证，疑为传抄之误。

二、太阴病饮停中焦上冲心胸证

1. 病因病理

太阴病饮停中焦上冲心胸证，是中焦阳气亏虚，水饮内停中焦为支饮，伴有水气上冲心胸的病变。本病证多因太阳病伤寒误吐误下，损伤中焦阳气，导致中焦水液输布运化不利，形成水饮内停中焦而发展成太阴病寒实证。因上焦阳气退却，故伴有水气上冲之势。

2. 临床表现

心下逆满，小便不利，下肢浮肿，心悸，胸闷气短，起则头眩，或气上冲胸，脉沉紧，舌苔白滑。

3. 证候分析

太阴病中阳亏虚，水饮内停心下，故心下逆满；水液内停，不得转输膀胱，则小便不利；中焦阳虚饮停多伴有下焦阳虚而水液输布不利，故下肢浮肿；阳气发自心胸，下达于腹，阳气退却，则水饮上冲，水饮关肺则胸满气短，水饮凌心则心悸胸闷，水饮停聚头项则眩晕，活动转侧则加剧。本病证以中焦阳虚饮停为主要病变，上焦阳气初虚，故水气上冲表现为阵发性发作，阳退则发，阳复则止。

4. 治法

利水通阳、温阳降冲。

5. 方药

茯苓桂枝白术甘草汤方。

茯苓四两，桂枝三两（去皮），白术、甘草（炙）各二两。

上四味，以水六升，煮取三升，去滓。分温三服。

6. 方义

茯苓淡渗，利水通阳；桂枝辛温，温通心阳，平冲降逆；白术苦温，温中运水，补益中气；甘草甘温，益气和胃。四味相伍，利水祛邪，兼通阳扶正，适于太阴病饮停中焦而有向上焦发展之势者。

7. 原文选录

伤寒，若吐若下后，心下逆满，气上冲胸，起则头眩，脉沉紧，发汗则动经，身为振振摇者，茯苓桂枝白术甘草汤主之。（67）

8. 按语

《伤寒论》第 67 条论述了太阴病饮停中焦上冲心胸证的病因证治及发汗误治的发展变化。初为太阳病伤寒，吐下误治损伤里阳，中焦阳气损伤则水饮内停心下而发展为太阴病饮停中焦证，同时上焦阳气轻度损伤，故伴有水气上冲之势。宜苓桂术甘汤利水通阳、温阳降冲，即使太阳病不解，也不可发汗。太阴病阳气已虚，发汗则动伤经脉气血，而发展为少阴病，故气血阴阳亏损，肢体失养而振摇不支。

三、太阴病饮停中焦水渍入胃证

1. 病因病理

太阴病饮停中焦水渍入胃证是中焦阳气亏虚，水饮内停中焦为支饮，伴有胃脘虚寒、水气入胃的病变。本病证多因太阳病伤寒发汗不当，损伤中焦阳气，导致中焦水液输布运化不利，形成水饮内停中焦而发展成太阴病寒实证。同时因胃肠阳气损伤，而伴有水渍入胃之势。

2. 临床表现

心下满，小便不利，心悸，胃呆食少，呕逆，或下利，手足厥冷，脉沉紧，舌苔白滑。

3. 证候分析

太阴病中焦阳虚，水饮内停心下，故心下满而悸；水液内停化饮，不能下输膀胱，故小便不利；胃脘阳虚则胃呆食少，水饮内渍入胃则呕，水饮下注肠道则下利；胃脘虚寒，则气血生化无源，阳气不能外达四末，故手足厥冷。

4. 治法

利水通阳、温中散寒。

5. 方药

茯苓甘草汤方。

茯苓二两，桂枝二两（去皮），甘草一两（炙），生姜三两（切）。

上四味，以水四升，煮取二升，去滓。分温三服。

6. 方义

茯苓淡渗，利水通阳；桂枝、甘草辛甘化阳，温通心阳，下助中焦阳气；生姜辛温，温胃祛寒，散饮止呕。四味相伍，利水通阳、温中散寒，适于太阴病饮停中焦而有水渍入胃之势者。

7. 原文选录

伤寒，汗出而渴者，五苓散主之；不渴者，茯苓甘草汤主之。（73）

伤寒，厥而心下悸，宜先治水，当服茯苓甘草汤，却治其厥。不尔，水渍入胃，必作利也。（356）

8. 按语

《伤寒论》第 73 条论述了太阴病饮停中焦水渍入胃证的病因证治及与太阴病水蓄下焦证的鉴别等。太阳病伤寒发汗不当，则损伤三焦里阳而转属为太阴病。下焦阳气损伤者，则水蓄膀胱；中焦阳气损伤，伴有中焦胃阳损伤者，则发饮停中焦水渍入胃证。两者皆有心下满、小便不利、呕吐等表现，辨证关键为口渴。水蓄下焦者，水津不能上承，故伴口渴，宜服五苓散；饮停中焦则不渴，宜茯苓甘草汤。

第 356 条论述了太阴病饮停中焦水渍入胃证的病因及证治，并承接第 355 条鉴别瓜蒂散之厥证。茯苓甘草汤证与瓜蒂散证皆有手足厥冷、心下满、不能食等表现，瓜蒂散证为阳明病痰热内结胸脘，阻滞气机外宣而厥，故涌吐痰热以治厥；本病证为太阴病寒饮内停，阳气亏虚不达四末而厥，故利水通阳却治其厥，否则误用吐下则败伤阳气，水渍入胃而下利。

四、太阴病饮停下焦欲作奔豚证

1. 病因病理

太阴病饮停下焦欲作奔豚证，是下焦阳气亏虚，水饮内停下焦而有上冲中焦之势的病变。本病多由太阳病发汗不当，损伤下焦阳气发展而来。阳气内附于血液，由心胸外达肌表，下行于腹，布散周身，太阳病发汗不当，损伤心阳，心阳不足，不能下达远心端之下焦，故下焦阳气亏虚，水液输布不利而形成水饮内停下焦，发展为太阴病寒实证。因阳气退却，而有水饮上冲中焦之势。

2. 临床表现

脐下悸动，小便不利，或下肢肿胀。

3. 证候分析

太阴病下焦阳虚，水饮内停下焦。因阳气初虚，故阳气与水饮相搏于下焦，阳胜则饮化，阳退则饮聚，水气时聚时散而脐下悸动欲作奔豚；饮停下焦故小便不利，或下肢肿胀。

4. 治法

利水通阳。

5. 方药

茯苓桂枝甘草大枣汤方。

茯苓半斤，桂枝四两（去皮），甘草二两（炙），大枣十五枚（擘）。

上四味，以甘澜水一斗，先煮茯苓，减二升，内诸药，煮取三升，去滓。温服一升，日三服。作甘澜水法：取水二斗，置大盆内，以杓扬之，水上有珠子五六千颗相逐，取用之。

6. 方义

大量茯苓利水祛邪；桂枝、甘草辛甘化阳，温通心阳，下行于腹，温助下焦阳气；大枣、甘草益气养津，防利水伤阴，合方以利水祛邪为主，兼以益气通阳，适于太阴病阳虚较轻，饮停下焦者。

7. 原文选录

发汗后，其人脐下悸者，欲作奔豚，茯苓桂枝甘草大枣汤主之。（65）

8. 按语

《伤寒论》第 65 条论述了太阴病饮停下焦欲作奔豚的病因病理及证治。太阳病发汗不当，损伤下焦阳气，致饮停下焦而欲作奔豚。因阳气损伤较轻，水饮仅停聚下焦，欲作奔豚而不能上冲，故以苓桂甘枣汤利水祛邪，方中大量应用茯苓为特点。

五、太阴病风湿相搏证

1. 病因病理

太阴病风湿相搏证是肌表阳气不足，水湿停聚肌表关节，痹阻营卫气血的病变，实为痹证缓解期的表现。本病证多因外受风寒湿邪，损伤表阳，导致肌表水津输布运化不利，形成水湿停聚肌表、窃居关节，发为太阴病寒实证。风寒湿痹证往往缠绵不愈而水湿内伏关节，如外触风寒发作太阳病，则易引动伏邪而急性发作为太阳太阴合病，缓解期则太阳病解，而表现为单纯的太阴病寒实证。

2. 临床表现

身体疼痛，关节肿胀强硬，大便硬，小便自利，脉虚而涩。

3. 证候分析

太阴病水湿停聚肌表，痹阻营卫气血，故身体疼痛；水湿内停关节，则关节肿胀强硬，痹阻营卫气血则疼痛。疾病发作期则损伤里阳而水湿内盛，故大便溏、小便不利；疾病缓解期则里阳恢复，故大便硬、小便自利。阳气不足则脉虚，营卫气血不畅则脉涩。

4. 治法

温阳通脉、逐寒化湿。

5. 方药

去桂加白术汤方。

附子三枚（炮，去皮，破），白术四两，生姜三两（切），甘草二两（炙），大枣十二枚（擘）。

上五味，以水六升，煮取二升，去滓。分温三服，初一服，其人身如痹，半日许复服之，三服都尽，其人如冒状，勿怪，此以附子、术并走皮内，逐水气未得除，故使之

耳。法当加桂四两，此本一方二法，以大便硬，小便自利，去桂也；以大便不硬，小便不利，当加桂。附子三枚恐多也，虚弱家及产妇，宜减服之。

6. 方义

大量附子辛温大热，温阳通脉、祛寒化湿；白术苦温，温中化湿，内强谷气，外胜寒湿；生姜、甘草、大枣内和胃气，外和营卫。痹证缓解期，故不加桂枝发汗解表，而以术附内强谷气，并逐皮内水湿。

7. 原文选录

伤寒八九日，风湿相搏，身体疼烦，不能自转侧，不呕，不渴，脉浮虚而涩者，桂枝附子汤主之。若其人大便硬，小便自利者，去桂加白术汤主之。（174）

8. 按语

《伤寒论》第174条论述了痹证的病因病理及证治。痹证为慢性疾病，伤寒引动伏邪，则急性发作为太阳太阴合病，而在表身痛剧烈，在里则水湿内盛，表现为大便溏、小便不利，故宜标本兼治，方与桂枝附子汤温阳通脉，散寒祛湿止痛。太阳病解则痛减，太阴病里阳复而内湿祛除，故大便硬、小便自利，疾病进入缓解期，表现为太阴病湿伏关节，因此与去桂加白术汤固本，内强谷气，外胜寒湿。

第四节 太阴病血寒证

太阴病血寒证是指阳气亏虚，阴血寒凉而循行滞缓，不能温养机体的病变。本病证多因太阳病耗伤阳气，或误下损伤阳气，导致阳气亏虚，失去温煦推动阴血的作用，故引起阴血寒凉不行而循行滞缓，发展为太阴病血寒证。

太阴病血寒证属太阴病虚寒证，多不伴有瘀血有形之病理产物。血寒证轻者，多表现为肢体失温而发太阴病肌表血寒证；血寒重证者，则表现为肠胃失温而发太阴病肠胃血寒证；或伴有肠胃积滞而发太阴病血寒内实证。

一、太阴病肌表血寒证

1. 病因病理

太阴病肌表血寒证，多因太阳病中风，耗伤肌表阳气，导致表阳不足，失去温煦推动肌表阴血的作用，因此血液寒凉而循行滞缓，不能温养肢体，而发展为太阴病肌表血寒证。

2. 临床表现

四肢烦疼，恶风寒，脉浮虚微涩。

3. 证候分析

表阳亏虚，失去温煦肌表的作用，故恶风寒；失去温煦推动血液的作用，肢体血寒失温，故四肢烦疼；肌表阳虚则脉象浮虚，阴血寒凉则循行微涩。

4. 治法

温经通脉，调和营卫。

5. 方药

桂枝汤方（略）。

6. 方义

桂枝温经通脉、祛寒止痛；芍药通利血脉；生姜、甘草、大枣益气养血、调和营卫，合方内调脾胃，生化气血，外和营卫，温经通脉，缓急止痛。

7. 原文选录

太阴中风，四肢烦疼，脉阳微阴涩而长者，为欲愈。（274）

太阴病，脉浮者，可发汗，宜桂枝汤。（276）

8. 按语

《伤寒论》第274条论述了太阴病肌表血寒证的脉证特点及预后。太阴病里阳亏虚，则饮食不利，名为太阴病中寒；太阴病表阳不足，而里阳不虚能食者，名为太阴中风。太阴中风则表阳不足，阴血循行不利，故肢体失温而四肢烦疼，脉象阳微阴涩。如脉长则阴中见阳，谷气内盛，营卫得助而欲愈。

第276条论述了太阴病肌表血寒证的治疗方法。太阴病脉浮者，为太阴中风，即肌表血寒证，临床表现为四肢烦疼，可与桂枝汤温经通脉、调和营卫。

二、太阴病肠胃血寒证

1. 病因病理

太阴病肠胃血寒证，多因太阳病误下，损伤里阳，失去温煦肠胃血脉的作用，导致肠胃阴血寒凉而循行滞缓，不能温养肠胃而发展为太阴病肠胃血寒证。

2. 临床表现

腹满时痛，得温则减，脉沉虚涩。

3. 症候分析

太阴病里阳亏虚，肠胃血脉寒凉，故肠胃失去气血温养而中寒胀满，得寒则剧，肠胃失养而痉挛腹痛，得温则减，故痉挛腹痛阵发性发作。里阳亏虚则脉沉虚弱，阴血寒凝则脉涩。

4. 治法

温经通脉，内和气血。

5. 方药

桂枝加芍药汤方。

桂枝三两（去皮），芍药六两，甘草二两（炙）、大枣十二枚（擘），生姜三两（切）。

上五味，以水七升，煮取三升，去滓。温分三服，本云：桂枝汤，今加芍药。

6. 方义

桂枝温经通脉，下气温中；芍药通利血脉、除血痹，缓急止痛；芍药倍量于桂枝，收敛气血，内和肠胃；生姜、甘草、大枣益气和胃。合方内和肠胃，通利血脉，缓急止痛。

7. 原文选录

本太阳病，医反下之，因尔腹满时痛者，属太阴也，桂枝加芍药汤主之……（279）

8. 按语

《伤寒论》第279条论述了太阴病肠胃血寒证的病因病理及证治等。本为太阳病，误下则苦寒损伤里阳，导致肠胃血脉不温，而阴血寒凉滞缓，发展为太阴病肠胃血寒证。血寒不能温养肠胃则腹满时痛，方与桂枝加芍药汤内和肠胃，缓急止痛。

三、太阴病血寒内实证

1. 病因病理

太阴病血寒内实证多由太阴病肠胃血寒证发展而来。血寒加重，肠胃失温则消化功能不足，故饮食不得腐化而内生积滞，又因肠道痉挛，影响传导功能，故积滞内结肠道，因此发展为太阴病血寒内实证，即太阴病肠胃血寒证伴胃肠积滞的病变。

2. 临床表现

腹满疼痛拒按，得温不减，便秘，脉沉涩。

3. 证候分析

太阴病肠胃血寒，故肠道痉挛而腹满疼痛；肠胃积滞内结，故便秘、腹满疼痛加重而拒按，得温而内实不能祛，故疼痛不减。

4. 治法

温经通脉，内和气血，兼以泻实。

5. 方药

桂枝加大黄汤方。

桂枝三两（去皮），大黄二两，芍药六两，生姜三两（切），甘草二两（炙），大枣十二枚（擘）。

上六味，以水七升，煮取三升，去滓。温服一升，日三服。

6. 方义

本方由桂枝加芍药汤加大黄组成。其中桂枝加芍药汤内和肠胃、通利血脉，缓急止痛，治疗肠胃血寒证；加大黄攻下积滞，治疗肠胃内实证，同时有活血和络的作用。

7. 原文选录

本太阳病，医反下之，因尔腹满时痛者，属太阴也，桂枝加芍药汤主之。大实痛者，桂枝加大黄汤主之。（279）

8. 按语

《伤寒论》第279条论述了太阴病血寒内实证的证治。太阳病误下，苦寒伤阳，阴血寒凝而发展为太阴病肠胃血寒证，肠胃阴寒加重则内生积滞，而伴发内实证，故其满痛加重。方与桂枝加大黄汤温经通脉、内和气血、兼以泻实。

第八章 少阴病证治规律

"少阴"即阴液虚少亏损之义。阴液主要包括津液和血液等，是阳气的物质基础。因阴阳既互根互生，又相互制约，故阴液亏损易发生阴不生阳的情况，导致阳气亏损而失去温煦、推动、运化、固摄的作用，而产生阴寒性病变；阴液亏损又易发生阴不制阳的情况，导致阴津失去滋养、濡润上焦，而虚火上扰，产生虚热性病变。

少阴病是指因阴液亏损，引起机体发生阴阳俱虚或阴虚阳亢的病理改变，产生阴寒性病证或虚热性病证的病变。少阴病的本质是阴液亏损的病变，是阴液亏损严重阶段的表现。

少阴病多由阳明病和太阴病发展而来，阳明病阳热亢盛，易耗伤阴液，阴液耗伤严重则发展为少阴病；太阴病虚寒吐利则易亡失阴液，或太阴病肠胃虚寒日久不解，则气血生化无源，故导致阴液亏损而发展为少阴病。少阴病也可因太阳病、少阳病等日久不解，耗伤阴液，或汗吐下误治，损伤阴阳气血津液发展而来。

少阴病因阴阳亏损的程度不同，有偏阴偏阳之别，而发生不同的阴阳失调病理变化，产生的临床表现具有不同的寒热性质，故有不同的临床分型。少阴病主要有阴阳亏损本证、少阴病热化证、少阴病寒化证等证型。少阴病寒化证又依据是否伴有有形病理产物而分为少阴病虚寒征和少阴病寒实证。如少阴病失治或误治，则阴液损伤加重，可发展为少阴病系在厥阴，甚至发展为厥阴病。

少阴病总的治疗原则为存津液，以恢复阴液充盛的生理状态。阴阳亏损者宜养阴扶阳；少阴病热化证宜育阴清热；少阴病虚寒证宜温阳存阴；少阴病寒实证宜温阳化水。

第一节 少阴病本证

少阴病本证是指阴液亏损，或阴阳两虚，导致机体失养的病变。其临床表现为阴阳气血虚弱性病证，而寒热性质不典型，临床以"脉微细，但欲寐"为辨证提纲。

本病证多见于平素即有阴阳气血不足、身体虚弱者，发作太阳病等耗伤阴阳气血，或误治损伤阴阳气血，而发展为少阴病。因阴阳亏虚有偏阴偏阳之不同、病变发生的病位不同等，故有不同临床证型。《伤寒论》主要论述了少阴病阴虚筋挛证、阴虚阳郁证、心气不足证、阴阳俱虚证、心阳不振证、心神不安证、亡阳惊狂证等。

一、少阴病阴虚筋挛证

1. 病因病理

少阴病阴虚筋挛证是阴液亏损，导致机体筋肉失养而痉挛的病变。本病证多由阳明病或太阳病误汗，损伤阴津发展而来，或因急性吐利，或因暑热汗出，损伤阴津而发展为少阴病。

2. 临床表现

手足痉挛，或腹肌挛急，咽干，脉微细。

3. 证候分析

少阴病的本质是阴液亏损的病变，阴津亏损不能濡养肌表筋肉，故手足痉挛，甚至腹肌挛急；阴津亏损不能上润咽喉，故咽干；阴津亏损不能充盈脉络，则脉微细。

4. 治法

益气养阴、缓急止痛。

5. 方药

芍药甘草汤方。

芍药、甘草（炙）各四两。

上二味，以水三升，煮取一升五合，去滓。分温再服。

6. 方义

芍药酸苦微寒，滋阴养血，缓急止痛；甘草甘温，益气补虚。二味相伍，酸甘化阴，阴津得复则筋肉得养，挛急自伸。

7. 原文选录

伤寒，脉浮，自汗出，小便数，心烦，微恶寒，脚挛急，反与桂枝欲攻其表，此误也。得之便厥，咽中干，烦躁吐逆者，作甘草干姜汤与之，以复其阳。若厥愈足温者，更作芍药甘草汤与之，其脚即伸……（29）

8. 按语

《伤寒论》第 29 条论述了少阴病阴虚筋挛证的病因病理、治疗原则及证治等。病初表现为"脉浮，自汗出，小便数，心烦，微恶寒，脚挛急"，则已发展为阳明病系在少阴。阳明病阳热在表则脉浮自汗，阳热在里则心烦、小便数；热盛损伤气阴则系在少阴，故

微恶寒、脚挛急。本为白虎加人参汤证，反与桂枝汤发汗攻表，故伤阴亡阳而发展为少阴病，表现为胃脘虚寒证而烦躁吐逆、肢厥和阴虚筋挛证而咽干、脚挛急。故先与甘草干姜汤以复里阳，阳复但表现为少阴病阴虚筋挛证者，与芍药甘草汤以复其阴。

二、少阴病阴虚阳郁证

1. 病因病理

少阴病阴虚阳郁证，是津血亏损，伴有阳气不足而气血郁滞的病变。阴津血液是阳气的物质基础，具有承载化生阳气的作用，阳气具有推动运化阴津血液的作用。伤寒日久不愈或日常生活所伤，津血亏损则发少阴病，阴不生阳则阳气不足，失去推动阴液的作用，故伴有阴阳气血郁滞病变。

2. 临床表现

手足厥冷，脉微细，或胸满，或咳，或悸，或小便不利，或腹中痛，或下利后重。

3. 证候分析

少阴病津血亏损兼有气血郁滞，则阴阳不能外达四末，温煦手足，故手足厥冷；阴阳气血不足则脉络不充，故脉象微细。如阳虚加重，则津血郁滞胸中而胸满；阳虚加重，津郁为痰，内停于肺则咳；上凌于心则悸；阳虚致水液下输膀胱不利，则小便不利；肠胃阳虚，则虚寒腹痛；水湿下注肠道，则下利后重。

4. 治法

益气养阴、理气通阳。

5. 方药

四逆散方。

甘草（炙），枳实（破，小渍，炙干），柴胡，芍药。

上四味，各十分，捣筛。白饮和，服方寸匕，日三服。咳者，加五味子、干姜各五分，并主下利；悸者，加桂枝五分；小便不利者，加茯苓五分；腹中痛者，加附子一枚，炮令坼；泄利下重者，先以水五升，煮薤白三升，煮取三升，去滓。以散三方寸匕，内汤中，煮取一升半，分温再服。

6. 方义

芍药滋阴养血，甘草益气补虚，二药相伍，酸甘化阴，以复阴液。柴胡理气解郁，枳实行气散结，二药相伍，苦辛开降，宣发气机，并有化痰除湿的作用，宣行气血外达四末。

7. 原文选录

少阴病，四逆，其人或咳，或悸，或小便不利，或腹中痛，或泄利下重者，四逆散主之。（318）

8. 按语

《伤寒论》第318条论述了少阴病阴虚阳郁证的证治。手足末梢为远心端，故对津血亏损，气血郁滞病变反应敏感。少阴病阴虚阳郁轻证表现为阴阳气血不达四末而手足厥冷，故方与四逆散益气养阴，理气通阳。如病情加重，则在胸腹发生阳气不足、气血郁滞的病变，故产生或然证表现。

三、少阴病心气不足证

1. 病因病理

少阴病心气不足证，是阴阳气血津液亏损不能内养心脏导致心气不足的病变。本病证多为平素即有气血不足、心脏失养之人，平素尚能代偿而不发病，偶触风寒，发作太阳病伤寒，则耗伤阴阳气血，而发展为少阴病。少阴病阴津亏损则阴不生阳，故阴阳气血俱虚，同时阴津亏损则血液浓缩而黏滞，

阴阳气血不足而循行不畅，导致心脏失养而表现为心气不足证。

2. 临床表现

心动悸，脉结代，或伴有胸闷、气短、头晕、乏力。

3. 证候分析

少阴病阴阳气血亏损，不能温养心脏，心气不足则搏动失常，故心动悸，脉结代，胸阳不振则胸闷气短；气血不能荣养头脑则头晕；气血不荣肢体则乏力。

4. 治法

滋阴养血、通阳复脉。

5. 方药

炙甘草汤方。

甘草（炙）四两，生姜三两（切），人参二两，生地黄一斤，桂枝三两（去皮），阿胶二两，麦门冬半升（去心），麻仁半升，大枣三十枚（擘）。

上九味，以清酒七升，水八升，先煮八味，取三升，去滓，内胶烊尽。温服一升，日三服。一名复脉汤。

6. 方义

炙甘草补中益气，恋水养阴；人参益气养阴，安神养心；大枣益气养阴，和胃生津，大量应用有滋阴养血作用；生姜温中健胃。四味相伍，益气养阴，补益脾胃，生化气血。麦冬滋阴养液；生地滋阴养血；麻仁滋阴润燥；阿胶填补精血。四味相伍，滋阴养血，稀释血液以通利血脉。桂枝振奋心阳，温经通脉；清酒活血通脉。合方滋阴养血，通阳复脉。

7. 原文选录

伤寒，脉结代，心动悸，炙甘草汤主之。（177）

脉按之来缓，时一止复来者，名曰结。又脉来动而中止，更来小数，中有还者反动，名曰结阴也；脉来动而中止，不能自还，因而复动者，名曰代阴也。得此脉者，必难治。（178）

8. 按语

《伤寒论》第177条论述了少阴病心气不足证的病因、脉证特点及治疗方药等。"伤寒"为病因，患者平素即阴阳气血不足，伤寒耗伤阴阳气血则发展为少阴病，阴阳气血不能温养心脏，故心气不足、搏动无力，而脉结代、心动悸。方以炙甘草汤滋阴养血、温阳复脉。

第178条论述了少阴病结代脉的脉象特点及预后。结代脉属于缓而中止的脉象，歇止时间较短，复来略数者，为结；歇止时间较长而复动者，为代脉。结代脉多是因气血亏损较重，不能内养心脏而出现的器质性损伤的表现，故难治。

四、少阴病阴阳俱虚证

1. 病因病理

少阴病阴阳俱虚证，是津血亏损伴有阳气不足，导致阴阳俱虚而机体失养的病变。其病证特点为病位广泛，以心腹病变为中心，涉及表里上下；病变性质以虚证为主要表现，或兼有偏寒偏热性病证表现。本病证多见于身体虚弱者，发作伤寒耗伤阴阳气血而发展为少阴病。

2. 临床表现

心悸而烦，腹痛拘急，咽干口燥，四肢疼痛，手足烦热，梦失精，或衄血，脉虚涩。

3. 证候分析

少阴病津血亏损，伴阳气不足，气血不能内养心脏则心悸；不能上养精神则心烦；不能下温肠道则腹痛拘急；不能外荣肢体则四肢疼痛。阴津不能上润则咽干口燥；阴虚火旺则手足烦热，梦失精，甚至衄血。津血亏损则脉涩，阳气不足则脉虚。

4. 治法

补益中气，调和气血。

5. 方药

小建中汤方。

桂枝三两（去皮），甘草二两（炙），大枣十二枚（擘），芍药六两，生姜三两（切），胶饴一升。

上六味，以水七升，煮取三升，去滓，内饴，更上微火消解。温服一升，日三服。呕家不可用建中汤，以甜故也。

6. 方义

少阴病阴阳气血俱虚，周身失养而病位广泛，故取之于中，方以小建中汤补中益气，调和气血，补益后天气血生化之源，使气血内生外达，机体得养则愈。方由桂枝汤倍用芍药加胶饴组成，其中桂枝汤内调脾胃气血，外和营卫；倍用芍药滋阴养血，以复其阴，收敛气血内和脾胃以助化源，同时缓急止痛；胶饴为米粉与麦芽熬制而成，功能温养脾胃，益气补虚。诸药相伍，建立中气，生化气血，以灌四旁。

7. 原文选录

伤寒，阳脉涩，阴脉弦，法当腹中急痛，先与小建中汤；不差者，小柴胡汤主之。（100）

伤寒二三日，心中悸而烦者，小建中汤主之。（102）

8. 按语

《伤寒论》第100条，论述了少阳少阴合病的病因病证及治疗原则。少阳少阴合病宜先治少阴病，使气血充盛则少阳病易愈。少阴病表现为津血亏损，不能温养肠胃而腹中急痛、脉虚涩，故与小建中汤温养脾胃，缓急止痛。

第 102 条论述了少阴病阴阳俱虚证，表现为津血亏损而心脏失养的证治。本文宜与 100 条互参，且宜参考《金匮要略》血痹虚劳篇关于小建中汤的论述，综合诸文分析，本病证是津血亏损伴有阳气不足，导致机体失养的病变，临床以心失所养而悸、腹失温养而痛为主要表现，伴有周身失荣的表现，如四肢疫痛、梦失精等。方与小建中汤益气养血，补益脾胃，生化气血。

五、少阴病心阳不振证

1. 病因病理

少阴病心阳不振证是阴津亏损、阳随津亡，导致津气不足，不能内养心脏，从而引起的心阳不振的病变。本病证多由太阳病发汗过多，伤津亡阳发展而来，津气亡失于表而不能内养于心，故心阳不振，即心功能不足。主不明则十二官危，心搏无力易致周身血行障碍，而有变生水饮之势。

2. 临床表现

心下悸，欲得按，胸闷、气短，脉沉弱。

3. 证候分析

少阴病津气亏损，心脏失养则心中悸动而欲按，心阳不振则水饮欲停心下，故心下悸。胸阳不展，津血循行不畅，郁滞胸中，故胸闷气短。

4. 治法

温通心阳。

5. 方药

桂枝甘草汤方。
桂枝四两（去皮），甘草二两（炙）。
上二味，以水三升，煮取一升，去滓。

顿服。

6. 方义

少阴病津气亏损不能养心，引起心阳不振，则有变生水饮之势，故不宜滋补阴液。滋阴则增加阳气负荷，加重水饮形成，故宜桂枝甘草汤温通心阳，促进水液运化。方中桂枝辛温，振奋心阳，运化水液；甘草甘温，益气和中。二药相伍，辛甘化阳，阳气充盛则阴津化生。

7. 原文选录

发汗过多，其人叉手自冒心，心下悸，欲得按者，桂枝甘草汤主之。（64）

8. 按语

《伤寒论》第 64 条论述了少阴病心阳不振证的病因及证治。本病证多见于心气素虚之人，因发作太阳病，发汗过多，伤津亡阳而发展为少阴病，表现为阴阳津气亏损不能温养心脏，引起心阳不振证。心失所养则心下悸而欲按，心阳不振则阴津输布不利而有形成水饮之势，故与桂枝甘草汤温通心阳，顿服则药专力宏，振奋心阳，防水饮生成。

六、少阴病心神不安证

1. 病因病理

少阴病心神不安证是阴阳津气亏损，不能内养心脏、上养头脑引起心阳不振、精神不安的病变。本病证多由"火逆"证攻下、烧针劫汗误治，伤津亡阳发展为少阴病，突出表现为津气亏损，头脑精神失养；或由少阴病心阳不振证加重引起头脑失养，精神不安，发展为少阴病心神不安证。

2. 临床表现

烦躁不安，心悸，胸闷气短，脉沉。

3. 证候分析

少阴病津气亏损，不能上养头脑精神，故烦躁不安；津气亏损不能内养心脏，故心悸；心失所养则心阳不振、胸阳不展，故胸闷气短。

4. 治法

温通心阳、镇静安神。

5. 方药

桂枝甘草龙骨牡蛎汤方。

桂枝一两（去皮），甘草二两（炙），牡蛎二两（熬），龙骨二两。

上四味，以水五升，煮取二升半，去滓。温服八合，日三服。

6. 方义

少阴病阴阳津气亏损较重，引起心脑失养，本应益气养阴。因心阳不振而水液输布不利，有化生水饮之势，故不宜滋阴养液，防其有碍运化而形成水饮，反加重病情，方用桂枝、甘草辛甘化阳，温阳益气、运化阴液；龙骨、牡蛎镇静安神。四味相伍，具有温通心阳、镇静安神的作用。

7. 原文选录

火逆下之，因烧针烦躁者，桂枝甘草龙骨牡蛎汤主之。（118）

8. 按语

《伤寒论》第118条论述了少阴病心神不安证的病因及证治。"火逆"即火热上盛、寒湿下盛的病变，多为太阳阳明合病系在少阴的表现。误下则津气损伤于里，烧针劫汗则津气伤亡于表，表里两伤则津气损伤较重，故发展为少阴病心神不安证。方与桂枝甘草龙骨牡蛎汤温通心阳、镇静安神。

七、少阴病亡阳惊狂证

1. 病因病理

少阴病亡阳惊狂证是阴阳津气亏损，不能内养心脑，引起心阳不振，伴有痰饮窃居上焦而精神惊狂的病变。本病证多因伤寒火迫劫汗，伤津亡阳而发展为少阴病，津气亏损不能上养头脑则精神不安，不能内养心脏则心阳不振，心阳损伤较重则水液输布运化不利，又兼有津液损伤而浓缩，故形成痰饮停聚胸中、窃居头脑为病。或因少阴病心神不安证失治，心阳损伤加重而形成痰饮，发展为少阴病亡阳惊狂证。

2. 临床表现

惊狂不安，心悸，胸闷，四末厥冷，脉沉微。

3. 证候分析

少阴病津气亏损，头脑失养则精神不安，痰饮窃居头脑，影响气血循行，加重头脑失养，故精神不安程度加深而惊狂；心阳不振则心悸、胸闷、气短；津气亏损不能外温手足，又兼痰饮内停胸中，影响气血宣行外达四末，故手足厥冷；阴阳津气不足，脉络不充，鼓动无力，又兼痰阻气机，故脉沉微。

4. 治法

温通心阳、涤痰祛饮、镇惊安神。

5. 方药

桂枝去芍药加蜀漆牡蛎龙骨救逆汤方。

桂枝三两（去皮），甘草二两（炙），生姜三两（切），大枣十二枚（擘），牡蛎五两（熬），蜀漆三两（洗去腥），龙骨四两。

上七味，以水一斗二升，先煮蜀漆减二升，内诸药，煮取三升，去滓。温服一升。本云：桂枝汤，今去芍药，加蜀漆、牡蛎、龙骨。

6. 方义

本方由桂枝汤加减而成，桂枝汤内和脾胃、生化气血，因心阳不振而痰饮窃居上焦，故去芍药。芍药阴柔收敛，有碍痰饮祛除及心阳恢复，故去之。方取桂枝甘草辛甘化阳；生姜、大枣、甘草益气生津、补中和胃；加蜀漆涤痰祛饮；加龙骨、牡蛎镇惊安神、化痰利水。合方使痰除而阳通，精神得养而安，四末得温而厥逆得救。

7. 原文选录

伤寒，脉浮，医以火迫劫之，亡阳，必惊狂，卧起不安者，桂枝去芍药加蜀漆牡蛎龙骨救逆汤主之。（112）

8. 按语

《伤寒论》第112条论述了少阴病亡阳惊狂证的病因及证治。伤寒误以火疗劫汗，伤津亡阳则传变发展为少阴病，表现为阴阳津气亏损，心失所养而心阳不振，水津输布不利而化生痰饮，窃居心脑而发惊狂。因痰阻气机，故应伴有四逆表现。方以救逆汤涤痰通阳，镇惊安神。

第二节　少阴病热化证

少阴病热化证是阴液亏损，失去滋润濡养机体的作用，导致阴不制阳，发生阴虚火旺的病理改变，产生虚热性病证的病变。因阴液性质润下，火热炎上，故少阴病热化证多发生在上焦。

本病证多由阳明病耗伤阴津发展而来，阳明病阳热亢盛易耗伤阴津，阳明病是阴津耗伤初级阶段的表现，阴津耗伤严重，则发展为少阴病。本病证也可因太阴病耗伤阴津或生化不足发展为少阴病热化证。

少阴病热化证因阴虚火旺的程度轻重不同、发生病位不同等因素，而有不同的临床证型。《伤寒论》主要论述了少阴病虚热咽痛轻证、虚热咽痛重证、阴虚咽痛证、咽伤破溃证、阴虚火旺证五种少阴病热化证。

一、少阴病虚热咽痛轻证

1. 病因病理

少阴病虚热咽痛轻证，是阴津亏损不能上润咽喉导致虚火上炎咽喉的病变。本病证多由阳明病后期阳热渐退而耗伤阴津传变发展而来，或由太阳病发汗不当，损伤阴津，或由下利伤津，或由久病耗伤阴津发展而来。

2. 临床表现

咽喉轻痛，咽干口燥，脉沉细弱。

3. 证候分析

少阴病初期，阴津亏损不能濡润于上，故咽干口燥；阴不制阳则虚火上扰咽喉，故咽痛，阴津亏损不能充盈脉络，故脉沉细弱。

4. 治法

清热利咽，益气养阴。

5. 方药

甘草汤方。
甘草二两。
上一味，以水三升，煮取一升半，去滓。温服七合，日二服。

6. 方义

生甘草清热解毒以疗咽痛，益气恋水以补气生津，善疗少阴病咽痛轻证。

7. 原文选录

少阴病二三日，咽痛者,可与甘草汤……（311）

8. 按语

《伤寒论》第311条论述了少阴病虚热咽痛证的证治。少阴病的本质是阴液亏损的病变，因阴液性质趋下，故阴液亏损易表现在上焦，尤其咽喉为呼吸之门户，易挥发津液，对阴津不足反应敏感，故为少阴病热化证的好发部位。少阴病初期则表现为阴津不足于咽喉，而虚火上炎，故咽痛干燥。方与甘草汤清热解毒、缓急止痛、恋水生津。如病情较重，可加麦冬等滋阴泻火。

二、少阴病虚热咽痛重证

1. 病因病理

少阴病虚热咽痛重证是阴津亏损，不能上润咽喉，导致虚火上炎，炼液为痰，伴有痰阻咽喉的病变。本病证多由甘草汤证发展而来，甘草汤证阴虚火旺加重，虚火炼液成痰，痰阻咽喉更加重阴液不濡咽喉，故发展为少阴病虚热咽痛重证。

2. 临床表现

咽喉疼痛，咽干口燥，满闷不爽，甚至咽肿，或咯痰，脉沉。

3. 证候分析

少阴病阴津亏损，不能润上，故咽干口燥；阴不制阳则虚火上炎咽喉，故咽痛；痰阻咽喉，轻则咽闷不爽，重则咽喉肿胀，或咯痰。

4. 治法

清热利咽、散结化痰。

5. 方药

桔梗汤方。
桔梗一两，甘草二两。
上二味，以水三升，煮取一升，去滓。温分再服。

6. 方义

生甘草甘寒，清热解毒；桔梗苦辛，化痰利咽，桔梗味辛性升，能升提津液，上润咽喉，苦辛开降而有散结化痰利咽的作用。因此，桔梗汤善疗少阴病咽痛，后世治疗咽痛诸方，多由本方加味而成。

7. 原文选录

少阴病二三日，咽痛者，可与甘草汤。不差者，与桔梗汤。（311）

8. 按语

《伤寒论》第311条论述了少阴病热化证咽痛的证治。少阴病虚热咽痛证是阴虚火旺在咽喉的病变，服甘草汤清热解毒，轻证者多能治愈；不差者多伴有虚火炼液成痰，故宜服桔梗汤，加强化痰散结利咽的作用。

三、少阴病阴虚咽痛证

1. 病因病理

少阴病阴虚咽痛证是阴津血液亏损，不能上荣咽喉，伴有虚火上炎而咽痛的病变。本病证多因阳明病热利损伤津血，或久病不愈耗伤津血而发展为少阴病阴虚咽痛证。

2. 临床表现

咽痛，咽干音哑，胸满、心烦，或咳，脉沉。

3. 证候分析

少阴病津血亏损，不能上荣咽喉，则咽干音哑，虚火上炎，则咽痛；津血损伤较重，不能上养头脑，则心烦；津血亏损不能润肺，则虚火扰肺，故胸满或咳。

4. 治法

滋阴养血、清热利咽。

5. 方药

猪肤汤方。

猪肤一斤。

上一味，以水一斗，煮取五升，去滓，加白蜜一升，白粉五合，熬香，和令相得。温分六服。

6. 方义

猪肤甘寒，滋阴清热、消肿止痛，为血肉有情之品，功能滋养阴血；白蜜滋阴润燥、解毒消肿、缓急止痛；米粉益气养阴和胃。三味相合滋阴养血润燥、清热消肿利咽，熬膏频服，有利于作用局部，加强消肿止痛的作用，善治少阴病津血亏损之咽痛。

7. 原文选录

少阴病，下利，咽痛，胸满，心烦，猪肤汤主之。（310）

8. 按语

《伤寒论》第310条论述了少阴病阴虚咽痛证的病因及证治。"下利"为病因，多为阳明病热利或太阴病寒利，因下利损伤津血而传变发展为少阴病热化证，表现为津血亏损不荣咽喉而咽痛，伴有心肺阴虚火旺而心烦、胸满。故方以猪肤汤滋阴养血、清热利咽，兼养心润肺。

四、少阴病咽伤破溃证

1. 病因病理

少阴病咽伤破溃证是津血亏损，不能上荣咽喉，导致虚火上炎，热腐生疮的病变。本病证多由少阴病猪肤汤证，虚火加重，热腐生疮发展而来，或为阳明病热腐生疮，耗伤津血，发展为阳明少阴合病。

2. 临床表现

咽喉肿痛破溃，或化脓，脉沉细数。

3. 证候分析

少阴病津血亏损，不荣咽喉，虚火上扰则咽痛；虚火炼津成痰则咽肿；虚火腐血为脓则破溃，疼痛加重，影响发声而声音不出；津血亏损则脉象沉细，虚火内扰则脉数。

4. 治法

化痰消肿，去腐敛疮，清热润燥。

5. 方药

苦酒汤方。

半夏（洗，破如枣核）十四枚，鸡子一枚（去黄，内上苦酒，着鸡子壳中）。上二味，内半夏苦酒中，以鸡子壳置刀环中，安火上，令三沸，去滓，少少含咽之，不差，更作三剂。

6. 方义

苦酒即醋，功能清热解毒、去腐敛疮，又能活血化瘀，促进疮面愈合；鸡子白滋阴润燥，敛疮生肌，善疗声音不出；半夏化痰散结消肿。三味相伍，辛开苦降甘润酸敛，善疗咽伤生疮。少少含咽则作用于局部而提高疗效。

7. 原文选录

少阴病，咽中伤，生疮，不能语言，声不出者，苦酒汤主之。（312）

8. 按语

《伤寒论》第 312 条论述了咽伤破溃证的证治。本病证多见于阳明病热腐气血而化脓生疮，因津血化脓而耗伤，故传变为阳明少阴合病或少阴病热化证，方与苦酒汤清热消肿、去腐敛疮、化痰散结。

五、少阴病阴虚火旺证

1. 病因病理

少阴病阴虚火旺证，指津血亏损不能上荣心脑，导致阴虚火旺，火热上扰精神的病变。本病证多因阳明病阳热耗伤津血，或因太阴病胃呆食少，津血生化无源，引起津血亏损，失去濡养滋润上焦的作用，因此发展为少阴病阴虚火旺证。

2. 临床表现

心烦、失眠，五心烦热、盗汗，咽干口渴，或便秘，脉象细数，舌质红绛。

3. 证候分析

少阴病阴津亏损，则组织缺水，故咽干口渴；津血亏损不能上荣头脑，则虚火上扰精神，故心烦、失眠而精神不安；津血亏损不能外荣四末，则虚火外扰手足，故手足心热；津血亏损，阳不潜藏则盗汗出，盗汗实为头脑失养，神经调节紊乱而血管异常扩张引起；津虚肠燥则便秘；脉象细数、舌质红绛均为阴虚火旺证的表现。

4. 治法

育阴清热。

5. 方药

黄连阿胶汤方。

黄连四两，黄芩二两，芍药二两，鸡子黄二枚，阿胶三两（一云三挺）。

上五味，以水六升，先煮三物，取二升，去滓，内胶烊尽，小冷，内鸡子黄，搅令相得。温服七合，日三服。

6. 方义

黄连、黄芩苦寒，清热存阴，兼有凉血作用；阿胶、鸡子黄、芍药滋阴养血。合方育阴清热，为少阴病热化证代表方剂。

7. 原文选录

少阴病，得之二三日以上，心中烦，不得卧，黄连阿胶汤主之。（303）

8. 按语

《伤寒论》第 303 条论述了少阴病阴虚火旺证的典型病证特点及代表方药。阴液性质趋下，少阴病津血亏损则易表现在上焦，故在心胸头脑发生阴虚火旺病变，主要表现为心烦不眠，方与黄连阿胶汤育阴清热，以复其阴。

第三节　少阴病虚寒证

少阴病虚寒证是机体发生阴阳俱虚的病理改变，失去温煦、运化、固摄等作用，产生阴寒性病证的病变。本病证多因太阴病阳气亏虚，失去运化水谷阴精的作用，导致阴液亏损而传变发展为少阴病虚寒证；或因阳明病耗伤阴津，阴不生阳而致阴阳俱虚病理改变，故传变为少阴病虚寒证；或因太阳病汗下误治，伤津亡阳而发展为少阴病虚寒证。

少阴病虚寒证轻者，多表现为阴阳气血亏损，不能温养肌表而恶寒乏力；重者多表现为阴阳气血亏损，不能温养胃肠而吐利，因不伴有形病理产物，故为少阴病虚寒证。本病证因阴阳亏损程度不同、阴阳失调发生的病变形式及病位不同等，而有不同临床证型。《伤寒论》主要论述了少阴病肌表虚寒证、血虚寒厥证、肢厥里寒证、胃寒饮逆证、中焦虚寒证、下焦虚寒证、下焦滑脱证、津血滑脱证、亡阳欲脱证等。

一、少阴病肌表虚寒证

1. 病因病理

少阴病肌表虚寒证是阴阳津气亏损，不能温养肌表的病变。本病证多因太阳病或阳明病误汗，伤津亡阳传变为少阴病肌表虚寒证；或因少阴病芍药甘草汤证失治，阴虚及阳而发展为少阴病肌表虚寒证。

2. 临床表现

畏寒，乏力，咽干，或肢体痉挛，脉微细。

3. 证候分析

少阴病阴津亏损，不能滋润于上，故咽干；不能濡养筋肉则肢体筋挛；阳气亏虚不能温煦肌表则恶寒；阴阳俱虚不能温养肌体则乏力；阳虚则脉微，阴虚则脉细。

4. 治法

扶阳益阴。

5. 方药

芍药甘草附子汤方。

芍药、甘草（炙）各三两，附子一枚（炮，去皮，破八片）。

上三味，以水五升，煮取一升五合，去滓。分温三服。

6. 方义

芍药甘草酸甘化阴，滋阴养液，缓急止痛；附子辛热，温阳祛寒，三味相伍，扶阳益阴。

7. 原文选录

发汗，病不解，反恶寒者，虚故也。芍药甘草附子汤主之。（68）

8. 按语

《伤寒论》第68条论述了少阴病肌表虚寒证的病因病理及证治。本为太阳病桂枝证，反与麻黄汤发汗，或本为阳明病系在少阴，反发汗则伤津亡阳，发展为少阴病。少阴病阴阳俱虚，气血津液损伤较轻，只表现为肌表失温失养，故恶寒，或伴有肢体痉挛。方与芍药甘草附子汤扶阳益阴。

二、少阴病血虚寒厥证

1. 病因病理

少阴病的本质是阴液亏损的病变，阴液主要包括津液和血液，本病证是血液亏虚伴有阳气不足，引起血虚寒凝，四肢失去温养的病变。本病证多见于慢性疾病，日久耗伤阴血，阴不生阳导致阴阳气血俱虚，发展为少阴病血虚寒厥证。

2. 临床表现

手足厥冷，或伴四肢疼痛肿胀，脉沉细涩。

3. 证候分析

少阴病阴血亏虚，阴损及阳则血寒循行不畅，不能温养四末，故手足厥冷；阳虚不温，阴津郁滞则肿胀，阴血凝滞则疼痛；阴血亏损则脉细，阳气不足则脉沉，血虚寒凝则脉涩。

4. 治法

温经散寒、养血通阳。

5. 方药

当归四逆汤方。

当归三两，桂枝三两（去皮），芍药三两，细辛三两，甘草二两（炙），通草二两，大枣二十五枚（擘，一法十二枚）。

上七味，以水八升，煮取三升，去滓。温服一升，日三服。

6. 方义

当归、芍药滋阴养血、活血通脉；桂枝、细辛温经散寒、温阳通脉；通草即今之木通，活血通络、渗利水湿；甘草、大枣益气和中，大枣大量应用有养血滋阴的作用。诸药相伍，内和脾胃、生化气血，外和营卫、养血通阳、温经散寒，善疗少阴病血虚寒厥证。

7. 原文选录

手足厥寒，脉细欲绝者，当归四逆汤主之。（351）

8. 按语

《伤寒论》第351条论述了少阴病血虚寒厥证的证治。手足厥冷可见于阳明病热厥和三阴病之寒厥，伴有脉细欲绝者，则是少阴病血虚寒厥的特点。脉细则阴血亏损，欲绝而脉涩则血液寒凝不畅，故为少阴病血虚寒厥的表现，与当归四逆汤养血通阳、温经散寒。

三、少阴病肢厥里寒证

1. 病因病理

少阴病肢厥里寒证，是少阴病血虚寒厥证伴有胃肠虚寒的病变，本病证多为胃肠虚寒证日久不愈，气血生化无源，导致阴阳气血亏损而发展为少阴病。或少阴病血虚寒厥证不解，耗伤阴阳气血，气血损伤加重，不能温养胃肠，而伴发胃肠虚寒证。

2. 临床表现

手足厥冷，或伴肿胀疼痛，胃呆食少，或呕，或腹痛，或痛经，脉沉细虚涩。

3. 证候分析

少阴病阴阳气血亏损，不能温养四末，故手足厥冷，甚至肿胀疼痛；不能温养胃肠则胃肠虚寒，故肠胃不和而食少呕吐，或腹痛；气血亏虚不能温养胞宫，则血虚宫寒而痛经；阴血亏损、阳虚寒凝则气血循行不畅，故脉象沉细虚涩。

4. 治法

温中散寒、养血通阳。

5. 方药

当归四逆加吴茱萸生姜汤方。

当归三两，芍药三两，甘草二两（炙），通草二两，大枣二十五枚（擘），桂枝三两（去皮），细辛三两，生姜半斤（切），吴茱萸二升。

上九味，以水六升，清酒六升和，煮取五升，去滓。温分五服（一方，水、酒各四升）。

6. 方义

本方即当归四逆汤加吴茱萸、生姜、清酒组成。方中当归四逆汤温经散寒、养血通阳，治疗少阴病血虚寒厥证；加吴茱萸、生姜温中散寒，降逆止呕，治疗胃肠虚寒证，促进气血生化；加清酒增强活血通脉、通阳散寒的作用。

7. 原文选录

若其人内有久寒者，宜当归四逆加吴茱萸生姜汤。（352）

8. 按语

《伤寒论》第 352 条论述了少阴病肢厥里寒证的病机病理及治疗方药。本文承接第 351 条，在少阴病手足厥寒、脉细欲绝的基础上又伴内有久寒病变。以方测证分析，"内有久寒"主要指胃肠虚寒病变，证见不能食而呕吐等表现。本病证的发生主要是内有久寒而气血生化无源，发展为少阴病肢厥里寒证，方与当归四逆加吴茱萸生姜汤表里兼顾。

四、少阴病胃寒饮逆证

1. 病因病理

少阴病胃寒饮逆证是阴阳俱虚，不能温养胃肠，表现为中焦胃脘虚寒，伴有饮逆上焦的病变。本病证多由太阴病胃寒饮逆证发展而来，太阴病胃阳亏虚，气血生化无源，日久耗伤阴液，则发展为少阴病。

2. 临床表现

呕吐、下利，手足逆冷，烦躁，头痛，眩晕，胸满，吐涎沫，脉沉弱。

3. 证候分析

少阴病阴阳气血亏损，不能温养胃肠，则胃肠虚寒，故呕吐，或伴下利，饮停胃脘则吐涎沫；气血亏损不能温煦四末则手足厥冷；上焦阳气不足，饮逆于胸则胸满，饮逆于头则烦躁、头痛、头晕。

4. 治法

温胃散寒、降逆止呕、化生气血。

5. 方药

吴茱萸汤方（略）。

6. 方义

少阴病阴阳气血亏损，源于胃脘虚寒，寒饮上逆，故与吴茱萸汤温胃散寒、降逆止呕、化生气血。其中吴茱萸辛苦大热，温胃止呕、散寒祛饮；生姜辛温，祛寒散饮，健胃止呕；人参、大枣甘温，益气养阴健胃、养心安神除烦。合方温中健胃、化生气血则少阴病自愈。

7. 原文选录

少阴病，吐利，手足逆冷，烦躁欲死者，吴茱萸汤主之。（309）

8. 按语

《伤寒论》第 309 条论述了少阴病胃寒饮逆证的证治。本病证多由太阴病胃寒饮逆证耗伤阴液发展而来。太阴病表现多呕而不利，手足不温而未至逆冷，烦躁较轻。少阴病则阳虚加重，且伴阴液亏损，故呕吐兼利，手足逆冷，烦躁欲死。病虽至少阴，但仍以胃阳亏虚为主要矛盾，故不加滋阴碍胃之品，仍与吴茱萸汤温胃，以化生阴阳气血。

五、少阴病中焦虚寒证

1. 病因病理

少阴病中焦虚寒证，是阴阳亏虚，不能温养中焦胃脘，导致中焦胃脘虚寒的病变。本病证多因阳明病系在少阴误汗，伤津亡阳，导致阴阳俱虚而发展为少阴病，表现为阴阳亏虚不能温养胃脘而胃脘虚寒。

2. 临床表现

烦躁，吐逆，咽干，手足厥冷，脉象微细。

3. 证候分析

少阴病阳气亏虚，胃脘虚寒则胃失和降，故吐逆；阴津亏损不能上润则咽干；阴阳气血不足，不能上荣头脑、温养精神，故烦躁；阴阳气血亏损，不能外达四末、温煦手足，故手足厥冷，阴阳气血亏损，则脉络不充，故脉象微细。

4. 治法

温中复阳。

5. 方药

甘草干姜汤方。

甘草四两（炙），干姜二两。

上二味，以水三升，煮取一升五合，去滓。分温再服。

6. 方义

少阴病的本质是阴液亏损，伴有阳气亏虚者为少阴病虚寒证，一般宜扶阳益阴。胃脘虚寒者，则宜温中扶阳，以存阴津，同时生化气血，而不加滋阴养液阴柔滋腻之品，防其损伤胃阳而亡失阴液。因此方以甘草干姜汤温中扶阳，益气和胃。

7. 原文选录

伤寒，脉浮，自汗出，小便数，心烦，微恶寒，脚挛急，反与桂枝欲攻其表，此误也。得之便厥，咽中干，烦躁吐逆者，作甘草干姜汤与之，以复其阳。若厥愈足温者，更作芍药甘草汤与之，其脚即伸……（29）

8. 按语

《伤寒论》第 29 条论述了少阴病中焦虚寒证的病因病证及治疗原则等。本为阳明病系在少阴，反发汗伤津亡阳，故传变发展为少阴病。少阴病表现为中焦虚寒而吐逆，伴有肌表阳虚筋挛证，宜与甘草干姜汤先复其阳，阳复而阴津未复，仍有脚挛急者，再与芍药甘草汤养阴缓急。

六、少阴病下焦虚寒证

1. 病因病理

少阴病下焦虚寒证，是阴阳津气亏损不能温养中下焦肠胃，导致胃肠阳气虚寒的病变。本病证多由太阴病肠胃虚寒证损伤阴津发展而来；或因少阴病中焦虚寒证失治，阴阳津气损伤加重而发展为下焦虚寒证；或太阳病汗下误治，伤津亡阳而传变发展为少阴病下焦虚寒证。

2. 临床表现

下利清谷，伴呕吐，胃呆食少，腹痛，四肢厥冷，恶寒，精神不振，疲乏无力，脉沉。

3. 证候分析

少阴病阴阳亏损，不能内温肠胃，则肠胃虚寒，饮食不消，故胃呆食少、呕吐；阳气亏损，失去固摄阴津的作用，水津内泄于肠道则下利，又因胃肠虚寒而饮食不化，故下利清谷；阴阳气血亏损，不能温养肌表，故恶寒、肢厥、精神不振而乏力。

4. 治法

回阳救逆，止利存津。

5. 方药

四逆汤方。

甘草二两（炙），干姜一两半，附子一枚（生用，去皮，破八片）。

上三味，以水三升，煮取一升二合，去滓。分温再服。强人可大附子一枚，干姜三两。

6. 方义

少阴病以阴液亏损为本，少阴病寒化证则阳失固摄而下利亡阴，故宜温阳固摄，止利存津，禁滋阴养液。妄用滋阴之品则有碍阳复，下利不止，更亡阴液。方与四逆汤回阳救逆、止利存津，其中附子辛热，温补一身之阳，在里能温中固摄，止利存津，在表能温阳通脉，祛寒救逆；干姜辛热，温中祛寒止利；甘草益气和中。三味相伍，回阳存阴，生化气血阴阳。

7. 原文选录

少阴病，脉沉者，急温之，宜四逆汤。（323）

大汗，若大下利而厥冷者，四逆汤主之。（354）

8. 按语

《伤寒论》第323条论述了少阴病下焦虚寒证的脉象特点及治疗原则等。少阴病的本质是阴液亏损，阴不生阳则发展为少阴病寒化证，轻者阴阳亏损不能温养肌表，重者阴阳亏虚不能温养肠胃而下利脉沉。气血内藏于脉，故脉象直接反映阴阳气血的盛衰，而先于病症表现。脉沉则阴阳气血亏损较重，不能内温肠胃，故随即会下利而更亡阴液，因此急温之，与四逆汤回阳救逆，截断病程。

第354条论述了少阴病下焦虚寒证的病因及证治。本为气血不足而身体虚弱者，发作伤寒，发汗不当，大汗出则伤津亡阳，阴阳气血亏损不能内温中下焦肠胃，则发展为少阴病下焦虚寒证，故大下利而手足厥冷。方与四逆汤回阳救逆、止利存津。

七、少阴病下焦滑脱证

1. 病因病理

少阴病下焦滑脱证是阴阳气血亏损不能温养下焦大肠，导致下焦大肠阳气亏虚，失去固摄阴津的作用，而滑脱不禁的病变。本病证多因痞证误下，伤津亡阳发展为少阴病，或因霍乱吐利伤津亡阳，而发展为少阴病。

2. 临床表现

下利不止，咽干口渴，小便不利，脉沉。

3. 证候分析

少阴病阴阳亏损，不能温养大肠，大肠虚寒不固、津液滑脱，故下利不止；津液内渗大肠而不得前渗膀胱，故小便不利；阴津亏损，不得上润，故咽干口渴；阴阳津气亏损，脉络不充，鼓动无力，故脉象沉弱。

4. 治法

涩肠固脱、止利存津；或疏利水液、止利存津。

5. 方药

方药一：赤石脂禹余粮汤方。

赤石脂一斤（碎），太一禹余粮一斤（碎）。

上二味，以水六升，煮取二升，去滓，分温三服。

方药二：五苓散方（略）。

6. 方义

赤石脂、禹余粮酸温甘涩，收涩固脱，具有堵塞止泻的作用，善疗久泻久利而滑脱不禁病证。如堵塞无功，则与五苓散通利小便，疏导水液前渗而止利存津，大便止、小便通即停药，防渗利伤津。

7. 原文选录

伤寒，服汤药，下利不止，心下痞硬，服泻心汤已。复以他药下之，利不止，医以理中与之，利益甚。理中者，理中焦，此利在下焦，赤石脂禹余粮汤主之。复不止者，当利其小便。（159）

霍乱，头痛，发热，身疼痛，热多欲饮水者，五苓散主之，寒多不用水者，理中丸主之。（386）

8. 按语

《伤寒论》第159条论述了少阴病下焦滑脱证的病因病理及证治。初为伤寒，误下则发展为阳明太阴合病痞证，服泻心汤病减，宜继服泻心汤，反攻下伤津亡阳，发展为少阴病下焦滑脱证。理中汤治疗太阴病中焦胃肠虚寒证，而对于少阴病下焦滑脱证无效。因此宜赤石脂禹余粮汤涩肠固脱，病重者与五苓散疏导水液，止利存津。

《伤寒论》第386条论述了霍乱的辨证施治。霍乱是因饮食不节，内伤肠胃而吐利的病变，往往因吐利损伤阴阳津气，引起肌表营卫不和而伴寒热表证。吐利为疾病的主要矛盾，故治疗关键为止吐利。伴有寒多不用水者，是太阴病肠胃虚寒的表现，宜理中丸温中止利；伴有热多欲饮水者，是少阴病下焦滑脱证的表现，宜五苓散疏导水液，止利存津。

八、少阴病津血滑脱证

1. 病因病理

少阴病津血滑脱证，是阴阳气血亏损，不能温养下焦大肠，导致大肠阳气亏虚，失去固摄阴津血液的作用，而津血滑脱不禁的病变。本病证多由少阴病下焦滑脱证发展而来，阳虚较轻则津液不固，阳虚较重则血液不固而便脓血。

2. 临床表现

下利，便脓血，或腹痛而无里急后重，咽干口渴，脉沉。

3. 证候分析

少阴病里阳亏虚，失去固摄阴液的作用，津液不固则下利，血液不固则便脓血；少阴病寒化而无热，故腹痛便脓血而不伴里急后重表现；阴津亏损则咽干口渴。

4. 治法

涩肠固脱、温中止血。

5. 方药

桃花汤方。

赤石脂一斤（一半全用，一半筛末），干姜一两，粳米一升。

上三味，以水七升，煮米令熟，去滓。

温服七合，内赤石脂末方寸匕，日三服。若一服愈，余勿服。

6. 方义

赤石脂酸温性涩，收敛固涩、涩肠固脱，粉末冲服，加强吸附收敛的作用，并保护肠黏膜；干姜温中止血；粳米益气和胃，保护胃肠黏膜。三味相伍，涩肠固脱，温中止血。

7. 原文选录

少阴病，下利，便脓血者，桃花汤主之。（306）

8. 按语

《伤寒论》第306条论述了少阴病津血滑脱证的证治。少阴病下利便血是阳气亏损，失去固摄的作用，导致肠道脉中津血不固，内渗肠中而滑脱不禁，故宜桃花汤涩肠固脱、温中祛寒，以存津血。

九、少阴病亡阳欲脱证

1. 病因病理

少阴病亡阳欲脱证是阴阳亏损而脏真欲脱的病变。本病证多因太阳病汗下误治，伤津亡阳而发展为少阴病。由于脉中阴阳津气大伤，致内藏脏腑之真阴真阳不得内藏，外入脉络，而有表里欲脱之势。

2. 临床表现

昼日烦躁，夜而安静，手足厥冷，或身有微热、不呕、不渴，脉象沉微。

3. 证候分析

少阴病阴阳亏损，多表现为阴津亏损而口渴，胃肠失养而呕，肌表失温而恶寒，头脑精神失养而烦躁。今昼烦夜静，不呕不渴，身有微热，是阴阳气血大伤，而内藏脏腑之阴阳气血外现的表现，内藏气血外现，则肠胃得助而不呕；肌表得温而微热；昼日温热，气血外行于表，头脑失养则烦躁不眠，夜间寒凉，气血内敛，头脑得养而暂安。因脏真外越，故有表里俱脱之势。

4. 治法

温阳固脱。

5. 方药

干姜附子汤方。

干姜一两，附子一枚（生用，去皮，切八片）。

上二味，以水三升，煮取一升，去滓。顿服。

6. 方义

少阴病以阴液亏损为本，阴阳大伤而脏真外现，则有表里欲脱之势。如汗利两脱则更亡阴液，病情危急，当与干姜附子汤温阳固脱，以存阴津；如妄加滋阴养液之品，反防碍阳复，损伤肠胃而下利亡阴。附子辛热温阳，固表止汗、固里止利；干姜辛温，温中止利，二药顿服，功专力宏，急以防脱。

7. 原文选录

下之后，复发汗，昼日烦躁不得眠，夜而安静，不呕不渴，身无大热者，干姜附子汤主之。（61）

8. 按语

《伤寒论》第 61 条论述了少阴病亡阳欲脱证的病因及证治。误下误汗之后，表现为昼烦夜静、不呕、不喝、微热等，从而预测判断亡阳虚脱的预后，实为仲景经验之谈，急宜干姜附子汤固脱防变。

第四节　少阴病系在厥阴

少阴病系在厥阴，是阴液亏损至少阴病与厥阴病中间阶段的表现。其病证特点为多以少阴病下焦虚寒证为主要矛盾，因阴津损伤加重，而有发展为厥阴病之势，伴有阴不制阳的热化证表现。

少阴病系在厥阴，因阴阳损伤的程度及热化证的表现不同而有不同临床证型。《伤寒论》主要论述了少阴病系在厥阴之虚寒戴阳证、亡阴戴阳证、里寒外热证、里竭外脱证及阴竭阳亡证等。

一、少阴病系在厥阴虚寒戴阳证

1. 病因病理

少阴病系在厥阴虚寒戴阳证，多因少阴病下焦虚寒证失治，下利伤津亡阳发展而来。阳气损伤则下焦虚寒证加重；阴津损伤加重，则有发展厥阴病之势，在上焦表现为阴不制阳之戴阳证。

2. 临床表现

下利，手足厥冷，恶寒，咽干口渴，面色赤，脉微。

3. 证候分析

少阴病阴阳亏损不能温养肠胃，故下焦肠胃阳气亏虚失固而下利；不能温煦肌表则恶寒；不能外达四末则手足厥冷；阴津亏损，不能上承则咽干口渴；阴津损伤较重，不能上承制约阳气，则在上焦表现为阴虚火旺之戴阳证，故面色赤。面色赤是少阴病损伤阴津较重而系在厥阴的标志。因阴阳亏损，故脉络不充而脉微。

4. 治法

温阳固阴、升津止利。

5. 方药

白通汤方。

葱白四茎，干姜一两，附子一枚（生，去皮，破八片）。

上三味，以水三升，煮取一升，去滓，分温再服。

6. 方义

少阴病系在厥阴表现为下利面赤，是阴阳亏损加重的表现，故四逆汤温阳固摄无功。面色赤实际是下利伤津引起的机体自调的反应，阴津损伤则头脑失养，激发神经自调，外周血管扩张，以改善肠胃津液向肌表输布，从而升津止利，因此宜因势利导，采取升散津液配合温阳固摄的治疗方法止利存津。方中葱白辛温，通阳发散，升津止利，即后世俞昌所创"逆流挽舟"之义；附子干姜温中固摄、止利存津，同时固表止汗，防葱白发汗伤津。三味相伍，温阳固阴、升津止利，适于少阴病系在厥阴下利面赤者。

7. 原文选录

少阴病，下利，白通汤主之。（314）

8. 按语

《伤寒论》第314条论述了少阴病系在厥阴虚寒戴阳证的证治。本条叙述过简，以方测证分析，少阴病下利较重，已发展为系在厥阴而面色赤，故与白通汤固摄止利与疏导升散津液止利并施。

二、少阴病系在厥阴亡阴戴阳证

1. 病因病理

少阴病系在厥阴亡阴戴阳证，多由白通汤证失治，下利亡竭阴津发展而来。其病证特点为，少阴病表现为下焦虚寒重证；系在厥阴表现为上焦戴阳证，伴有阴津欲亡而无脉。

2. 临床表现

下利，干呕，恶寒，手足厥逆，咽干口渴，面色赤，心烦，脉绝不出。

3. 证候分析

少阴病阴阳亏损，不能内温肠胃，故肠胃虚寒而下利干呕；不能外温肌表手足，故恶寒而手足厥逆；阴津亏损，故咽干口渴。系在厥阴加重，在上焦阴虚火旺，故面赤心烦；阴津亡竭则脉络不充而脉绝不出。

4. 治法

温阳固阴、升津止利、滋阴通脉。

5. 方药

白通加猪胆汁汤方。

葱白四茎，干姜一两，附子一枚（生，去皮，破八片），人尿五合，猪胆汁一合。

上五味，以水三升，煮取一升，去滓，内胆汁、人尿，和令相得。分温再服。若无胆，亦可用。

6. 方义

本方即白通汤加人尿、猪胆汁组成。其中白通汤温阳固阴、升津止利，因阴津亏损较重，血容量骤降，单纯止利存津而残阴不能维持生命需要，故加人尿、猪胆汁滋阴通脉。人尿咸寒，猪胆汁苦寒，均为生物质代谢产物，与人体体液的理化性质相近，易吸收封藏，而有滋补阴津通脉的作用，同时能清热除烦，反无伤阳下利之弊。

7. 原文选录

少阴病，下利，脉微者，与白通汤。利不止，厥逆无脉，干呕，烦者，白通加猪胆

汁汤主之。服汤，脉暴出者死，微续者生。（315）

8. 按语

《伤寒论》第 315 条论述了少阴病系在厥阴亡阴戴阳证的病因、证治及预后等。本病证是白通汤证加重的表现。白通汤证表现为下利、面色赤，手足厥冷、脉微等；本病证病情加重，利不止而干呕，面色赤而心烦，手足厥冷而逆，脉微而绝。诸证反映少阴病系在厥阴之病情危重，阴津亡竭，故宜白通加猪胆汁汤救治。因病情危重，故预后较差，服药后脉象暴出者，多为脏真外现而不治之证。

三、少阴病系在厥阴里寒外热证

1. 病因病理

少阴病系在厥阴里寒外热证，多由少阴病四逆汤证发展而来。少阴病肠胃虚寒证失治，下利伤津较重，阴津不能外达肌表制约阳气，而初现外热证，故系在厥阴。里寒外热证多是阴液极亏而发厥阴病的表现，本病证以少阴病里寒下利为主要矛盾，初见外热表现，其病变比少阴病略重，但未至厥阴病之程度，故称之为少阴病系在厥阴。

2. 临床表现

下利清谷，手足厥逆，身有微热，反不恶寒，或面色赤，或腹痛，或干呕，或咽痛，脉微欲绝，或利止无脉。

3. 证候分析

少阴病阴阳亏损，不能内温肠胃，故肠胃里寒而下利清谷，或伴腹痛、干呕；外不能温养四末，故手足厥逆。少阴病阴阳气血亏损，多不能温养肌表而恶寒无热，因系在厥阴，阴津损伤较重而在外表现为阴不制阳，

虚热外泛故发热而不恶寒，虚热上扰则或伴咽痛，或面色赤。阴阳津气大伤，故脉微欲绝而若有若无，甚至阴液内竭，而无物可利，故利止无脉。

4. 治法

温阳固脱、通脉止利。

5. 方药

通脉四逆汤方。

甘草二两（炙），附子大者一枚（生用，去皮，破八片），干姜三两（强人可四两）。

上三味，以水三升，煮取一升二合，去滓。分温再服，其脉即出者愈。面色赤者，加葱九茎，腹中痛者，去葱，加芍药二两；呕者，加生姜二两；咽痛者，去芍药，加桔梗一两；利止脉不出者，去桔梗，加人参二两，病皆与方相应者，乃服之。

6. 方义

本方由四逆汤加大附子、干姜的用量组成。少阴病里寒较重，下利不止则阴津将尽，故系在厥阴而外现发热。发热则阳气外越而有汗出脱阴亡阳的危险，因此加大附子、干姜用量，内能温中止利存津，外能温阳固表防脱，大量附子干姜又具有温阳通脉的作用，使表里欲脱之阴津内固脉中，内藏脏腑之气血充盈脉络，维系循环。

如发热面赤则加葱白通阳发散以升津止利；腹痛则去葱白发散之性，加芍药收敛气血，内养肠胃缓急止痛，干呕则加生姜和胃降逆；咽痛加桔梗开结利咽；利止脉不出者，加人参益气生津，固脱复脉。

7. 原文选录

少阴病，下利清谷，里寒外热，手足厥逆，脉微欲绝，身反不恶寒，其人面色赤，或腹痛，或干呕，或咽痛，或利止脉不出者，通脉四逆汤主之。（317）

8. 按语

《伤寒论》第317条论述了少阴病系在厥阴里寒外热证的病因病理及证治。疾病初期表现为少阴病里寒证，里寒下利伤阴则发展为少阴病系在厥阴，表现为里寒外热证。厥阴病是阴液极亏将尽，引起热化证与寒化证并存的病变，且多以热化证为主要表现。本病证以少阴病里寒证为主要病变，初现外热证，故为少阴病系在厥阴之病变。因此与通脉四逆汤温阳固脱，通脉止利。

四、少阴病系在厥阴里竭外脱证

1. 病因病理

少阴病系在厥阴里竭外脱证，多由通脉四逆汤证失治发展而来。初期表现为少阴病系在厥阴之里寒外热证，已有汗出欲脱之势，失治则里寒加重而下利亡竭里阴，阴津内竭不得外助肌表，故在表阴不潜阳，阳气外越而脱阴亡阳。

2. 临床表现

吐利止，汗出身凉，手足厥逆，四肢拘急，脉微欲绝。

3. 证候分析

少阴病里寒则下利呕吐，里寒加重，下利亡阴，阴津内竭则无物可利，故吐利止；系在厥阴则虚阳外越，阴不潜阳，又兼阳虚不固，故汗出而脱阴亡阳、手足厥逆；阴阳外脱，筋肉失养则四肢拘急，脉络不充则脉微欲绝。

4. 治法

温阳固脱、养阴通脉，

5. 方药

通脉四逆加猪胆汁汤方。

甘草二两（炙），干姜三两（强人可四两），附子大者一枚（生，去皮，破八片），猪胆汁半合。

上四味，用水三升，煮取一升二合，去滓，内猪胆汁。分温再服，其脉即来。无猪胆，以羊胆代之。

6. 方义

本方由通脉四逆汤加猪胆汁组成。方中通脉四逆汤温阳通脉，固脱止汗，以存阴津；加猪胆汁养阴通脉，维持循环，同时胆汁苦寒，制约阳热外越，合方具有温阳固脱、养阴通脉作用，宜加人尿、人参等，加强养阴通脉的作用。

7. 原文选录：

吐已下断，汗出而厥，四肢拘急不解，脉微欲绝者，通脉四逆加猪胆汁汤主之。（390）

8. 按语

《伤寒论》第390条论述了少阴病系在厥阴里竭外脱证的证治。本条承接第389条里寒外热证，伤津亡阳发展而来。"吐已下断"则阴津亡竭于里，无物可吐可利，故吐利止；"汗出而厥"则阴津外脱于表，阳随津亡。阴阳津气表里两亡，而脉微欲绝，故不能维持有效循环，病情凶险，急与通脉四逆加猪胆汁汤温阳固脱、养阴通脉。

五、少阴病系在厥阴阴竭阳亡证

1. 病因病理

少阴病系在厥阴阴竭阳亡证，多由霍乱吐利，竭阴亡阳发展而来。霍乱多因饮食不节，内伤肠胃阳气而发太阴病吐利，因吐利剧烈伤阴而发展为少阴病里寒证，失治则竭阴亡阳而利止，因阴津亡竭故系在厥阴。

2. 临床表现

下利止，不能食，恶寒肢厥，身痛乏力，脉微欲绝。

3. 证候分析

少阴病阴阳亏损，不能温养肠胃，故里寒下利而不能食，手足厥冷而脉微。病情加重系在厥阴则阴竭阳亡，阴津亡竭则无物可利，故下利止；阴竭阳亡则在里不能食，在表恶寒肢厥加重，身体失养而身痛乏力，脉微加重而欲绝。

4. 治法

回阳救逆、益气生津。

5. 方药

四逆加人参汤方。

甘草二两（炙），附子一枚（生，去皮，破八片），干姜一两半，人参一两。

上四味，以水三升，煮取一升二合，去滓。分温再服。

6. 方义

本方由四逆汤加人参组成，功能回阳救逆、益气养阴。少阴病下利不止者，宜止利存津，多不加人参养阴益气；下利止则阴津亡竭，宜益气养阴、生化津液，故加人参。本病为少阴病系在厥阴，虽无外热表现，但阴津亡竭，极易出现虚阳外越之脱证，故方用四逆汤回阳救逆、温固防脱，加人参益气养阴生津，以救阴竭，加强固脱。

7. 原文选录：

恶寒，脉微而复利，利止亡血也，四逆加人参汤主之。（385）

8. 按语

《伤寒论》第385条论述了少阴病系在厥阴阴竭阳亡证的病因病理及证治。霍乱表现为"恶寒，脉微而复利"，是少阴病的表现。阳虚里寒加重，下利亡失阴液，阴液亡竭则无物可下，故利止，疾病发展为少阴病系在厥阴，实为四逆汤证的进一步发展，因阴竭利止，故加人参养阴益气。

第五节　少阴病寒实证

少阴病寒实证是阳气亏损，失去运化输布阴液的作用，导致津液输布不利，停聚三焦而形成水饮痰湿等有形病理产物，同时伴有阴液亏损的病变。其病理特点为病理性痰湿水饮太盛，伴有生理性阴津亏损。

少阴病寒实证多由太阴病寒实证损伤阴津发展而来。太阴病阳气亏虚，水液运化不利，化生痰饮病理产物，日久不解则耗伤生理性阴津，或阴津生化不足，或误治损伤阴津，故发展为少阴病寒实证。或因太阳太阴合病、太阳少阴合病等日久不解，耗气伤阴，或阴液亏损，阴不生阳，导致阳失运化而形成痰湿水饮，故发展为少阴病寒实证。

痰湿水饮为病，其性变动不居，易趋虚处，多停聚三焦腠理，或留着关节，甚至弥漫全身。依据痰饮停聚病位不同，而有不同临床证型，《伤寒论》主要论述了少阴病寒实咽痛证、少阴病膈上寒饮证、少阴病饮停中焦证、少阴病饮停三焦证、少阴病留饮证等少阴病寒实证。

少阴病寒实证以阴阳亏损为主要矛盾，兼有痰饮内停，因此治疗以扶正为主，兼以祛邪，临床多采取温阳化水的治法，兼以利水，佐以益气养阴，防渗利祛邪伤阴。

一、少阴病寒实咽痛证

1. 病因病理

少阴病寒实咽痛证是阴阳亏损，阳气运化失职，导致阴津输布运化不利，形成寒痰痹阻咽喉气血的病变。本病证多由少阴病本虚证发展而来，少阴病则阴液亏损不能上承咽喉，阴不生阳则上焦阳气亏虚，运化失职，故阴津凝聚成痰，寒痰闭阻咽喉气血，而发展为少阴病寒实咽痛证。或因太阴病阳虚痰凝咽喉，日久不愈耗伤阴液而发展为少阴病寒实咽痛证。

2. 临床表现

咽痛、咽闷，或多痰，舌苔白滑，脉沉微细。

3. 证候分析

少阴病阴阳气血津液亏损，脉络不充，故脉沉微细；阳气不运则阴津凝聚成寒痰，痰阻咽喉则咽喉肿胀而闷；寒痰痹阻气血则咽痛。

4. 治法

散寒通阳、化痰开结。

5. 方药

半夏散及汤方。
半夏（洗），桂枝（去皮），甘草（炙）。
上三味，等分，各别捣筛已，合治之。白饮和，服方寸匕，日三服。若不能服散者，以水一升，煎七沸，内散两方寸匕，更煮三沸，下火，令小冷，少少咽之，半夏有毒，不当散服。

6. 方义

半夏化痰开结；桂枝通阳散寒；甘草益气恋水，止咽痛。三味相伍，温化寒痰，通

行经脉，荣养咽喉而止痛。

7. 原文选录

少阴病，咽中痛，半夏散及汤主之。（313）

8. 按语

《伤寒论》第313条论述了少阴病寒实咽痛证的证治。少阴病咽痛有寒化和热化不同，本条叙述过简，以方测证分析，病为寒实咽痛。因阴液亏损不荣，复因寒痰痹阻气血，咽喉失荣而痛，其咽肿痛而不红为特点。方以半夏散及汤温化寒痰，通经行血，实邪祛除则咽喉得荣。

二、少阴病隔上寒饮证

1. 病因病理

少阴病膈上寒饮证是阴阳亏损，伴有上焦阳虚不化，寒饮内停上焦胸膈的病变。本病证多因阴阳亏虚之人形寒饮冷损伤上焦阳气，导致阴液运化输布不利，形成寒饮停聚上焦胸膈，而发展为少阴病寒实证。

2. 临床表现

胸膈满闷，心下硬满，干呕，手足厥冷，咽干，或心烦，或咳、或悸，脉沉迟。

3. 证候分析

少阴病阴阳气血津液亏损，不能内温胃脘，则胃阳不足而干呕不能食；不能外温四末则手足厥冷；不能上养精神则心烦欲寐；阴津亏损则咽干；阳气亏虚则饮停上焦胸膈，故胸膈满闷，心下硬满，影响呼吸则咳嗽气短，影响心脏则心悸；阴阳气血不足，故脉象沉迟。

4. 治法

温阳化饮。

5. 方药

四逆汤方（略）。

6. 方义

寒饮停聚上焦胸膈者，有太阴病和少阴病之别。太阴病寒实结胸者，阴液太盛，身体尚强壮，故可与白散方吐下祛邪；少阴病膈上寒饮者，阴液亏损，身体虚弱，不任吐下，故宜四逆汤温化水饮。

7. 原文选录

少阴病，饮食入口则吐，心中温温欲吐，复不能吐，始得之，手足寒，脉弦迟者，此胸中实，不可下也，当吐之。若膈上有寒饮，干呕者，不可吐也，当温之，宜四逆汤。（324）

8. 按语

《伤寒论》第324条论述了少阴病膈上寒饮证的证治原则及与阳明病痰热内结胸膈证的鉴别等。"胸中实"可见阳明病痰热内结证、太阴病寒实结胸证及少阴病膈上寒饮证等。阳明病痰热内结者，宜吐之；太阴病寒实结胸，宜温吐下；少阴病膈上有寒饮者，因阴阳亏损，故禁吐下，宜四逆汤化裁应用以温化寒饮。

三、少阴病饮停中焦证

1. 病因病理

少阴病饮停中焦证是阴阳亏损，伴有中焦阳气亏虚不化，寒饮内停中焦的病变，本病证多因太阳病，或太阳太阴合病饮停中焦证，误汗误下，伤津亡阳而转属为少阴病寒实证。饮停中焦，误治损伤阳气则水饮不除，反而加重，损伤阴液则发展为少阴病。或本为少阴病阴阳亏虚证，日久不愈，阳气运化失职，水液输布不利而化生水饮内停中焦，故传变为少阴病寒实证。

2. 临床表现

心下硬满，或疼痛，小便不利，手足厥冷、恶寒，烦躁，或心悸，脉沉弱。

3. 证候分析

少阴病阴阳亏损，脉络不充，故脉沉弱；阴阳气血不能温煦肌表则恶寒，不能温养四末则手足厥冷；不能温养心脏则心悸；突出表现为不能温养头脑精神，故烦躁。中焦阳虚不运，水液输布不利，饮停中焦，故心下硬满，甚则疼痛；水液内停，不得下输膀胱，故小便不利。

4. 治法

回阳救逆、利水安神、益气养阴。

5. 方药

茯苓四逆汤方。

茯苓四两，人参一两，附子一枚（生用，去皮，破八片），甘草二两（炙），干姜一两半。

上五味，以水五升，煮取三升，去滓。温服七合，日二服。

6. 方义

附子干姜回阳救逆、温化水饮；茯苓利水通阳、宁心安神；人参益气养阴、安神除烦；甘草益气和中。五味相伍，温阳化水，利水安神，益气养阴，扶正为主，兼以祛邪，恢复水液的输布运化，精神得养而烦除。

7. 原文选录

发汗，若下之，病仍不解，烦躁者，茯苓四逆汤主之。（69）

8. 按语

《伤寒论》第69条论述了少阴病饮停中焦证的病因及证治。以方测证分析，"病仍不解"指心下硬满、小便不利等表现。本为太阳太阴合病饮停中焦证，反发汗攻下则动经，即损伤脉中阴阳津气，而中焦水饮不除，因此传变为少阴病饮停中焦证。阴阳亏损，不能温养肢体则痉挛乏力而振振欲擗地，不能温养头脑精神则烦躁，如《素问·生气通天论》所记载"阳气者，精则养神，柔者则养筋"。本病证突出表现为阴阳气血亏损，精神失养而烦躁，同时伴有中焦阳气亏损，水饮冰伏不解，故宜茯苓四逆汤温化水饮、利水安神、益气养阴。

四、少阴病饮停三焦证

1. 病因病理

少阴病饮停三焦证是阴阳亏损，导致三焦阳气亏虚，水饮内停三焦的病变。本病证多因太阳太阴合病或太阳少阴合病等，误汗伤阴亡阳，或少阴病阴阳亏虚，日久不愈，耗伤阴阳气血，导致三焦阳气大伤，运化失职，水液输布不利而水饮泛滥，弥漫三焦，发展为少阴病饮停三焦证。

2. 临床表现

心下悸，头眩，四肢沉重疼痛，或水肿，小便不利，筋肉瞤动，振振欲擗地，自下利，腹痛，胃呆食少，或呕、或咳，脉沉弱，舌苔白滑。

3. 证候分析

少阴病阴阳气血亏损，脉络不充则脉象沉弱；阴阳气血亏损不能内温胃脘则胃呆食少；不能温养肠道则腹痛下利；不能温养肢体筋肉，则筋肉跳动，肢体乏力，甚则振颤欲仆。阳气运化失职，水饮泛滥三焦，饮停肌表轻者四肢沉重，重则水肿，痹阻气血则疼痛；水饮凌心则悸；水饮聚胃则呕；水饮关肺则咳；水饮上干头项则眩晕；水液不能下渗膀胱则小便不利。

4. 治法

温阳化水。

5. 方药

真武汤方。

茯苓、芍药、生姜（切）各三两，白术二两，附子一枚（炮，去皮，破八片）。

上五味，以水八升，煮取三升，去滓。温服七合，日三服。若咳者，加五味子半升，细辛、干姜各一两；若小便利者，去茯苓；若下利者，去芍药，加干姜二两；若呕者，去附子，加生姜，足前成半斤。

6. 方义

附子辛热，温阳化水；白术苦温，益气燥湿、运化水液；生姜辛温，发散水饮；茯苓淡渗，利水通阳；芍药滋阴养液以疗少阴病阴液亏损之本，防温燥及淡渗伤阴。诸药相伍，功能化水、运水、散水、利水，兼滋阴养液，祛除水饮而恢复阴阳。

如寒饮关肺而咳，加五味子、细辛、干姜，温肺化饮，敛肺止咳；小便通利者，去茯苓，防利水伤阴；下利重者去芍药，防酸寒苦泄，加干姜温中止利；胃阳不足而水寒犯胃者，加生姜降逆止呕。

7. 原文选录

太阳病，发汗，汗出不解，其人仍发热，心下悸，头眩，身瞤动，振振欲擗地者，真武汤主之。（82）

少阴病，二三日不已，至四五日，腹痛，小便不利四肢沉重疼痛，自下利者，此为有水气。其人或咳，或小便利，或下利，或呕者，真武汤主之。（316）

8. 按语

《伤寒论》第82条论述了少阴病饮停三

焦证的病因及证治。体虚之人发作太阳病，本为太阳少阴合病，发汗不当则伤阴亡阳，加重少阴病的发展，而阴阳亏损伴有水饮内停。虽有太阳病不解而发热，当与真武汤温阳化水治疗少阴病寒实证。

第 316 条补充论述了少阴病饮停三焦证的病因病理及证治。初为少阴病阴阳本虚证，日久不解，耗伤三焦阳气，导致水气内停而发展为少阴病寒实证。水饮泛滥三焦，故病证广泛，虽有阴液亏损，但因水气泛滥，不宜大补阴液，否则有碍阳复而加重水气，故方与真武汤温阳化水，水饮祛除，阳气恢复则阴液化生。

五、少阴病留饮证

1. 病因病理

少阴病留饮证是阴阳亏损，伴有中上焦阳气亏虚，运化失职，寒湿水饮留着心下，痹阻气血的病变；或伴肌表阳气亏虚，寒湿水饮留着肌表关节，痹阻营卫的病变。本病证多因太阴病心下有留饮，或太阴病寒湿痹证，日久不解，耗伤阴阳气血，而发展为少阴病留饮证。

2. 临床表现

身痛消瘦，骨节肿胀疼痛，手足厥冷，其背恶寒，脉沉虚涩。

3. 证候分析

少阴病阴阳气血亏损，身体不荣则消瘦乏力；阴阳气不相顺接于四末，则手足厥冷。少阴病阳虚不运，寒饮留着心下，闭阻气血，又兼心阳不振、宗气亏虚，气血循行不畅，不能外达其背，故其背恶寒，如《金匮要略》痰饮咳嗽病篇论述："夫心下有留饮，其人背寒冷如手大"。或肌表阳虚，寒湿留着肌表关节，闭阻营卫，故身痛，关节肿痛。阴阳气

血亏损，则脉络不充，故脉沉虚弱；气血寒凝又兼留饮闭阻气血，故气血循行不畅而脉涩。

4. 治法

温阳通脉、散寒化饮、益气养阴。

5. 方药

附子汤方。

附子二枚（炮，去皮，破八片），茯苓三两，人参二两，白术四两，芍药三两。

上五味，以水八升，煮取三升，去滓。温服一升，日三服。

6. 方义

重用附子温阳化水，散寒止痛，大量应用有振奋心阳、通脉活血的作用；重用白术益气燥湿、运化水液，内强谷气，外胜水湿；茯苓利水渗湿，益气通阳；人参益气养阴、大补元气，补益胃气以胜水湿，强健心脏以行气血；芍药养阴和血。诸药相伍温阳通脉、散寒化饮、益气养阴，善疗少阴病留饮痹阻营卫气血的病变。

7. 原文选录

少阴病，得之一二日，口中和，其背恶寒者，当灸之，附子汤主之。（304）

少阴病，身体痛，手足寒，骨节痛，脉沉者，附子汤主之。（305）

8. 按语

《伤寒论》第 304 条论述了少阴病心下有留饮的证治。少阴病阴阳气血津液俱虚，主要表现为阳气亏损，水津运化输布不利，而形成寒饮留着心下，痹阻气血外达其背，故其背恶寒。因少阴病初得，阴津初虚，又兼寒饮上停，故口中和而不渴。方用附子汤温阳通脉、散寒化饮，配合艾灸背俞，加强温阳散寒、通经活血的作用。

第305条论述了少阴病留饮留着肌表关节的证治。本病证多见于寒湿痹证后期，耗伤阴阳气血，由太阴病发展为少阴病留饮证。

寒湿留着肌表关节与心下有留饮证，因病位不同而表现各异，但均为少阴病留饮证，故异病同治，皆与附子汤主治。

第九章　厥阴病证治规律

《内经》认为太阴为三阴，少阴为二阴，厥阴为一阴，如《素问·天元纪大论》指出："阴阳之气各有多少，故曰三阴三阳也。"可见三阴三阳即代表阴阳二气的盛衰，"厥阴"即指阴液极少而将尽之义，如《素问·至真要大论》记载："帝曰：厥阴何也？岐伯曰：两阴交尽也。"

厥阴病指阴液极亏将尽，导致机体发生阴虚火旺，伴有阴阳俱虚的病理改变，产生热化证和寒化证同时存在的病变，或热化证与寒化证往来交替的病变。其临床特点多表现为上热下寒证，也可见表热里寒证或厥热往复证。

厥阴病多由少阴病耗伤阴液发展而来。少阴病是阴液亏损严重阶段的表现，多表现为单纯的热化证，或单纯的寒化证。少阴病日久不愈则虚火灼伤阴津，或虚寒亡失阴液，导致阴液进一步损伤而发展为厥阴病，厥阴病是阴液亏损极期阶段的表现，因阴液亏极，故既存在阴不制阳的热化证表现，又存在阴不生阳的寒化证表现。厥阴病也可能因太阴病、阳明病等误吐误下等因素，损伤阴液较重而直接传变为厥阴病。

厥阴病的特点为寒热错杂，多因热化证病变部位不同而有不同临床证型。《伤寒论》主要论述了厥阴病上热下寒证、厥阴病肺热肠寒证、厥阴病胃热肠寒证及厥阴病阴阳易等病证。

厥阴病寒热错杂，阳热易耗伤阴津，虚寒易亡失阴液。因此，治疗以清上温下为原则，以扶阳气，存津液。失治则易发展为阳亡阴竭而藏厥，或热复太过而热入营血。

第一节　厥阴病上热下寒证

一、病因病理

厥阴病上热下寒证是阴液亏极将尽，导致阴液不能濡养滋润上焦，而在心胸发生阴虚火旺的病变，同时伴有阴不生阳，而阴阳俱虚，不能温养中下焦，发生肠胃虚寒的病变，本病证多因少阴病不解，耗伤阴液发展而来；或因肠道寄生大量蛔虫，日久耗损阴阳气血而发展为厥阴病。

二、临床表现

消渴，气上撞心，心中疼热，烦躁，食欲不振，或呕吐下利，或吐蛔，手足厥逆。

三、证候分析

厥阴病阴液极亏、组织缺水，故身体消瘦而口渴，因火热消耗阴津，故饮而不解，发为消渴；阴液亏损不能上承心胸，则火热上扰，故气上撞心，心中疼热；阴液不能上荣头脑，则火热上扰精神，故烦躁；阴阳亏损不能温养肠胃，故肠胃虚寒，轻者食欲不振，重者呕吐下利；阴阳亏损不能顺接四末则手足厥逆。如伴有蛔虫寄生，常可吐蛔。蛔虫有喜温、嗜甘、好钻孔的习性，厥阴病表现为上热下寒者，易发生蛔虫上窜，而加重呕吐、烦躁、腹痛等病症。

四、治法

清上温下、益气养阴、安蛔止痛。

五、方药

乌梅丸方。

乌梅三百枚，细辛六两，干姜十两，黄连十六两，附子六两（炮，去皮），当归四两，黄柏六两，桂枝六两（去皮），人参六两，蜀椒四两（出汗）。

上十味，异捣筛，合治之，以苦酒渍乌梅一宿，去核，蒸之五斗米下，饭熟捣成泥，和药令相得，内臼中，与蜜，杵两千下，丸如梧桐子大。先食饮服十丸，日三服，稍加至二十丸，禁生冷、滑物、臭食等。

六、方义

黄连黄柏苦寒，清热坚阴；附子、干姜、桂枝、细辛、蜀椒辛温，温中祛寒、止利存阴、生化气血；人参、当归甘温，益气养阴补血；乌梅酸敛，辅姜附止利，佐人参养阴生津，刺激口腔分泌津液，以止渴。诸药相伍，清上温下、益气养阴，恢复阴阳。

本方又有安蛔止痛的作用，长期临床实践发现，蛔虫得酸则静，得苦则下，得辛则伏，且有嗜食甘味的习性，故乌梅丸酸苦辛甘并用以安蛔止痛。蜀椒、细辛又有杀蛔的作用，白蜜、米粉为丸做饵，诱食而杀之。

七、原文选录

厥阴之为病，消渴，气上撞心，心中疼热，饥而不欲食，食则吐蛔，下之利不止。（326）

伤寒，脉微而厥，至七八日肤冷，其人躁无暂安时者，此为脏厥，非蛔厥也。蛔厥者，其人当吐蛔，今病者静而复时烦者，此为脏寒，蛔上入其膈，故烦，须臾复止，得食而呕，又烦者，蛔闻食臭出，其人常自吐蛔。蛔厥者，乌梅丸主之。又主久利。（338）

八、按语

《伤寒论》第326条论述了厥阴病的辨证提纲及治疗禁忌。厥阴病的本质是阴液极亏的病变。因阴液极亏，不能上承，故在上焦心胸表现为阴虚火旺之热化证；伴有阴不生阳，阴阳俱虚不能温养中下焦而表现为肠胃虚寒证。厥阴病寒热错杂，宜清上温下，禁苦寒攻下，下之则败伤中阳而下利不止。

第338条论述了蛔厥的证治及与脏厥的鉴别等。因卫生习惯、生活条件影响，古人多有蛔虫寄生，而蛔虫具有喜温习性，故蛔厥多发生于厥阴病患者，或蛔虫长期大量寄生，耗伤阴阳气血而发厥阴病，因上热下寒，故蛔虫上窜而发蛔厥。乌梅丸功能安蛔，实为清上温下作用的体现，因此乌梅丸不仅治疗蛔厥，而且实为厥阴病之代表方剂，又主久利。

第二节　厥阴病肺热肠寒证

一、病因病理

厥阴病肺热肠寒证是阴液亏损将尽，导致上焦胸肺发生阴虚火旺病变，伴有中下焦肠胃虚寒的病变。本病证多由太阳阳明合病肺热壅盛证耗伤气血，又误下大伤阴液而传变发展为厥阴病。本有肺热炽盛，误下伤津则阴津不能上荣而肺阴亏损，因此肺热炽盛内入血分，而肺热气血两燔；同时伴有阳随阴亡，阴阳亏损不能温养中下焦胃肠，而肠胃虚寒。

二、临床表现

咽喉不利，咳吐脓血，或胸中热痛，或咳嗽喘息，胃呆食少，下利，手足厥冷，脉沉迟。

三、证候分析

厥阴病阴不制阳，在肺发生热化证而气血两燔，血热灼伤肺络，故咽喉不利、咳唾脓血、甚则胸中热痛、咳嗽喘息。阴阳俱虚不能外温四末则手足厥冷；不能内温胃肠，则肠胃虚寒，故胃呆食少，下利；不能充盈脉络则脉沉迟。

四、治法

养阴清热，温阳祛寒，止咳平喘。

五、方药

麻黄升麻汤方。

麻黄二两半（去节），升麻一两一分，当归一两一分，知母十八铢，黄芩十八铢，葳蕤十八铢（一作菖蒲），芍药六铢，天门冬六铢（去心），桂枝六铢（去皮），茯苓六铢，甘草六铢（炙），石膏六铢（碎，绵裹），白术六铢，干姜六铢。

上十四味，以水一斗，先煮麻黄一两沸，去上沫，内诸药，煮取三升，去滓。分温三服，相去如炊三斗米顷，令尽。汗出愈。

六、方义

石膏、知母清气分肺热；升麻、黄芩清热解毒、气血两清；麻黄宣肺，止咳平喘，宣发升散，功能透热转气，又能排除脓血；桂枝辛温散结，辅助麻黄促使脓血破溃而排出；当归、芍药、知母、天冬、玉竹滋阴养血，其中当归又具有活血排脓之功；干姜、白术、茯苓、桂枝、甘草温中祛寒，止利存津，防滋阴清热之品败伤中阳。诸药相伍，功能养阴清热、温阳祛寒、止咳平喘，适于厥阴病肺热肠寒证。

七、原文选录

伤寒六七日，大下后，寸脉沉而迟，手足厥逆，下部脉不至，喉咽不利，唾脓血，泄利不止者，为难治，麻黄升麻汤主之。（357）

八、按语

《伤寒论》第357条论述了厥阴病肺热肠寒证的病因、证治及预后。伤寒六七日则邪盛正衰，误下伤阴亡阳而转属为厥阴病，表现为肺阴亏损而热化，咳唾脓血，肠胃阳气亏损而寒化下利。与麻黄升麻汤清上温下养阴，因肺脏娇嫩，不耐寒热，故小量频服。

因病情危重，服药后仍下利者，则中气败伤，而邪热不除，故难治。

第三节　厥阴病胃热肠寒证

一、病因病理

厥阴病胃热肠寒证是阴液极亏将尽，导致中上焦胸胃阴虚，虚热上扰胸胃，伴有中下焦阳气亏损而肠道虚寒的病变。本病证多由太阴病误吐误下，损伤阴阳津气发展而来，伤寒耗伤里阳，发展为太阴病，表现为腹满而吐，宜温之，反吐下误治伤阴亡阳，而传变为厥阴病。吐伤胃阴，故虚热上扰胸胃，下伤中阳则肠道虚寒。

二、临床表现

饮食入口即吐，胸中烦热，咽干口渴，下利，手足厥冷，脉沉，舌红少苔。

三、证候分析

厥阴病阴液亏损，不能荣养胃脘，则胃阴不足，故虚热扰胃而饮食即吐；阴液亏损不能上承胸中，则上焦阴虚，故虚热上扰而胸中烦热，咽干口渴。阴不生阳则阴阳俱虚，不能外温四末而手足厥冷；不能内温肠道则虚寒下利；不能充盈脉络、鼓动气血，则脉沉。

四、治法

清热止呕、温阳止利、益气养阴。

五、方药

干姜黄芩黄连人参汤方。

干姜、黄芩、黄连、人参各三两。

上四味，以水六升，煮取二升，去滓。分温再服。

六、方义

黄芩、黄连苦寒，清胸胃热、除烦止呕；干姜辛温，温中祛寒、止利存阴，防苦寒败伤中阳；人参甘温，益气健胃、养阴生津。四味相伍，辛开苦降甘调，善疗胃阴不足之虚热呕吐。

七、原文选录

伤寒本自寒下，医复吐下之，寒格，更逆吐下，若食入口即吐，干姜黄芩黄连人参汤主之。（359）

八、按语

《伤寒论》第 359 条论述了厥阴病胃热肠寒证的病因及证治。疾病初期本为太阴病中焦虚寒证，表现为腹满而吐，误诊为阳明病实证，更误以巴豆类丸药吐下之，阴液大伤而发展为厥阴病，吐伤胃阴而助热，下伤阴液而亡阳，故表现为胃热肠寒证。其以胸胃虚热为主要病变，表现为饮食入口即吐，或有热扰胸中食道而胸中烦热表现，伴有肠道虚寒下利病变。因此与干姜黄芩黄连人参汤清上温下，因呕家不喜甘，故不加甘草、大枣和胃，因胃阴亏损，故不加生姜、半夏止呕，生姜发散阴津，半夏温燥伤阴。

第四节　厥阴病阴阳易证

一、病因病理

厥阴病阴阳易证是阴精亏损导致上热下寒的病变。本病证多因伤寒初愈，阴阳气血未复，房劳损伤阴精，导致上焦发生阴虚火旺病变，下焦发生阴阳俱虚筋肉失养的病变，或伴有下焦阳气不足，水液输布不利的病变。

二、临床表现

热上冲胸，头重不举，头眩目花、身重乏力，膝胫拘急，或阴中拘挛，少腹胀满，小便不利。

三、证候分析

厥阴病阴津精血亏损，不能上承胸中，则虚热上冲胸中，或胸中烦热，阴精不能上养头目，则虚热上扰，故头眩目花；精血不能濡养头项，则虚热灼伤颈项筋肉，故颈项痿软而头重不举。阴虚及阳，阴阳亏损不能温养机体，则身重乏力；阴阳津气不能温养下肢，则膝胫拘急，甚者少腹拘挛、阴筋收引；阳气亏损，运化失职则伴水液储留，故少腹胀满、小便不利。

四、治法

调和阴阳。

五、方药

烧裈散方。

妇人中裈，近隐处，取烧作灰。

上一味，水服方寸匕，日三服，小便即利，阴头微肿，此为愈矣。妇人病，取男子裈，烧服。

六、方义

中裈主要内含棉花植物纤维，烧灰存性具有止血作用。阴阳易病证实为厥阴病虚劳的表现，方用烧裈散治疗较为离奇，宜存疑研究。可与小建中汤调和阴阳、生化气血、缓解痉挛，或桂枝加龙骨牡蛎汤、黄连阿胶汤及八味肾气丸等皆可斟酌。

七、原文选录

伤寒，阴阳易之为病，其人身体痛，少气，少腹里急，或引阴中拘挛，热上冲胸，头重不欲举，眼中生花，膝胫拘急者，烧裈散主之。（392）

八、按语

《伤寒论》第392条记述了阴阳易病证的病因及证治。传统认为阴阳易是伤寒初愈而余毒未清，因男女交媾而相互染易，与烧裈散导毒从小便渗出。此说较为离奇，宜存疑。

辨证分析，阴阳易实为虚劳病，是厥阴病上热下寒证的表现，多因伤寒热病耗伤阴液，又房事不节，损伤精血，或血热妄行，衄血不解，耗伤津血，导致阴液极亏而发展为厥阴病。具体表现为在上焦阴虚火旺，而筋肉灼伤、痿软无力，伴有烦热、目花等虚热表现；在下焦表现为阴阳俱虚，而筋肉失养，拘急痉挛，伴有气化不利、小便不畅等病变。概初为阳气亢盛病变，耗伤阴精则转易为阴液亏损病变，故名阴阳易。宜参考《金匮要略》虚劳病诊治。

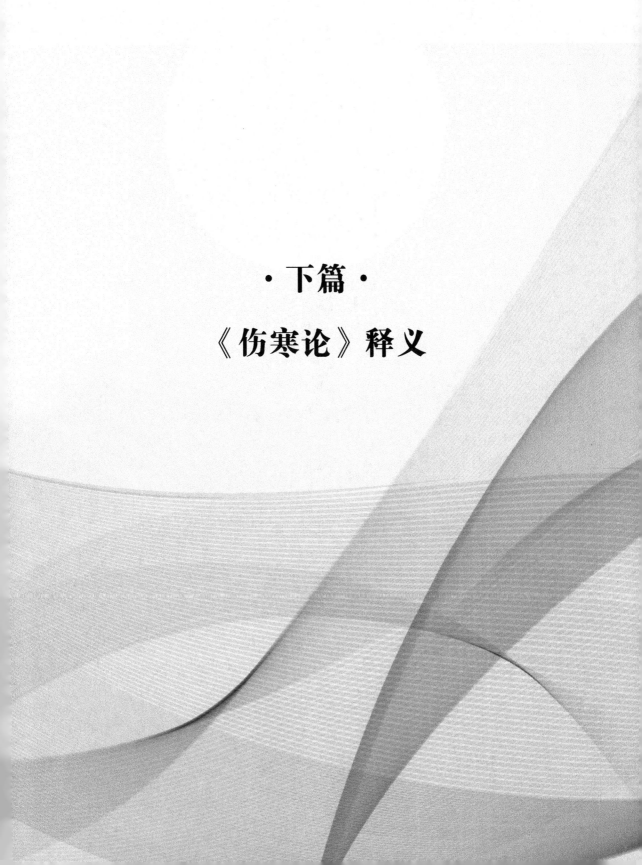

· 下篇 ·

《伤寒论》释义

辨太阳病脉证并治上

【原文】

1. 太阳之为病，脉浮，头项强痛而恶寒。

提要：提出太阳病的基本脉证作为提纲。

释义：阳气是机体内具有很强活力的精微物质，内附于阴液，随脉循行，布达周身，以温煦机体，调和阴液，推动机体各脏腑组织器官的生理功能。外达体表之阳气具有温煦体表、肥腠理、司开合、调和荣阴的作用，称作表阳；因其具有卫外防御的作用，故又称作卫阳；又因体表面积巨大，故又称作太阳。

太阳病是指在一定的致病因素作用下，引起太阳之气功能性损伤或实质性损害，导致肌表阴阳失调、营卫不和的病变。太阳病多因外受风寒气候因素影响，损伤卫阳，或郁遏卫阳，导致卫阳失去温煦肌表的功能，故恶寒；卫阳损伤或郁遏，不得上行头项温养筋肉，失去运化阴津的功能，津液凝滞而头项筋肉肿胀，故项部强硬不舒，组织肿胀压迫头项部神经，故头痛；肌表不和刺激机体自调，体内气血阴阳浮盛于外，故脉浮。另外，阳气浮盛于外则产热增加，故发热；阳热鼓动气血则增加脉浮之象；阳热外散肌表不利，则随脉上冲头项，引起头部血管扩张，故加重头痛病证。

"脉浮，头项强痛而恶寒"之脉证基本反映了肌表阳气功能不足，而发生肌表阴阳失调、营卫不和的病变，故为太阳病辨证提纲。

【原文】

2. 太阳病，发热，汗出，恶风，脉缓者，名为中风。

提要：提出太阳病中风证的基本脉证。

释义：太阳病中风证是太阳病的基本证型之一，多因外受风邪的影响，引起卫阳实质性损害。因风性开泄，受风则肌腠疏松，卫阳外泄，故卫阳亏虚，进而引起肌表阴阳不和、卫虚营弱的病理变化，在外表现为发热、汗出、恶风、脉缓等脉证。

首言太阳病，应见"脉浮，头项强痛而恶寒"脉证。表现为中风证，主要病证特点为有汗脉缓。卫阳损伤，失去固摄肌表津液的作用，故津液外泄作汗。汗出更伤卫阳，温煦功能更减，故不仅恶寒，而且恶风。卫阳功能不足，机体自调而阳气外浮，产热增加，故发热。"脉缓"非指脉率，因发热者，脉率多数而不会缓慢，缓脉之形势具有柔和松软之象，因卫阳失固，津液作汗，脉中营阴外泄而不充，故脉缓弱。

"中风"非指病因而言，更不是指风入体内，而是对太阳病卫虚营弱病变，出现发热、汗出、恶风、脉缓等病证，这一证型的命名概括。因恶风、汗出、发热等临床表现具有风的性质，故命名为中风。

【原文】

3. 太阳病，或已发热，或未发热，必恶寒，体痛，呕逆，脉阴阳俱紧者，名为伤寒。

提要：提出太阳病伤寒证的基本脉证。

释义：太阳病伤寒证是太阳病的另一基本证型，多因外受寒冷气候的影响，引起卫阳发生功能性损害，即卫阳闭郁。因寒性收引，外受寒冷则闭郁卫阳，失去运化阴津的作用，发生阴阳不和，卫闭营郁的病理变化，在外表现为恶寒、发热、无汗、体痛、脉紧等脉证。

首言太阳病，当见"脉浮，头项强痛而恶寒"脉证表现，表现为伤寒证，其主要病证特点为无汗、脉紧。卫阳闭郁，失去温煦体表的功能，故恶寒。失去运化阴津的功能，则津液凝滞于体表腠理，故无汗。阴津凝滞不行则转化寒湿水气，压迫刺激体表神经，故体痛。肌表不和引起机体自调而阴阳气血津液外浮，阳气浮盛于外，则产热增加，又兼无汗而散热减少，故发热。因阳气郁闭而宣散不利，阳气浮盛于外，郁积到一定程度才能发热，故发热较迟。因体表腠理阴津凝滞，腠理充实，故营阴浮盛于体表脉络，而不得渗泄于脉外之腠理，导致脉内气血津液充实而郁滞，故脉之形势紧实。体内气血津液外浮于表则胃腑失养，消化吸收功能降低，故呕；又因体表营卫气血郁闭，影响谷气旁达，故胃气上逆而加重呕证。

"伤寒"非指寒邪内入体内，而是对太阳病卫闭营郁病变引起恶寒、发热、无汗、脉紧等病证这一证型的命名概括。因其病理变化及脉证表现具有寒的性质，又因本病发生多受寒冷气候影响而发，故命名为伤寒。

【原文】

4. 伤寒一日，太阳受之，脉若静者，为不传；颇欲吐，若躁烦，脉数急者，为传也。

提要：依据脉证变化，辨别疾病的传与不传。

释义："传"非指邪气相传，而是指疾病内在的阴阳失调的病理状态发生新的病理改变。脉证表现是内在病理变化的外在反映，故可通过揣外知内的方法探求疾病传与不传。

广义伤寒在发病初期，多表现为太阳病之病理变化，临床表现多见脉浮、头项强痛而恶寒。"脉若静者"指太阳病之脉象未发生变化，言外之意，其病证亦未变，即使有所加重，亦平静有度，其脉证表现仍反映疾病为太阳病，故为不传。

如脉证发生变化，则反映内在的病理状态发生了改变，出现了新的阴阳失调变化，

故疾病为传也。例如，出现欲吐加重，则多传为少阳病，或太阳少阳合病等；如出现躁烦、脉象数急，则多传为阳明病，或太阳阳明合病等。

【原文】

5. 伤寒二三日，阳明少阳证不见者，为不传也。

提要：承上条补充论述以脉证变化作为辨别疾病传与不传的标准。

释义：《内经》认为一日太阳，二日阳明，三日少阳，仲景发展了《内经》，以客观的脉证表现辨别诊断疾病，而不以时间作为判断标准，体现了辨证施治的精神。例如，伤寒发病二三日，虽发病较久，临床未出现阳明、少阳病证表现，仍为太阳病脉证表现，则为不传。

【原文】

6. 太阳病，发热而渴，不恶寒者，为温病。若发汗已，身灼热者，名风温。风温为病，脉阴阳俱浮，自汗出，身重，多眠睡，鼻息必鼾，语言难出；若被下者，小便不利，直视失溲；若被火者，微发黄色，剧则如惊痫，时瘛疭；若火熏之，一逆尚引日，再逆促命期。

提要：承上文论述太阳病传为温病的基本脉证及误治变化。

释义："太阳病，发热而渴，不恶寒者，为温病"，"温病"指太阳阳明并病，首言太阳病，指病之来路。初发太阳病，表现为无汗、恶寒发热之伤寒证，阳气浮盛于外而不得宣散，故郁积于体表，亢盛为阳热则转并为阳明病。阳热亢盛，故太阳病得已缓解，表现为发热不恶寒，阳热灼伤阴津则口渴。如太阳病完全得解，而转属阳明，当见阳热迫津外泄而有汗出，据"风温"自汗的特点推测，"温病"应表现为无汗，故太阳病未尽解，实为太阳阳明并病。

"若发汗已，身灼热者，名风温。风温为病，脉阴阳俱浮，自汗出，身重，多眠睡，鼻息必鼾，语言难出。""风温"为阳明病热

证，由"温病"误汗发展而来。温病表现为发热而渴，无汗而不恶寒，实为太阳阳明并病，宜麻杏甘石汤等辛凉清解，反辛温发汗，虽太阳病得解，却辛温助热伤津，加重阳明病发展而成风温。阳热亢盛在表则身灼热，汗自出；阳热在肺则呼吸声粗，上炎咽喉则肿痛难以语言；热盛神昏则多眠睡；阳热在脉鼓动气血则脉象浮大；壮火食气，热伤气阴则身重乏力。

"若被下者，小便不利，直视失溲"，"风温"为阳明病热证，初伤气阴，宜白虎加人参汤清热泻火，佐以益气养阴。误下则更伤阴津而阳热不解，发展为阳明少阴合并病，阴津欲竭，不得下渗，故小便不利；阴津不得上养头目，则目晴呆滞，直视失活；阴津不得上养头脑，阳热上扰精神，则热盛神昏加重，引起大便失禁。

"若被火者，微发黄色，巨则如惊痫，时瘈疭"，阳明少阴合病，宜泻热存阴，养阴滋液。如误用火疗，更助热伤阴，轻者热伤营血而肤色发黄、晦暗不泽；甚者热伤营阴而动风，筋肉失养则抽搐痉挛，热扰精神则神志昏迷。

"若火熏之，一逆尚引日，再逆促命期"。阳明少阴合病发展至热入营血动风，已病危，再火熏劫汗，伤阴亡阳，命将不保。

本文提示阳明病阳热亢盛易伤津液，宜泻阳热、存津液，禁用辛温发汗、攻下、火疗等伤亡阴津，加重疾病发展。

【原文】

7. 病有发热恶寒者，发于阳也，无热恶寒者，发于阴也，发于阳者，七日愈，发于阴者，六日愈，以阳数七，阴数六故也。

提要：提出阳气病变和阴液病变的辨证要点及阴阳病变预后的一般规律。

释义：阳气为主的病变有太阳病、阳明病、少阳病三种基本病理改变。太阳病为疾病的初期表现，只是表阳损伤，故阳气能浮于外而发热，因表阳温煦功能不足而恶寒。阳明病则阳气有余，故亢盛化热而不恶寒。

少阳病为阳气损伤初级阶段的表现，因阳气初伤不甚，尚可郁积化热，故表现为寒热往来，即阵发性发热。三阳病均有发热等阳热性质病证，故发热恶寒者，为于阳也。即具有发热病证者，多为三阳病的表现，尤其多见于太阳病，表现为恶寒发热。

阴液为主的病变有太阴病、少阴病、厥阴病三种基本病理改变，三阴病重证多表现在里，较易鉴别，轻证多表现在肌表，宜和阳病鉴别。太阴病为阴液相对太盛，阳气亏损的疾病；少阴病和厥阴病因阴液亏损，阴损及阳，故多在肌表表现为虚寒性病变。因三阴病均伴有阳气亏损，故恶寒而不发热，尤其多见于少阴病。

"发于阳者，七日愈，发于阴者，六日愈"，是古人对疾病发展规律的经验总结。三阳病病程多在七日左右，经七日自调或调治，阴阳调和则寒热得解。三阴病多先里和，使谷气外助肌表，表病一般经六日左右得以阴阳调和而愈。

"以阳数七，阴数六故也"，古代阴阳家认为，七为火成之数，六为水成之数，以水火奇偶之数解释客观规律则牵强附会，不符合仲景全书科学精神，恐为衍文。下条"以行其经尽"之说可证。

【原文】

8. 太阳病，头痛至七日以上自愈者，以行其经尽故也，若欲作再经者，针足阳明，使经不传则愈。

提要：承上文论述太阳病七日自愈的机理及预防疾病传变发展的针刺方法。

释义：太阳病多为自限性疾病，其发展的一般规律为七日左右自愈，仲景自释为"以行其经尽故也"。

本条文提出"经尽""再经""经不传"三个词语，其他条文尚见于67条发汗则"动经"，103条太阳病"过经"十余日，114条"到经"不解，124条太阳"随经"，384条复过"一经""后经"等相关词语。除67条发汗则动经之"经"字作经脉解，其余"经"

字多与表示时间的字组词，或伴随日期出现，故"经"之意义多和时间有关，可理解为日期或病程。

太阳病的病程一般为七日左右，经七日的自身调节，多能自愈，此为一般发展规律，是对临床实践的经验总结。"以行其经尽故也"即太阳病之病程结束而愈。此说否定了"以阳数七，阴数六故也"之说，符合临床实际。

太阳病七日自愈为一般规律，如患者体质虚弱，发病更耗伤气血，则不能七日自愈，往往需再经而愈，即进入第二病程休养自调。甚者，损伤气血而传变为少阳病，或损伤气血较重而传为三阴病。为缩短病程，防止传变发展，对太阳病迁延不愈者，可针刺足阳明经足三里等穴，本穴有强壮健胃、补益气血、提高抗病能力的作用，而无滋补药物防碍阳气宣通的副作用。

【原文】

9. 太阳病，欲解时，从巳至未上。

提要：承上文预测太阳病欲解的具体时间。

释义：依据天人相应理论，人与自然为一整体，人是自然的一部分，人体的健康必然受自然的影响。太阳病多因外受寒冷气候影响，损伤卫阳导致营卫不和而发病，人体自稳调节能宣发气血外助营卫，故多经七日左右自调而愈。自愈时间多在巳午未之时，午时左右气温最高，外受温热环境的影响，人体阳气易于宣散通达，故营卫和调而易愈。实际是阳气阴液构成的内环境得到外环境的良性影响而趋稳。

欲解不是必解，故不可待时而解，须积极调养治疗。欲解同时反映了疾病的变化规律，疾病往往有昼轻夜重的特点，在午时左右可能暂时缓解，旋即复起。治疗宜在病轻时用药，易于调节，防止复起，即先其所因，伏其所主，正如54条所述"先其时发汗则愈"。

【原文】

10. 风家，表解而不了了者，十二日愈。

提要：承前文预测风家患太阳病自愈的时间。

释义：风家指经常患太阳病中风之人，多为体质虚弱患者。太阳病多能七日自愈，风家体质虚弱，发太阳病又耗伤气血，故阴阳不易调和，七日不能自愈，需再经而愈，根据实践经验，多十二日左右自愈。宜服桂枝汤配合针刺足三里治疗。

【原文】

11. 病人身大热，反欲得衣者，热在皮肤，寒在骨髓也，身大寒，反不欲近衣者，寒在皮肤，热在骨髓也。

提要：以寒热为例，说明疾病现象与本质的辨证要点。

释义：恶寒恶热是主观感受，身寒身热是客观体征。"皮肤"居表，指疾病的外在现象；"骨髓"在里，代指疾病的本质。

"病人身大热，反欲得衣者"，即发热恶寒，一般为太阳病。发热是太阳病肌表不和引起阳气浮盛于外而导致的客观现象，恶寒是表阳损伤，失去温煦功能而引起的主观感受。"热在皮肤，寒在骨髓也"，提示发热为标象，恶寒为本质。治疗宜抓住本质，应用辛温发散之剂温通阳气，使热随寒解而散。不可据发热现象，妄用寒凉之剂，更加郁闭阳气而寒热不解，

"身大寒，反不欲近衣者"，即身寒而恶热烦躁，一般为阳明病。阳热壅滞在里则恶热烦躁，阳热伤气或里热壅滞不得外达，肌表失温则身寒。"寒在皮肤，热在骨髓也"，提示身寒为标象，恶热为本质。治疗宜抓本质，应用栀子豉汤辛凉发越，苦寒清热，不可据身寒现象，妄用温热之剂更助阳热。

【原文】

12. 太阳中风，阳浮而阴弱，阳浮者，热自发，阴弱者，汗自出，啬啬恶寒，淅淅恶风，翕翕发热，鼻鸣干呕者，桂枝汤主之。

提要：论述太阳病中风证的病理及证治。

释义：太阳病中风证，多因外受风邪影响而发病，因风性开泄，损伤卫阳，卫阳不

足，失去固摄营阴的作用，导致营阴外泄作汗，故发生卫虚营弱的病理改变。

太阳中风之卫虚营弱的病变，发生在肌表，则表现为恶风寒、发热汗出，因卫阳不足，失去温煦肌表的作用，故恶寒较重，表现为啬啬恶寒；失去固摄阴津的作用，故汗自出；汗出散失阳气，故温煦功能更减，不仅恶寒，而且淅淅恶风，即遇风则如寒水浇身；肌表营卫不和，刺激机体自调而阳气浮盛于外，产热增加，故发热，因汗出散发部分热量，故发热较低，表现为翕翕发热。

太阳中风病变表现在鼻腔，则鼻塞流涕，阳热浮盛于鼻腔，则鼻腔血管扩张，黏膜充血肿胀，故鼻塞而鸣；在鼻腔，卫阳不固阴津，又兼脉内阳热迫津外泄，故黏膜分泌增加而流涕，鼻腔受阻则呼吸有音，故鼻鸣。

太阳病中风证的脉象为阳浮而阴弱，中风而肌表不和，引起机体气血津液外浮，又兼阳热鼓动气血，故浮取脉浮；卫阳不固，营阴外泄则脉络空虚，故沉取脉弱。

太阳病肌表不和，机体气血外赴则不能内顾，胃失温养则消化吸收功能不良，故胃失和降而干呕。

方用桂枝汤温通卫阳、收敛营阴，使卫虚营弱的病理改变恢复为阴阳和调的生理状态，其中桂枝辛温通阳，助卫阳和营阴，生姜辛温发散，辅桂枝通阳宣散；芍药酸寒敛阴止汗，大枣甘温、益气养津，辅芍药养阴；甘草、生姜、大枣内和胃益气，外和营卫，与桂枝相伍辛甘化阳，与芍药相伍酸甘化阴。合方调和营卫，使阳加于阴汗出而愈，服药后须服热粥内和胃气，外增热能协助发汗，发汗要求遍身微汗一时许为佳。不可大汗，更伤津亡阴而病必不除。中风者本有自汗，是阳不固阴的病理状态，治疗发汗则是阳加于阴的生理反应。

【原文】

13. 太阳病，头痛，发热，汗出，恶风者，桂枝汤主之。

提要：论述桂枝汤的应用。

释义：太阳病表现为头痛、发热汗出、恶风，多是中风证的表现。卫阳不足，肌表不温则恶风；阴津不固则汗出；阳热浮盛则发热；阳热上攻则头部血管扩张而头痛。太阳中风，故与桂枝汤温通卫阳、收敛阴津，以和营卫。

桂枝汤具有调和阴阳、发表解肌的作用，不仅治疗太阳病中风证，凡病具有头痛、发热、汗出、恶风等太阳中风证的病证特点，即可应用。例如，太阳病伤寒发汗后，或阳热加重而病证改变为头痛、发热、汗出、恶风之表现，则与桂枝汤调和营卫。

【原文】

14. 太阳病，项背强几几，反汗出恶风者，桂枝加葛根汤主之。

提要：论述太阳阳明合并病的证治。

释义：太阳病为病之来路，初发太阳病中风证，则证见发热、汗出、恶风。及其发展则汗出伤津，阳热亢盛而合阳明病，阳热灼伤阴津，又兼汗出亡失阴津，故阴津不能濡养项背而筋肉拘急不舒，如小鸟学飞几几然。

太阳阳明合病，太阳病表现为中风证，证见汗出恶风；阳明病表现为阳热灼伤项背筋肉而拘急不舒。方用桂枝加葛根汤双解太阳阳明。

本病也可能是太阳阳明并病，初发太阳病伤寒，表现为无汗恶寒，及其发展，阳气浮盛化热，阳热郁积亢盛则转发太阳阳明并病。阳热亢盛在肌表迫津外泄，故太阳病缓解，无汗转为汗出，太阳病未尽故仍恶风；阳热灼伤项背筋肉，阴津损伤，筋肉失养，故项背拘急。二阳并病表现在肌表，突出表现为项背拘急，故方与桂枝加葛根汤双解太阳阳明。

桂枝加葛根汤为桂枝汤加葛根四两组成。原书记载方药为葛根汤错简，因有汗不宜麻黄。方用桂枝汤发表解肌，通阳敛阳，治疗太阳中风；加葛根治疗项背拘急，葛根辛凉甘平，升发阳气而辛凉解表，又能生发阴津、敷布筋肉、缓解痉挛，具有清热生津的功能，为太阳阳明双解之品。桂枝汤加葛根，使辛温之剂转为辛凉解表，升津舒筋之剂，功能双解太阳阳明合并病。

【原文】

15. 太阳病，下之后，其气上冲者，可与桂枝汤，方用前法，若不上冲者，不可与之。

提要：论述太阳病误下，发展为太阳少阴合病奔豚证的证治及桂枝汤的应用禁忌。

释义：太阳病是表阳功能不足引起营卫不和的病变，治疗宜汗法宣通阳气，以助卫阳调和营阴，禁用攻下，攻下使气机下陷，不能宣发阳气外助肌表，甚至伤阴亡阳，或伤津助热，导致疾病传变，

例如，"下之后，其气上冲者"，为误下伤阴亡阳，导致疾病发展为太阳少阴合病，"其气上冲"即水气奔豚。奔豚是古病名，实为太阳少阴合病，少阴病表现为心阳轻度损伤，水液运化失职，平素尚可代偿，发太阳病耗伤阳气，引阳外行则加重心阳损伤，心阳不能下达，则在下形成水气。水气初成多在远心端之下腹，阳气退却则水气向上扩展形成，多伴有腹满胀、胸闷心悸、头晕等病证阵发性发作，也可因水气从下向上形成，刺激神经而产生气上冲的主观感觉。因少阴病心阳损伤较轻，阳复则止，阳退则发，故其气上冲呈阵发性发作。

本为太阳病，误下则太阳病不解，攻下伤阴亡阳，阴阳气血不能温养心脏，心阳不足而合并少阴病。太阳少阴合病，少阴病表现为阵发性发作，病情较轻，故可与桂枝汤双解太阳少阴。"可与桂枝汤"即加减应用桂枝汤，实为加桂之义，方用桂枝加桂汤外治太阳调和营卫，内治少阴温阳平冲。

"若不上冲者，不可与之"，为误下伤阴亡阳较重，发展为少阴病重证，故不可与桂枝汤解表，更伤阴阳；也可能发展为阳明太阴合病之痞证，或发展为阳明病水热结胸证。如131条述"病发于阳，而反下之，热入因作结胸，病发于阴而反下之，因作痞也。"又如《金匮要略》腹满寒疝宿食病脉证治篇述

"夫瘦人绕脐痛，必有风冷，谷气不行，而反下之，其气必冲，不冲者，心下则痞也。"痞证或结胸皆无其气上冲证，禁用桂枝汤。

【原文】

16. 太阳病三日，已发汗，若吐，若下，若温针，仍不解者，此为坏病，桂枝不中与之也，观其脉证，知犯何逆，随证治之。桂枝本为解肌，若其人脉浮紧，发热汗不出者，不可与之。常须识此，勿令误也。

提要：论述桂枝汤的应用禁忌及辨证施治的原则。

释义：太阳病经发汗、吐下、温针等多种误治，造成坏病，太阳病之病机病理发生改变，故禁用桂枝汤。坏病因个体差异，伤阴伤阳不同，可发生多种改变，而无统一规律可循，故以"观其脉证，知犯何逆，随证治之"为诊治原则，即辨证求病，因病施治。

桂枝汤功能解肌，通阳敛阴，以调营卫，而无开泄阴津解凝的作用，故发热、无汗、脉紧之伤寒证禁用桂枝汤。伤寒证其病理改变为卫闭营郁，误服桂枝汤则阴津收敛而营卫不得开泄，辛温助热不得宣散，反发展成太阳阳明合病大青龙汤证。

【原文】

17. 若酒客病，不可与桂枝汤，得之则呕，以酒客不喜甘故也。

提要：以酒客为例，提示内蕴湿热者禁用桂枝汤。

释义：酒为熟谷之液，易助湿热，酒客即嗜酒之人，代指湿热体质者。

酒客发太阳病，则浮盛之热与本有湿热相合，迅速发展为太阳阳明并病，太阳病表现为中风证，阳明病表现为热与湿结。宜辛凉解表以治太阳病，苦寒清热燥湿以治疗阳明病，可与葛根黄连黄芩汤，而禁用桂枝汤。桂枝汤辛温助热，甘温助湿，易加重阳明病，服之则湿热内迫胃腑而呕，甚至湿热腐伤气血而发痈。

【原文】

18. 喘家，作桂枝汤加厚朴杏子佳。

提要： 论述喘息宿疾患者发作太阳病中风的治疗方法。

释义： 喘家指患有慢性咳喘之人。喘家多为太阴病患者，平素阳气亏虚，脾胃虚弱，阴津输布运化失常而内生痰饮，痰饮聚胃关肺而呼吸不利，故病喘咳。

喘家身体虚弱，抵抗力低下，易触风寒诱发太阳病。本有太阴病痰饮伏肺，急发太阳病中风则更耗伤阳气，气血外助肌表则不能内顾肺胃，肺胃阳虚加重，伏饮引动而咳喘急性发作。本病实为太阳太阴合病，以太阳病中风证为主要病变，太阴病饮停胸肺为次要病变。

太阳太阴合病而喘息者，宜兼顾治疗，单纯治疗太阳病，宣散阳气，易虚里阳而加重太阴病，单纯温阳化饮治疗太阴病则不能治疗急性之太阳病，桂枝汤调和阴阳，内和脾胃，外调营卫，性质平和，既能治疗太阳病中风表证，又能治疗太阴病脾胃虚弱证，但无化痰平喘、治疗太阴病痰饮关肺的作用，故加厚朴燥湿化痰、降气除满，加杏仁宣肃肺气、止咳平喘。痰饮消除则肺气宣肃正常，气机通利，有利于阳气宣散达表，以助卫调营，而太阳病易解。

【原文】

19. 凡服桂枝汤吐者，其后必吐脓血也。

提要： 承上条太阳太阴合病喘咳者，可与桂枝汤；继论太阳阳明病阳热壅肺者，禁服桂枝汤。提示里热亢盛者禁用桂枝汤。

释义： 咳喘既可见于太阴病寒饮关肺，又可见于阳明病阳热壅肺。太阳病中风证伴有咳喘者，宜鉴别诊治，如为太阳阳明合病，肺热壅盛者，服桂枝汤则辛温助热，加重阳明病的发展，可能引发热盛入血，热腐成脓而咳吐脓血。故里热亢盛者禁用桂枝汤。

服桂枝汤而咳吐脓血者，多本为肺痈病。肺痈是阳明病热入血分，血腐成脓的病变，在酿脓初期，多因阳热外泛而伴有振寒、发

热、汗出，内见喘咳，其病证与桂枝加厚朴杏子汤证相似，必伴有阳热性脉证，如误服桂枝汤则加速酿脓而咳吐脓血。

【原文】

20. 太阳病，发汗，遂漏不止，其人恶风，小便难，四肢微急，难以屈伸者，桂枝加附子汤主之。

提要： 论述太阳病发汗太过，发展为太阳少阴合病汗漏不固的证治。

释义： 太阳病宜发汗，但不可令如水流漓，病必不解，甚至伤津亡阳而合并少阴病。本证多初为太阳病中风证，反与麻黄汤发汗，大汗伤津亡阳，太阳中风不解，又合并少阴病。

太阳病中风证本自汗出，其特点为汗出轻微，或时出时止。发汗治疗而大汗出者，病不得解。如未发生传变，则发汗后，仍表现为微汗出，时发时止，病仍为太阳病中风证，可继服桂枝汤调和营卫。如发汗后遂漏不止，则合并发生少阴病，"遂"指仍然，继续之义，起前后连接作用，大汗出的初始阶段是药物发汗作用，药效过后，仍然汗漏不止，是病情发展为太阳少阴合病之病理性自汗。

少阴病是阴津亏损的病变，阴虚及阳则发生少阴病寒化证，重证多表现在肠胃，阳虚失固而下利清谷；轻证多表现在肌表，阳虚失固而汗漏不止。本为太阳病，大汗伤津亡阳，发展为太阳少阴合病，太阳病表现为中风证，故恶风、自汗；少阴病表现为肌表不固而汗漏不止，病至少阴则阴津亏损，筋肉失于濡养，又兼阴虚及阳，阳虚不能温养筋肉，故四肢拘急，屈伸不利，阳虚失于温煦则恶风加重，阴津亏损则无水下渗，又兼汗漏于表，不得下渗膀胱，故小便不利。

太阳少阴合病，少阴病如表现为下利清谷，则急当救里，治疗少阴病，本病证表现为少阴病轻证肌表不固，故宜太阳少阴兼顾治疗。方用桂枝加附子汤温阳存津，调和营卫，其中桂枝汤温通卫阳，收敛阴津，治疗

太阳病：加附子温阳固表、止汗存津，治疗少阴病。少阴病以阴液亏损为本，寒化证者，尤其是虚寒不固者，治疗关键在温阳气以存津液，阳复则自能化气生津；不可滋补阴液，因补阴无速功，妄用滋阴养液厚味之品，则加重阳气运化输布负担而有碍阳复，阳气不复则汗漏不止，残阴不存、阴津更伤，甚至厚味滋腻，加重消化吸收负担，汗液未止又增下利亡阴。扶助阳气既能存津液，又能促进饮食化生阴液，而少阴病愈。

【原文】

21．太阳病，下之后，脉促胸满者，桂枝去芍药汤主之。

提要：论述太阳病误下伤阳，发展为太阳太阴合病而胸满的证治。

释义：太阳病宜发汗以宣通阳气，外助卫阳调和营阴，禁用攻下，苦寒攻下则太阳病不解，反损伤心胸阳气，胸阳不振则阴津输布不利而滞缓胸中，心阳不足则血行不畅而胸中气血郁滞，阴津血液循行不畅而郁滞胸中，故合并太阴病而脉促胸满。

脉促是脉象虚数，多为太阴病心胸阳气损伤之脉象，心胸阳气损伤则阴液郁滞胸中，故脉中气血不足而脉象虚弱；数脉主虚，是心阳损伤、心率代偿性增快的反应。胸阳不振则阴液郁滞胸中，故胸满，往往伴有心悸、气短。

桂枝汤内和脾胃、外调营卫，功能调和阴阳气血，适于太阳病中风证及太阴病轻证。本病为太阳太阴合病，因胸阳不振，故太阳病即使表现为伤寒证，也不可应用麻黄汤发汗伤阳，而与桂枝汤解表通阳。因芍药酸寒收敛，有碍于胸阳宣通和阴液输布，不利于胸满，故去之，而成通阳除满，辛温解表之剂，方中桂枝辛温，温经通阳，和甘草辛甘化阳，振奋心胸阳气，以输布阴液而除满；生姜辛温散饮，辅助桂枝通阳除满，甘草、大枣益气和胃。合方内能通阳除满，外能助卫解表，适于太阳太阴合病而胸满者。

【原文】

22．若微寒者，桂枝去芍药加附子汤主之。

提要：承上文论述太阳病误下伤阴亡阳，发展为太阳少阴合病而胸满的证治。

释义："微寒"之义多从陈修园主张，即脉微恶寒之义。太阳病误下伤阴亡阳，阴阳亏损则合并少阴病。阴阳气血不充脉络，故脉象微细；阴阳亏损不温肌表则恶寒加重，尤其气血亏损不达四末而手足厥冷；阴阳气血不能温养心胸，则心胸阳气不振，阴液郁滞胸中，甚至化为寒饮停聚胸中，故胸满、心悸、气短加重。

"微寒"也可能指脉微胸寒之义，胸寒指阳气亏损加重，阴津输布不利而化寒痰冷饮停聚胸膈，故胸满气短心悸较重。如324条所述："少阴病……若膈上有寒饮……当温之，宜四逆汤。"

桂枝去芍药汤证为太阳太阴合病，误下损伤阳气较轻，故心阳不振，尚可代偿，故脉促，即虚数脉象；胸阳不振较轻，阴液循行滞缓，尚未形成痰饮，故胸满较轻。本证误下损伤阴阳津气较重，发展为太阳少阴合病，阴阳亏损脉络不充而脉象微细；心胸阳气不振，阴液凝滞形成寒饮，故胸满心悸气短较重。病至少阴寒化证，则桂枝去芍药汤力不能及，故加附子温阳散寒化饮，宽胸除满。

本方证宜与桂枝加附子汤证比较鉴别，同为太阳少阴合病，彼证为少阴病虚寒证，表现为肌表不固而汗漏不止，故用芍药收敛阴津止汗，并补益阴津；本证为少阴寒实证，表现为寒饮停胸，故去芍药酸敛，以利温阳化水宽胸除满。

【原文】

23．太阳病，得之八九日，如疟状，发热恶寒，热多寒少，其人不呕，清便欲自可，一日二三度发，脉微缓者，为欲愈也；脉微而恶寒者，此阴阳俱虚，不可更发汗，更下更吐也；面色反有热色者，未欲解也，以其不能得小汗出，身必痒，宜桂枝麻黄各半汤。

提要： 承前文太阳病误治的传变；论述太阳病自然发展的三种转归变化。

释义： 太阳病多在七日左右发生改变，是一般发展规律。或向愈发展，如 8 条所述："头痛自七日以上自愈者，以行其经尽故也……"；或耗伤气血阴阳而恶向发展；或不愈等。其发展变化多以"太阳病，得之八九日"为前提，"得之八九日"即"七日以上"之谓。

"如疟状，发热恶寒，热多寒少，其人不呕，清便欲自可，一日二三度发，脉微缓者，为欲愈也"是向愈发展的表现。"发热恶寒者，发于阳也"，证见"发热恶寒"则疾病为三阳病；"热多寒少"则类似阳明病的特点；如疟状阵发，一日二三次，则类似少阳病表现。但"其人不呕"，不支持少阳病，"清便欲自可"不支持阳明病，故仍为太阳病。经八九日阴阳自调，阳气渐复，宣散达表，故恶寒少，阳气浮盛于外，不能尽散，故郁积而发热多。寒热一日阵发二三次，比持续寒热病情减轻，概多在巳午未时，因天气温和，阳气宣通而病解，在晨暮时，因天气寒凉而复发，如 9 条所述："太阳病欲解时，从巳至未上"。太阳病伤寒证，脉象浮紧，中风证则脉象浮缓，现脉象微缓，为欲愈脉象。脉象由紧转缓则卫闭营郁得以开泄；或浮缓转为微缓则营卫得以调和。综合脉证分析，营卫不调的病理改变渐除，阴阳调和的生理渐复，故欲愈。宜加强调养促愈。

"脉微而恶寒者，此阴阳俱虚"是疾病向恶发展的表现。多见于年高体弱之人，阴阳气血本弱，发太阳病八九日不解，耗伤阴阳气血，病传为少阴病。阴阳气血亏损，脉道不充故脉微无力，体表失温则恶寒，阳气亏损不能化热，故发热退。病至少阴宜扶阳益阴，不可再用发汗吐下祛邪方法，更损伤阴阳，加重疾病发展。可与芍药甘草附子汤。

"面色反有热色者，未欲解也，以其不能得小汗出，身必痒"，是太阳病伤寒卫闭营郁轻证的表现。其主要表现为面红、无汗、身痒，或有寒热，或有丘疹。伤寒八九日，卫阳渐通，营郁渐解，故寒热渐退；但卫阳郁闭皮肤脉络，故脉络扩张而面红，阴津凝滞皮肤腠理而化水湿，压迫刺激神经则身痒，甚则可发丘疹风团。

伤寒证卫闭营郁，宜麻黄汤发汗，以宣通卫阳，开泄营阴。病在皮肤浅层，卫闭营郁不得解，则伴有营卫虚弱，故营卫郁闭虽轻而不得解，不可大汗更伤营卫之气，宜小发其汗。方用麻黄汤三分之一量宣通卫阳、开泄营阴；取桂枝汤三分之一用量调和营卫，通卫敛营，合方为小汗之剂，开泄营卫而不伤正。

【原文】

24. 太阳病，初服桂枝汤，反烦不解者，先刺风池、风府，却与桂枝汤则愈。

提要： 承前文太阳病误治及自然发展变化的证治；论述太阳病正治而发汗不彻所致病变之证治。

释义： 太阳病中风证服桂枝汤为正治。桂枝汤的煎服方法为煮取三升，分温三服，服药后须啜热粥，温覆衣被，辅助发汗，初服不解则再服、三服，令遍身漐漐汗出一时许，则热随汗散，营卫调和而愈。

本病证初服桂枝汤，反烦不解，却与则愈，说明药证相符，初服反烦不解是药后汗出不彻引起。初服桂枝汤后，调养不当，或又触风寒，或病重药轻，导致汗出不彻，或未出汗，阳热不得外散，故发热不解；桂枝汤辛温鼓舞气血，不得宣散于表，反化阳热上冲头脑，扰及精神故烦。

初服桂枝汤后，发热、汗出、恶风病证不解，病仍为太阳病中风证，反烦是因汗出不彻，阳气振奋，暂时不得宣散达表，而化热上冲的反应，或有并发阳明病之势。不可误用寒凉清热除烦，郁闭阳气而太阳病不愈。仍宜服桂枝汤振奋气血、宣通阳气、调和营阴，使阳热随汗外散，因阳热上冲头脑而烦，故再服桂枝汤之前，先刺风池、风府，散泄上冲之热而止烦，并能疏通气机，有利于气机宣散而解表。

【原文】

25. 服桂枝汤，大汗出，脉洪大者，与桂枝汤如前法；若形似疟，一日再发者，汗出必解，宜桂枝二麻黄一汤。

提要：承上条太阳病服桂枝汤，汗出不彻，致反烦不解的证治，论述服桂枝汤而大汗出所致的两种发展变化。

释义：太阳病中风证本自汗出，其汗出特点为微汗，或时发时止，为卫虚不固、营阴外泄的病理性汗出。服桂枝汤发汗，是营卫调和，阳加于阴的生理性汗出，其汗出特点为遍身漐漐微似有汗，持续一时许而汗止。如服桂枝汤而大汗出，则损伤营卫津气，病必不除，甚至引起传变。

"脉洪大者"是大汗出伤津助热引起的脉象变化，方与桂枝汤治疗，可知仍表现为发热、汗出、恶风等太阳中风证，汗不得法而大汗出，故中风证不解。因大汗伤津助热，而脉象发生变化，由浮缓转为洪大。洪大之脉即来盛去衰，其脉位、脉形表现为阳浮而阴弱，其脉势比浮缓之脉强大有力。综合脉证分析，药物性大汗出后，证见发热、恶风、微汗、脉象洪大，病为太阳病中风证兼有并发阳明病之势，故方与桂枝汤解表，使表解而热散。

"若形似疟，一日再发者"是大汗出损伤营卫引起的病变，方与麻桂合方，可知病为伤寒卫闭营郁之轻证。服桂枝汤，大汗出后，热随汗散而热退身凉，因大汗损伤营卫之气，阴阳未调，营卫未和，寒热虽减而生理状态未复，故晨暮寒凉之时而复发卫闭营郁之伤寒轻证。

寒热如疟，一日二次阵发，病情较轻，表现为卫闭营郁而无汗，故方取麻黄汤一分发汗解表，通卫泄营；已发大汗，营卫损伤，故方取桂枝汤二分调和阴阳、温卫敛营，合方为微汗之剂，适于伤寒轻证。服药宜在寒热发作之前为佳，因一日再发，故分两次服。

【原文】

26. 服桂枝汤，大汗出后，大烦渴不解，脉洪大者，白虎加人参汤主之。

提要：承上条继论太阳病服桂枝汤，大汗出伤津助热，传为阳明病的证治。

释义：本为太阳中风，服桂枝汤发汗，宜遍身漐漐微似有汗。大汗出则伤津助热，病传为阳明病，表现为烦渴、脉洪大，尚应见大热、大汗等。

阳明病阳热在表则高热，热迫津液外泄则大汗出；阳热在里灼伤阴津则口渴，又兼津液作汗，故口渴较重，虽饮而不解，或因热扰精神而烦；阳热亢盛，鼓动气血，故脉象洪大如潮，阴伤营亏则沉取脉弱。如阳热耗伤气阴，则有合并少阴之势。

方用白虎加人参汤清热泻火、益气生津，其中石膏辛甘大寒，清热泻火，以止汗存津；知母苦寒，清热润燥、养阴除烦；粳米、甘草益气和胃；人参益气生津。

【原文】

27. 太阳病，发热恶寒，热多寒少，脉微弱者，此无阳也，不可发汗，宜桂枝二越婢一汤。

提要：论述太阳病传变为太阳阳明并病系在少阴的证治及禁忌。

释义：本文叙述过简，或有缺文，故古今医家对"脉微弱者，此无阳也，不可发汗"的认识多有分歧，宜以方测证分析，方用桂枝汤和越婢汤合方治疗，桂枝汤证见自汗；越婢汤见于《金匮要略》，主治太阳阳明并病之风水病，风水证见水肿、自汗，可知本文病证应伴有自汗出和水气病证，水气聚表轻者身重乏力，重者可见水肿。综上分析，本病临床表现为发热恶寒，热多寒少，自汗出，身重或水肿，脉象微弱，为太阳阳明并病系在少阴的表现。

发病之初，表现为太阳病伤寒证，卫阳闭郁化热，故发热，阴津凝滞不疏，故恶寒无汗，甚则凝滞而化水湿之气。阳气郁积化热过亢则并发阳明病，阳热外迫肌表，故阳热多；而太阳病减，故恶寒少；阳热迫津外泄则自汗出；太阳病未尽解，尚有水湿郁滞。因此，疾病发展为太阳阳明并病，表现为热多寒少，自汗身重或肿，实为风水病。疾病继续发展，阳热迫津外泄，耗伤气阴则易合并少阴病，本证初见气阴损伤，故脉象微弱，尚未见少阴病证出现，而有发展少阴病之势，为太阳阳明并病系在少阴。

风水病可见于太阳阳明合病，证见发热、恶寒、无汗、身肿、脉浮缓，宜大青龙汤发汗；也可见于太阳阳明并病，证见热多寒少，自汗，身肿，脉象浮大，宜越婢汤发汗；如太阳阳明并病伴见脉象微弱，则系在少阴，气阴已伤，不可再与大青龙汤或越婢汤发汗，更伤阴亡阳，加速少阴病的发展而四肢厥逆、筋惕肉瞤，甚至下利清谷。正如38条所示："若脉微弱，汗出恶风者，不可服，服之则厥逆，筋惕肉瞤此为逆也。"

太阳阳明并病系在少阴，表现为风水，方取越婢汤八分之一用量发越水湿，宣散阳热，取桂枝汤四分之一用量通卫敛阴，安中养阴益气，合为桂枝二越婢一汤，方中石膏清热，芍药敛阴，且全方药量较轻，几乎无发汗作用，恰能清透阳热，发越水气而不伤正。

【原文】

28. 服桂枝汤，或下之，仍头项强痛，翕翕发热，无汗，心下满，微痛，小便不利者，桂枝去桂加茯苓白术汤主之。

提要： 承上文太阳阳明并病风水在表的证治，论述太阳太阴合病水饮内停的证治。

释义： "头项强痛，翕翕发热，无汗"，是太阳病的表现。"心下满，微痛"，既可见于阳明病燥实证，又可见于太阴病水饮内停证，宜加以鉴别，阳明病燥实结滞肠胃，心下胀满疼痛，多伴有大便秘而小便数，攻下则愈；太阴病水饮内停者，心下满微痛，多伴有小便不利。本病证表现为心下满微痛、小便不利，且攻下而不愈，故为太阴病水饮内停证。

本病多为平素阳气亏虚患者，外触风寒发太阳病，故发热无汗，头项强痛。因本有阳气不足，故发热较低，表现为翕翕发热。太阳病引阳外行肌表，耗伤里阳，则在里水液输布运化不利而发太阴病，水饮内停心下则心下满微痛，水液下输膀胱不利则小便不利，或伴有水液内还肠胃不利而兼有便秘。外见太阳病表证，内见太阴病里证，合为太阳太阴合病。

太阳太阴合病，宜主治太阴病，或兼治太阳病。因太阴病水饮内停，阻滞气机通达，故服桂枝汤不解，如与麻黄汤解表发汗，则更伤里阳而加重太阴病发展。方宜桂枝去桂加茯苓白术汤利水通阳，兼以解表。

对于桂枝去桂加茯苓白术汤之"去桂"之义，古今医家多有分歧认识，如《医宗金鉴》认为去桂当是去芍，陈修园主张维持原意，成无己则模棱两可。根据内在的病理变化表现为太阴病水饮内停，参考苓桂术甘汤等水饮主方分析，去桂应是去芍传抄之误。芍药酸寒收敛，不利于水饮的温化，加重满胀、无汗，桂枝温经通阳以化水；苓桂术甘汤、茯苓甘草汤等水饮主治方皆用桂而不用芍，故应为去芍。

桂枝汤内强脾胃，外和营卫，通阳解表，因合并太阴病水饮内停心下，故去芍药酸寒收敛之品，加茯苓、白术以温阳利水，而成利水通阳主治太阴病，兼以解表之方。其中桂枝温通心阳，随脉下达中焦以通阳化水，茯苓利水通阳；白术温阳益气，运化水液；生姜辛温散水；大枣甘草益气和胃。合方能化水、运水、利水、散水，从而恢复水液四布、五经并行的生理状态，太阴病得解，则气机通达而表证得解。

【原文】

29. 伤寒，脉浮，自汗出，小便数，心烦，微恶寒，脚挛急，反与桂枝欲攻其表，此误也。得之便厥，咽中干，烦躁吐逆者，作甘草干姜汤与之，以复其阳，若厥愈足温者，更作芍药甘草汤与之，其脚即伸。若胃气不和谵语者，少与调胃承气汤。若重发汗，复加烧针者，四逆汤主之。

提要：承前文桂枝汤的化裁应用；论述桂枝汤误治引起的三种病变。

释义："伤寒，脉浮，自汗出，小便数，心烦，微恶寒，脚挛急，反与桂枝欲攻其表，此误也"。仲景明确指出"反与桂枝欲攻其表"是错误的治疗，可见疾病不是太阳病中风证。

结合30条分析，本病同时伴有微发热，脉象表现为浮大。脉浮、自汗、微恶寒发热，类似太阳病中风证，但小便数、心烦、脚挛急、脉大等病证与中风证不符。本病实为太阳阳明并病，或为阳明病系在少阴。

病初为太阳病伤寒，表现为恶寒发热无汗，阳气郁积化热，阳热亢盛则合并阳明病，阳热外迫肌表，故太阳病减而微恶寒自汗出，汗出则表热散发，故微发热；阳热亢盛于里，上扰精神则心烦，下迫膀胱则小便数；阳热亢盛，鼓动气血则脉象浮大；阳热灼伤阴津，又兼热迫津液外泄下渗，阴津亏损，不能濡养筋肉，故脚挛急；壮火食气，津气损伤则微恶寒。

综上分析，疾病已发展为阳明病系在少阴，或兼有太阳病不解。阳明病系在少阴表现为表里俱热、津气损伤，本宜白虎加人参汤清热养阴。如太阳不解则表现为太阳阳明并病系在少阴，可与葛根芩连汤化裁应用。反与桂枝汤辛温发汗，则易伤阴亡阳，或伤阴助热而加重疾病发展。

"得之便厥，咽中干，烦躁吐逆者"是服桂枝汤伤阴亡阳而发展为少阴病的病变。本为热病伤阴，有发展少阴病之势，反与桂枝汤发汗，大汗出则伤津亡阳，加速疾病发展为少阴病。阴津亏损，不能上润咽喉，故咽中干；阳随津亡则阴阳俱虚，阴阳气血不能外达四末温养手足，故手足厥冷而拘急加重；阴阳气血不能上达头脑温养精神，故烦躁；不能内温胃脘，故消化传导功能下降而吐逆。

少阴病阴阳俱虚，主要表现为胃脘虚寒吐逆、肢厥，阴虚主要表现为咽干、脚挛急。

宜先复其阳以防脱存津，再复其阴以缓解挛急，如先与滋阴养液厚味，则增加消化吸收负担，反损伤胃阳，阴液不得补养，甚至引起吐利，更伤阴液。方用甘草干姜汤益气温阳，阳复则胃脘得温而吐止，气血得以生化，四末得温则厥愈足温。因阴津不能速生，故脚挛急不愈，再与芍药甘草汤养阴缓急。

"若胃气不和谵语者"，是服桂枝汤伤津助热，导致疾病发展为阳明病燥实证的表现；或为与甘草干姜汤复阳太过的表现。本为阳明病热证伤津，病有伤津化燥结实之势，反与桂枝汤辛温发汗，伤津助热，加重阳明病的发展，燥热内盛于胃脘，燥实初结小肠高位，故谵语便秘。方宜调胃承气汤泻热和胃润燥坚阴。方宜少量频服，中病即止，使热除津存，不可大量猛剂，致洞泄伤阴。

"若重发汗，复加烧针者，四逆汤主之。"如重复与桂枝汤发汗，或加烧针劫汗，则阴津大伤，阳随阴亡而发展为少阴病虚寒重证，多表现在下焦肠道虚寒而下利清谷。甘草干姜汤主治少阴病中焦虚寒而力不能及，故宜四逆汤回阳救逆，止利存津。

【原文】

30. 问曰：证象阳旦，按法治之而增剧，厥逆，咽中干，两胫拘急而谵语。师曰：言夜半手足当温，两脚当伸。后如师言，何以知此？答曰：寸口脉浮而大，浮为风，大为虚。风则生微热，虚则两胫挛，病形象桂枝，因加附子参其间，增桂令汗出。附子温经，亡阳故也。厥逆，咽中干，烦躁，阳明内结，谵语烦乱，更饮甘草干姜汤，夜半阳气还，两足当热；胫尚微拘急，重与芍药甘草汤，尔乃胫伸；以承气汤微溏，则止其谵语，故知病可愈。

提要：承上文服桂枝汤伤津亡阳，发展为少阴病的证治；论述服桂枝加附子汤伤阴亡阳助热，发展为厥阴病的证治。

释义："证象阳旦"即表现为"脉浮，自汗出，小便数，心烦，微恶寒，脚挛急等"，脉浮、自汗、微恶寒发热诸证类似桂枝汤证，又有脚挛急，类似桂枝加附子汤证。因脉象浮大而不微细，小便数而不难，微恶寒而未至恶风之程度，自汗出而未至漏汗不止，更有心烦微热之表里阳热表现，故疾病不是太阳少阴合病之桂枝加附子汤证，而是阳明病系在少阴之表现。阳明病阳热在表，故自汗微热，阳热在里，故心烦小便数；热伤气阴则系在少阴，气伤则微恶寒，阴津损伤则脚挛急。

"厥逆，咽中干，两胫拘急而谵语"，是误服桂枝加附子汤伤阴亡阳，同时又伤津助热，而发展为厥阴病的表现。上文服桂枝汤发汗伤津较轻，可发展为少阴病虚寒证，也可发展为阳明病燥实证。本文服桂枝汤又加附子助热灼阴，增桂发汗伤阴亡阳，故阴津损伤严重，而发展为厥阴病。厥阴病是阴津损伤加重导致寒化和热化证同时存在的疾病。阴津亏损加重，在上则咽干，在下则脚挛急，增为两胫拘急；津伤热盛，在上则烦躁而谵语，在胃肠则结实便秘；津伤阳亡，则外见寒化而手足厥逆。

厥阴病阴津亏损将尽，阳随阴亡而有脱阴亡阳的风险，故不可苦寒彻热败伤阳气。宜先与甘草干姜汤复阳，阳复足温后，再与芍药甘草汤解痉缓急，以复其阴，阴阳得复，少与调胃承气汤泻热和胃，以止谵语。

辨太阳病脉证并治中

【原文】

31. 太阳病,项背强几几,无汗恶风者,葛根汤主之。

提要:论述太阳阳明合病项背不舒的证治。

释义:太阳病伤寒证,临床表现为无汗恶风,头项强痛、脉浮紧等,是卫闭营郁引起的病变,多见于疾病初期,宜麻黄汤发汗解表,以宣通卫阳、开泄营阴。

本病证见项背强几几,是太阳病失治,发展为太阳阳明合病在肌表的表现。初发太阳病伤寒,营卫郁闭不宣,故无汗恶风;卫阳闭郁,阴津凝滞,头项筋肉失去津气温养,故项强。失治则阳气郁积肌表化热,阳热亢盛则合并阳明病,阳热灼伤阴津,导致筋肉失养加重,故项强发展为项背强几几,其病位由项及背而范围广泛,其程度由强硬而渐增拘急,如小鸟学飞几几然不舒。

本条宜与下条"太阳与阳明合病,必自下利,葛根汤主之"相互参考分析。"项背强几几,无汗恶风者"是太阳阳明合病,营卫郁滞,筋肉失养,又兼阳热灼伤筋肉的表现,也可能兼有热利伤津,更加重阴津不濡项背而拘急不舒。

太阳阳明合病表现为肌表热盛津伤,方与葛根汤解表散热,升津舒筋。其中麻黄桂枝辛温,宣通卫阳,开泄营阴,发汗散热解表;为防大汗伤阴,加芍药敛汗、养阴生津、缓解痉挛;生姜、大枣、甘草益气养阴和胃;葛根辛凉,功能为升发阳气解表,生发津液、舒筋活血、缓解筋肉拘急,又能清解阳热,为太阳阳明双解之品,故大量应用为君。合

方辛凉、辛温、酸寒合用,性质平和,善于解表散热,升津舒筋,主治太阳阳明合病。

【原文】

32. 太阳与阳明合病者,必自下利,葛根汤主之。

提要:论述太阳阳明合病热利的证治。

释义:太阳阳明合病,是太阳病和阳明病两种病变同时存在的疾病,应兼具太阳病证和阳明病证。以方测证分析,太阳病应表现为伤寒证,表现为恶寒、发热、无汗、头项强痛等病证;阳明病表现为热利,或兼有项背拘急不舒。

阳明病热利是阳热内盛于肠道脉络,迫津内渗于肠道而自下利,其特点为泻下来势急迫,泻后不爽,色如果酱,水液浑浊,或伴腹痛,有别于太阴病寒利。寒利则下利清谷,水液清澈。

本病多由太阳病伤寒发展而来,初发伤寒卫闭营郁,故恶寒、发热、无汗、头项强痛;伤寒不解,阳热郁积亢盛则合并阳明病,阳热郁积肌表脉络,不得外散则内入肠道脉络,热迫肠道则自下利。因此,发展为太阳阳明合病,太阳病表现为伤寒证,阳明病表现在肠而热利。

太阳阳明合病热利,禁苦寒清热燥湿止利,如苦寒清解阳明,虽阳热暂时得解,反遏制气机,影响阳气宣散而加重太阳病,太阳病不解,阳热复郁而发,故热利缠绵不愈。治疗宜解表散热,升津止利,方用葛根汤双解太阳阳明合病。其中麻黄桂枝辛温解表,发汗散热,阳热外散肌表则解内迫之势;芍药酸寒收敛,在外防大汗伤津,在里收敛脉

中津液，防渗泄肠胃而止利，并能养阴生津，缓急止痛；生姜、大枣、甘草内和脾胃，外和营卫；葛根辛凉清热，升阳解表，升津止利，为双解太阳阳明合病热利之要药，合方辛凉与辛温相伍，性平而发越，使内热外透而解，具散寒透热之功。后世俞昌倡"逆流挽舟"之法，概源于此方。

【原文】

33. 太阳与阳明合病，不下利，但呕者，葛根加半夏汤主之。

提要：论述太阳阳明合病呕逆的证治。

释义：本病证与上文葛根汤证病机略同，均为太阳阳明合病，太阳病伤寒表闭，阳明病之阳热不得外散，而随脉内入肠胃。阳热迫肠则下利；阳热迫胃则呕，或伴有反酸、灼热、烧心等病证。临床也可呕利并见。

太阳阳明合病，热迫胃脘而呕，方用葛根汤解表散寒、辛凉透热，升津达表以缓内泄胃脘；因葛根汤升散，故加半夏降逆止呕。

【原文】

34. 太阳病，桂枝证，医反下之，利遂不止，脉促者，表未解也，喘而汗出者，葛根黄芩黄连汤主之。

提要：承上文太阳阳明合病热利的证治；论述太阳阳明并病热利的证治。

释义："太阳病，桂枝证"，宜发汗，攻下为误治。因个体差异，虚寒体质者，攻下易损伤阳气而发展为太阴病，阳热体质者，攻下易伤阴助热而发展为阳明病。

本病初期表现为太阳病中风证，应证见发热、汗出、恶风、脉缓等表现。误下损伤阴津于里，致阳热亢盛入里而并发阳明病。阳热内入肠道，迫津下渗则发湿热下利，故药物性下利之后而不止，遂发阳明病热利；阳热入肺则肺热壅盛，呼吸不利而喘；阳热外泛肌表则太阳病减，应热多寒少而多汗。"脉促"即虚数之象，阴津损伤则脉象虚弱，阳热亢盛则脉数急促。

太阳阳明并病，临床表现以阳明病热证为主，宜葛根黄芩黄连汤清解阳明，兼顾太阳。方用大量葛根为君，辛凉解表，清热止利，双解太阳阳明并病；黄芩、黄连苦寒清热，在下清热燥湿止利，在上清肺平喘；甘草益气和中，清热解毒。合方清热止利，表里双解。

【原文】

35. 太阳病，头痛发热，身疼腰痛，骨节疼痛，恶风无汗而喘者，麻黄汤主之。

提要：论述太阳病伤寒证的证治。

释义：太阳病伤寒证，是外受风寒影响，损伤卫阳，导致卫闭营郁的病变。其典型表现为头痛、发热、身疼、腰痛、骨节疼痛、恶风、无汗而喘，习称伤寒八证。参考3条分析，尚可见呕逆、脉象浮紧等脉证表现。

伤寒的临床表现基本上可分为阴寒性质和阳热性质两组病证，如恶风寒、无汗、身痛属阴寒性质病证，发热、喘证属阳热性质病证。

因寒性收引，外受风寒，损伤卫阳，导致卫阳郁遏而发生功能性损伤，失去温煦体表的功能则恶风寒；失去运化阴津的功能，则阴津凝滞无汗；阴津不运较重，则化生水湿之气，引起组织肿胀，压迫刺激神经血管，故头身疼痛、骨节疼痛。表阳功能不足，机体自调而阳气浮盛于外，因肌表营卫郁闭，阳气不能宣散外达肌腠，故郁闭体表脉络化热，即产热增加，同时因无汗，散热减少，故发热；阳热鼓动气血则脉浮；阳热不得外散，随脉内入于肺则喘。

方用麻黄汤宣通卫阳，开泄营阴，方中麻黄辛温发汗，通阳泄阴；桂枝辛温，温经通脉，解肌发表，助麻黄发汗；杏仁肃肺平喘，甘草和胃益气，防发汗损伤津气。合方为发汗之峻剂。

【原文】

36. 太阳与阳明合病，喘而胸满者，不可下，宜麻黄汤。

提要：论述太阳阳明合病、热壅胸肺的证治及治疗禁忌。

释义：太阳病是表阳功能不足引起营卫

不和的病变；阳明病是阳气有余而引起阳热亢盛，阴津耗伤的病变；太阳阳明合病则同时存在太阳病和阳明病两种病变，本病多由太阳病发展而来，初发太阳病伤寒，营卫闭郁肌表，阳气浮盛于外而化阳热，阳热亢盛则合并阳明病。

太阳阳明合病，因阳明病发生的病位不同而有不同临床表现。例如，太阳病肌表郁闭，阳热不得外散而入里，内入心胸则烦；内入胸肺则喘满；入胃肠则便秘或呕利……

本文太阳阳明合病，太阳病即表现为伤寒证，阳明病表现为热壅胸肺，故突出表现为喘而胸满。治疗不可苦寒攻下治疗阳明病，因阳明病受太阳病的影响而发，太阳病阳气宣散不利，内郁化热而发阳明病，如苦寒攻下则加重太阳病变。正治宜宣通阳气、发汗解表，治疗太阳病，使气机宣通，阳热外散而阳明病随之而解，或兼治阳明病。

"宜麻黄汤"即酌情化裁应用麻黄汤，麻黄汤发汗解表、宣肺平喘，主治太阳伤寒，因肺热壅盛而喘满，可加石膏、厚朴等兼清热除满以治阳明病。

【原文】

37. 太阳病，十日以去，脉浮细而嗜卧者，外已解也；设胸满胁痛者，与小柴胡汤；脉但浮者，与麻黄汤。

提要： 承上文太阳病伤寒发展为太阳阳明合病的证治；论述伤寒发展为少阳病及欲愈和不解的三种转归变化。

释义： "太阳病，十日以去"，太阳病多在七日左右发生变化是疾病的一般发展规律，多因机体的自调而向愈，也可能因耗伤气血而传变为少阳病等，还有可能不解。"太阳病，十日以去"正是疾病转变发展的时机。

"脉浮细而嗜卧者，外已解也"是伤寒欲解的表现。伤寒初期，因阳热鼓动气血而脉浮，因营阴郁滞，脉络充实而脉紧。十日以去，阳气宣通，营阴开泄，故脉象浮细而不紧，反映营卫调和，同时细脉反映阴阳气血损伤，故乏力嗜卧，宜慎起居，调饮食，静

养待愈。

"设胸满胁痛者"是伤寒耗伤阳气，发展为少阳病的表现。少阳病是阳气不足引起阴阳郁滞的病变。伤寒十日，气血损伤，脉象由紧转细，肢体失养则乏力嗜卧，阳气退却，则在近心端之胸胁表现为阴津输布运化不利，化生水湿痰浊，痰浊复阻滞阳气宣散，故胸胁阴阳郁滞而胸满胁痛。宜小柴胡汤和解少阳（详见后文）。

"脉但浮者"指伤寒不解的病变。脉但浮而不细，暗示仍有紧象，证应见恶寒、发热、无汗，病虽经十日，太阳病未解，亦未传变，故仍与麻黄汤发汗解表。

【原文】

38. 太阳中风，脉浮紧，发热恶寒，身疼痛，不汗出而烦躁者，大青龙汤主之。若脉微弱，汗出恶风者，不可服之。服之则厥逆，筋惕肉瞤，此为逆也。

提要： 承前文太阳病伤寒发展为太阳阳明合病热壅胸肺的证治；论述伤寒发展为太阳阳明合病热扰心胸的证治，并论述大青龙汤的治疗禁忌。

释义： "脉浮紧，发热恶寒，身疼痛，不汗出"是太阳病伤寒的脉证表现；"烦躁"是阳明病阳热内入心胸，上冲头脑影响精神的表现。两组病证并见反映疾病为太阳阳明合病。

初发太阳病伤寒，卫阳郁遏，营阴郁滞，故临床表现为脉浮紧、发热恶寒、身疼痛、无汗。伤寒表阳功能不足，启发机体自调而阳气浮盛于外，因肌表腠理闭郁，阳气外浮而不能外达肌腠，故郁积体表脉络化热，阳热郁积亢盛则合并阳明病。因不汗出，故亢盛之热不得外散而随脉内扰心胸，上冲头脑，影响精神而烦躁，发展为太阳阳明合病，其中阳明病表现为热扰心胸证。

"太阳中风"，病为太阳阳明合病，太阳病表现为伤寒证，反言"太阳中风"，似有矛盾。对此，历代医家认识多有分歧，或认为中风与伤寒错简；或认为风伤卫，寒伤营，

大青龙汤证为风寒两伤营卫；或认为中风与伤寒为互词……

概"太阳中风"应有特指含义，而非专指太阳病中风证，宜以方测证分析。方用大青龙汤治疗，大青龙汤尚治疗溢饮，如《金匮要略》痰饮咳嗽病脉证并治篇述："病溢饮者，当发其汗，大青龙汤主之"，可见大青龙汤证实为太阳阳明合病之风水证，风水即水气兼有内热的病变，如《金匮要略》水气病脉证并治篇述："寸口脉沉滑者，中有水气，面目肿大，有热名曰风水……"风水证有风强和气强之分型，气强者即水气强，以水肿为主要表现；风强者即阳热强，以热证为主要表现。如《金匮要略》水气病篇曰："脉浮而洪，浮则为风，洪则为气，风气相搏，风强则为瘾疹，身体为痒，痒为泄风，久为痂癞；气强则为水，难以俯仰，风气相击，身体洪肿，汗出乃愈"，本文"太阳中风"之"中风"实指风水病风强之意，"中"指里病，"风"指阳热，因风为阳邪，凡阳热性病证多具有风阳的性质，故称之为风，"中风"又指阳明病内热烦躁，"太阳中风"特指太阳阳明合病风水证之风强。

太阳阳明合病，太阳伤寒在表，阴津凝滞较重则化水湿之气，阳明病阳热在里而烦躁。宜大青龙汤发汗解表主治太阳病，同时清热除烦兼治阳明病，其中麻黄汤发汗解表，通阳泄阴，因有水气凝滞，故倍加麻黄发汗祛水；恐大汗伤正，加大枣生姜甘草益气生津和中；加石膏清热除烦，兼治阳明病。

"若脉微弱，汗出恶风者，不可服之。服之则厥逆，筋惕肉瞤，此为逆也"是大青龙汤的应用禁忌。大青龙汤主治无汗之风水，为发汗之峻剂，易伤阴亡阳，故气血亏虚者，或有汗之风水者禁用。风水证伴有汗出恶风者，为越婢汤证，又兼脉微弱者，则为桂枝二越婢一汤证，更不可与大青龙汤发汗，因"脉微弱者，此无阳也，不可发汗"。病已见少阴病脉象，阴阳气血初见亏损，服大青龙汤则大汗伤津亡阳，加速少阴病的发展，阳伤则手足厥逆，阴伤则筋肉失养而瞤动。

【原文】

39. 伤寒，脉浮缓，身不疼，但重，乍有轻时，无少阴证者，大青龙汤发之。

提要：承上文太阳阳明合病风水证之风强的证治；论述风水证之气强的证治。

释义：本文主要表现为脉浮缓、身重，叙述过简，宜以方测证分析。方以大青龙汤发之，可知疾病为太阳阳明合病之风水证，应伴见恶寒发热、无汗烦躁等病证。

恶寒发热无汗是太阳病伤寒证的表现，烦躁是阳明病热扰心胸、上冲头脑的表现。风强者伴有脉浮紧、身疼痛，因风强者水气较轻，阴津充实于脉中，故脉紧，脉络紧束则牵引压迫而身疼痛。气强的临床特点为伴有脉浮缓、身不疼但重。

疾病初期为太阳病伤寒证，表现为恶寒发热、无汗、脉浮紧。机体自调，阳气浮盛于外，郁积体表脉络化热，阳热郁积亢盛则合并阳明病。阳热亢盛于脉，迫津渗出脉络，入于肌腠，复因体表肌腠卫阳闭郁，运化失职，故水津停聚腠理而化水气，致身体沉重，甚则水肿。因脉中水津渗出，故脉络不充，脉象由紧转缓，脉络空虚则减轻牵引压迫，故不疼痛。

身重或有水肿多见于少阴病或太阴病，因阳气亏损，水液输布不利而形成水饮，宜温化。本证身重是太阳阳明合病气机郁滞不宣引起，其特点为身重乍有轻时，因阳气闭郁，郁极而发则水气得以输布运化，故乍有轻时。乍轻之前往往先烦，是阳热郁积不得外越而内扰心神的先兆反应，阳气郁极外越则身轻而烦减。

太阳阳明合病表现为风水，宜大青龙汤发汗祛水。大青龙汤发汗峻猛，易伤津亡阳，不可用于虚证，故本证身重水肿宜和少阴病相鉴别，凡见少阴病证或微细脉象者，不可服之。

【原文】

40. 伤寒表不解，心下有水气，干呕，

发热而咳，或渴，或利，或噎，或小便不利、少腹满，或喘者，小青龙汤主之。

提要： 承上文伤寒发展为太阳阳明合病风水在表的证治；论述伤寒发展为太阳太阴合病饮停心下的证治。

释义： "伤寒表不解"提示存在太阳病伤寒证，临床应见恶寒发热无汗等表现。"心下有水气"提示存在太阴病饮停心下，突出表现为水饮聚胃关肺，临床证见咳嗽、干呕，或喘。合为太阳太阴合病。

本病发生多见于素有太阴病慢性咳喘患者，偶发伤寒引动伏饮而太阳太阴合病急性发作。太阴病是阴液相对太盛而输布不利的病变，慢性咳喘患者阳气亏虚、运化失职，故水液输布不利而化痰饮聚胃关肺，平素水饮内伏不发，外感风寒发太阳病则引阳外浮而里阳耗伤，故伏饮加剧而发作。

胃阳不足则水饮聚胃，故干呕而胃呆纳少，肺阳不足则水饮关肺，故咳嗽喘促而咯痰。"心下"部位广泛，非专指肺底与胃脘，肝脾、肠胃、膀胱、下肢等中下焦皆位于心下。水液代谢依赖阳气的输布运化，阳气内附于血脉，依赖心阳的推动布达周身，阳气亏虚不达心下则在心下形成水饮，如水饮在肠则伴下利，水停膀胱则小便不利、少腹满，水饮停聚在上可引起食道水肿而影响吞咽，故饮食则噎……太阴病水津不亏，故不渴，也可能因水停心下而不能上承，引起组织缺水而口渴。

太阳太阴合病宜主治太阴病，兼治太阳病，如单纯治疗太阳病，宜散阳气则更虚其里，加重太阴病的发展，甚至动伤经脉气血而发展为少阴病。方用小青龙汤辛温解表、温肺化饮、止咳平喘。太阳病伤寒本宜麻黄汤发汗，因内合太阴病，故不可大汗伤阳，方用麻黄桂枝白芍相伍辛温解表、发汗平喘，芍药酸敛，减少发汗，防辛散太过耗伤里阳；干姜细辛半夏辛温燥烈、温肺化饮、温中止呕、化痰止咳，善治太阴病寒饮伏肺之咳喘；加五味子酸温收敛止咳，并能收敛阳气内顾

于胸肺；甘草益气和中，调和诸药，并和桂枝辛甘通阳，温助心阳下达心下以温化水饮。如水饮犯肠下利，可加干姜附子温下止利；饮停下焦而小便不利者，可加茯苓利水通阳；如阳虚加重，饮乘上焦而食道肿胀，饮食则噎者，可加附子温上化饮，或去麻黄辛散发表，使药物专温其里。

【原文】

41. 伤寒心下有水气，咳而微喘，发热不渴，服汤已渴者，此寒去欲解也，小青龙汤主之。

提要： 论述服小青龙汤可能出现的疗效反应。

释义： "小青龙汤主之"为倒装笔法，宜接在"发热不渴"句后。"伤寒，心下有水气，咳而微喘，发热不渴"是伤寒诱发太阳太阴合病外寒里饮证的临床表现，宜服小青龙汤温肺化饮、辛温解表。

口渴多见于阳明病热盛津伤，或少阴、厥阴病阴津亏损。太阴病一般无口渴病证，也可因水液化饮，不能敷布濡润而引起口渴。太阳太阴合病寒饮关肺证，如本无口渴，服小青龙汤后反渴者是寒去欲解的反应。

小青龙汤辛温燥烈，功能温阳化饮，发汗解表，服汤后阳气初复，寒饮欲解而未化，暂时不得敷布，反因汗出伤津、燥烈耗津而口渴。口渴是小青龙汤发挥疗效的反应，宜继服小青龙汤，水饮得化则水津自能敷布而渴解。如口渴较重，可少少温饮，不可暴饮冷水损伤阳气，使寒水射肺而病复。

【原文】

42. 太阳病，外证未解，脉浮弱者，当以汗解，宜桂枝汤。

提要： 论述太阳病外证未解的证治原则。

释义： 太阳病表证不解，脉象浮弱者，多为太阳病中风证，宜桂枝汤发汗解表。如病证表现为伤寒证，脉象浮弱而不紧，则伴有气血亏虚，多为已服麻黄汤发汗而未解，故不可再与麻黄汤大汗损伤气血，宜以桂枝汤化裁应用，使发汗解表而不伤正。

另外，本文承接小青龙汤证治之后，或指服小青龙汤的善后之法。"外证未解"，不言表证而言"外"证，多为针对里证而言，"未解"相对于服药后而言。

病初本为太阳太阴合病外寒里饮证，服小青龙汤为正治，服药后一般多表里俱解，也可能因寒饮内阻气机，先出现里解，然后才能表和外解。"外证未解"即指服小青龙汤后，寒饮里证得解，而太阳病外证未解。太阳病本为伤寒证，因太阴病寒饮初解，阳气尚未完全恢复，故脉象浮弱，表现为虚象。此时不可再与小青龙汤或麻黄汤发越，否则耗伤里阳，可引起手足厥逆、气冲胸咽等病变，如《金匮要略》痰饮咳嗽病篇述："青龙汤下已，多唾口燥，寸脉沉，尺脉微，手足厥逆，气从少腹上冲胸咽……"宜服桂枝汤内和脾胃，外调营卫以解外。

【原文】

43. 太阳病，下之微喘者，表未解故也，桂枝加厚朴杏子汤主之。

提要：论述太阳病误下伤阳，发展为太阳病系在太阴的证治。

释义：太阳病宜发汗，反用攻下则表不得解，甚至引起变证。因体质差异，误下可伤阴助热，发展成太阳阳明并病而热喘，如34条述："太阳病，桂枝证，医反下之……喘而汗出者，葛根黄芩黄连汤主之。"误下也可损伤阳气，发展为太阳太阴合病而寒喘。

以方测证分析，方用桂枝加厚朴杏子汤主之，本病证是苦寒攻下损伤阳气而致寒喘。太阳病引阳外浮，肺阳已有不足之势，更苦寒攻下损伤里阳，攻下又伤脾胃，胃气不得上助，故肺阳损伤，寒饮停肺而喘。

本病误下之后，表证不解，损伤肺阳较轻，故见微喘，发展为太阳病系在太阴，即以太阳病为主要病变，兼有太阴病咳喘证。治疗宜主治太阳病兼顾太阴，方以桂枝汤外解太阳，内和脾胃，加厚朴降气消痰、杏仁肃肺平喘。

【原文】

44. 太阳病，外证未解，不可下也，下之为逆，欲解外者，宜桂枝汤。

提要：论述太阳病发展为太阳阳明合病的治疗原则及禁忌。

释义："外证"相对于里证而言，"不可下也"提示里证为阳明病的表现。太阳病发展出现了阳明病里证，而外证未解，则疾病发展为太阳阳明合病。太阳阳明合病宜主治太阳病，可兼顾阳明病，禁用攻下治疗阳明病。攻下则遏制阳气宣发，加重太阳病的发展，故下之为逆。宜据先表后里原则发汗解表，因合并阳明病热盛津伤，解表不可与麻黄汤大汗伤津，加重阳明病，宜桂枝汤化裁。

【原文】

45. 太阳病，先发汗不解，而复下之，脉浮者不愈，浮为在外，而反下之，故令不愈。今脉浮，故在外，当须解外则愈，宜桂枝汤。

提要：论述太阳病汗下而不解的治疗方法。

释义：太阳病发汗不解，可再汗为正治，复下之则为误治，故太阳病不解。汗下之后，脉象仍浮，反映误下未造成变证，仍表现为太阳病，故仍须发汗解外。因已发汗误下，气血有所损伤，故不宜麻黄汤大汗伤正，宜服桂枝汤。

【原文】

46. 太阳病，脉浮紧，无汗发热，身疼痛，八九日不解，表证仍在，此当发其汗。服药已微除，其人发烦目瞑，剧者必衄，衄乃解，所以然者，阳气重故也，麻黄汤主之。

提要：论述伤寒服麻黄汤正治的反应。

释义：本条有倒装笔法，"麻黄汤主之"宜接在"此当发其汗"句后。"脉浮紧，无汗发热，身疼痛"是太阳病伤寒证的表现，伤寒初期卫闭营郁，多以卫阳功能不足的表现为主，临床表现为恶寒重、发热轻、无汗、身疼痛；八九日之后，表证仍在，但因阳气郁闭化热而阳热病证增加，临床表现为发热重，有合并阳明病之势，但仍为太阳病伤寒证，故当以麻黄汤发汗解表，使阳热随汗外散。

"服药已微除，其人发烦目瞑，剧者必衄，衄乃解"，义同24条"初服桂枝汤，反烦不解"。伤寒证服麻黄汤为正治，一般情况下，药后汗出热散表解；"服药已微除，其人发烦目瞑"是发汗不彻引起的变化。伤寒八九日不解，外寒闭郁较重，阳热壅滞而气机不畅，初服麻黄汤则阳气宣散不畅，营阴不得开泄，故汗出不彻，而表证微除；麻黄汤辛温鼓舞之阳气不得外散则化热攻冲脉内，随脉上冲头目则心烦目瞑，甚至热伤脉络，迫血外行而衄，因鼻黏膜丰富而脆弱，且位居于上，故阳热亦上冲于鼻引起鼻衄。衄则阳热随血而外散，气机通达则营卫和调易愈。

初服麻黄汤，如发烦目瞑，而无衄血，或衄血较少，阳热不散而伤寒不解者，仍宜服麻黄汤发汗解表，为防烦热上冲，衄血令人恐，可刺风池风府以泄血热，疏通气机，也可稍加石膏清热除烦。禁用苦寒凉血闭郁气机。

【原文】

47. 太阳病，脉浮紧，发热身无汗，自衄者愈。

提要：论述太阳病伤寒自衄而愈的机转。

释义："脉浮紧，发热身无汗"是太阳病伤寒证的表现。伤寒则卫阳闭郁、营阴郁滞，机体自调，阳气外浮，以助卫阳温运营阴。因肌表营卫郁闭，腠理不通，故阳气浮盛于体表脉络，不得外达腠理，而郁积转化阳热。阳热不得外散则随脉上冲鼻窍，损伤脉络而自衄。自衄是阳气郁极而发的反应，衄则热随血泄，气机通达，阳气宣散，卫阳得助而营卫调和，故愈。

【原文】

48. 二阳并病，太阳初得病时，发其汗，汗先出不彻，因转属阳明，续自微汗出，不恶寒。若太阳病证不罢者，不可下，下之为逆，如此可小发汗，设面色缘缘正赤，阳气

怫郁在表，当解之熏之。若发汗不彻，不足言，阳气怫郁不得越，当汗不汗，其人躁烦，不知痛处，乍在腹中，乍在四肢，按之不可得，其人短气但坐，以汗出不彻故也，更发汗则愈。何以知汗出不彻，以脉涩故知也。

提要：承前文太阳病伤寒发汗不彻致衄血而愈的机转；论述发汗不彻导致疾病发展为太阳阳明并病等四种转归变化。

释义："太阳初得病时，发其汗，汗先出不彻"总领全文，是以下四种转归变化的前提。"太阳初得病时"相对于疾病发生转变而言"初得"，也相对于46条"八九日不解"而言。太阳病初得，一般阳热较轻，发汗为正治，发汗程度宜遍身漐漐微似有汗令一时许为佳。如发汗不彻则病不解，甚至传变。

"续自微汗出，不恶寒"是"汗先出不彻，因转属阳明"的表现。"汗先出"指药物性汗出，"续自微汗出"是病理性汗出。伤寒本为恶寒无汗，发汗不彻则阳热不散，反因辛温药物助热而转属为阳明病。阳热外迫则续自汗而不恶寒，太阳病解反传变为阳明病。

"若太阳病证不罢者，不可下，下之为逆，如此可小发汗。"发汗不彻导致阳热亢盛而转并阳明病，阳热外迫肌表则太阳伤寒之卫闭营郁病变减轻，发为太阳阳明并病。二阳并病，因太阳病证不罢，故不可攻下治疗阳明病而加重太阳病，也不可峻汗治疗太阳病而伤津助热或伤阴亡阳，加重阳明病的发展，宜小发其汗，双解太阳阳明并病，即辛温发汗佐以辛寒清热，合成辛凉之剂，具小汗清宣之功，可与麻杏甘石汤。

"设面色缘缘正赤，阳气怫郁在表"，是发汗不彻导致太阳病伤寒证，病减而不愈的病变。辛温发汗为正治，汗后阳气宣发，外达肌腠，因发汗不彻，阳气不能透达肤表，故肌腠深层营卫调和而病减，而肤表浅层仍有卫闭营郁病变，因此阳气怫郁在肤表脉络而面色红赤，或伴有轻微寒热、身痒等表现。病情实为伤寒表郁之轻证，可小汗解之，或熏蒸外治，使阳热外散得小汗而解，可与桂

枝麻黄各半汤小发汗。

"若发汗不彻，不足言，阳气怫郁不得越，当汗不汗，其人躁烦，不知痛处，乍在腹中，乍在四肢，按之不可得，其人短气但坐，以汗出不彻故也，更发汗则愈。"此病证是发汗不彻导致疾病发展为太阳阳明合病的表现。前文发汗不彻，致病转为伤寒轻证，或转为二阳并病，可能是发汗虽不彻而略多，阳热略散而太阳病得减。本文发汗更加不彻，故不足言，即几乎无发汗，因此伤寒闭郁不减，辛温助热而合阳明病，阳热不得外散则攻冲于内，上冲于头脑心胸则其人躁烦，内冲于腹中胃肠则胀满，外冲于四肢脉络则肢躁不安，阳热攻冲而居无定所，故不知病处，按之不可得。多伴有阳热随脉内入胸肺而短气但坐表现。病为太阳阳明合病，发汗则热越而愈。可与大青龙汤。

"何以知汗出不彻，以脉涩故知也。"总结上述转属阳明、二阳并病、伤寒轻证、二阳合病四种转归，皆可由发汗不彻引起。如何判断发汗是否透彻？患者往往不能精准判断，多需通过脉象诊查。如汗出透彻，则津气外泄而脉象虚涩，如汗出不彻，则津气充实，故脉紧而不涩。

【原文】

49. 脉浮数者，法当汗出而愈。若下之身重心悸者，不可发汗，当自汗出乃解。所以然者，尺中脉微，此里虚，须表里实，津液自和，便自汗出愈。

提要： 论述太阳病误下伤阴亡阳，发展为太阳少阴合病的脉证表现及发汗禁忌。

释义： "脉浮数者，法当汗出而愈"，脉浮数是太阳病的脉象。太阳病表阳功能不足，诱发体内阳气浮盛于外而化阳热，阳热鼓动气血，故脉象浮数，太阳病法当辛温发汗，使阳热随汗外散而解。发汗的本质是宣通阳气，外达肌表，作用于阴津，从而恢复肌表阴阳和调的生理状态。汗出实是营卫不和病变消除，而阴阳调和恢复的生理反应。

苦寒攻下也有祛热的作用，但不能宣散

阳气，恢复肌表阴阳和调的生理，故不能治疗太阳病，甚至会伤阴助热，引热内陷，或伤津亡阳传变少阴等，引起多种传变。

若下之身重心悸、尺中脉微，是攻下伤阴亡阳，发展合并少阴病的表现。攻下则阴津内泄，阳气随阴液亡失；苦寒又易损伤肠胃功能，后天乏资则阴阳气血更加亏损，故合并发生少阴病。少阴病即阴阳气血亏损的病变，气血不养肢体则身重乏力，气血不养心脏则心悸，气血不充脉络则脉微而尺甚。

少阴病脉象微细，是阴阳气血亏损，阳气搏动无力，阴液不充脉络的表现。因尺脉比寸脉位置深，故尺脉之脉位、脉形、脉势等应手略弱，如少阴病重则气血大伤，故寸关尺三部应手皆现微弱之象；如少阴病轻而气血初伤，则微弱之脉象易显现于尺脉，而表浅之寸脉虽减而不易诊察。因此，"尺中脉微"是少阴病轻证的表现。误下之后，伤阴亡阳，寸口脉尚有浮数之象，尺中脉微，病为太阳少阴合病。

太阳少阴合病，脉见微象，证见身重心悸等里虚病证，禁发汗治疗太阳病，汗出则更伤阴阳气血而加重少阴病的发展。"当自汗出乃解"提示宜扶阳益阴或温阳化水，以治少阴病，阴阳气血充盛则表里实，肌表阴津得阳气温运则自和，而自汗出愈。

【原文】

50. 脉浮紧者，法当身疼痛，宜以汗解之。假令尺中迟者，不可发汗。何以知然，以荣气不足，血少故也。

提要： 承上文误下发展为太阳少阴合病的发汗禁忌；论述自然发展为太阳少阴合病的发汗禁忌。

释义： "脉浮紧者，法当身疼痛"是太阳病伤寒的表现，宜麻黄汤发汗；"尺中脉迟"是少阴病阴血不足的脉象。两者并见，则疾病为太阳少阴合病，禁用麻黄汤发汗，更伤气血而加重少阴病的发展。

脉迟不同于后世所指的脉率缓慢，是荣血不足的表现，实为虚弱柔迟之象。概迟指脉之搏动的形势迟,而非指搏动的脉率缓。

伤寒而尺中迟者,多见于高年体虚之人,偶发伤寒,耗伤气血而发展为太阳少阴合病。少阴病初伤不甚,虽初见少阴脉象,只表现为尺中迟,亦不见少阴病证,也不可与麻黄汤发汗,否则有伤阴亡阳,加重少阴病的风险。可与麻黄附子甘草汤微发汗。

【原文】

51. 脉浮者,病在表,可发汗,宜麻黄汤。

提要:承上文麻黄汤的应用禁忌,论述麻黄汤的应用原则。

释义:"脉浮"一般是太阳病的脉象,太阳病则阳气外浮,故脉浮;"病在表"一般是太阳病的病证表现,多见恶寒发热、无汗、身疼等表现。脉证合参反映疾病是太阳病,且无里虚之脉证表现,故可麻黄汤发汗。

【原文】

52. 脉浮而数者,可发汗,宜麻黄汤。

提要:继论麻黄汤的应用。

释义:"脉浮而数者"多是太阳病伤寒证的脉象表现。数脉主热,伤寒则阳气浮盛于外,郁闭体表脉络化热,阳热鼓动气血则脉浮而数。此以脉代证,应兼有寒热无汗等表证。虽有阳热性脉证,可与麻黄汤发汗,使热随汗散。

【原文】

53. 病常自汗出者,此为荣气和,荣气和者,外不谐,以卫气不共荣气谐和故尔。以荣行脉中,卫行脉外,复发其汗,荣卫和则愈,宜桂枝汤。

提要:承前文麻黄汤的应用,论述自汗的病理机制及治疗,以示鉴别麻黄汤和桂枝汤的应用。

释义:脉是阴阳津气的营舍,阴阳津气内舍于脉,随脉循行周身,出于脉外,入于腠理,以维持新陈代谢、营养周身的作用。行于脉中的阴津具有外出以荣养周身的作用,故称之为荣气;出于脉外的阳气具有卫外防御的作用,故称之为卫气。卫气与营气须相互调和发挥作用,营气具有收敛潜纳卫

气的作用,卫气具有推动、固摄荣阴的作用。

生理上荣卫调和,阳加于阴谓之汗,生理之汗则汗出有度。"常自汗出者"则汗出太过,是荣卫不和的病态表现,其中卫气起主导作用,卫阳失去固摄荣阴的功能,致荣阴外泄太过而自汗,故曰"以卫气不共荣气谐和故尔"。

"复发其汗,荣卫和则愈,宜桂枝汤。"自汗是卫虚荣弱的表现,实为太阳病中风证,故宜桂枝汤温通卫阳,收敛荣阴,复发其汗,以消除荣卫不和的病理改变,从而恢复荣卫调和的生理。桂枝汤功能发汗以止汗,自汗是阳不固阴的病态,发汗是阳加于阴而荣卫调和的反应。正如徐灵胎所述:"自汗乃荣卫相离,发汗使荣卫相合。"可谓要言不繁,一言中的。

【原文】

54. 病人藏无他病,时发热自汗出而不愈者,此卫气不和也。先其时发汗则愈,宜桂枝汤。

提要:承上文荣卫不和而常自汗出的证治,论述时自汗出的病机及治疗。

释义:"时发热自汗出而不愈者",是阵发性发作发热自汗,多为每日定时发作,是卫气功能失常,不能调和荣阴的特殊表现形式。太阳病卫气不足,失去调和阴津的作用,阴津郁滞而无汗。机体自调,阳气浮盛于外,蓄积一定时间而发热,阳气郁极而发,外达肌腠,作用于阴津故自汗出。汗出则阳热外散,同时阳气随汗外泄而卫阳复虚,阴津复郁,故热平汗止,复发生卫虚荣郁的病变。复经一日,阳气渐复而浮盛于外,故复发热自汗,汗后阳气复伤,故时发热自汗出而不愈。

疾病表现为卫虚营郁和卫虚营弱病变交替出现,是卫气不足,不能调和荣阴的特殊表现形式,宜桂枝汤调和荣卫。宜在自汗发作前服药,效果较好。无汗之时,因营阴郁滞,服桂枝汤则汗出不彻;自汗之后,营卫虚甚,发汗则伤阴亡阳;自汗之前,则阳气

来复，营阴欲泄，服桂枝汤发汗，则营卫易于恢复调和的生理状态而截断疾病发作。

"时发热自汗出"既可见于太阳病营卫不和，也可见于阳明病燥实证，表现为日晡时潮热汗出，还可见于少阴病热化证，表现为阵发烘热汗出。阳明病多有腹满胀痛便秘等里证，少阴病则多兼有心烦不寐等里证。证见时发热自汗出，与桂枝汤治疗，须排除阳明、少阴病等，故"病人藏无他病"才能诊断为太阳病，与桂枝汤。

【原文】

55. 伤寒，脉浮紧，不发汗，因致衄者，麻黄汤主之。

提要：论述伤寒致衄的证治。

释义："脉浮紧"是太阳病伤寒的脉象，为以脉代证的省文笔法，应证见寒热无汗等病证。伤寒宜服麻黄汤发汗散热解表。不发汗则阳热不得外散，热盛则向内攻冲而有合并阳明病之势，阳热迫伤脉络则衄血。多见于阳热随脉上冲而鼻衄，也可见于阳热随脉内入于肺而咯血，或阳热内入下焦迫伤阴络而尿血、便血。

衄血是由太阳病伤寒肌表郁闭，阳气不宣而郁热不散引起，故宜服麻黄汤发汗开表，发越阳气，使阳热随汗外散，而衄血自止。不可妄加清热凉血之剂闭郁气机，使气血涩而不流，阳热冰伏而缠绵不愈。

47条"自衄者愈"是阳气振奋，外越欲解前的反应，阳气有外越欲解之机，暂时不能外越而迫伤血络，衄血则气机通达，阳气得以外越，故自愈。本文自衄是表闭较重，阳气无外越之机而化热内冲的表现，故衄而不愈。或因衄血量少，阳热不得随血外泄，气机壅滞而阳气不越，故不愈，如同汗出不彻而不解。服麻黄汤可汗出而愈，也可能衄血而愈。

【原文】

56. 伤寒，不大便六七日，头痛有热者，与承气汤。其小便清者，知不在里，仍在表也，当须发汗，若头痛者，必衄，宜桂枝汤。

提要：论述太阳病伤寒兼有便秘的证治，并提出小便清浊是鉴别表里的要点。

释义："头痛有热者"既可见于阳明病里证，宜承气汤攻下，也可见于太阳病表证，宜发汗。如不辨表里，则"桂枝下咽，阳盛则毙，承气入胃，阴盛以亡"。

"伤寒，不大便六七日，头痛有热者"多是伤寒传变发展为阳明病的表现。六七日是伤寒转折的关键时期，伤寒表闭，阳气郁积体表化热，阳热灼伤脉中阴津，阴津不能内还肠胃，则肠胃津伤而热入，故肠胃发生阳明燥实证而不大便。阳热随脉上冲于头则头痛，外泛于表则发热。诸证反映"头痛有热者"是阳明病里热引起，故与承气汤攻实泻热。

"头痛有热者"也可能是素有阳盛便秘体质者，发太阳病伤寒引起。患者本有便秘，发作伤寒则卫闭营郁而头痛有热，太阳病伤寒可能伤津助热加重便秘，但"头痛有热"是伤寒不解引起，而非阳明病里热上攻外泛引起，故宜发汗。伤寒本宜服麻黄汤，因伴有便秘，不宜峻汗伤津，故宜桂枝汤。

辨别病发于太阳之表或阳明之里的关键，是小便清浊。小便赤浊者，多是阳明病阳热亢盛，津液损伤而尿液浓缩引起，如《内经》云："诸水液混浊，皆属于热。"如小便清则多无阳明里热，其头痛有热是太阳病表证，如《内经》述："诸病水液，澄彻清冷，皆属于寒。"

"若头痛者必衄"，如服桂枝汤后，头痛反而加重，伴发衄血，多是阳明病头痛有热，反与桂枝汤辛温助热，阳热上冲，故引起头痛加重，甚则衄血；也可能是太阳病，因伴有便秘而有传阳明之势，服桂枝汤后，阳气一时不能外越，反化阳热上冲于头引起。

【原文】

57. 伤寒，发汗已解，半日许复烦，脉浮数者，可更发汗，宜桂枝汤。

提要：论述伤寒汗解而复发的证治。

释义：太阳病伤寒则卫闭营郁，宜麻黄

汤发汗，发汗后病解，半日后又复发脉浮数、发热恶寒等病证，仍表现为太阳病，故可更发汗。

发汗已解而复发的原因是，服麻黄汤发汗后，卫闭营郁的病变解除，故脉静身凉，但是营卫调和的生理功能尚未恢复，故半日后，阴津复郁，阳气复郁积化热，而复发卫闭营郁病变。

复发仍为太阳病伤寒证，因已发汗，病解而复发则卫闭营郁病变较轻，且已汗则津气损伤，故不可再与麻黄汤峻汗伤津亡阳，宜桂枝汤辛温发汗。

【原文】

58. 凡病若发汗，若吐，若下，若亡血，亡津液，阴阳自和者，必自愈。

提要： 承上文发汗后阴阳调和的生理未复，病虽解而必复发；论述阴阳自和者，病必自愈的机理。提示治病必求阴阳自和。

释义： 汗吐下三法是通过祛除病理产物的方法，达到阴阳自和之自稳状态恢复的目的，以治疗疾病。发汗能排除水湿、发散阳热，从而使阳气宣通，阴津运化；攻下能排除燥实、泄除阳热，从而使津液得存，肠胃功能恢复；涌吐能排除痰食积滞，从而使气血畅通，阴阳自和而病愈。

汗吐下祛邪同时损伤津液，甚至伤及气血，因阴阳自和的生理状态已复，阳热已除，阴津得存，阳气功能恢复，阴津代谢正常，故津气自能从饮食化生而自愈。

本文提示治疗以阴阳自和为目的，汗吐下祛邪是损伤性的治法，易损伤津液，伤亡阳气，宜应用有度，中病即止，如《内经》所述："大毒治病，十去其五。"病解之后，宜静养调理，待机体复元。

【原文】

59. 大下之后，复发汗，小便不利者，亡津液故也。勿治之，得小便利，必自愈。

提要： 承上文举例论述汗下伤津而阴阳自和者必自愈。

释义： "大下之后，复发汗"则津液表里两伤，阴津损伤则无水下渗，故小便不利。因下后里和，汗后表和，阴阳自和而生理功能恢复，故津液损伤必能化生而自愈。小便不利不是水津输布障碍的病变，故禁用渗利之法，反更伤阴津，多需饮食调理而阴津自复，小便自利，如阴津伤亡较重，可与益气生津则小便自利而愈。

【原文】

60. 下之后，复发汗，必振寒，脉微细，所以然者，以内外俱虚故也。

提要： 承上文汗下损伤阴津的机转；论述汗下伤阴亡阳，发展为少阴病的脉证表现。

释义： "下之后，复发汗"为治疗失序，易伤津液。轻者，虽津液损伤，但阴阳自和，故可静养自愈；重者，攻下则阴津内伤于肠胃，发汗则阴津外伤于肌表，内外俱伤则阴津亏损，疾病发展为少阴病。阴津是阳气的物质基础，阳气附着于阴津，阴津损伤则阳气随阴津亡失，故阴阳俱虚，而发少阴病寒化证。

"必振寒，脉微细"，是少阴病寒化证在肌表的表现。阴阳亏虚，不能温养肌表，故恶寒而振栗；阳虚则脉搏无力，故脉微，阴虚则脉络不充，故脉细。少阴病表现在肌表，是少阴病初级阶段的表现，可与芍药甘草附子汤扶阳益阴。

【原文】

61. 下之后，复发汗，昼日烦躁不得眠，夜而安静，不呕，不渴，无表证，脉沉微，身无大热者，干姜附子汤主之。

提要： 承上文汗下伤阴亡阳，发展为少阴病肌表失温的轻证；论述汗下伤阴亡阳，发展为少阴病精神失养而烦躁欲脱之危证的证治。

释义： 烦躁多见于三阳病，也可见于三阴病变。少阳病烦躁多表现为心烦喜呕；阳明病烦躁多伴有口渴；太阳阳明合病烦躁多伴有表证。本证不呕、不渴、无表证，则排除三阳病，脉象沉微是少阴病阴阳亏损的表现，故为少阴病。

本为太阳病，先下复发汗则伤津亡阳而发展为少阴病。少阴病阴阳气血亏损较重，则表现为气血不能上养头脑精神，故烦躁。如烦躁表现为昼重夜轻，伴有身发低热，则是少阴病阴阳欲脱之危证的表现，急当温阳固脱，此实为仲景临床经验之谈。

概脉中阴阳损伤严重，头脑失养则烦躁，中枢调节内藏脏腑组织之气血津液外入经脉，以维持循环血量，但阳气损伤，失去固摄阴津的功能，故有欲脱之势，随即可能出现津气外脱而大汗肢厥，内脱而下利。白天气候温热，外周血管扩张，气血外行肌表，头脑失养加重，故昼日烦躁不得眠，夜晚天气寒凉，气血内趋，头脑得养，故夜而安静。阳气外越肌表，故身微热。

烦躁昼重夜轻，且身有微热，脉象沉微，反映了少阴病阴阳亏损严重，时能内藏，时有外越欲脱之势，急当温阳固脱以存津液。可用干姜附子汤顿服，附子生用力宏效速，外能温阳固汗，内能温中止利，防津液表里脱泄，干姜温胃止呕，温肠止利，协助附子温阳救急。因病势急迫，故不加甘草甘缓，顿服以救急防脱。更不加滋阴养液厚味滋腻之品，防碍阳复，甚至滑肠，使新阴未复而真阴先脱。

本病证也可能是，本为太阳太阴合病，误用汗下发展而来。太阴病表现为饮停心下，误诊为阳明而攻下，故动伤肠胃脉络，不愈复发汗而动伤肌表脉络。67条仲景明示："心下逆满……不可发汗，发汗则动经，身为振振摇。"此汗下两伤，导致周身经脉阴阳亏损严重，不仅水饮未除，而且肢体失养振摇，头脑失养烦躁，且有欲脱不固之势，故急与干姜附子汤回阳存津。因有水饮不解，故不加甘草恋水，因阴津大亏，故不加茯苓利水伤津。

【原文】

62. 发汗后，身疼痛，脉沉迟者，桂枝加芍药生姜各一两人参三两新加汤主之。

提要： 承上文攻下发汗伤阴亡阳，发展为少阴病精神失养而烦躁的证治；论述伤寒发汗伤阴，发展为太阳少阴合病肌体失养而疼痛的证治。

释义： 伤寒本有身痛，发汗为正治。发汗不当，大汗伤津则太阳病不解，反因阴津损伤而合并少阴病。表现为津血亏损，肢体失养而身痛反增，脉络不充而脉象沉迟虚弱。因阴损及阳，当伴有发热减而恶寒加重的表现，或伴有肢体乏力、精神不振等。

太阳少阴合病，少阴病脉象沉迟，而未至微细，病在肢表而未见吐利烦躁里证，故为少阴病轻证，可太阳少阴同治。方与新加汤补益气血、发表止痛。其中桂枝汤内和脾胃，化生气血，外和营卫，发表解肌除痛；加芍药养阴血、通血脉、止疼痛，并收敛阴津，防桂枝汤发汗伤津；加生姜温胃助消化，以资化源，并发散气血外达肌表止痛；加人参大补元气，生津养荣。

【原文】

63. 发汗后，不可更行桂枝汤，汗出而喘，无大热者，可与麻黄杏仁甘草石膏汤。

提要： 承前文伤寒大汗伤阴，发展为太阳少阴合病的证治；论述伤寒发汗不彻而辛温助热，发展为太阳阳明并病热壅胸肺的证治。

释义： 以方测证分析，方以麻杏甘石汤辛凉之剂主治，可知喘为肺热的表现，可能兼有口渴、咽痛、脉浮大滑数等阳热性病证，外兼有恶寒等病证，病为太阳阳明并病。

"不可更行桂枝汤"为倒装笔法，宜接在"无大热者"句后。首言"不可更行桂枝汤"而不言"不可行桂枝汤更发汗"，提示开始即是服桂枝汤发汗，发汗后，病不解反而增加喘证，故不可更与桂枝汤。

本为伤寒证，反与桂枝汤发汗，故发汗不彻，表不得解，阳热不得宣散，反因桂枝汤辛温助热而更加亢盛，因此并发阳明病。阳热亢盛在表，迫津外泄，故汗出；汗出则表热外散，故发热较低而表无大热；阳热外迫汗出则伤寒卫闭营郁病变减轻，但不能尽解，尚有恶寒，故发展为太阳阳明并病。因太阳伤寒不能尽解，故亢盛之热不得尽散，而随脉内入胸肺，热盛于胸膈则口渴咽痛，肺热壅盛则呼吸不利而喘，因此在胸肺发生阳明病热证。合为太阳阳明并病。

病已发展为二阳并病肺热壅盛，故不可再与桂枝汤发汗伤津、辛温助热，更加重阳明病的发展。宜服麻杏甘石汤辛凉解表、清热平喘，主治阳明病肺热，兼以治疗太阳病表证。其中麻黄辛温解表、发散阳热、宣肺平喘；石膏辛寒清热泻火，用量倍于麻黄，而成辛凉之剂，即能清宣阳热，又能制约麻黄发汗之力，防解表发汗伤津助热；杏仁肃肺平喘；甘草益气和胃。

【原文】

64. 发汗过多，其人叉手自冒心，心下悸，欲得按者，桂枝甘草汤主之。

提要： 承上文发汗不彻而辛温助热，发展为太阳阳明并病热壅胸肺的证治；论述发汗过多而伤阴亡阳，发展为少阴病心阳不振的证治。

释义： 本为太阳病桂枝证，反与麻黄汤发汗，故发汗过多损伤阴津而发展为少阴病，因阴津是阳气的物质基础，阴阳互根互生，故阴损及阳而阴阳俱虚。阴阳气血亏损轻证多表现为肌表失荣而振寒身痛；重证多表现在里，可表现为胃肠失去气血温养而运化失职故吐利，也可表现为心脏失养而心阳不振故心悸。

本证多为素有心气亏虚患者，发太阳病，发汗过多，伤阴亡阳，导致阴阳气血亏损，不能温养心脏，故心阳不振而悸动，甚则有心跳欲出之感觉，须叉手自冒按之方可缓解。少阴病表现在心则病情较重，因"主不明则十二官危"，心阳不振则气血循环不利，可引起全身多组织器官代谢不利而功能失常，津液循环运化不利则易形成水饮停聚，本证"心下悸"即有饮停心下之势。

为防饮停心下，急当振奋心阳，方与桂枝甘草汤大量顿服，振奋心阳，扶助正气。

其中桂枝温阳通脉，振奋心阳，甘草益气养心，合用则辛甘化阳，功能振奋心阳以止心悸，同时本方有增强脾胃消化吸收功能的作用，从而生化气血养心。

因尚未形成水饮，故不加茯苓利水安神止悸，防利水伤阴；少阴病本有阴虚，因心阳不振有水饮欲停之势，故不加滋阴之品，徒增心脏负荷。一般药物煎服法，多为煮取三升，分温三服，本文煮取一升顿服。煮取一升则水液含量较少，不会增加心脏负荷，而易于输布；顿服则药物含量较大，功专力宏而振奋心阳，服用本方当须注意控制水盐摄入。

【原文】

65. 发汗后，其人脐下悸者，欲作奔豚，茯苓桂枝甘草大枣汤主之。

提要： 承上文发汗伤阴发展为少阴病心阳不振的证治；论述发汗伤阳而发展为太阴病欲作奔豚的证治。

奔豚是古病名，有火气奔豚和水气奔豚之分。《金匮要略》记载："奔豚病，从少腹起，上冲咽喉，发作欲死，复还止，皆从惊恐得之。"水气奔豚是少阴病寒化证水气上冲的表现，水气上冲不是水饮从下向上流动，因为水性润下，阳虚则水液停滞不输，不会向上流动，同时也没有水饮向上流行的路径。水气上冲的实质是水饮自下而上逐渐形成，水液的输布依赖心阳的推动作用，阳气由心胸下达以输布水液，阳气亏虚则不能下达远心端之下焦少腹，故首先在少腹形成水饮，阳气亏虚加重则不能下达近心端之中焦，故在心下形成水饮，阳气更退则水饮可在上焦心胸形成，甚至上至头项。水饮从下向上逐步形成，则腹胀、胸满、心悸、头晕等病证相继出现，或有水饮刺激神经而产生气冲的感觉。阳气复则水气化，故复还止。

"欲作奔豚"是太阴病水饮停聚下焦的病变，表现为脐下悸，而无水气上冲的病变。本为太阳病，发汗不当损伤下焦阳气，故下焦水液代谢不利，停聚为饮而脐下悸动，多伴有小便不利、下肢水肿等病证。脐下悸是太阴病寒实轻证在下焦的表现，阳虚不甚，故在下焦阳气与水饮相搏而脐下悸，如太阴病阳虚加重，水液转化为水饮则生理性阴津亏损，发展为少阴病则阳气更加退却而发奔豚。

欲作奔豚是太阴病水停下焦的表现，有发展为少阴病奔豚之势，方用苓桂甘枣汤利水通阳，止悸防冲。其中重用茯苓为君，利水通阳止悸，减轻心脏负荷而宁心安神，从而恢复水液的输布；桂枝甘草振奋心阳，温阳通脉，下助下焦阳气，运化水液；大枣益气生津，防利水伤阴。同时本方又有补益脾胃的功能，助后天化源、资生气血，上助心阳镇摄水饮，合方功能渗利下焦水饮，补益中焦脾胃，振奋上焦心阳的作用，从而利水通阳、止悸防冲。

【原文】

66. 发汗后，腹胀满者，厚朴生姜半夏甘草人参汤主之。

提要：承上文发汗损伤下焦阳气，发展为太阴病欲作奔豚的证治；论述发汗损伤中焦阳气，发展为太阴病肠胃积滞的证治。

释义：患者多平素脾胃虚弱，发太阳病，发汗则气血耗伤于肌表，不能内养肠胃，故肠胃里阳损伤，消化传导功能不足，饮食运化失职，反化生痰食积滞，阻滞肠胃通降，故腹胀满。疾病发展为太阴病饮食积滞证，多伴有胃呆纳少，便秘不通，必初头硬、后必溏。

方用厚朴生姜半夏甘草人参汤宽中除满，通阳健胃。其中厚朴苦温，宽中下气、燥湿化痰、消积除满；半夏辛温，化痰散结、降逆止呕；生姜辛温，温中散寒、健胃消食、散饮止呕；佐以人参甘草，甘温益气、和中健胃。诸药相伍，辛开苦降甘调，大量厚朴、生姜、半夏辛温苦燥、消积祛实以通阳，稍佐人参、甘草益气，为消中兼补之剂，功能消除积滞，减轻肠胃负担而有利于肠胃消化功能的恢复。

【原文】

67. 伤寒若吐若下后，心下逆满，气上冲胸，起则头眩，脉沉紧，发汗则动经，身为振振摇者，茯苓桂枝白术甘草汤主之。

提要：承上文伤寒发汗损伤中阳，发展为太阴病饮食积滞肠胃的证治；论述伤寒误用吐下损伤中阳，发展为太阴病饮停心下的证治及治疗禁忌。

释义：本文有倒装笔法，"茯苓桂枝白术甘草汤主之"宜接在"脉沉紧"句后。

伤寒本宜发汗，反吐下损伤中焦阳气，则水液代谢不利，停聚心下而发太阴病。吐下损伤中阳主要有三方面原因：一是苦寒药物直接损伤阳气；二是吐下使阴津从肠胃脉络内泄，阳气随阴津亡失；三是苦寒吐下损伤肠胃，胃气不得上养心脏，心阳不得下助中阳，故中焦阳气亏虚。阳气内附于阴血，依赖心阳的推动布达周身，故心阳是一身之阳的根源。攻下涌吐损伤脉中气血，气血不能上养于心，心阳不能下助中焦，是导致中阳不足的主要因素。

中阳亏虚则中焦水液相对太盛，输布不利而化水饮，停聚心下腠理而发太阴病。水饮停聚中焦，故心下逆满；水液不能下输膀胱则伴有小便不利，或有水肿；如阳气退却，则水饮向上焦发展，影响心胸则胸满心悸气短，影响胸肺则胸闷咳喘；甚至水饮上冲头项而眩晕，卧起则压迫影响头项血管神经等而加重。阳气亏虚则气血鼓动无力，故脉沉，水饮停聚则脉中阴津充实，故脉紧。

太阴病表现为阳气不足，饮停中焦，伴有阵发水饮上冲上焦的病变，方用苓桂术甘汤利水通阳，温阳降冲，以恢复阴津的输布。其中茯苓利水祛饮，兼有益气健脾、宁心安神的作用；桂枝甘草温通心阳，平冲降逆；白术温阳运水，补益脾胃。合方利水祛邪与温阳扶正并重，适于饮停中焦之太阴病。

本方宜与苓桂甘枣汤比较应用，彼证为太阴病轻证，阳气初虚，水饮停聚下焦，故方用大量茯苓利水祛邪，辅以桂枝温阳扶正；

本证太阴病阳虚加重，饮停中焦，故减茯苓用量，更加白术，使扶正祛邪力量相当。

"发汗则动经，身为振振摇者"，初为伤寒，误用吐下伤阳，病已发展为太阴病饮停中焦心下，故禁发汗。饮停中焦之里，发汗则宣发阳气外行肌表，更虚其里，故里饮不除，甚至强责发汗，动伤肌表经脉气血，导致阴阳气血损伤而发展为少阴病，气血不能温养肢体而身体振摇欲仆。

【原文】

68. 发汗病不解，反恶寒者，虚故也，芍药甘草附子汤主之。

提要：承上文太阳病反用吐下，损伤阳气，发展为太阴病饮停心下的证治；论述太阳病发汗损伤阴津，发展为少阴病恶寒的证治。

释义：太阳病宜发汗，发汗不当则病必不除，甚至大汗伤津亡阳而传变为少阴病。本证可能初为太阳中风证，反与麻黄汤发汗，故汗多伤津亡阳，发展为少阴病阴阳俱虚证。阳气亏虚不温肌表，故发热解，恶寒反而加重，是少阴病在肌表的表现。正如7条所述："无热恶寒者，发于阴也。"其脉应见沉微细弱之象，尚可见阴津亏损不能上润而咽干，肢体失养而筋肉拘挛等病证。

少阴病表现为阴阳俱虚而肌表失温，是少阴病寒化之轻证，方宜芍药甘草附子汤扶阳益阴，其中芍药滋阴养液，甘草益气和胃，二药酸甘化阴以疗阴虚之本；附子温阳祛寒。

【原文】

69. 发汗若下之，病仍不解，烦躁者，茯苓四逆汤主之。

提要：承上文发汗伤津亡阳，发展为少阴病肌表失温的证治；论述汗下伤津亡阳，发展为少阴病头脑失养伴水饮内停的证治。

释义：本文叙述过简，宜以方测证分析，方用茯苓四逆汤主之，则疾病应是阴寒性病变，烦躁是少阴病引起；方以茯苓为君药，应伴有心下满、小便不利等水饮内停的病证表现。"病仍不解"即指误治之前即有水饮内

停的病变。

"发汗，若下之，病仍不解"，义同28条"服桂枝汤，或下之，仍头项强痛，翕翕发热，无汗，心下满微痛，小便不利者"。本为太阳太阴合病饮停心下，宜服桂枝去芍加茯苓白术汤以利水温阳，反发汗攻下，故病不能解。如汗下不解，亦没有发生传变，则仍宜桂枝去芍加茯苓白术汤主治太阴病；如发生传变则观其脉证，知犯何逆，随证治之。

"烦躁者"即汗下引起的动经之变，太阴病饮停心下，发汗则引阳气外浮，更虚其里，故不解，反因汗出，津液损伤于肌表脉络；攻下则苦寒伤阳，故水饮不解，反因攻下，津液损伤于肠胃脉络，津液两伤于表里，阳随阴亡，故动伤经脉气血阴阳，病发展为少阴病。气血亏损，不能温养头脑精神则烦躁。另外，烦躁也和水饮有关，本为太阴病水饮内停，汗下伤津亡阳，发展为少阴病则阳气更虚，水饮冰伏而腹满加重，影响精神则烦躁。

病为少阴病阴阳俱虚，精神失养，伴阳虚不化水饮内停，方宜茯苓四逆汤回阳救逆、利水安神、益气养阴。其中四逆汤回阳救逆、温阳养神、运化水饮；茯苓利水通阳，宁心安神；人参益气养阴，安神除烦。诸药相伍，扶正兼以祛邪。

【原文】

70. 发汗后，恶寒者，虚故也。不恶寒，但热者，实也，当和胃气，与调胃承气汤。

提要：承上文发汗伤津亡阳，发展为少阴病烦躁的证治；论述发汗伤津助热，发展为阳明病烦躁的证治。

"发汗后，恶寒者，虚故也"为引文，是假宾定主的写法。体质虚弱者，发汗不当多易伤津亡阳，而发展为少阴病，导致阴阳气血亏虚，不能温煦体表，故但寒不热。

"不恶寒，但热者，实也，当和胃气，与调胃承气汤。"阳热体质者，发汗不当易伤津助热，而发展为阳明病，故但热不寒；甚则伤及肠胃津液而发阳明病燥实证，表现为烦

躁谵语，腹满便秘，方宜调胃承气汤通腑泄热、润燥和胃，以止烦躁，其中大黄苦寒，攻下泄热；芒硝咸寒，润燥软坚，清热除烦；甘草益气和胃，防攻下伤正。

【原文】

71. 太阳病，发汗后，大汗出，胃中干，烦躁不得眠，欲得饮水者，少少与饮之，令胃气和则愈。若脉浮，小便不利，微热消渴者，五苓散主之。

提要：承上文发汗伤津助热，发展为阳明病的证治；论述发汗伤阳，发展为太阳太阴合病的证治。

释义："太阳病，发汗后，大汗出，胃中干，烦躁不得眠，欲得饮水者，少少与饮之，令胃气和则愈"，是假宾定主的写法，以对比鉴别五苓散病证。

太阳病宜发汗，汗大出后太阳病得解，而大汗伤津，故胃中干、口渴欲饮，因口渴引起烦躁不得眠，可少少温饮使胃得润则和，正如 58 条示："凡病若发汗、若吐，若下、若亡血、亡津液，阴阳自和者，必自愈。"因大汗耗伤津气，胃气不和，少饮暖水则阴阳自和而愈；如暴饮冷饮则易伤胃气。

"若脉浮，小便不利，微热消渴者"，是发汗伤阳，诱发太阴病水蓄证的表现。大汗出如水流漓，故太阳病不罢，仍有脉浮，微热；大汗耗散阳气，里阳亏虚，故三焦水液输布不利而发太阴病，因下焦居于远心端，且因水性润下，故水液输布不利易于发生下焦蓄水，严重者可在中上焦发生水饮。水蓄下焦则不能下渗膀胱而伴发小便不利；水津停蓄不能上承濡润组织故消渴。太阴病多无口渴，水蓄下焦者，水津输布代谢不利，故口渴，虽饮水而不能正常敷布濡润组织，反因饮水加重运化负担，故愈饮愈渴。

太阳太阴合病以水蓄下焦为主要矛盾，宜主治太阴病，使水液渗利，三焦气机通畅，则太阳病易解，方用五苓散利水通阳，兼以解表，其中泽泻甘寒，利水清热，茯苓甘平，利水健脾；猪苓甘平，利水渗湿。三药联用

渗利水湿，祛除病理产物，减轻阳气运化负担，畅通气机，故能利水通阳，正如叶天士所述："通阳不在温，在于利小便。"白术温阳运化水湿，桂枝通阳化水，兼能解表。

水蓄严重者可发展为水逆证，即因渴而饮，饮多而不能输布三焦，故水聚胃中而吐。为防饮水加重阳气的运化负担及防汤药入口即吐，故不作汤剂而为散，以少量白饮冲服，利于药物吸收。方后云"多饮暖水，汗出愈"，不是示人多饮水，因消渴而不能自控少饮水，故限饮冷水，防其伤阳，而频频少饮暖水以止渴。"汗出愈"不是提示多饮暖水以助汗出解表，而是服五苓散后，太阴病得解，气机畅达，津气得以外出肌表的反应。

【原文】

72. 发汗已，脉浮数，烦渴者，五苓散主之。

提要：论述发汗伤阳，发展为太阴病水蓄证兼有郁热的证治。

释义："发汗已"则汗后太阳病已解，又出现"脉浮数，烦渴"阳热性脉证表现，似传变为阳明病，反与五苓散主之，则可知疾病传为太阴病水蓄证，当有小便不利表现。

太阳病发汗已解，因发汗耗散阳气，损伤下焦阳气则传变为太阴病水蓄证，水蓄下焦则水液不能渗利膀胱，故小便不利，水津不能上承则组织缺水而口渴。水蓄于下，阻滞心阳下达，则阳气郁滞于上而化热，阳热鼓动气血则脉象浮数，本有水津不能上承而口渴，又阳热消灼故烦渴。

脉浮数烦渴之阳热表现，是太阴病水蓄下焦，闭郁阳气而引起，不可妄用寒凉清热，更伤下焦阳气而水蓄不解，宜五苓散利水通阳，水液利除则阳气下通，水津四布而烦渴自除。

【原文】

73. 伤寒，汗出而渴者，五苓散主之，不渴者，茯苓甘草汤主之。

提要：论述伤寒发汗损伤里阳，发展为太阴病水蓄下焦与水停中焦的鉴别要点及

证治。

释义：太阴病虚寒证多表现在胃肠，饮食不运而腹满吐利，太阴病寒实证多表现在三焦，水液不运而化水饮停聚三焦为病，是阳气亏虚，阴液相对太盛的病变。心阳是一身阳气之本，阳气内附血脉，依赖心阳的推动布达周身。因此，阳气初虚而发太阴病，则多表现为水蓄远心端之下焦；阳虚较重，则不达近心端之中焦，故多表现为水停中焦。

伤寒发汗耗伤里阳，阳气损伤较轻则不能下达下焦，故水蓄下焦而少腹满，小便不利，严重者有心下痞满、呕吐病证。宜五苓散利水通阳。

如发汗损伤里阳较重，则阳气不能下达中焦，中阳不足则水饮停聚中焦腠理，表现为心下满、小便不利，如同时伴有中焦胃阳不足，则发太阴病虚寒证而呕吐、肢厥，宜茯苓甘草汤利水通阳、温中散寒。其中茯苓甘平，淡渗利水；桂枝甘草辛甘化阳，温通心阳，下助中阳以化水饮；生姜温胃散寒，散饮止呕。

五苓散证与茯苓甘草汤证皆为太阴病，都具有小便不利、心下满、呕吐等病证，鉴别关键为口渴。五苓散证因水蓄下焦，不能上承；水蓄于下焦阻滞阳气下行，又因阳气初虚不甚，故阳郁化热而口渴。茯苓甘草汤证因水停中焦，又因阳气亏虚较重，不能郁滞化热，故不渴。

【原文】

74. 中风发热，六七日不解而烦，有表里证，渴欲饮水，水入则吐者，名曰水逆，五苓散主之。

提要：论述太阳病耗伤里阳，发展为太阳太阴合病水逆证的证治。

释义："中风发热"是太阳病表证。太阳病的一般发展规律是多在六七日之时发生改变，或经尽而解，或化生阳热而传为阳明病，或损伤阳气而传变为太阴病等。六七日表证不解，又出现烦躁口渴里证，则表里同病，"渴欲饮水，水入则吐"是太阴病水逆的病证

特点，故疾病发展为太阳太阴合病。

初为太阳病，六七日不解耗伤里阳，则运化失职，水液停蓄下焦而合并太阴病，应见小便不利表现。水蓄下焦阻滞阳气下达，故阳气郁积于上而化阳热，又兼水津不能上承，故心烦口渴欲饮。因水液输布不利，停聚三焦腠理，影响胃的水液运化功能，饮水而不能敷布，反加重运化负担，故愈饮愈渴，愈渴愈饮，饮多则胃满而吐逆。

水逆是太阳太阴合病水蓄证因多饮而加重的病变，不可发汗治疗太阳病更伤里阳，更不可与寒凉清热、养阴生津之剂除烦止渴，宜服五苓散利水通阳主治太阴病，使水津得以输布则烦渴自愈。

【原文】

75. 未持脉时，病人手叉自冒心，师因教试令咳而不咳者，此必两耳聋无闻也。所以然者，以重发汗，虚故如此。发汗后，饮水多必喘，以水灌之亦喘。

提要：承前文发汗耗伤里阳，发展为太阴病水停中下焦的证治；论述发汗伤阳，发展为太阴病水停上焦胸肺的病变，以及发汗伤津亡阳，发展为少阴病心阳不振的病变。

释义："病人手叉自冒心"义同64条"发汗过多，其人叉手自冒心，心下悸，欲得按者"。发汗伤津亡阳，导致疾病发展为少阴病阴阳俱虚，不能内养心脏，故心阳不振而心下悸，欲按之。心阳不振易导致水液输布不利病变，为排除水饮关肺病变，故师因教试令咳。通过诊查排除肺病，但发现伴有耳聋证。耳聋是发汗伤阴亡阳，阴阳气血不能上养耳窍的表现；或是心阳不振，水液输布不利而耳迷路水肿的表现，当伴有眩晕。心悸、耳聋并见是少阴病阴阳亏损引起心阳不振的表现，宜服桂枝甘草汤振奋心阳。

"发汗后，饮水多必喘，以水灌之亦喘"，是发汗伤及肺胸阳气，发展为太阴病水饮关肺的病变。本病证多为素有寒饮伏肺而患有慢性咳喘患者，外发太阳病发汗不当，耗伤肺阳而加重寒饮，形成寒喘的先决条件，如

再形寒饮冷则伤肺，故诱发咳喘。如平脉篇述："紧脉从何而来？假令亡汗若吐，以肺里寒……坐饮冷水，故令脉紧也。"发汗后肺阳耗散于外，形成肺寒，已有发作寒喘之势，因汗出胃中干而暴饮冷水，寒凉伤阳，多饮则加重阳气的运化负担，故水饮由内聚胃关肺而诱发咳喘，或冷水洗浴则形寒，致阳气外行肌表而耗伤，故外寒引动伏饮发作。太阴病水饮停聚上焦则阳虚较重，故宜温化。

【原文】

76. 发汗后，水药不得入口为逆，若更发汗，必吐下不止。发汗吐下后，虚烦不得眠，若剧者，必反覆颠倒，心中懊憹，栀子豉汤主之；若少气者，栀子甘草豉汤主之；若呕者，栀子生姜豉汤主之。

提要：承前文发汗伤阳，发展为太阴病的证治；论述发汗吐下损伤阴津，发展为阳明病热陷胸膈的证治。

释义："发汗后，水药不得入口为逆，若更发汗，必吐下不止"，是发汗损伤胃阳而发太阴病胃脘虚寒的表现。本段是假宾定主的笔法，首先提出发汗可能伤阳而发展为太阴病，以对比论述下文，发汗也可能伤津助热，而发展为阳明病。

发汗易伤津亡阳，阳气耗散于肌表，则不能内顾温养胃脘，故胃阳亏虚，胃的受纳、消化、传导功能不足，饮食运化不利而发太阴病。胃脘虚寒，饮食不消，胃失和降则呕吐，严重者，水药入口即吐。胃是后天之本，气血之源，胃失和降，水药入口即吐，则阴阳气血不复，疾病不愈，故为逆。太阴病宜温，如更发汗，则更伤气血，疾病发展为少阴病肠胃虚寒证，故吐下不止。

"发汗吐下后，虚烦不得眠"，是发汗吐下伤津助热，发展为阳明病热郁胸膈，上扰头脑的表现。本病证实际是自主神经紊乱伴有消化道病证，或伴有心血管神经官能症的表现。

初发太阳病，阳气浮盛于肌表脉络而不得宣散于肌腠肤表，故郁化阳热，宜发汗解

表散热。一汗不解可再汗，反用吐下遏郁阳气宣散，汗吐下损伤里阴，故导致阳热随脉内陷胸膈，上扰头脑而发展为阳明病。

阳明病是阳气相对太盛而化阳热、损伤阴津的病变。由于火性炎上，水性润下的性质，阳明病初发，阳热多表现在上焦，阳热加重则向中下焦发展。阳明病初期，阴津损伤尚轻，不能上行头脑，荣养精神，故阳热上扰精神而虚烦不得眠。虚烦相对于实烦而言，指阳明病热证所表现的烦躁，因不伴有形病理产物，故名虚烦。

"若剧者，必反覆颠倒，心中懊憹"，是阳明病阳热加重，内郁胸膈的表现。阳热上扰头脑加重，则虚烦不得眠加重，而反复颠倒、辗转难眠；阳热加重向下发展则内郁心胸脉络，故心中懊憹，或内盛于胸中食道脉络，迫伤食道较轻则心中懊憹不舒、不可名状。同时心中不舒影响精神而加重心烦。

阳明病阳热内郁胸膈，宜栀子豉汤清宣郁热，其中栀子苦寒，清透郁热，解郁除烦，善清上焦胸膈郁热，兼有利湿导热下行的作用；豆豉辛凉，既能解表散热，又能升发阴津，使津血上荣头脑而除烦安神。二药相伍，降中有宣，宣中有降，善清宣胸膈郁热，安神除烦。

"若少气者"是阳明病热郁胸膈伴有阳明中寒的表现。发汗吐下伤津助热，导致热陷胸膈而发阳明病热证；同时损伤胃气，阳热在上又耗伤气阴，气阴损伤不能温养胃脘，故中焦伴发阳明中寒而不能食，胃气不能上养肺气则呼吸不足以息而气短，胃气不能外养肢体则乏力少气。如《灵枢·五味》记载："谷不入，半日则气少，一日则气衰矣。"方宜栀子甘草豉汤清宣郁热、益气和中，其中栀子豉汤清宣上焦胸膈郁热，以存津气；加甘草益气和胃。

"若呕者"是阳明病热郁胸膈伴有阳明中寒加重的表现。发汗吐下诱发阳明病热郁胸膈的同时，损伤中焦胃气较重，又因壮火食气，气伤不能温胃，故阳明中寒较重而呕。

实际是阳明病热郁胸膈合并轻度太阴病胃脘虚寒的病变。方宜栀子生姜豉汤清宣郁热、温中止呕，其中栀子豉汤清宣胸膈郁热，加生姜温中祛寒、降逆止呕。

【原文】

77. 发汗若下之，而烦热，胸中窒者，栀子豉汤主之。

提要： 承上文论述阳明病热郁胸膈证，阳热加重而壅滞气机的证治。

释义： 发汗攻下伤津助热，发展为阳明病，阳热外泛于肌表则身热；阳热内陷于胸膈，上扰头脑则虚烦不眠；阳热内盛于心胸脉络，或内盛于胸中食道，损伤较轻者则心中懊憹不舒，不可名状，热盛较重壅滞气机或食道损伤较重，则表现为胸中灼热，胸中窒塞堵闷。

胸中窒或伴胸中灼热，是阳明病热郁胸膈较重，阳热壅滞气机的表现，热除则气机通畅，故方用栀子豉汤清宣郁热。

【原文】

78. 伤寒五六日，大下之后，身热不去，心中结痛者，未欲解也，栀子豉汤主之。

提要： 承上文继论阳明病热郁胸膈，阳热充盛壅滞气血的证治。

释义： "伤寒五六日"，发病时间较久，阳热较盛；"大下"则损伤阴津较重，故疾病传变为阳明病而阳热亢盛，阳热泛表则身热不去，阳热内陷胸膈，亢盛于心胸脉络，壅滞气血，或亢盛于胸中食道脉络，损伤食道严重，故心中结痛。

"心中结痛"是阳明病热郁胸膈，阳热亢盛壅滞气血的表现，故仍用栀子豉汤清宣郁热，热除则气机通利、血行通畅而愈。热郁胸膈初期，阳热较轻，故表现为心中懊憹，不可名状；阳热加重，则壅滞气机，故胸中窒闷；阳热亢盛则心中结痛。其病机皆为阳明病热郁胸膈，故与栀子豉汤清宣郁热。

【原文】

79. 伤寒下后，心烦腹满，卧起不安者，栀子厚朴汤主之。

提要： 承前文汗下伤津助热，发展为阳明病热郁胸膈的证治；论述伤寒误下损伤津气，发展为阳明病系在太阴的证治。

释义： 伤寒误下伤津助热，导致热陷胸膈而发阳明病热证，阳热上扰头脑精神则心烦不安，内扰心胸则心中懊憹、反复颠倒而卧起不安；误下同时损伤胃气，又因阳热上盛，壮火食气，津气损伤不能下温肠胃，故肠胃消化传导功能不足，饮食不消而化积滞，故伴发太阴病腹满。

疾病以阳明病热郁胸膈为主要病变，兼有太阴病饮食积滞，合为阳明病系在太阴。方宜栀子厚朴汤清热除烦、宽中除满。其中栀子清热除烦，清解上焦郁热；厚朴苦温，宽中下气除满，枳实苦寒，宽中行气、消导积滞，二药相合，消除中焦积滞，恢复肠胃功能。因中焦胃肠津气不足而功能低下，故不加豆豉宣发津气外越。

本病心烦腹满多兼不能食，因系在太阴，胃肠虚寒，故不能食。如心烦腹满而能食，多是阳明病阳热亢盛于胸膈，又向中焦发展的表现。阳明病阳热亢盛多由外向内，由上向下发展，阳热内盛于上焦胸膈则心烦，阳热加重则中焦肠胃阳热壅滞，故腹满而能食。仍宜栀子厚朴汤清热除满。

【原文】

80. 伤寒，医以丸药大下之，身热不去，微烦者，栀子干姜汤主之。

提要： 承上文伤寒误下损伤津气，发展为阳明病系在太阴的证治；论述伤寒大下伤津亡阳，发展为阳明太阴合病上热下寒证的证治。

释义： 伤寒宜发汗散热，反以丸药大下之，故不能去，丸药为甘遂类苦寒攻下制剂，攻下作用峻猛，易于伤阴亡阳。攻下遏制热外散，损伤胸膈阴津则阳热内陷胸膈，故发阳明病热郁胸膈而心烦；同时，苦寒攻下损伤肠胃阳气，饮食运化失职，故发太阴病肠胃虚寒证，应见腹满、下利、不能食等病证，合为阳明太阴合病。因阳气损伤，故上焦阳热减而微烦。

阳明太阳合病表现为，热郁上焦胸膈和中焦肠胃虚寒并见，方宜栀子干姜汤清热除烦，温中祛寒，同时治疗阳明太阴病。其中栀子苦寒，清宣上焦郁热，干姜辛温，温中祛寒止利，防栀子苦寒伤中。

【原文】

81. 凡用栀子汤，病人旧微溏者，不可与服之。

提要：论述栀子汤的应用禁例。

释义：栀子汤是阳明病热郁胸膈证的主治方。因栀子苦寒，易损伤中阳，故禁用于太阴病肠胃虚寒证。"病人旧微溏者"即是肠胃虚寒体质者，妄用栀子汤清热，则损伤中阳，加重太阴病虚寒证，微溏加剧而下利伤津，津不上承则烦热不解。

栀子汤方后注"得吐者，止后服"，历代认识存在分歧。部分医家认为，火郁胸膈之病，得栀子汤清宣，则阳气得伸，故得吐则解；部分医家认为，栀子、豆豉并无涌吐作用，应为得汗者，止后服。概"得吐者，止后服"不是言其得吐病解，而是言其禁忌。栀子苦寒易伤中阳，服栀子汤如损伤胃阳则吐，故禁服。

【原文】

82. 太阳病，发汗，汗出不解，其人仍发热，心下悸，头眩，身瞤动，振振欲擗地者，真武汤主之。

提要：承前文太阳病发汗攻下伤津助热，发展为阳明病的证治，论述太阳病发汗伤阴亡阳，发展为少阴病寒实证的证治。

释义：少阴病的本质是阴液亏损的病变。因为阴阳互根互生，阴液是阳气的物质基础，故阴液亏损可阴损及阳而发生寒化证。寒化证又因阳气亏损，失去固摄阴液的作用，可发生少阴病虚寒证；也可因阳气失去运化阴液的作用而发生少阴病寒实证，产生水饮等病理产物。

"其人仍发热，心下悸，头眩，身瞤动，振振欲擗地者"，是发汗伤阴亡阳，导致疾病发展为少阴病寒实证的表现。患者多是高年体虚之人发太阳病，发汗太多则伤阴亡阳而发少阴病；或者是太阳病已发展为太阳太阴合病桂枝去芍加茯苓白术汤证，强责发汗则动经，损伤阴津阳气则发展为少阴病寒实证。依据 316 条分析，本病证尚可见小便不利、四肢沉重、腹痛下利等表现。

少阴病寒实证则阴损及阳，阳气亏损，运化失职，水液输布不利而水饮泛滥。水饮停聚三焦，下输膀胱不利则小便不利；水饮停聚肌表，则四肢沉重，甚则水肿；水饮凌心则心悸；水饮上干头项则眩晕；水饮聚胃则呕，关肺则咳。因为阴阳气血津液亏损，可伴有本虚病证，如气血不能温养胃脘而胃呆纳少；气血不能温养肠道则腹痛下利；气血不能温养肌表则振寒战栗；气血不能温养肢体筋肉，则筋肉跳动，甚则四肢乏力不支而振摇欲仆。因为少阴病阴津亏损本虚，体内大量阴津又转化水饮，故肌表阴津更加亏损，虚热外越而伴身热不去。

少阴病寒实证，宜真武汤温阳化水。其中附子辛热，温阳化水；白术苦温，益气温阳，运化水液；生姜辛温，发散水饮；茯苓甘平，淡渗利水，益气通阳；芍药酸敛，养阴生津，以疗少阴病阴亏之本，又防温燥、淡渗伤阴。诸药相伍，功能化水、运水、利水、散水、滋水，从而祛除水饮，生化阴津，以复阴阳。

【原文】

83. 咽喉干燥者，不可发汗。

提要：以咽干为例，提示少阴病禁汗。

释义："咽喉干燥者"，多见于少阴病。少阴病的本质是阴液不足。因阴液的性质趋下，咽喉位于上焦高位，又因呼吸、语言而易于挥发津液，故咽喉对阴液亏损反应敏感，在少阴病的初期，初见阴液不足，即可见咽喉干燥表现。

仲景以咽喉干燥为例，提示少阴病禁汗。少阴病本为阴液亏损病变，发汗更亡失阴津，加重少阴病的发展，故禁发汗，即使伴有太阳病而为太阳少阴合病，也不宜单纯辛温发汗。

另外，"咽喉干燥者"也可见于阳明病等，火热上盛灼伤阴津，故咽喉干燥，发汗则伤津助热，加重阳明病的发展。

【原文】

84. 淋家不可发汗，发汗必便血。

提要： 以淋家为例，提示阳明病水热相结证禁汗。

释义： "淋家"即患慢性泌尿系感染患者，多为阳明病热入下焦膀胱与水相结为实证，且因日久不解，耗伤津气而有合并少阴病之势。

"淋家"宜育阴利水清热，禁止发汗。发汗则伤津助热，加重阳明病的发展，阳热内入血分，迫血妄行则便血。

【原文】

85. 疮家虽身疼痛，不可发汗，发汗则痉。

提要： 以疮家为例，提示阳明病热入血分而血热相结证禁汗。

释义： "疮家"即久患疮疡之人，多是阳明病阳热内入血分，热与血结而腐化成脓的病变，且因日久不解，耗伤津血而有合并少阴病之势。

疮家伴有身疼痛，则是太阳阳明合并病，因阳热内入血分较盛，已有耗伤津血而合并少阴病之势，故禁止发汗。发汗则伤津助热，加重阳明、少阴病的发展，阳热灼伤筋脉，阴液不濡肌肉，故阴虚热盛而动风，出现肢体强直、筋肉拘挛病证，甚至角弓反张。实际本为破伤风病变，辛温发汗加速其发展。

【原文】

86. 衄家不可发汗，汗出必额上陷，脉急紧，直视不能眴，不得眠。

提要： 以衄家为例，提示少阴病热化证禁汗。

释义： "衄家"指经常衄血之人，多见于少阴病阴虚火旺证，虚火迫血妄行而衄，多为鼻衄；疾病初期可能是阳明病热入血分，

衄血日久不愈则损伤津血而发展为少阴病热化证。

本为阴虚火旺病证，辛温发汗则更伤津助热，加重少阴病的发展。汗出津伤则眼窝、太阳穴凹陷，小儿则囟门凹陷；阴血亏损，不能上养头目则易发惊厥，故目睛直视不得转动；阴血不能上养精神，则失眠不安；津血亏损不能濡养脉管，则脉管拘急而紧束，应见沉取空虚，实为亡血失津之革脉。

【原文】

87. 亡血家，不可发汗，发汗则寒栗而振。

提要： 以亡血家为例，提示少阴病寒化证禁汗。

释义： "亡血家"指经常大量出血之人，多见于少阴病寒化证。

阳气亏虚，失去固摄阴血的作用，故易暴发亡血，多为吐血、便血、功能性子宫出血等病变。

本为少阴病阴损及阳，强责发汗更伤阴亡阳，加重少阴病发展。肢体失去阴阳气血的温养，故振寒而战栗，甚者振摇欲仆。

【原文】

88. 汗家重发汗，必恍惚心乱，小便已，阴疼，与禹余粮丸。

提要： 以汗家为例，提示太阳病桂枝证禁麻黄汤重发汗。

释义： "汗家"即指常自汗出者，多见于太阳病营卫不和证，日久不解则伤津亡阳，而有合并少阴病之势。

汗家宜服桂枝汤调和营卫，如53条所示"病常自汗出者……复发其汗，营卫和则愈，宜桂枝汤。"如反服麻黄汤重发汗，则伤津亡阳而发展为太阳少阴合病。阴精亏损不能上养头脑则精神恍惚；阴阳气血不能内养心神则心中烦乱；阴津亏损不能下渗膀胱，则尿道干涩，小便已则疼痛。

"与禹余粮丸"应为衍文。一者，方本阙；二者，参考前后诸文，只言发汗之禁，皆无方药；三者，"汗家重发汗"当遂漏不止，发

展为少阴病，阴亏不能内养则恍惚心乱，尚可见阴亏不能外荣而四肢微急，"小便已，阴疼"即20条"小便难"之谓，本应服桂枝加附子汤固表止汗存阴。禹余粮丸为固脱止利之剂，并无止汗作用，故为衍文。

【原文】

89. 病人有寒，复发汗，胃中冷，必吐蛔。

提要：以病人有寒为例，提示太阴病禁汗。

释义："病人有寒"指肠胃虚寒证者，多见于太阴病，表现为阳气亏虚、肠胃之消化功能不良。太阴病患者发作太阳病，则为太阳太阴合病，禁止发汗。发汗则阴阳气血耗散于外，而不能内顾肠胃，故太阴病加重，胃中寒冷而呕吐，有蛔虫寄生者可吐蛔。

【原文】

90. 本发汗，而复下之，此为逆也，若先发汗，治不为逆。本先下之，而反汗之，为逆；若先下之，治不为逆。

提要：论述表里同病的治疗顺序暨治疗原则。

释义："本发汗，而复下之，此为逆也；若先发汗，治不为逆"，是指表里同病表现为太阳阳明合病时，其治疗顺序为先发汗治疗太阳病，然后再攻下治疗阳明病。

太阳阳明合病多由太阳病发展而来，初发太阳病营卫闭郁肌表，阳气郁闭不宣而化阳热，阳热亢盛则合并阳明病，阳热内入肠胃之里，灼伤阴津则形成阳明燥实证。太阳阳明合病，如先攻下治疗阳明病，则遏制阳气宣发而加重太阳病，甚至引起传变，故为逆；如先发汗治疗太阳病，则表解而气机通畅，阳热易于随汗外散，故阳明病易解，即使阳明病不解，甚至因汗出津伤而阳明病燥实加重，也不会传变为坏证，复下之则愈，故治不为逆。

"本先下之，而反汗之，为逆；若先下之，治不为逆"，是指表里同病表现为太阳太阴合病时，其治疗顺序为先渗利下之，治疗太阴病水饮内停证，然后再发汗治疗太阳病。

太阳太阴合病，多是本有太阴病水饮内伏者，发作太阳病则耗散里阳，加重太阴病发展而引动水饮发作。太阳太阴合病，如先发汗治疗太阳病，则宣散阳气外浮，汗出则损伤里阳而加重太阴病水饮，甚至汗出动伤经脉气血而发展为少阴病，故为逆；如先渗利水饮治疗太阴病，则里阳复而气机通畅，阳气外行肌表而卫阳得助，太阳病易愈，如不愈则复发汗而愈，故先渗利下之，治不为逆。

【原文】

91. 伤寒，医下之，续得下利，清谷不止，身疼痛者，急当救里；后身疼痛，清便自调者，急当救表。救里宜四逆汤，救表宜桂枝汤。

提要：承上文继续论述表里同病的治疗顺序暨治疗原则。

释义：表里同病表现为太阳少阴合病，或太阳太阴合病者，其治疗原则为先温阳救里，然后再解肌救表。

本病多由伤寒误下发展而来，伤寒本为太阳表病，宜发汗，反下之为逆，尤其是高年体虚之人，苦寒攻下败伤里阳，故药物下利作用后，发展为太阴病肠胃虚寒而仍然下利，甚至阴阳俱伤，发展为少阴病而清谷不止，同时太阳病不解而身疼痛。

太阳少阴合病，太阳病表现为身疼痛表证，少阴病表现为下利里证，宜服四逆汤温阳止利存阴以救其里，禁止发汗解表，否则伤津亡阳更虚其里，加重少阴病发展，甚至表里两脱。少阴病解阳气复，则外达助表而太阳病易解。如太阳病不解，仍有身疼痛者，宜服桂枝汤救表，桂枝汤内和脾胃，外和营卫，解表而不伤正。禁服麻黄汤大汗伤津亡阳而病复。

【原文】

92. 病发热头痛，脉反沉，若不差，身体疼痛，当救其里宜四逆汤方。

提要：承上文继论表里同病的治疗原则。

释义："病发热头痛"，是太阳病的表现；

"脉反沉"是少阴病的脉象,多为平素本有之脉,多见于老年体虚之人,因阴阳气血不足而脉沉。少阴病体质者外触风寒则发太阳少阴合病。

太阳少阴合病,少阴病表现为脉病而无少阴病证表现,故少阴病较轻,而以太阳病为主要病变。治疗宜麻黄附子细辛汤兼顾太阳少阴,如301条示:"少阴病,始得之,反发热,脉沉者,麻黄附子细辛汤主之。"

"若不差,身体疼痛",是发汗治疗后,少阴病加重的表现。服麻黄附子细辛汤不得法,或反服麻黄汤发汗伤阴亡阳,故不差,反增身体疼痛;也可能是疾病自然发展迅速,太阳病耗伤气血而飞渡少阴,阴阳气血不能温养肌体,故身疼痛,尚可见乏力欲寐、精神不振等表现。

少阴病初期表现在肌表而脉沉、身疼痛,虽未见吐利里证,但因太阳病飞渡少阴,发展迅速,即有传里之势,故不可发表更伤里阳,当急救其里,以四逆汤温阳救逆,防患于未然,临床多见老年人发作伤寒而传变迅速,往往证现吐利则险象环生,可诱发多脏器功能衰竭,故初见表证而救其里,防患于未然,实为经验之谈。

【原文】

93. 太阳病,先下而不愈,因复发汗,以此表里俱虚,其人因致冒,冒家汗出自愈,所以然者,汗出表和故也,里未和,然后复下之。

提要:承上文继论表里同病的治疗原则及次序。

释义:太阳病,或已发展为太阳阳明合病,均宜发汗治疗太阳病。先下而复发汗则治疗失序,故不愈。先下则损伤阳津于里,复发汗则损伤阴津于表,阴津表里两伤则俱虚,津伤而热盛,故太阳病不解,反增加阳明病的发展,阳热亢盛于里则上冲头脑而眩晕昏冒,阳热内盛于肠胃则形成燥实,合为太阳阳明合病。

太阳阳明合病,宜发汗治疗太阳病,汗出则热散,而阳明病之昏冒里证自愈。如肠胃阳热与燥实相结,则不能随汗外散,故汗出表和之后,再攻下则愈。

【原文】

94. 太阳病未解,脉阴阳俱停,必先振栗汗出而解,但阳脉微者,先汗出而解。但阴脉微者,下之而解。若欲下之,宜调胃承气汤。

提要:承上文太阳病先下复发汗误治,以脉诊辨证施治。

释义:"太阳病未解"指因先下而复发汗,故太阳病不解。"脉阴阳俱停"是攻下发汗损伤阴阳气血的脉象表现,太阳病脉应浮,因气血损伤故脉象浮取沉取俱微弱,实为太阳病证反见少阴脉象,宜麻黄附子细辛汤发汗。因正气不足,故发汗前必振栗,以产生热能而战汗方解。

"但阳脉微者"即浮取脉象微弱,是汗下误治,损伤表阳的表现。太阳病未解仍宜发汗,因表阳损伤,脉象浮弱,故不可与麻黄汤发汗,宜服桂枝汤发汗而解。

"但阴脉微者"即沉取脉象微弱,而浮取洪大,是汗下损伤里阴而传变为阳明病的表现。太阳表病已解而转属为阳明里证,故下之而解,阳明病燥实初结,脉尚浮大,故攻下宜调胃承气汤。

【原文】

95. 太阳病,发热汗出者,此为荣弱卫强,故使汗出,欲救邪风者,宜桂枝汤。

提要:论述太阳病中风证的病机病理及证治,以鉴别阳明病里证。

释义:太阳病中风证表现为发热汗出,脉浮弱,其病理表现为荣弱卫强。卫气慓悍滑疾,走而不守,卫强指卫气外泄太过而不能内守的病理状态。因卫强外泄而失去固摄荣阴的作用,故荣阴外泄作汗而荣弱。卫强荣弱实际是卫虚营弱的病态,宜桂枝汤调和营卫。

太阳病中风证的诊治规律已在上篇论述,此复述中风表证以鉴别阳明里证。上文

"但阴脉微者"是阳明病里证，其脉证亦表现为发热汗出、脉浮大沉弱，与中风表证相似，宜鉴别表里而施治，否则"桂枝下咽，阳盛乃毙；承气入胃，阴盛以亡"。

【原文】

96. 伤寒五六日，中风，往来寒热，胸胁苦满，嘿嘿不欲饮食，心烦喜呕，或胸中烦而不呕，或渴，或腹中痛，或胁下痞硬，或心下悸、小便不利，或不渴，身有微热，或咳者，小柴胡汤主之。

提要：论述太阳病耗伤阳气而发展为少阳病的证治。

释义：少阳即阳气虚少之义，少阳病是指因阳气虚少导致机体发生阴阳俱郁的阳热性病变。少阳病多由太阳病耗伤阳气发展而来。阳气内附于血液，随脉循行，由心胸外行肌表，下达胃肠，周流全身，以运化阴津，从而达到阴阳调和、内环境稳定的生理状态，进一步维持保障组织器官的生理功能。阳气损伤则运化失职，阴津输布不利，郁滞三焦腠理而化寒水痰湿之气；痰湿阻滞气机则阳气郁滞不行，因此产生阴阳俱郁的病理改变。

少阳为阴阳之枢，即少阳病是阳气损伤初级阶段的表现。如阳气损伤进一步加重，则发展为太阴病，其病性表现为阴寒而无热。少阳病因阳气初伤退却，故阳气不仅外达肌表不足，而且下达胃肠不足，近心端之胸胁阳气也初见亏虚，因此阴阳俱郁病变多表现在胸胁、肌表和胃肠等部。又因少阳病阳气初伤不甚，故阳气郁积可转化阳热而阵发。因此少阳病表现多寒热虚实错杂。

"伤寒五六日，中风"，少阳病多由太阳病耗伤阳气而发，无论伤寒、中风，五六日之时是太阳病发生转变的关键时期。如伤寒五六日不解，耗伤阳气则易传变为少阳病。

"往来寒热"是少阳病在肌表的表现。少阳病阳气不足，不能外达远心端之肌表，失去温煦体表的作用，故恶寒，因阳气不足，故恶寒时不发热；失去运化阴津的作用，则阴津凝滞而转化寒水湿气，寒湿阻滞肌表腠理则阳气郁滞，因阳气初虚不甚，故郁积至一定程度而化热，阳热外散则阴凝得化，故发热时不恶寒；阳热散尽，复因阳气不足而阴津复凝，如此往来寒热。

"胸胁苦满"是少阳病在胸胁的表现。阳气由心胸外达肌表，下达胃肠，胸位于心与肌表之间，胁位于心与胃肠之间。少阳病阳气不足而退却，故近心端之胸胁阳气不足，失去运化阴津的作用，阴津输布不利而转化痰湿，阻滞胸胁腠理，因此阴津阳气俱郁胸胁而满；因阳气初虚不甚，故可郁积化热，阳热郁滞胸胁不得外散而上炎头面孔窍，故口苦、咽干、目眩、心烦，或有耳聋目赤等。概胸胁苦满多阵发性发作，因阳郁积而发则胸胁郁滞病减，阳热散尽则复郁而满。

"嘿嘿不欲饮食，心烦喜呕"，是少阳病在胃脘的表现。少阳病阳气不足，则不能下达胃脘，胃阳不足则饮食消化不良，甚至转化痰食积滞胃脘，故胃失和降而不欲饮食、喜呕；消化不利则谷气不能转化气血上养精神，又兼胃脘不适影响精神，故神情嘿嘿，郁郁不欢而心烦。

"往来寒热，胸胁苦满，嘿嘿不欲饮食，心烦喜呕"及口苦、咽干、目眩等病证，是少阳病发生在肌表、胸胁、胃肠等病位的典型表现，临床诊断少阳病，不必悉具，但见一组病证即是，因少阳病之阴阳郁滞病变尚可发生在三焦其他病位，故可兼有其他病证表现；又因少阳为阴阳之枢，阳气亏虚易于发展而兼有太阴病表现，阳气郁滞化热易于发展而兼有阳明病表现，阳郁宣发不利而易伴有太阳病表现，故少阳病多兼有或然证。

"或胸中烦而不呕"，是少阳病阳气亏虚较轻，能下达胃脘而不能外宣的表现。阳气郁滞胸中化热故胸中烦满；阳气能下达胃脘，故胁躯不满，胃气和而不呕。或上焦不开，津液不下，胃中热而不呕。

"或渴"，是少阳病阳气郁滞较重，化热而合并阳明病的表现。少阳病本有阴津郁滞化湿，组织缺乏濡润，又兼阳郁化热，阳热上炎而灼伤阴津，故口渴。

"或腹中痛"，是少阳病阳虚加重，不能下温肠道，津血郁滞加重，不能濡养肠道，导致肠道痉挛的表现。

"或胁下痞硬"，是少阳病阳虚加重而合并太阴病的表现。阳虚加重不能下达中焦，故胁下水饮停聚而痞满；因水饮有形，故按之肿硬。

"或心下悸，小便不利"，是少阳病兼有太阴病的表现。阳气亏虚更加严重，则中焦水饮欲上凌心，故心下悸；水液不能下渗膀胱则小便不利。

"或咳"，是少阳病兼有太阴病水饮关肺的表现。少阳病不解，耗伤阳气而形成水饮，水饮停聚上焦肺部故咳。

"或不渴，身有微热"，是少阳病伴有太阳病的表现。阳郁肌表化热，故伴有微热，微热是太阳病证而不是阳明病引起，故不渴。

少阳病宜小柴胡汤和解少阳，生发阳气，祛除阴阳郁滞的病变恢复阴阳调和的生理状态。其中柴胡苦平，气质轻清，功能疏郁解热，兼能化痰祛湿消滞，从而消除阴阳郁滞病变。如《神农本草经》记载："柴胡味苦平，主治心腹肠胃中结气，饮食积聚，寒热邪气，推陈致新。""味苦"能清热燥湿；"心腹肠胃中结气"即指胸胁腠理之间的痰浊水湿之气；"饮食积聚"即指肠胃中饮食积滞；"寒热邪气"即指肌表腠理之寒湿水气和脉中郁热；"推陈致新"即指祛除胸胁、肌表、胃肠等三焦腠理之间的痰湿、食滞、郁热等病理产物，从而恢复阴阳气血津液的生理状态。因此一味柴胡，即能祛除胸胁，肌表、胃肠的阴阳郁滞病变，祛除往来寒热、胸胁苦满、嘿嘿不欲饮食、心烦喜呕等病证。辅以黄芩苦寒，清热燥湿；生姜、半夏辛温开结、燥湿化痰、降逆止呕；人参、甘草、大枣甘温益气、和胃生津，以扶助正气。合方功能开郁结、化痰湿、清郁热、益气血而和解少阳。

"若胸中烦而不呕"，去人参、半夏健胃止呕，防辛甘温燥助热，加瓜蒌宽胸理气，清热化痰以除烦满；"若渴"加人参、瓜蒌根生津止渴，去半夏温燥伤津；"若腹中痛"去苦寒伤阳之黄芩，加芍药收敛气血、内和肠胃、缓急止痛；"若胁下痞硬，去大枣之壅滞，加牡蛎软坚散结、消痞利水；"若心下悸、小便不利"去苦寒伤阳之黄芩，加茯苓利水通阳；"若咳"去人参、大枣滋阴恋邪，生姜易为干姜温肺化饮止咳，加五味子敛肺止咳；"若不渴、身有微热"加桂枝通阳解表祛热，去人参之壅补。

去滓重煎是和剂的特殊煎煮方法，是古代医家的临床经验。概和剂多寒温消补之品共用，初煎以提取各药有效成分，重煎则充分调和，协同发挥作用；重煎又能使药物浓稠，易作用于胃；重煎减少水分，防多饮增加水湿运化负担而伤阳。据现代药理研究，重煎可使柴胡皂苷 a 完全转化为柴胡皂苷 b，更有利于提高免疫力。

【原文】

97. 血弱气尽，腠理开，邪气因入，与正气相搏，结于胁下。正邪分争，往来寒热，休作有时，嘿嘿不欲饮食，藏腑相连，其痛必下，邪高痛下，故使呕也，小柴胡汤主之。服柴胡汤已，渴者属阳明，以法治之。

提要：承上文少阳病的证治；论述少阳病发生的病机病理及服柴胡汤可能发展为阳明病的证治。

释义："血弱气尽，腠理开"，是少阳病发生的先决条件，即气血生理失常，气血随脉循行周身，出于脉外而充实腠理，如气血不足则腠理疏松，易发生阴阳气血津液失调的病变，而产生病理产物充实腠理。

"邪气因入，与正气相搏，结于胁下"，是少阳病发生的病理改变。邪气指病理产物，即痰湿邪气，因气血不足而阳气亏虚，阴津输布不利而转化痰湿邪气。病轻者，气血不足于远心端之肌表，则水湿之气结于肌表腠理；病重者，正气退却，气血不足于近心端之胸胁，故痰湿内结于胸胁腠理为病。

"正邪分争"是少阳病发生"往来寒热，

休作有时"病证的机理。"往来寒热，休作有时"是少阳病在肌表的表现，阳气不足于表，失去温煦肌表，运化阴津的作用，故阴津凝滞，转化水湿邪气而恶寒；水湿阻滞阳气宣散，阳气蓄积化热则发热而寒罢，水湿得以运化；阳热散尽则复恶寒而不热，故往来寒热，休作有时。"正邪分争"即指阳气调和水湿的功能，存在动态变化。因阳气不足，故水湿加重；因阳气初虚不甚，故可蓄积化热而水湿得化。因此，正退则邪进，邪退则正进而正邪分争。

"藏腑相连，其痛必下，邪高痛下"是"嘿嘿不欲饮食"和"呕"证发生的机理。"藏腑相连"即指人是有机的整体，疾病互相影响，阳气宜从心胸下达胃脘，以助胃阳。因痰湿邪气阻滞胸胁，影响阳气下达胃脘，故痰湿邪气停聚胸胁高位，影响心下胃脘发生病变，消化功能低下则嘿嘿不欲饮食而呕。

少阳病宜小柴胡汤和解少阳。因少阳为阴阳之枢，阳气初虚不甚，易阳郁太过而合并阳明病。服柴胡汤，少阳病解，可因半夏生姜辛温性燥而伤津助热，人参甘草大枣甘温益气助热而转属阳明病，故口渴，宜按阳明病治则治疗。

【原文】

98. 得病六七日，脉迟浮弱，恶风寒，手足温，医二三下之，不能食，而胁下满痛，面目及身黄，颈项强，小便难者，与柴胡汤，后必下重。本渴饮水而呕者，柴胡汤不中与也，食谷者哕。

提要：承上文少阳病服柴胡汤而转属阳明病的发展转归；论述少阳病误下而转属太阴病的病证表现及治疗禁忌。

释义："得病六七日"承接96条"伤寒五六日"，太阳病的传变规律为，多在六七日左右发生传变。"伤寒五六日"之时已发展为少阳病，六七日之时表现为"脉迟浮弱，恶风寒，手足温"等脉证，则少阳病不解。

脉迟弱是血弱气尽的脉象表现，脉浮则气血虽亏虚不足而未至三阴病，仍为阳热性

疾病，故"脉迟浮弱"反映仍为少阳病。"恶风寒"而不发热，是少阳病寒来热往阶段的表现，也可见于三阴病，可通过手足之寒温进行鉴别。手足四末离心最远，故手足温凉对于病发于阳和病发于阴反应敏感，三阴病阳气虚损，不能外达四末，故手足凉，三阳病阳热盛，故手足温。综合脉证，反映疾病为少阳病。

"医二三下之"，本为少阳病，宜服柴胡汤。概因上焦不开、津液不得下，而于六七日之时伴见便秘，又见胁下满胀，误诊为阳明燥实证，故二三误下之。

"不能食，而胁下满痛，面目及身黄，颈项强，小便难者"，是少阳病误下伤阳而发展为太阴病阴黄证的表现。少阳为阴阳之枢，少阳病阳气已虚，易进一步损伤而发展为太阴病，反二三下之则损伤阳气，加重发展为太阴病。表现在胃则胃阳亏虚而不能食；表现在上焦则水湿停聚在颈项而强硬；在下焦则水液停蓄而小便不利；太阴病突出表现为水湿停聚中焦肝胆，故胁下满痛，影响胆汁排泄则血中胆红素升高，故面目身黄。实际上，本病本为肝胆病变，早期表现为少阳病而尚未发黄，攻下只是加速了疾病的发展而表现为太阴病阴黄。临床实际中，阴黄往往仍伴有少阳病不能尽罢，而伴阳热内陷肝胆。

"与柴胡汤，后必下重"，病初为少阳病，攻下后表现为不能食、颈项强、胁下满痛而呕，类似少阳病不解，因又见面目身黄、小便不利等关键病证，故已发展为太阴病，宜以太阴病法则治之。如误为少阳病不解，与柴胡汤祛热则更伤里阳而助水湿，故引起下利重坠。

"本渴饮水而呕者"，是太阴病的表现，多伴有小便不利证。太阴病阳气亏虚，运化失职，水液停蓄下焦而不能上承以滋润，故口渴，因渴而饮，多饮则输布不利，故聚胃而呕。因呕多见于少阳病，如将水逆之呕误诊为少阳病，与柴胡汤则更伤阳气，太阴病加重而中焦胃阳损伤，故食谷则哕呃。

【原文】

99. 伤寒四五日，身热恶风，颈项强，胁下满，手足温而渴者，小柴胡汤主之。

提要： 论述太阳病发展为三阳合病的证治。

释义： "身热恶风，颈项强"是太阳病的表现；"胁下满"是少阳病的表现；"手足温而渴"是阳明病的表现，诸证并见则为三阳合病。

"伤寒四五日"宜结合 96 条"伤寒五六日"、98 条"得病六七日"分析，发病日期代指疾病的发病过程。伤寒一般多在五六日转属少阳，而出现典型少阳病证；得病六七日则阳气更伤，故少阳病有发展太阴病之势，脉现迟弱之象；四五日之时，发展为少阳病，而太阳阳明病未罢。

概发病一日，太阳受之，表现为恶寒发热、头项强痛；发病二三日，合并阳明病，阳热伤津则手足温而渴；伤寒四五日，气血损伤而合并少阳病，肌表水湿加重，头项强痛转为颈项强，胸胁郁滞则胁下满。因此发展为三阳合病。

三阳合病则以少阳病为主要矛盾，少阳病不解则气机郁滞，阳气不得宣发而太阳不愈，阳热不得宣散而阳明病不愈。故治从少阳，与小柴胡汤和解少阳，兼能宣发阳气治疗太阳病、清解阳热治疗阳明病。

【原文】

100. 伤寒，阳脉涩，阴脉弦，法当腹中急痛，先与小建中汤。不差者，小柴胡汤主之。

提要： 论述太阳病发展为少阳少阴合病的证治。

释义： "阳脉涩，阴脉弦"是少阴病的脉象，涩脉即脉象微弱迟细，应指若有若无，多见于少阴病气血亏损而脉络不充，阳气不振而脉搏无力，故浮取脉涩；弦即细紧之象，阴血不足则脉细，阳气不温则脉管紧束。"阳脉涩，阴脉弦"反映少阴病津血与阳气俱虚，津血亏损不能内养肠胃，阳气亏虚不能温煦肠胃，故可致腹中拘急痉挛而痛。尚可见心

失所养而悸烦等病证。

少阴病表现为阴阳气血亏损，腹失温养而急痛，宜小建中汤补益中气、调和气血、缓急止痛。方由桂枝汤倍加芍药和饴糖组成，其中桂枝汤内和脾胃而生化气血；倍加芍药收敛气血，使方药作用于里以建中气，并滋阴养血、缓急止痛；饴糖为米粉与麦芽熬制而成，功能甘温益气养血，温中祛寒止痛。

"不差者，小柴胡汤主之"，以方测证分析，疾病本兼有少阳病胸胁满等表现。病初为太阳病伤寒，耗伤阳气则转属少阳病，少阳病耗伤气血，又兼阴阳气血郁滞胸胁，而不得下达腹中，故合并发生少阴病腹中急痛。小柴胡汤性寒，禁用于三阴病，故少阳少阴合病，先与小建中汤治疗少阴病腹中急痛，少阴病愈则阳气复而少阳病易于恢复。因倍加芍药不利于胸胁苦满，故少阳病不差者，再与小柴胡汤和解少阳。

【原文】

101. 伤寒中风，有柴胡证，但见一证便是，不必悉具。凡柴胡汤病证而下之，若柴胡证不罢者，复与柴胡汤，必蒸蒸而振，却复发热汗出而解。

提要： 论述太阳病发展为少阳病后，应用柴胡汤的治疗原则及误下后服柴胡汤的机转。

释义： 太阳病耗伤阳气，发展为少阳病，即应用柴胡汤治疗。少阳病因阳气退却，故阴阳郁滞病变多发生在肌表、胸胁、胃肠，其典型表现为往来寒热，胸胁苦满，嘿嘿不欲饮食、心烦喜呕等。也可发生在其他三焦病位，而兼有或然证。

"但见一证便是，不必悉具"，是柴胡汤的应用原则。临床实际中少阳病变可能只表现在肌表或胸胁等一个病位，而出现往来寒热或胸胁苦满等一组病证，只要具备少阳病证特点，能反映少阳病，即可应用柴胡汤。不可求全责备，待其典型病证完全出现而任其发展。临床实践中，在肌表、胸胁、胃肠等全部病位同时发生少阳病变是不现实的，

可能未至少阳病证悉具，即传变为太阴病等。

少阳病阴阳津气郁滞胸胁，可因上焦不开，津液不下，胃肠失润而便秘，如误下而少阳病未发生传变者，仍宜柴胡汤和解少阳，药后多战汗而解。

误下虽未引起传变，但损伤阳气，加重少阳病阴阳郁滞病变。服柴胡汤振奋气血，不得宣发，故蒸蒸而热，需机体自调，周身振战而产生热能，助药力宣发，阳热外散肌表则发热汗出而愈。

【原文】

102. 伤寒二三日，心中悸而烦者，小建中汤主之。

提要： 承上文论述太阳病发展为少阴病心中悸而烦的证治，以鉴别柴胡证。

释义： "心中悸而烦"多见于少阴病，是阴阳气血亏损不能内养心脏和头脑精神的表现。

本病证多见于平素既有气血不足之人，偶发太阳病伤寒耗伤气血，短期内即导致阴阳气血亏损而发作少阴病，气血不能养心则心中悸，不能上养头脑精神则烦。即使太阳病不罢，宜应与小建中汤主治少阴病，方中饴糖温中补虚、益气养血，芍药滋阴养血，二药直补少阴阴血亏损之本；桂枝、甘草辛甘化阳，振奋心阳；桂枝汤又能外和营卫，内和脾胃，助中焦化源，生化气血，以建脏腑真气。

本文提示宜和柴胡证鉴别，"伤寒二三日"则发病日期较短，一般规律为易传变少阳病；少阳病证有胸中烦，心下悸或然证。不可因"但见一证便是，不必悉具"之原则，妄用柴胡汤。

【原文】

103. 太阳病，过经十余日，反二三下之，后四五日，柴胡汤证仍在者，先与小柴胡汤。呕不止，心下急，郁郁微烦者，为未解也。与大柴胡汤下之则愈。

提要： 论述太阳病发展为少阳阳明合病的证治。

释义： 太阳病经过十余日，损伤阳气，已发展为少阳病，因阴津微结胸胁，津液不得下润肠胃，往往兼有便秘，甚至因肠胃津伤，郁热内入胃肠结为燥实，而合并阳明病。

少阳病或少阳阳明合病，本为柴胡汤证，反与承气汤二三攻下，故不愈，仍表现为胸满而呕等柴胡汤证。因二三攻下，里实得以缓解，故不可与大柴胡汤复下，防其苦寒伤阳，宜与小柴胡汤和解少阳，以观后效。

后四五日，疾病如表现为单纯的少阳病，服小柴胡汤则呕止而愈；如表现为少阳阳明合病，则服药后呕不能止，心下急，郁郁微烦不愈，宜服大柴胡汤下之则愈。

少阳阳明合病为本有之病，误下之后，里实得以暂时缓解，但阳热未除，甚至因攻下伤津而阳热更盛，于后四五日复入肠胃，结成燥实。阳热也可能随脉泛发于肝胆、阑尾等部，与湿相结成湿热，或血热相结。

少阳阳明合病，阳明病燥实结滞肠胃，胃失和降，故胀满而呕不能止，燥热伤津，肠壁或腹膜失去阴津濡养则拘急；或湿热相结肝胆、阑尾，甚至伴有血热腐化，则组织肿胀坚急。阳热上扰精神则郁郁微烦。

大柴胡汤由小柴胡汤去人参、甘草，加芍药、枳实、大黄组成。方中小柴胡汤和解少阳，开上焦郁结，使气机畅达，阴津得下而胃气得和；因合并阳明燥实证，故去人参、甘草壅补，加枳实、大黄通下里实、泻热消痞；因燥热津伤，故加芍药养阴生津、缓急止痛。合为少阳阳明两解之剂，功能和解少阳，通下里实。另外，本方又有清热燥湿和清热凉血的功能。

【原文】

104. 伤寒十三日不解，胸胁满而呕，日晡所发潮热，已而微利，此本柴胡证，下之已不得利，今反利者，知以丸药下之，此非其治也。潮热者，实也，先宜服小柴胡汤以解外，后以柴胡加芒硝汤主之。

提要： 承上文太阳病发展为少阳阳明合病燥实证的证治；论述太阳病发展为少阳阳

明合病发潮热的证治。

释义："胸胁满而呕"是少阳病变在胸胁和胃脘的表现。"日晡所发潮热"是阳明病燥实重症的临床特点。"日晡所"指申时左右，"潮热"指阵发性发热，其势猛烈如海水潮涌。阳明燥实证，阳热亢盛耗伤肠胃津液，进而损伤脉中阴津，故阳热入脉，随脉外泛肌表而发潮热。日晡时，阳气内入，增加里热，故阳热不得内藏而外泛肌表，汗出热散则潮热退，因阳明燥实不解，复伤津助热而外发潮热。

概阳明燥实证，耗伤脉中阴津，则不能上荣头脑而热扰精神，自主神经调节紊乱，引起外周血管异常扩张而发潮热。白天天气温和而血管扩张为生理性扩张，故不发潮热，日晡所气温下降，血管收缩，因神经调节失常，而异常扩张，故多在日晡所发潮热，甚者可不定时多次发作。

"伤寒十三日不解"，出现"胸胁满而呕，日晡所发潮热"病证，则疾病发展为少阳阳明合病。宜服大柴胡汤下之则愈。如服柴胡汤，次日药物攻下作用当去，便秘胀满应减而不下利。今下之后，腹胀便秘证减，反而微有下利，而且胸胁满而呕证不除。其药物反应与大柴胡汤不符。经询问诊知，他医施以丸药攻下。丸药攻下作用猛烈而持久，故次日仍有微利，丸药不能应用于少阳阳明合病，故非其治也。

少阳阳明合病，服丸药攻下，则少阳病不解，阳明燥实可因下而解，但因攻下峻猛持久，易伤津液，故燥热不除而易复结成实；丸药攻下，也可能因其不能缓解肠道痉挛，燥实闭锁而不能尽解，徒引起肠道脉络之阴津渗泄，形成热结旁流更伤津助热。

少阳阳明合病本为大柴胡汤证，服丸药大下后，阳明病证得以暂时缓解，而少阳病不解，且阳明燥实是否完全排除，不能确定，故不可贸然与大柴胡汤复下伤阴，可先与小柴胡汤和解少阳，以观后效。

小柴胡分三次服用，初服及二服和解少阳。至日晡时，如不发潮热，则可知燥实已经丸药攻下而尽除，可继服余药；如又发潮热，可知燥实仍在，或复结，疾病仍为少阳阳明合病，小柴胡汤无功，但因丸药作用尚未消除，阴阳气血损伤较重，故不可与大柴胡汤，可于三服小柴胡汤加芒硝二两以软坚去结、咸寒润燥治疗潮热。柴胡加芒硝汤泻下之力较轻，善去潮热，兼能益气养阴，和胃润燥。

【原文】

105.伤寒十三日，过经谵语者，以有热也，当以汤下之。若小便利者，大便当硬，而反下利，脉调和者，知医以丸药下之，非其治也。若自下利者，脉当微厥，今反和者，此为内实也，调胃承气汤主之。

提要：论述太阳病发展为阳明病燥实证的证治。

释义："谵语者"，是阳明病燥实证的临床特点，本病证多由太阳病伤津化热发展而来。"伤寒十三日"宣发不利则阳气郁闭肌表脉络化热，阳热亢盛则转属阳明热证；阳热迫津外渗又兼阳热灼伤阴津，故阳热内入深层脉络，迫津下渗而小便数利；小便利更伤阴津，津液损伤不能内还肠胃，故燥热内入肠胃而转属阳明燥实证；燥实不解，更灼伤脉络阴津，故阴津亏损不能上养头脑，燥热随脉上扰精神而谵语。

"伤寒十三日，过经谵语者"，则疾病已传变为阳明燥实证，当以承气汤下之。服承气汤必须大便硬，方可服之以泻热存津液，如大便不硬，服承气汤攻下则更伤亡津液，辨别大便硬的关键是小便利数。小便利数是阳明病燥热亢盛，内入体内深层脉络，迫津下渗膀胱的表现。小便利数则阴津损伤于下，不能内还肠中，故热入肠中与燥实相结而大便硬，反之，阳明燥实证，大便硬则伤脉中阴津，故燥热内入脉中迫津下渗而小便利数。

今患者表现为谵语、小便利数、反而下利。下利如为自下利，则多是阳气损伤而传变为三阴病变的表现，应兼有肢厥脉微，故诊其脉进一步诊查。今病人脉象不微，而现滑大之象，与阳明病相和，进而询知，前医以丸药下之使然。丸药多为巴豆制剂，辛热燥烈，泻下作用猛烈持久，其下利是丸药的泻下作用。丸药攻下更助热伤津，因燥热不除，燥实虽祛而复结，或因肠道痉挛而燥实闭锁不除，故非其治也。

今丸药下后，虽下利，但谵语，小便利数之阳证不除，脉象亦现阳脉，与阳明病相和，故断为内实无疑，仍宜承气汤下之。因丸药下利作用未去，故不可与大承气或小承气汤攻下，防伤津液，可与调胃承气汤和胃润燥，泻热存津。本方适于燥实较轻而燥热亢盛，以谵语为主要表现者。

【原文】

106. 太阳病不解，热结膀胱，其人如狂，血自下，下者愈。其外不解者，尚未可攻，当先解其外，外解已，但少腹急结者，乃可攻之，宜桃核承气汤。

提要： 论述太阳病发展为阳明病蓄血轻证的证治。

释义： 阳明病伴有有形病理产物的病变为阳明病实证，临床多见于阳热内入胃肠气分，与燥屎相结为阳明燥实证，尚可见阳热内入脉络血分，与瘀血相结为蓄血证等多种实证。

血液内舍于脉络，随脉周流，故瘀血可发生于全身各部；因心脑肾脉络丰富，故为好发部位；又因血液属阴，易于沉积下焦而回流不畅，下焦腹部之大小肠、大网膜、膀胱、肾、子宫等部组织器官脉络丰富，故为好发部位。

下焦蓄血证的典型表现为，在下少腹急结，在上其人如狂。本病发生多为本有下焦瘀血，发作"太阳病不解"因而"热结膀胱"传变为阳明病实证。太阳病不解则阳热不宣，郁积亢盛而发展为阳明病，阳热灼伤脉中阴津则血液黏稠而形成瘀血，瘀血阻滞气血循行，故郁而化热，阳热加重与瘀血相结下焦"膀胱"脉络，故少腹急结、硬满疼痛。"膀

胱"代指下焦，包括肠道、大网膜、子宫等多组织器官之脉络，如124条抵当汤证明确指出"以热在下焦"。血液津伤而瘀滞，不能上养头脑，阳热上扰精神，故其人如狂。阳明病因阴液损伤不能上养头脑，阳热上扰精神而多伴有精神表现，如46条太阳病有发展阳明之势，阳热尚轻而发烦。105条阳明病燥实证则阴津损伤、阳热亢盛而谵语；本文阳明蓄血则阴血损伤兼瘀，阳热更盛，故其人如狂；后文抵当汤证则瘀热更重，乃至发狂。

"血自下，下者愈"，下焦蓄血轻证，因阳热与瘀血初结成实，阳热重于瘀血，故阳热易于迫伤肠道、子宫等阴络而下血。血下则阳热随瘀血排出而自愈。阳明病实证的治疗原则为"随其实而取之"，"血自下，下者愈"同时提示血不能自下者，或血下量少而不能自愈者，宜攻逐瘀血，使血下热泄而愈。

"其外不解者，尚未可攻，当先解其外"，"热结膀胱"由太阳病发展而来，如太阳不解则为太阳阳明合并病。二阳合病不可攻下治疗阳明，反加重太阳病，甚至引起传变，当先解太阳外证。

"外解矣，但少腹急结者，乃可攻之，宜桃核承气汤。"太阳阳明合病，先表后里为治疗原则，太阳外证得解，但余阳明病下焦蓄血证，则与桃核承气汤活血化瘀、逐瘀泄热，以解阳明实证。

桃核承气汤由调胃承气汤加桃仁、桂枝组成，其中桃仁辛润，活血逐瘀、滑利润肠；桂枝辛温通经，加强破结活血的作用；大黄苦寒，凉血泄热、活血祛瘀、推陈致新；芒硝咸寒泄热、软坚祛实；甘草缓和药性，使药物作用持久而缓祛瘀血，并能益气防攻遂伤正。先于食而空腹服药，有利于药物吸收，破伤肠道脉络以泻实。本方适于阳明病热重于瘀之蓄血轻证，不局限于下焦病位，如头痛、冠心病、闭经、阑尾炎、脉管炎等，凡属热血相结之阳明病实证，皆可应用。

【原文】

107. 伤寒八九日，下之胸满烦惊，小便不利，谵语，一身尽重，不可转侧者，柴胡加龙骨牡蛎汤主之。

提要： 论述太阳病发展为少阳阳明合病系在太阴的证治；或发展为三阳合病系在太阴的证治。

释义： 本病证多由三阳合病（或少阳病）误下发展而来，"伤寒八九日"之时，疾病应已发展为三阳合病，具体表现为 219 条所示病证，如"三阳合病，腹满，身重，难以转侧，口不仁，面垢，谵语，遗尿……"。三阳合病宜治从少阳，而禁攻下，攻下易伤津亡阳，引起传变，如 219 条示："下之则额上生汗，手足冷。"又如 264 条示："少阳中风……不可吐下，吐下则悸而惊。"

本为三阳合病，或少阳病，攻下则易伤津助热而合并阳明病，也易伤津亡阳而合并太阴病，或兼而有之。本病攻下后，表现为"胸满烦惊，小便不利，谵语，一身尽重，不可转侧者"，即是传变发展为少阳阳明合病系在太阴的病变。

"胸满"是攻下后，少阳病不解的表现，病本为三阳合病，当证见胸满心烦、口不仁、面垢等少阳病证表现，攻下则不解。

"谵语"和"烦惊"是攻下伤津助热，阳明病加重的表现。病初本有谵语证，攻下伤津助热，血热更加亢盛，上扰精神，故增加烦惊病证。

"小便不利"和"一身尽重，不可转侧"是攻下伤亡阳气而系在太阴的表现。病初本为三阳合病，因太阳病表阳不足，少阳病湿郁肌表，阳明病壮火食气，故本有"身重，难以转侧"。攻下损伤阳气则肌表水湿加重而系在太阴，故"身重"加重转为"一身尽重"，"难以转侧"加重，转变为"不可转侧"，或因颈项水湿加重，压迫神经血管而眩晕，转侧则眩晕加重，故不可转侧；攻下伤及三焦阳气，则水湿内停三焦而小便不利；另外，"烦惊"也受太阴病影响，攻下伤及上焦阳气，

则阴津不输，转化痰涎停聚头脑，故烦惊。

诸证反映疾病发展为少阳阳明合病系在太阴，故宜柴胡加龙骨牡蛎汤和解少阳，兼治阳明太阴病。方由小柴胡汤去甘草，加茯苓、桂枝、龙骨、牡蛎、铅丹和大黄组成，其中小柴胡汤和解少阳；因伴有太阴病，小柴胡汤祛热而易伤阳气，不利于太阴病，故用量减半，甘草恋水，不利于痰涎，故去之，加茯苓、桂枝利水通阳，以通利三焦，治疗太阴病水湿，加龙骨、牡蛎、铅丹坠痰镇惊、软坚利水、镇静安神，以祛除太阴病痰涎，因铅丹有毒，应禁用，可用代赭石替代，据张锡纯经验，代赭石有重镇降逆坠痰之功；因伴有阳明病血热上扰精神，故加大黄通腑泄热，凉血以止谵语。

【原文】

108. 伤寒，腹满谵语，寸口脉浮而紧，此肝乘脾也，名曰纵，刺期门。

提要： 论述太阳病发展为太阳阳明合病谵语的针刺疗法。

释义： "腹满谵语"是阳明病燥实证的特点，"寸口脉浮而紧"是太阳病伤寒的脉象，二者并见则发展为太阳阳明合病。

初发太阳病伤寒，阳气闭郁肌表化热，阳热亢盛则合并阳明病热证，阳热灼伤阴津则燥热内入胃肠而与燥实相结，故合并阳明燥实证。燥实阻滞腑气不通，故腹满；燥实内结，耗伤脉中阴津，故燥热入血，随脉上扰精神而谵语。

阳明病燥实证宜攻下泻热，其外不解者，尚未可攻。本病证见腹满谵语之燥实里证，又见寸口脉浮而紧之太阳脉象，为太阳阳明合病，宜先解太阳病。辛温解表不能治疗燥实谵语，甚至因辛温助热，宣发阳气而加重血热上冲头脑，加重精神症状，故可配合针刺期门穴，泻血热止谵语，义同 24 条"初服桂枝汤，反烦不解者，先刺风池、风府……"

"此肝乘脾也，名曰纵"为衍文。疾病本为太阳阳明合病，是阳气闭郁化热的病变，与肝脾无关，且五行生克理论不符合仲景全

书精神，故为衍文。疑为王叔和语。

【原文】

109. 伤寒发热，啬啬恶寒，大渴欲饮水，其腹必满。自汗出，小便利，其病欲解，此肝乘肺也，名曰横，刺期门。

提要：论述太阳病发展为太阳太阴合病心烦的针刺疗法。

释义："发热，啬啬恶寒"是太阳病的病证特点，"大渴欲饮水，其腹必满"是太阴病水蓄证的特点。"自汗出，小便利，其病欲解"，反证兼有无汗、小便不利等证。诸证并见则疾病发展为太阳太阴合病。

太阳病不解，耗散里阳则水液输布不利，蓄积下焦而合并太阴病。水蓄下焦则其腹必满而小便不利，水液不能上承则大渴欲饮水。参考前后诸文，皆有精神不安病证表现，概本病证可能存在烦躁表现，因太阳病表闭，阳气不得外宣，太阴病水蓄下焦，影响阳气下达，故阳气郁而化热，上冲头脑而烦，如74条所述："中风发热，六七日不解而烦……五苓散主之"。

"自汗出，小便利，其病欲解"提示太阳太阴合病不可发汗治疗太阳病，发汗则耗伤里阳而加重太阴病，宜利水通阳治疗太阴病，小便通利则阳气复、气机宣畅而自汗出，太阳病却愈。可配合针刺期门泻热，以止心烦。

"此肝乘肺也，名曰横"为衍文。

【原文】

110. 太阳病二日，反躁，凡熨其背，而大汗出，大热入胃，胃中水竭，躁烦，必发谵语。十余日振栗自下利者，此为欲解也。故其汗从腰以下不得汗，欲小便不得，反呕，欲失溲，足下恶风，大便硬，小便当数，而反不数，及不多，大便已，头卓然而痛，其人足心必热，谷气下流故也。

提要：论述太阳阳明合病误用火疗，发展为太阳阳明合病系在少阴之火逆证的表现及自愈的机转。

释义："太阳病二日，反躁"，是太阳病自然传变为太阳阳明合病的表现，如4条所

述："伤寒一日，太阳受之……若躁烦、脉数急者，为传也"。太阳病卫闭营郁于肌表，阳气宣散不利，郁积化热，阳热亢盛则合并阳明病，阳热不得外散，则随脉内扰心胸、上冲头脑，故烦躁。

"大热入胃，胃中水竭，躁烦必发谵语"，是"凡熨其背，而大汗出"伤津助热，致阳明病热证发展为阳明燥实证的表现。太阳阳明合病之烦，宜服大青龙汤发汗清热，误用火疗强责发汗，火热外攻致肌表血脉扩张，阴津外泄而大汗出，阴津损伤于外，不能内润胃肠，故燥热入胃肠而发阳明燥实证。燥实内结更耗伤脉中阴津，因此血热上扰头脑加重而发谵语。

"故其汗从腰以下不得汗，欲小便不得，反呕，欲失溲，足下恶风，大便硬，小便当数，而反不数及不多"，是火疗后，太阳病不解，同时因大汗伤津及阳明病热伤气阴而系在少阴的表现。火熨其背上，故腰以下不得汗，而在下太阳病不解；背上大汗出则损伤阴津，已有发展少阴病之势，阳明病燥热耗伤气阴则阴阳津气不得下达，故在下焦系在少阴，疾病发展为太阳阳明合病系在少阴。阳明病燥实结实胃肠，故呕、大便硬。阳明病大便硬者，多因阳热内盛于脉，迫津前渗而小便数，因系在少阴，阴津亏损，故欲小便不得，反不数及不多，又因阳热内迫而欲失溲；因系在少阴，阳气损伤不能下达温煦，故足下恶风，义同白虎加人参汤证之时时恶风。

"十余日振栗自下利者，此为欲解也"宜接在"而反不数及不多"句后。经十余日自身调养，阴阳津气自复则有自愈机转，阳气复则外宣下达，故振栗汗出而表解，阴津复则肠胃得润自下利而里解。

"大便已，头卓然而痛，其人足心必热"是太阳阳明合病系在少阴之病愈，阴阳调和而"谷气下流"的反映。阴阳津气自复则自下利而阳明燥实祛除，阴阳津气不再损伤，且因燥实祛除而肠胃功能得复，谷气得以化

生，阴阳气血得助而下达。阳气下达则寒湿得以运化，故其足下恶风愈而足心必热。阳气初复，受下焦寒湿阻滞而暂时不能下达，反上冲头脑，故头卓然而痛，随之谷气渐充，冲破下焦寒湿，气血得下则头痛止而足心热。

【原文】

111. 太阳病中风，以火劫发汗，邪风被火热，血气流溢，失其常度。两阳相熏灼，其身发黄。阳盛则欲衄，阴虚小便难。阴阳俱虚竭，身体则枯燥，但头汗出，剂颈而还，腹满微喘，口干咽烂，或不大便，久则谵语，甚者至哕，手足躁扰，捻衣摸床。小便利者，其人可治。

提要： 论述太阳病中风误用火劫发汗，助热伤阴而传变为阳明少阴并病的表现及预后的判断。

释义： "太阳病中风，以火劫发汗，邪风被火热，血气流溢，失其常度"，是火疗发汗助热伤津，致太阳病中风传变为阳明病的表现。太阳病中风则证见发热自汗，宜服桂枝汤温通卫阳、收敛营阴，以解肌祛热，反以火疗劫汗，则太阳病本有之风热再外加火疗之火热，引起阳热亢盛而传变为阳明病。阳热鼓动则气血沸腾，失其循行常度，营阴流溢于外而大汗出。

"两阳相熏灼，其身发黄，阳盛则欲衄，阴虚小便难"是阳明病阳热加重，损伤津血的表现。体内本有之风热与火疗外热相合，则转属阳明病，风火相煽，则两阳相熏，灼伤津血，故阴血不荣肌肤而身发痿黄；阳热亢盛则血气流溢，可能迫伤血脉而衄血；热盛津伤则小便难。津血亏损故已合并少阴病。

"阴阳俱虚竭，身体则枯燥，但头汗出，剂颈而还，腹满微喘，口干咽烂，或不大便，久则谵语，甚者至哕，手足躁扰，捻衣摸床"，是阳热更盛损伤阴阳津气，发展为阳明少阴并病的表现。阳明病热盛伤津，壮火食气，故引起阴阳俱虚竭而向少阴病转并。津血亏损不荣肌体，故身体枯瘦干燥，阴津欲竭无作汗之源，故身体无汗，因阳热熏蒸但头汗

出；火热在上，灼伤阴津则口干咽烂；阳热在肺，灼伤肺阴则微喘；燥热在胃肠，耗伤津液则腹满或不大便；病久不愈则热伤阴液加重而转并少阴病，阴液不能上养头脑，阳热上扰精神则烦躁谵语，甚者阴阳气血不能内养胃腑，胃气败绝而哕，阴精衰竭而热盛神昏则手足躁扰不宁、捻衣摸床。

"小便利者，其人可治"是判断预后的方法。阳明少阴并病出现昏迷、神志不清等精神表现，病情凶险，宜急下存阴。其预后取决于津液的存亡，小便利者则阴津损伤而未亡竭，故易愈；小便不利者则阴津亡竭，且不耐攻下，故预后不良。

【原文】

112. 伤寒脉浮，医以火迫劫之，亡阳必惊狂，卧起不安者，桂枝去芍药加蜀漆牡蛎龙骨救逆汤主之。

提要： 论述太阳病以火迫劫汗误治，伤津亡阳而发展为少阴病惊狂的证治。

释义： "伤寒脉浮"，是太阳病，宜麻黄汤发汗，反以火疗劫汗则伤津亡阳而发展为少阴病。

少阴病阴阳津气亏损，不能上养头脑精神则精神不安，如《素问·生气通天论》记载："阳气者，精则养神……"阴阳津气不能内养心脏则心阳不振，故心悸胸闷气短，如64条所述："发汗过多，其人又手自冒心，心下悸……"本病火迫劫汗，伤津亡阳较重，致心阳大虚，津血输布不利而化痰涎窃居心脑，痰涎阻滞阴阳不能温养精神，故发惊狂而卧起不安，据方以"救逆汤"命名分析，应证见四末厥冷，因阴阳气血亏损，不能外达手足之末，又兼痰浊内阻心胸，更阻阴阳气血外温四末，故手足厥冷。

少阴病表现为心阳不振、痰涎窃居头脑，方以桂枝去芍药加蜀漆牡蛎龙骨救逆汤温通心阳、涤痰祛饮、镇惊安神。其中桂枝汤内和脾胃，生化气血以上养心神；因心阳不振，津液输布不利而化痰饮，芍药酸寒收敛，不利于心阳温通，痰涎祛除，故去芍药，而取

桂枝甘草辛甘化阳、振奋心阳，辅以生姜大枣甘草益气养阴；加蜀漆涤痰祛饮，以通阳宣展气机；加龙骨牡蛎镇惊安神，兼能化痰利水。诸药相伍，则使痰涎祛除、心阳温通，气机宣畅，精神得养而安，四末得温而厥逆得救。

【原文】

113. 形作伤寒，其脉不弦紧而弱，弱者必渴。被火者必谵语，弱者发热脉浮，解之当汗出愈。

提要： 论述太阳阳明并病的临床特点、治疗原则及误用火疗伤津助热，致疾病发展为阳明病燥实证而谵语的机转。

释义："形作伤寒"即疾病的临床表现与太阳病伤寒证相似，当见发热无汗等病证。如为伤寒，则脉象应见浮紧之象，今脉象无弦紧之象而脉象浮弱，脉证不符伤寒的特点，且伴有口渴，脉证合参，实为太阳阳明并病之温病。

疾病多初为太阳病伤寒，及其发展则阳气闭郁化热，阳热亢盛而向阳明病转并，阳热亢盛外散则太阳病伤寒证减，故恶寒缓解而发热较重，因太阳病卫闭营郁病变不能尽解，故仍无汗，或有轻度恶寒；阳热内攻则耗伤阴津，故口渴，阴津损伤则脉络不充，故脉弱而不紧。

太阳阳明并病则寒轻热重，宜辛凉解表、微发其汗，以清宣透散阳热而不伤阴津。本有阳明病逐渐加重之势，如误用火疗则更伤津助热，而易发展成阳明燥实证，故发谵语。

【原文】

114. 太阳病，以火熏之，不得汗，其人必躁，到经不解，必清血，名为火邪。

提要： 论述太阳病误用火疗助热，发展为太阳阳明合病而动血的病变。

释义： 太阳病宜汗，误用火疗发汗，因肌表寒凝闭郁较甚，而不得汗出，火疗内助阳热，不得随汗外越，故随脉上攻头脑而烦躁，因此合并阳明病。

"到经不解"，即太阳阳明合病经过六七日不解。二阳合并病宜辛凉发汗，宣散阳热。失治复经六七日不解，阳热蓄积加重，易迫伤血脉而动血，宿有痔疾者，易动伤阴络而圊血。出血病变是因外用火疗，内助火热，引起阳明病血热壅盛，故名为火邪。

【原文】

115. 脉浮热甚，而反灸之，此为实，实以虚治，因火而动，必咽燥吐血。

提要： 承上文太阳病火疗动伤阴络的机转；论述太阳病误用灸疗，发展为太阳阳明合病而动伤阳络的病变。

释义："脉浮"多为太阳病的脉象，"热甚"则有合并阳明病之势，宜辛凉发汗，反用灸法为误治。灸法适用于虚寒性病变，太阳病或太阳阳明合病均为实热性病变，实以虚治则犯虚虚实实之戒。灸法火力虽微，内攻有力，内助阳热则发展为太阳阳明合病，阳热不得外散，内入血分随脉上冲，轻者灼伤阴津而咽燥，重者动伤阳络而咯吐血液。

【原文】

116. 微数之脉，慎不可灸。因火为邪，则为烦逆，追虚逐实，血散脉中，火气虽微，内攻有力，焦骨伤筋，血难复也。脉浮，宜以汗解，用火灸之，邪无从出，因火而盛，病从腰以下必重而痹，名火逆也。欲自解者，必当先烦，乃有汗而解。何以知之？脉浮故知汗出解。

提要： 论述少阴病虚热证和太阳病实热证误用火疗的变证。

释义："微数之脉，慎不可灸"。脉微主虚，脉数主热，多为少阴病阴虚火旺证，宜育阴清热，禁用灸法。灸法火力虽微，但攻伐有力，误用于虚热病证，则内助邪热、消散阴血，使阴虚者更虚，邪热更盛，上扰精神则烦逆，下伤筋骨则焦伤难复。

"脉浮"指太阳病，宜发汗解表，禁用灸法。误用火灸则内助阳热不得随汗外散，而亢盛于上，故发展为太阳阳明合病。阳热亢盛于上，耗伤气阴则系在少阴，阳气损伤不得下达，故下焦寒湿加重而沉重为痹。病由火灸内助火热，耗伤气阴发展而来，故名为火逆。

"火逆"为太阳阳明合病系在少阴，因有太阳病脉浮，故须汗出乃解。但因有阳明病系在少阴，火热上盛，耗伤气阴，故不可辛温发汗，更助热伤津。需气阴恢复，阳气外宣下达则自汗而愈。阳气初复，因寒湿闭阻而不能下达，故化热上冲而烦，随之阳复下达而愈。

【原文】

117. 烧针令其汗，针处被寒，核起而赤者，必发奔豚，气从少腹上冲心者，灸其核上各一壮，与桂枝加桂汤，更加桂二两也。

提要： 承前文太阳病误用火疗，伤津助热而发展为太阳阳明合病的机转；论述太阳病误用火疗劫汗，伤津亡阳而发展为太阳少阴合病之奔豚的证治。

释义： 奔豚为古病名，有火气奔豚和水气奔豚之分，一般多指水气奔豚，是太阳少阴合病寒化轻证的表现。奔豚有发作性特点，发则自觉有气从少腹上冲心胸的感觉，多伴有腹胀、胸闷心悸、头晕等病证相继出现，如《金匮要略》记载："奔豚病，从少腹起，上冲咽喉，发作欲死，复还止，皆从惊恐得之。"又如《诸病源候论》记载："奔豚气者……气积于肾，下上游走，如豚之奔。"

水气奔豚发作多存在两个条件，一是少阴病心阳功能不足，为前提必要条件；二是太阳病发作，或精神受惊恐刺激，为奔豚的诱发因素。奔豚发作的实质是水气由下焦向上逐渐形成，故相继出现腹满、胸闷、头晕等表现，或因水气从下向上形成而相继刺缴神经末梢，故产生气上冲之感觉。少阴病心阳功能不足，平素尚可代偿，发作太阳病耗散心阳，则心阳亏虚，不能下达下焦，故下焦水液输布不利而聚为水气，心阳退却则不能下达中焦，故中焦形成水气，甚则水气在上焦心胸、头项形成而发奔豚，因少阴病心阳初虚不甚，故机体可自调阴阳气血内顾而阳复还止。

"烧针令其汗"是形成奔豚之必要条件的病因。初发太阳病，误烧针劫汗，汗出则伤津亡阳而发少阴病，阴阳气血亏损，不能内养心脏，故心阳不足。

"针处被寒"是形成奔豚发作的诱发因素。烧针发汗则太阳病不易外解，汗出阳伤而又感外寒，故太阳病复作。其中针处感寒则阳郁化热，故核起而赤，实为针刺感染而发红肿结节。太阳病发作则耗伤阴阳气血，加重少阴病心阳亏虚，故诱发奔豚，水气上冲，甚者因心阳不振，水气上凌心胸而胸闷伴有窒息感，故发作欲死。另外，烧针多令人惊恐，而阳气耗散，亦为奔豚的诱发因素。

奔豚为太阳少阴合病寒化之轻证，方用桂枝加桂汤温通心阳，平冲降逆，兼调和营卫。其中桂枝汤外和营卫，治疗太阳病，内和脾胃，化生气血，治疗少阴病；加桂枝温通心阳、平冲降逆。同时辅以温灸，外能温阳祛寒而消除赤核，内助阳气以温化水气。

【原文】

118. 火逆下之，因烧针烦躁者，桂枝甘草龙骨牡蛎汤主之。

提要： 论述"火逆"误下烧针损伤阴阳津气，发展为少阴病烦躁的证治。

释义： "火逆"即指116条所述"脉浮，宜以汗解，用火灸之，邪无从出，因火而盛，病从腰以下必重而痹，名火逆也。"实为太阳阳明合病系在少阴。

"火逆"病证本有阴阳气血损伤，而有发展少阴病之势。攻下治疗阳明病热证，则伤阴津阳气；烧针治疗太阳病系在少阴之寒湿痹证，则汗出伤津亡阳。攻下与烧针误治，导致表里两伤，阴阳俱虚，故发展为少阴病。

少阴病表现为阴阳气血亏损，不能上养头脑精神而烦躁。以方测证分析，本证应伴胸闷心悸病证表现。"火逆"病证本因系在少阴而阳气损伤不能下达，在下焦有寒湿凝滞，误治发展为少阴病则阴阳更虚，不能内养心脏则心阳不振，水液输布不利，而有水气上停胸中之势，故伴有胸闷心悸。

　　方用桂枝甘草龙骨牡蛎汤温通心阳、镇静安神。桂枝用量疑有传抄之误，应为三两。桂枝甘草辛甘化阳，温通心阳，助阳下达祛除寒湿，上达温养头脑精神；龙骨牡蛎镇静安神，以止烦躁，兼能化痰利水。

【原文】

119. 太阳伤寒者，加温针必惊也。

提要： 总结前文火疗误治病变，提出太阳伤寒禁用温针。

释义： 太阳病伤寒，误用温针、艾灸、火熏、火劫、熨背等火疗方法发汗，易追虚逐实、伤阴亡阳、伤津助热、动血生痰，导致头脑失养，或火热上扰精神，而出现烦躁、谵语、惊狂等精神病证表现，故禁用火疗。

另外，烧针之法令人畏惧，易引起气机逆乱而精神失调，诱发变证。正如《素问·经脉别论》记载："勇者气行则已，怯者则著而为病也。"

【原文】

120. 太阳病，当恶寒发热，今自汗出，反不恶寒发热，关上脉细数者，以医吐之过也。一二日吐之者，腹中饥，口不能食；三四日吐之者，不喜糜粥，欲食冷食，朝食暮吐，以医吐之所致也，此为小逆。

提要： 承前文火疗误治导致太阳病的传变；论述太阳病误吐损伤气阴，发展为太阴病和少阴病的转归。

释义： 太阳病伤寒则卫闭营郁，故表现为恶寒发热而无汗，宜发汗解表。误用吐法则伤寒轻证可自汗而解，吐法能升宣气机，使气血向外向上分布，卫阳得助故自汗出而寒热解。概呕吐增加胸腹内压，故使气血外行肌表。但吐法损伤胃气和津液，易引起变证。

"一二日吐之者，腹中饥，不能食"，以医吐之所致也，此为小逆。吐之一二日者，则损伤较轻，主要损伤胃阳而发展为太阴病，故饥而不能食，可与理中丸温之。

"三四日吐之者，不喜糜粥，欲食冷食，朝食暮吐"且伴有"关上脉细数者"，是吐之

大过。吐之三四日则病程长、损伤较重，不仅损伤胃阳，而且损伤脉中阴津，发展为少阴病。

"关上脉细数"是阴津损伤而发展为少阴病的脉象。实际在寸关尺三部皆应见细数变化，本为一脉相承，其三部必相应改变。概尺部脉位较深，阴阳亏虚则脉道不充，故沉而不易触及；寸脉表浅，气血初虚则不易察觉；关脉适中，故反映细数之象较为灵敏。

少阴病气阴损伤则身发虚热，故不喜热粥而喜食冷食，因胃中虚寒，冷食更伤胃气，故食后不能腐化而朝食暮吐。

【原文】

121. 太阳病吐之，但太阳病当恶寒，今反不恶寒，不欲近衣，此为吐之内烦也。

提要： 论述太阳病误吐，伤阴助热，发展为阳明少阴合病的转归。

释义： 太阳病误吐，气机宣发则自汗出而解，故不恶寒。自汗则阴津外泄吐之则阴津内泄，阴津表里损伤则阳热内入而发阳明病，甚则阴津亏损则合并少阴病。阳明少阴合病则虚热内扰，故心烦恶热而不欲近衣，多伴有胃气阴不足而呕，方宜竹叶石膏汤清热除烦，益气养阴。

【原文】

122. 病人脉数，数为热，当消谷引食，而反吐者，此以发汗，令阳气微，膈气虚，脉乃数也，数为客热，不能消谷，以胃中虚冷，故吐也。

提要： 论述发汗伤津亡阳，导致疾病发展为少阴病而脉数反吐的机理。

释义： 太阳病发汗不当则伤津亡阳，阴阳津气亏损则发展为少阴病，脉中阴阳津气亏损，不能内养胸膈，则宗气不足故脉数；不能温养胃腑则胃阳不足，故不能消谷而吐。

脉数多主阳热，也主虚，宜注意鉴别。如为阳热性病变，必数而有力，且胃热气盛而消谷引食；如为虚寒性病变，必数而无力且胃中虚冷而吐。

古人以胃气为主，以胃外之气为客。胸

膈之气阴不足而生虚热，因在胃外故称为客热，因其胃主虚寒故不能消谷。

【原文】

123. 太阳病，过经十余日，心下温温欲吐，而胸中痛，大便反溏，腹微满，郁郁微烦。先此时自极吐下者，与调胃承气汤。若不尔者，不可与。但欲呕，胸中痛，微溏者，此非柴胡证，以呕故知极吐下也。

提要： 论述太阳病误用极吐下，发展为阳明病的证治，并与少阳阳明合病鉴别。

释义： 太阳病十余日不解，耗伤气血则发展为少阳病，阳气郁热亢盛则合并阳明病。少阳病阴阳郁滞胸中，故胸中痛、郁郁微烦；阳明病热盛，内迫肠胃，故温温欲吐，大便反溏，肠胃饮食积滞则腹微满。少阳阳明合病，宜服大柴胡汤和解少阳、泻热祛积，以止呕利。本病证即 165 条所述之热利。

如曾误服丸药，极吐下之后，出现欲呕、胸中痛、微溏等证，则非柴胡汤证，而是极吐下伤津助热，发展为阳明病的表现。可能是太阳病多日不解，已发展为阳明病燥实证，本为承气汤证，反与辛热燥烈之丸药吐下，故阳明燥热不除，或燥实复结。因丸药吐下作用猛烈而持久，故温温欲吐、大便溏，剧吐损伤食道，故胸中痛。病为阳明病燥热不除，故宜调胃承气汤泄热和胃润燥。本证义同 105 条阳明病误以丸药攻下后的证治。

【原文】

124. 太阳病，六七日，表证仍在，脉微而沉，反不结胸，其人发狂者，以热在下焦，少腹当硬满，小便自利者，下血乃愈。所以然者，以太阳随经，瘀热在里故也。抵当汤主之。

提要： 承 106 条桃核承气汤证；论述太阳病发展为阳明病蓄血重证的病因病理及证治。

释义： 阳明病下焦蓄血证的典型表现为其人发狂、少腹硬满或伴疼痛、发热或伴恶寒、脉象微而沉。其病理变化是阳明病阳热与瘀血相结。

"所以然者，以太阳随经，瘀热在里故也"，是仲景对阳明病蓄血证之病因病理的自释。太阳病则营卫闭郁，体内阳气外盛于肌表脉络，不得宣散而郁积化热，随着时间的发展，阳热郁积亢盛而发阳明病。阳热亢盛于脉络，灼伤脉中阴津则血液黏滞而形成瘀血。因下焦肠道、大网膜等组织脉络丰富，又因血液属阴，即重力因素，而易沉积下焦，故瘀血好发于下焦。下焦瘀血阻滞气机，气血循行不畅则更郁积化热，故阳热内入下焦与瘀血相结而发阳明病蓄血证。

瘀热结滞下焦，故少腹硬满，甚者疼痛；血液瘀滞则头脑失养，阳热上扰精神，故其人发狂；瘀热内结，气血循行不畅，故脉象微而沉，即脉象沉涩；阳热外泛则发热，即瘀热加重，伴有坏死物质刺激而发寒热，或因太阳不解而表证仍在。另外，"以热在下焦"为例而言，临床亦多见瘀热在上焦而胸脘痛满。

阳明蓄血证宜与结胸鉴别，结胸证是阳明病热与水结滞胸膈，伴有肠胃燥实的病变，以心下痛、按之石硬为特点，其脉沉而紧。蓄血证还应与猪苓汤证及蓄水证鉴别，三证皆有少腹硬满表现，蓄血证的特点是小便自利；猪苓汤证为阳明病水热相结下焦膀胱，蓄水证是太阴病水蓄膀胱，故以小便不利为特点。

阳明病实证宜随其实而泻之，因瘀热相结，故"下血乃愈"。本证其人发狂，少腹急结较重，为蓄血重证，故方以抵当汤破血逐瘀、祛实泄热。其中水蛭、虻虫入血通络、破血逐瘀；桃仁辛润通络、活血化瘀；大黄苦寒，破结泄热、活血祛瘀、推陈致新，能荡涤瘀血破入肠道而除，方为破血逐瘀之峻剂，适于瘀重于热之蓄血重证。

【原文】

125. 太阳病，身黄，脉沉结，少腹硬，小便不利者，为无血也。小便自利，其人如狂者，血证谛也，抵当汤主之。

提要： 补述阳明病蓄血证的病证，并提出与湿热黄疸的鉴别要点。

释义："身黄，脉沉结，少腹硬"，多见于湿热黄疸，也可见于蓄血证，宜加以鉴别。

黄疸是阳明病阳热内入肝胆，迫津为湿，湿热相结肝胆的病变，或为阳明太阴合病。太阴病则水液代谢不利，化生水湿，水湿停聚肝胆与阳热相结，影响胆汁排泄，故身黄；水湿停聚下焦则少腹硬满；湿热相结于里，故脉沉结。

蓄血证是阳明病热与瘀血相结下焦的病变。瘀热相结下焦，则少腹硬满；瘀热阻滞气血，则脉象沉结；阳热灼伤阴血，又兼血液瘀滞，故阴血枯涩，肌肤失荣而发痿黄，如经云"大实有羸状"。

黄疸与蓄血证的鉴别要点为小便是否通利。黄疸病为热与水湿相结而无血证，水湿停聚则伴小便不利；蓄血证为热与血结而无水湿停聚，故小便自利，如再伴有其人如狂精神表现，则血证确凿，故可与抵当汤破血逐瘀。

【原文】

126. 伤寒有热，少腹满，应小便不利，今反利者，为有血也，当下之，不可余药，宜抵当丸。

提要：论述太阳病发展为阳明病蓄血缓证的证治，并提出与下焦蓄水证的鉴别要点。

释义：太阳病伤寒不解，可耗伤里阳，发展为太阳太阴合病下焦蓄水证，故身热而少腹满；也可致阳气郁而化热，发展为阳明病，阳热内入下焦脉络，灼伤阴津则血液黏稠，形成瘀血，瘀热相结则发下焦蓄血证，

故身热而少腹满。

阳明病蓄血证，表现为身热、少腹满，如精神表现较轻，多为瘀重于热之缓证。阳热较轻且外泛肌表而身热，故上冲头脑之势缓，精神病证较轻；瘀热较轻，病为慢性，故少腹满而硬痛证轻。方宜抵当丸破血逐瘀，峻药轻投。

下焦蓄水证与蓄血证的鉴别要点是小便是否通利。蓄水证必伴小便不利，宜五苓散利水通阳；蓄血证为瘀热相结，不伴有水液输布不利病变，故小便自利，宜抵当丸破血逐瘀，不可余药，即不可与五苓散。如利水通阳，则更伤阴津，血液浓缩而瘀血加重。抵当丸为抵当汤之小量制剂，攻逐力较小；药不去渣而连末服，则药末缓释而药力持久，使瘀血缓去尽除；服药一天后，下血乃愈，不愈者，可连续服。本方适于瘀重于热之慢性蓄血证。

【原文】

127. 太阳病，小便利者，以饮水多，必心下悸，小便少者，必苦里急也。

提要：承上文太阳病发展为阳明病蓄血证的证治；论述太阳病耗伤里阳，发展为太阴病水蓄三焦的病变，以示鉴别。

释义：太阳病则阳气外浮，易耗伤里阳而有发展太阴病之势，宜调饮食、慎起居。如饮水多则易增加运化负担，而停蓄三焦为病。

下焦阳气损伤，则水液停蓄下焦而少腹胀满里急，水液不能下渗膀胱而小便不利；中焦阳气损伤，则饮多停蓄胃脘，故心下悸，而下焦水液代谢正常，故小便通利。

辨太阳病脉证并治下

【原文】

128. 问曰：病有结胸，有脏结，其状何如？答曰：按之痛，寸脉浮，关脉沉，名曰结胸也。

提要：承前文太阳病发展为阳明病蓄血证的证治；论述太阳病发展为阳明病结胸证的脉证特点。

释义："结胸"为古病名，多因三阳病误下，伤津助热而导致阳热内陷胸膈，与水相结而发阳明病实证。主要脉证为"按之痛，寸脉浮，关脉沉"。结胸病证多见于现代医学之腹膜炎等急腹证。

结胸病初期多表现为太阳病，也可表现为少阳病，或阳明病热证。误下伤津助热，里阴损伤则阳热内陷胸膈脉络，发展为阳明病胸膈热盛；阳热迫津渗出于脉，入于腠理则为水湿邪气，水湿壅滞气机，故阳气郁结更助阳热，水热相结胸膈腠理，则发展为阴明病实证。尚可因水结胸膈，不能内还胃中，而伴热入肠胃形成燥实。

结胸证，水热结滞胸膈腹膜肌腠，形成炎证刺激，故心下疼痛拒按；因水液凝聚胸膈肌腠，故按之硬满；病情加重则水热结滞病位广泛，又兼阳明燥实结滞腹中，故全腹硬满疼痛。

结胸的典型脉象为"沉而紧"，结胸初成则表现为"寸脉浮，关脉沉"。水热结滞于里，气血充实而向内分布，故脉象沉紧。生理上寸脉表浅，尺脉深伏，关脉适中；水热初结则三部均发生沉紧变化，因寸脉表浅，故沉象不显而有浮象，关脉反应则较敏感而沉紧，尺脉则深伏难及；病情加重，则三部皆沉紧。

结胸证病情凶险，宜抓住时机逐水泄热，如下之太早，或待其病证悉具，再行攻逐则不利，脉象表现为寸浮关沉，病证表现为心下硬痛，则反映结胸已成而正气不衰，为攻逐的最佳时机，故以"按之痛，寸脉浮，关脉沉"作为结胸证的辨证提纲。

原文：

129. 何谓藏结？答曰：如结胸状，饮食如故，时时下利，寸脉浮，关脉小细沉紧，名曰藏结。舌上白胎滑者，难治。

提要：承上文结胸的脉证特点；论述少阴病藏结的脉证特点，以鉴别诊断。

释义："藏结"为古病名，是少阴病阳气亏损，气血津液寒凝而积聚痞块的病变。其临床表现如结胸状，证见心下硬满疼痛，寸脉浮、关脉沉紧等，宜鉴别诊断。

结胸是阳明病水热相结胸膈的病变，多伴有阳明燥实结滞肠胃的表现，故兼见饮食不利、大便秘结、舌苔黄燥、脉兼滑大。

藏结是少阴病证，阳气亏损而气血津液寒凝，积聚胁腹形成痞块，多伴有少阴病肠胃虚寒的表现，因肠胃通畅，故饮食如故；肠胃虚寒则食而不运，故时时下利；阳虚寒凝则舌苔白滑；气血亏损则脉兼细小。

藏结是少阴病寒化重证，不仅津液寒凝为痰饮，而且气血寒凝形成结块，难以温化，又因正虚邪实，不耐攻伐，故难治。

【原文】

130. 藏结无阳证，不往来寒热，其人反静，舌上苔滑者，不可攻也。

提要：论述藏结病证的阴寒性质及攻下禁忌。

释义：藏结是少阴病寒化重证，其病证性质一派阴寒而无阳热性表现，故无太阳病之发热，无少阳病之往来寒热，无阳明病之烦躁而反静。因阴寒邪盛，故舌苔滑润；因气血衰败，故禁攻伐。

【原文】

131. 病发于阳，而反下之，热入因作结胸；病发于阴，而反下之，因作痞也。所以成结胸者，以下之太早故也。结胸者，项亦强，如柔痉状，下之则和，宜大陷胸丸。

提要：论述太阳病误下伤津助热，发展为阳明病水热结胸的证治，并提出误下致痞的转归以示鉴别。

释义：历代医家对于"病发于阳"和"病发于阴"的认识多有分歧。参考151及158条提示，太阳病无论中风、伤寒，误下既能发展为结胸，也能发展为痞证；149条提示少阳病误下，既能致痞，又能导致结胸；阳明病下之太早则多致结胸。可见结胸和痞证皆由三阳热病误下而诱发，病发于阳和病发于阴之"病"，皆指三阳热病，多为太阳病；其阴阳指体质而言，"阴"指肠胃虚寒体质，"阳"指肠胃阳热体质。

"病发于阴"指肠胃虚寒体质者发作太阳病。误下一方面伤津，导致阳热随脉内陷胸腹而发作阳明病；另一方面，误下损伤肠胃阳气而发作太阴病。阳明病阳热壅滞胸膈不降，太阴病肠胃虚寒则阴津不升，因此阴阳痞塞不交，发作阳明太阴合病之痞证。

"病发于阳"指肠胃阳热体质者发作太阳病等热证。误下则伤津助热，体内脉络阴津不足则体表气血向内分布，阳热一方面随脉内陷胸膈，迫津渗出为水湿邪气，水湿壅滞气机，更增阳热，故水热结滞胸膈；另一方面，误下损伤肠胃津液，又兼水结胸膈，不能内还胃中，故阳热内入肠胃而伴阳明燥实证。

"所以成结胸者，以下之太早故也"，结胸多见于阑尾炎、肠梗阻、胰腺炎等肠胃疾病伴发急性腹膜炎病变，疾病早期阳热散漫于肌表，而表现为太阳、阳明、少阳病，阳热尚未内结，下之太早则伤津助热，加速疾病发展为结胸。

"结胸者，项亦强，如柔痉状"，结胸的主要表现为水热结滞胸膈心下，故心下硬满疼痛；伴有阳明燥实证，故腹满痛而便秘；水热结滞高位则伴有胸肺痰热，故胸满疼痛、咳喘气短；阳热灼伤阴津，又兼水津结滞胸膈，致阴津不能上濡颈项筋肉，故项强拘急如柔痉状。

"下之则和，宜大陷胸丸"，阳明病实证宜随其实而泻之，水热结滞胸膈导致项强拘急，故与大陷胸丸逐水泻热、破结通便、泻肺平喘，水热祛除则颈项筋肉得以濡养而柔和。其中甘遂苦寒，逐水泻热、消肿破结，善逐胸腹水饮从肠道而除；葶苈子苦寒，利水消肿，泻肺平喘，善逐胸肺痰饮，辅以杏仁味苦微温，肃肺利水，止咳平喘；大黄苦寒，攻下泻热、推陈致新，芒硝咸寒泻热、软坚散结，二药相伍，善逐肠胃燥实。大陷胸丸药量较小，加白蜜甘缓，为峻药缓攻之法，适于结胸轻证且伴水热结滞胸肺者。

【原文】

132. 结胸证，其脉浮大者，不可下，下之则死。

提要：论述大陷胸丸及汤的应用禁忌。

释义：大陷胸丸为攻下峻剂，须水热结滞成实，才可应用以逐水泻热，以存阴津。证见心下硬痛，脉见寸浮关沉，则反映水热结实，是攻下的最佳时机。如但见心下硬痛之结胸病证，其脉浮大而不沉，则阳热散漫，尚未成实，禁攻下。如下之太早，徒伤津气，且引阳热内陷与水相结，正虚邪实则攻补两难，病情凶险。

【原文】

133. 结胸证悉具，烦躁者亦死。

提要：承上文结胸下之太早的转归；论述结胸失治的预后。

释义：结胸病情凶险，宜抓住时机攻下泻热以存阴津。下之太早则攻伐伤正，故下之则死；如错失攻下时机，待结胸证完全出现，则阳热盛极而耗伤津气，津气不能上荣头脑，亢盛阳热上扰精神则烦躁，病情恶化而正虚邪实，攻补两难而预后差。

【原文】

134. 太阳病，脉浮而动数，浮则为风，数则为热，动则为痛，数则为虚，头痛发热，微盗汗出，而反恶寒者，表未解也。医反下之，动数变迟，膈内拒痛，胃中空虚，客气动膈，短气躁烦，心中懊憹，阳气内陷，心下因硬，则为结胸，大陷胸汤主之。若不结胸，但头汗出，余处无汗，剂颈而还，小便不利，身必发黄。

提要：论述太阳病误下伤津助热，发展为阳明病水热结胸的病因病机及证治，并提出发展为发黄的转归，以示鉴别。

释义："太阳病，脉浮而动数，浮则为风，数则为热，动则为痛，数则为虚，头痛发热，微盗汗出，而反恶寒者，表未解也"，是太阳阳明合病的脉证表现。初发太阳病则脉浮、头痛发热、恶寒无汗；阳气不宣，郁而化热则合并阳明病，故脉象数急而动，证见微盗汗出，故发展为太阳阳明合病，其中阳明病表现为热证而无有形实邪。

"医反下之，动数变迟，膈内拒痛，胃中空虚，客气动膈，短气躁烦，心中懊憹，阳气内陷，心下因硬，则为结胸"，是太阳阳明合病误下，发展为阳明病水热结胸的病因病机。

太阳阳明合病，表证未解则禁下，阳明病表现为热证，而不伴有形实邪，故攻下损伤阴津，脉络不充则动数脉象转为迟弱；攻下损伤肠胃津气，则胃气不能上助胸膈，故胸膈脉气不足，体表气血内布，阳热随脉内陷胸膈而为客气动膈，阳热内盛于胸膈脉络，迫津渗出，入于胸膈腠理，而为水湿邪气，水气壅滞气机，则阳气更郁而化热，故水热相结胸膈而发阳明病结胸，心下因硬；同时，因攻下损伤肠胃津液，阳热内入肠胃，又因水结胸膈，不能内还于胃肠，故在肠胃发生

阳明燥实证。胸膈水热相结，影响胸廓扩张，阳明燥实阻滞，影响膈肌下降，故呼吸气短；阴津灼伤而内结，不能上养头脑心神，阳热上扰精神，故烦躁而心中懊憹。

结胸是阳明病热与水相结胸膈的实证，伴有肠胃燥实证，方宜大陷胸汤逐水通便、破结泻热。其中甘遂苦寒，峻下逐水泻热，善于攻逐胸腹积水破除肠道而解，因不溶于水，故为末冲服；大黄苦寒，破结泻热、推陈致新，善于攻逐肠胃燥实；芒硝咸寒泄热、软坚散结。合方为攻下逐水之峻剂，适于结胸之重证，须中病即止，得快利则止后服，防攻逐伤正。

"若不结胸，但头汗出，余处无汗，剂颈而还，小便不利，身必发黄"，是误下伤津，致热入肝胆与湿相结而发黄的转归。误下伤其里阴，阳热内陷肝胆脉络，则迫津渗出为湿，湿热结滞肝胆，影响胆汁排泄，故发黄。水湿与热相结，不能下渗膀胱，则小便不利，不能外行肌表则无汗，因阳热上蒸而但头汗出。

【原文】

135. 伤寒六七日，结胸热实，脉沉而紧，心下痛，按之石硬者，大陷胸汤主之。

提要：论述太阳病失治，自然发展为阳明病结胸的典型脉证表现及治疗。

释义：太阳病多在六七日发生传变，为疾病发展的一般规律。伤寒六七日不解，阳热郁闭不宣，蓄积肌表化热则转属阳明病，阳热亢盛灼伤阴津，且因外宣不利而内入胸膈，迫津渗出为水，故水热相结胸膈而发阳明病结胸热实证。

"脉沉而紧，心下痛，按之石硬者"，是大结胸的典型脉证表现。沉脉主里主水，紧脉主实主痛，水热内结胸膈，故脉象沉而紧；阳热壅滞胸膈，迫津渗出，产生炎证刺激，故热甚则心下痛；水液结滞胸腹肌腠，故肌肉紧张充实，按之石硬如板状腹。结胸之典型脉证毕具，宜大陷胸汤逐水破结、泻热存阴。

【原文】

136. 伤寒十余日，热结在里，复往来寒热者，与大柴胡汤；但结胸，无大热者，此为水结在胸胁也，但头微汗出者，大陷胸汤主之。

提要： 论述结胸和少阳阳明合病的鉴别。

释义： 太阳病伤寒十余日不解，可伤津助热，发展为阳明病水热相结胸膈，而为结胸，表现为脉沉紧、心下痛、按之石硬，宜大陷胸汤逐水泄热；也可损伤阳气，发展为少阳病，同时损伤肠胃津液，郁热内入胃肠而合并阳明病，宜大柴胡汤和解少阳，通下里实。少阳阳明合病表现为胸胁苦满、心下急、腹满痛等病证，与结胸证相似，宜鉴别诊断。

结胸证与少阳阳明合病，均有热结在肠胃之里的阳明病燥实证，表现为腹满胀痛、便秘、心下拘急等。其区别关键在胸胁和肌表的表现。

结胸证在胸膈表现为阳明病热与水结，因阳热亢盛，故心下疼痛剧烈，因水邪有形，故按之石硬；少阳阳明合病在胸胁表现为少阳病阴阳郁滞，因阳气郁滞而亏虚，水湿郁滞而无形，故以胸胁苦满为特点。

少阳病表现在肌表则往来寒热；结胸证因热陷胸膈与水相结，故表无大热，因阳热上蒸而但头汗出。

【原文】

137. 太阳病，重发汗而复下之，不大便五六日，舌上燥而渴，日晡所小有潮热，从心下至少腹硬满而痛不可近者，大陷胸汤主之。

提要： 论述太阳病汗下误治伤津助热，发展为结胸重证的证治。

释义： 太阳病重发汗则津伤于表，复下之则津伤于里，表里阴津两伤，则伤及胸膈脉络阴津，故阳热内陷胸膈，迫津外渗为水，水热相结胸膈而发结胸；同时伤及肠胃津液，故阳热内入肠胃，与宿食积滞相结而发阳明病燥实证。

阳明病水热结胸与阳明病肠胃燥实证并见，是阳明病热盛津伤重证的表现，两者病证相互影响。水热结胸则水津不能内还肠胃，加重肠胃燥实证；阳明燥实结滞肠胃则阴津耗伤不能上膈，加重胸膈阳热。本病多初为阳明燥实证，病情加重发展则合并结胸证。

阳明病燥实内结肠胃，故不大便，舌上燥而渴，日晡所发潮热。潮热是燥实伤津，津不上养头脑，阳热上扰而中枢神经调节紊乱，外周血管异常扩张引起阳热随血脉外泛的反应。因同时伴有热结胸膈，胸膈脉络扩张影响阳热外潮肌表，故小有潮热。阳明病水热结滞胸膈肌腠，则心下硬痛，病情加重则累及腹部肌腠，又兼阳明燥实证之绕脐痛，故从心下至少腹硬满而痛不可近。

大陷胸汤既能攻逐水液泻热，又能攻逐肠胃燥实泻热，适于结胸伴有肠胃燥实病变。

【原文】

138. 小结胸病，正在心下，按之则痛，脉浮滑者，小陷胸汤主之。

提要： 论述阳明病痰热相结心下的小结胸病的证治。

释义： 小结胸病是阳明病阳热内入胸腔心下，迫津渗出为湿，炼液为痰，痰湿复阻滞气机，导致阳气郁而化热，阳热与痰湿结滞心下的病变。

小结胸病是痰热相结的阳明病轻证，因阳热内结较轻，迫津渗出较少，故病位局限，正在心下；阳热较轻则疼痛不显，多按之则痛；阳热内结较轻则散漫而脉浮，痰湿停滞则脉滑。临床尚可伴见痰热壅肺和痰热闭郁心胸的病证。

阳明病痰热相结，宜随其实而取之，故宜小陷胸汤化痰散结、清热燥湿。其中瓜蒌甘寒，宽胸利膈、清热化痰、活血止痛；半夏辛温，化痰燥湿，降逆散结；黄连苦寒，清热燥湿。三味相伍，辛开苦降甘润，使痰化、湿消、结散、热清。

【原文】

139. 太阳病二三日，不能卧，但欲起，心下必结，脉微弱者，此本有寒分也。反下之，若利止，必作结胸；未止者，四日复下之，此作协热利也。

提要：论述太阳太阴合病，误下伤津发展为结胸和误下伤阳发展为协热利的不同转归。

释义："不能卧，但欲起"，是"心下必结"的病证，有阳结和阴结之分。如辨脉法篇述"问曰：脉有阳结阴结者，何以别之？师曰：其脉浮而数，能食，不大便者，此为实，名曰阳结也，期十七日当剧。其脉沉而迟，不能食，身体重，大便反硬，名曰阴结也，期十四日当剧。"

阳结多为阳明燥实证，初发太阳病不解，阳气蓄积化热，灼伤阴津，热入肠胃而发阳明病燥实证，阳结心下，影响膈肌下降而呼吸不利，平卧则加重，故但欲起以缓解。

阴结多为太阴病寒实证，多本有阳气亏虚而水饮内伏，发作太阳病耗伤里阳，则加重太阴病水饮停聚心下，而为太阳太阴合病。平卧则回心血流量增加，加重心肺阳气损伤，而水饮上冲，胸闷气短，故但欲起。

"心下必结"伴有脉微弱者，则为太阳太阴合病之阴结，宜桂枝去芍加茯苓白术汤温化水饮。如误为阳结而反下之，多损伤里阳，发展为协热利；也可损伤里阴，发展为结胸。

下后利止者，心下水饮不除，误下动伤胸膈经脉之阴津，故表热内陷胸膈而发结胸，下后下利不止者，则误下损伤里阳，故转发太阴病下利，同时太阳病发热不解，而为太阳太阴合病之协热利，宜服桂枝人参汤。

【原文】

140. 太阳病，下之，其脉促，不结胸者，此为欲解也；脉浮者，必结胸；脉紧者，必咽痛；脉弦者，必两胁拘急；脉细数者，头痛未止；脉沉紧者，必欲呕；脉沉滑者，协热利；脉浮滑者，必下血。

提要：依据以脉测证方法，论述太阳病误下的多种转归。

释义：太阳病宜汗，误下则易伤津亡阳

助热，而引发多种传变，其脉证变化或不相应，不可拘泥。其大旨示医太阳病禁下。

"其脉促，不结胸者，此为欲解也"，误下损伤胸阳，则太阳病表热欲解，却发展为桂枝去芍药汤证，故脉促胸满而不结胸。

"脉浮者，必结胸"，误下损伤阴津，反助阳热而转属阳明病热证，故脉浮；阳热内陷则发结胸实证，其脉亦转沉紧。

"脉紧者，必咽痛"，误下遏制阳气宣散，故太阳伤寒不解而脉紧，阳热不宣上攻咽喉合并阳明热证而咽痛。

"脉弦者，必两胁拘急"，误下损伤阴阳气血，血弱气尽腠理开，则发展为少阳病，故两胁拘急而脉弦。

"脉细数者，头痛未止"，误下伤阴助热则可发展为少阴病热化证，故脉象细数，头痛不休。

"脉沉紧者，必欲呕"，误下损伤肠胃津液，热入肠胃而发阳明燥实证，故脉沉紧而欲呕。

"脉沉滑者，协热利"，误下损伤里阳，发展为太阳太阴后病，故脉象沉滑而协热下利。

"脉浮滑者，必下血"，误下伤津助热，热入血分鼓动气血则脉浮滑，热迫伤阴络则下血。

【原文】

141. 病在阳，应以汗解之，反以冷水噀之，若灌之，其热被劫不得去，弥更益烦，肉上粟起；意欲饮水，反不渴者，服文蛤散，若不差者，与五苓散。寒实结胸，无热证者，与三物小陷胸汤，白散亦可服。

提要：承前文结胸证水结胸膈的病变；论述太阳病误治，导致水津郁滞肌表、停蓄下焦和寒实结胸的三种转归病变。

释义："病在阳，应以汗解之，反以冷水噀之，若灌之，其热被劫不得去，弥更益烦，肉上粟起"，是太阳病误治而发展为太阳阳明合病水郁肌表的病变。太阳病宜发汗散热，反以冷水喷面、洗身祛热则更郁遏阳气，阳

热被郁不得外散，反化热内扰心神，故发展为太阳阳明合病。表阳郁遏则阴津凝聚肌表，故肉上粟起丘疹，甚则形成溢饮；阳热内扰则烦躁，宜服大青龙汤发之。

"意欲饮水，反不渴者，服文蛤散，若不差者，与五苓散"，是太阳病饮冷伤阳，发展为太阳太阴合病水蓄下焦的证治变化。传统认为"意欲饮水，反不渴者"是冷水外洗所致的不渴而欲饮的一种病证表现。临床可见口渴而不欲饮之病证，未见口不渴而欲饮之表现，"意欲饮水"实际是一种误治方法，患太阳病发热，本不口渴，意欲多饮冷水以消其热，反伤里阳，发展为太阳太阴合病水蓄下焦，可有小便不利、腹满等表现。正如127条所述："太阳病，小便利者，以饮水多，必心下悸，小便少者，必苦里急也。"

水蓄下焦发为太阳太阴合病，宜利水通阳，治从太阴。病轻者，可服文蛤散利水散结。文蛤即海蛤，有利水化痰散结的作用，因不易溶于水，多为散剂，水饮为病不宜多饮及冷饮，故取少量沸汤冲服。病重不解者，与五苓散利水通阳。

"寒实结胸"是中上焦阳气损伤，阴津不输反化寒痰冷饮内结胸膈而发展为太阴病寒实证的表现。多表现为胸膈心下硬满疼痛；闭阻胸阳外达，可伴肢冷畏寒；影响呼吸则伴胸闷气短；水结胸膈，不能内还肠胃，可伴便秘。病属太阴病阳虚寒凝，故无口渴、烦躁、苔黄等热证，有别于阳明病结胸。

寒实结胸，非峻攻不足以破结通阳，非辛热不足以温化水寒，故方用白散涤痰逐水，破结通阳。其中巴豆大辛大热有毒，破凝结、逐寒饮、泻冷积；辅以贝母、桔梗化痰开结。三物相伍攻逐寒饮破入胃肠，入胃则吐，入肠则利，拔除阴实则阳气易复。因巴豆有毒、吐利峻猛，故白饮和服以和胃气。其泻下作用得热则增，得寒则减，故据药后反应，服热粥以助攻下，或服冷粥缓和吐利。

"与三物小陷胸汤，白散亦可服"，疑有传抄之误。小陷胸汤为苦寒之剂，不适于寒实结胸。原文宜更为"与三物小陷胸散，白饮和服"较为合理。

【原文】

142. 太阳与少阳并病，头项强痛，或眩冒，时如结胸，心下痞硬者，当刺大椎第一间、肺俞、肝俞，慎不可发汗，发汗则谵语，脉弦，五日谵语不止，当刺期门。

提要：承前文太阳病发展为阳明病结胸的证治；论述太阳病发展为太阳少阳并病的证治及治疗禁忌，以示鉴别。

释义："头项强痛"是太阳病的特点，"或眩冒，时如结胸，心下痞硬者"是少阳病的特点。太阳病证未罢，又现少阳病证，则发展为太阳少阳并病。

太阳少阳并病宜服柴胡桂枝汤，治从少阳兼治太阳。禁止发汗治疗太阳病，因少阳不解，气机郁滞，辛温发汗则阳气不得宣散，徒辛温助热而转并阳明病，阳热不散而上冲头脑，故谵语。可刺期门泻阳热以止谵语。

太阳少阳并病须与结胸鉴别。结胸者项亦强，心下硬满疼痛病证与太阳少阳并病表现相似；少阳病证的特点多有阵发性发作的特点，胸胁郁滞因郁极而发则证减，郁极则病证加重，故胸胁苦满、心下痞硬，时有加重而如结胸。如鉴别困难则不可猛浪与药，可针刺治疗，缓解病痛，以观其变。针刺大椎第一间治疗头项强痛；刺肺俞功能舒利胸膈；刺肝俞调理心下气机。针刺治疗对太阳少阳并病或结胸均有对证治疗的作用，又无药物汗下之副作用。

【原文】

143. 妇人中风，发热恶寒，经水适来，得之七八日，热除而脉迟身凉，胸胁下满，如结胸状，谵语者，此为热入血室也，当刺期门，随其实而取之。

提要：承前文太阳病发展为阳明病水热结胸的证治；论述太阳病发展为阳明病热入血室，或合并少阳病的证治，以示鉴别。

释义：热入血室为阳明病热与血结的病变，男女皆可发病而以妇人多见。脉为血之府，血行脉中，血室即血脉聚集处。因腹部器官脉络丰富，位居下焦而易发回流障碍，故热入血室与血相结，好发于下焦部位。因妇人具有特殊的生理解剖，故妇人之血室特指子宫脉络，热入血室病变多见于月经不调。

妇人中风而发太阳病，表阳不足则恶寒，阳气浮盛于肌表脉络则发热。适值月经来潮，经水下注，血室空虚，气血内布则表热随血内入血室，随经血而解，故热除而脉迟身凉。

七八日后，经水适断，血室余热不除，与血相结，故发展为阳明病瘀热内结，而胸胁下满，如结胸状，谵语。"胸胁下满"即胸胁腹满。瘀热内结血室，故腹满，甚则疼痛；血室瘀结影响心胸气血下达，故胸胁气血郁滞而满胀；气血郁热上冲头脑则谵语。

胸胁满或是伴少阳病变的表现。一者，经水下注则"血弱气尽，腠理开，邪气因入，与正气相搏，结于胁下"，故发少阳病胸胁苦满；二者，热入血室发作阳明病瘀热相结，则气血郁滞，阳气宣散不利，则易伴发少阳病阴阳郁滞病变，故胸胁苦满。

热入血室而瘀热相结，宜随其实而取之，即与桃核承气汤逐瘀泄热，使阳热随瘀而除；伴有少阳病者则尚未可攻，宜小柴胡汤和解少阳，可配合针刺期门，泻血热以止谵语，并疏利胸胁，临床多小柴胡汤与桃核承气汤合方双解少阳阳明合病。

【原文】

144. 妇人中风，七八日续得寒热，发作有时，经水适断者，此为热入血室，其血必结，故使如疟状，发作有时，小柴胡汤主之。

提要：论述太阳病热入血室转并少阳病的证治。

释义：病初为太阳病，因经水适来，热入血室，故寒热除。七八日之后，经水适断而"续得寒热，发作有时"，是疾病转并少阳病的表现。

热入血室则其血必结，瘀热随经血而除则热除身凉，七八日后，经水自断，则瘀热内结。气血内郁则不得宣散，体表失温则恶寒，气血郁极则化热，因瘀结较轻，故阳热郁极而宣散，则但热不寒，阳热散尽则复寒而不热。

"续得寒热，发作有时"是少阳病气血郁滞的病变，或伴有阳明病瘀热内结，因以少阳病为主要病变，且阳热有外转之机，故因势利导，与小柴胡汤和解少阳，使阳明病血热透热转气，热除气机通利则瘀血易除。

【原文】

145. 妇人伤寒，发热，经水适来，昼日明了，暮则谵语，如见鬼状者，此为热入血室，无犯胃气及上二焦，必自愈。

提要：论述太阳病热入血室而自愈的机转及治疗禁例。

释义：妇人发作太阳病伤寒，经水适来则热入血室而转属阳明病。因伤寒表闭，阳热宣散不利，故内入血室迅速；因经水初来量少，故大量阳热不得随血下泄，因此血热上冲头脑，扰乱精神而谵语如见鬼状。白天温热，外周血脉扩张，阳热外散肌表而减缓上冲之势，故精神爽慧；夜晚寒凉，外周血脉收缩，气血内行，故阳热随血上冲加重谵语。

阳热初入血室，其血未结；经水初来未断，故血热下有出路。随着经血的下注，则热随血除而有自愈的机转。阳明病热入血室，不同于热入肠胃之燥实证谵语，故禁与调胃承气汤以犯胃气；阳热有随血下泄之机，故不必刺期门泄血热及服柴胡汤透热转气，以犯中上二焦气血。

【原文】

146. 伤寒六七日，发热，微恶寒，支节烦疼，微呕，心下支结，外证未去者，柴胡桂枝汤主之。

提要：承接142条，论述太阳病耗伤阳气，发展为太阳少阳并病的证治。

释义："发热，微恶寒，支节烦疼"是太阳病的特点；"微呕，心下支结"，是少阳病轻证的表现，合为太阳少阳并病。"支节烦疼"亦和少阳有关，太阳病本有骨节疼痛，合并少阳病则阳气退却，表阳更虚，阴津更凝，化生痰湿阻滞关节，气血不畅而支节烦疼。

太阳少阳并病，方用柴胡桂枝汤和解少阳，兼以解表。方由小柴胡汤和桂枝汤各取半量，相合组成。其中小柴胡汤和解少阳，宣通气机；桂枝汤调和营卫，解表止痛。

概本文病证，多是 142 条太阳少阳并病针刺治疗后的表现，故云"外证未去者，柴胡桂枝汤主之"。疾病多在五六日之时，已发展为太阳少阳并病，主要表现为"头项强痛，或眩冒，时如结胸，心下痞硬"等。通过针刺大椎，"头项强痛，或眩冒"病减，尚有"发热，微恶寒，支节烦疼"等外证未去；针刺肺俞、肝俞，则"时如结胸，心下痞硬"病减，转为"微呕，心下支结"之轻证。因五六日之时经针刺治疗，故六七日时，太阳少阳并病得减而未去，因此复取柴胡桂枝半量，双解少阳太阳。

【原文】

147. 伤寒五六日，已发汗而复下之，胸胁满微结，小便不利，渴而不呕，但头汗出，往来寒热，心烦者，此为未解也，柴胡桂枝干姜汤主之。

提要： 承上文太阳少阳并病，针刺治疗而病减的证治；论述太阳病或太阳少阳并病，汗下误治损伤津气，发展为少阳病系在太阴的证治。

释义： 少阳为阴阳之枢，少阳病初见阳气亏虚，仍为阳热性病变，如阳气损伤加重，则发展为太阴病而无热证。少阳病系在太阴，即病情介于少阳病与太阴病之间，阳气亏虚较重，伴有阴津输布不利病变，但仍为阳热性病变。

太阳病伤寒发病五六日，则阳气耗伤，多已发展为太阳少阳并病，故伴胸胁苦满、往来寒热等病证。反发汗而复下之，则更伤津亡阳，阳气损伤加重则阴津输布不利，病情向太阴病传变。水津微结胸胁则胸满加重；水津结滞，不能下输膀胱则小便不利；水津内结三焦，不能内还胃中，则胃热而口渴，

饮而不呕，有别于水逆；水津内结，不能外行肌表，则身无汗。

水津微结病证，反映疾病向太阴病发展，如转属太阴则无阳证。本证尚有往来寒热之阵发表热，渴而不呕之胃热，但头汗出及心烦之上热表现，故少阳病不解。少阳热证不解，又见水津微结，则为少阳病系在太阴。

另外，因少阳为阴阳之枢，病变即易伤阳转变太阴病，又易伤津助热而转属阳明病。本少阳病系在太阴病变，也可能因汗下伤津及水津微结失润而兼有并发阳明之势，故口渴、头汗出、心烦较重。

少阳病系在太阴，宜柴胡桂枝干姜汤和解少阳，温化水饮治疗太阴病。方中小柴胡汤和解少阳，因胃热伴渴而不呕，故去半夏、生姜温燥之品，防伤津增渴，去人参、大枣壅补，加栝蒌根清热生津、润胃止渴；因系在太阴，水津微结，故加桂枝、干姜辛温通阳、温化水饮，加牡蛎软坚散结、利水化痰。初服可因水津微结不开，阳气不宣反因辛温鼓舞而化热上冲，故心烦加重，再服则阳气得助，阴结得开，阳热宣散而汗出愈。

【原文】

148. 伤寒五六日，头汗出，微恶寒，手足冷，心下满，口不欲食，大便硬，脉细者，此为阳微结，必有表复有里也，脉沉亦在里也。汗出为阳微，假令纯阴结，不得复有外证，悉入在里，此为半在里半在外也。脉虽沉紧，不得为少阴病，所以然者，阴不得有汗，今头汗出，故知非少阴也，可与小柴胡汤。设不了了者，得屎而解。

提要： 承上文太阳病发展为少阳病系在太阴而阴微结的证治；论述太阳病发展为少阳病系在阳明而阳微结的证治。

释义： "头汗出，微恶寒，手足冷"，是疾病在肌表的病证表现；"心下满，口不欲食，大便硬"，是疾病在里的病证表现。既有寒热性表证，又有寒热性里证，且脉象沉细，是少阳病阳微结的特点，即发展为少阳病系在阳明。

伤寒五六日，阳气耗伤则发展为少阳病，阴阳气血郁滞在表则寒热往来，在胸胁则胸胁苦满，在胃则嘿嘿不欲饮食。少阳病阳气郁滞化热，阳热偏亢则系在阳明，又因阴津郁滞胸胁，不能下还胃中，故阳热内入肠胃而微结便硬；阳热偏盛则阴津灼伤而湿郁证减，故胸胁苦满病减，仅表现为心下满；阳热微结于里，不能外散于表，故不发热，但见气血内郁不达肌表而微恶寒，不达四末而手足冷；郁热上冲则头汗出；少阳病气血不足，不能温养胃脘则口不欲食，不能充实脉络则脉象沉细。

少阳病系在阳明而阳微结，表现为必有表复有里，而少阳病证表现不典型，多需排除法以鉴别诊断。

首先鉴别阳结，阳结表现为"其脉浮而数，能食，不大便者，此为实，名曰阳结也"（辨脉法），是阳明病燥实证的表现。本证脉象沉细，口不欲食，故非阳结。

其次鉴别纯阴结，阴结为"其脉沉而迟，不能食，身体重，大便反硬，名曰阴结也"（辨脉法），是太阴病或少阴病水饮停结三焦的表现。假令为纯阴结，可表现为心下满等阴寒里证，但不会出现头汗等阳热性外证，故非纯阴结。

再次鉴别少阴病，少阴病可有脉沉细、恶寒肢冷、口不能食等病证，但少阴虚寒证无头汗出等阳热性表现，今头汗出，故知非少阴也。

疾病表现为一半在表一半在里，排除了阳明、太阴、少阴等病，则可诊断为少阳病系在阳明。病以少阳病为主要病变，故治从少阳，方与小柴胡和解少阳、通达表里。一般药后上焦得开，津液得下，胃气因和；如阳微结较重，肠胃不通，则可稍与调胃承气汤，得屎而解。

【原文】

149. 伤寒五六日，呕而发热者，柴胡汤证具，而以他药下之，柴胡证仍在者，复与柴胡汤。此虽已下之，不为逆，必蒸蒸而振，却发热汗出而解。若心下满而硬痛者，此为结胸也，大陷胸汤主之。但满而不痛者，此为痞，柴胡不中与之，宜半夏泻心汤。

提要：论述少阳病误下，导致柴胡证仍在、结胸和痞证三种转归的证治。

释义：太阳病伤寒五六日不解，耗伤阳气则发展为少阳病，出现呕而发热等柴胡汤证，宜服柴胡汤和解少阳。误诊为阳明病而下之，易传变发展。

"柴胡证仍在者"，是误下损伤气血较轻，少阳病未发生传变的转归，故仍与柴胡汤和解少阳，误下后虽少阳病阴阳瘀滞病变未发生改变，但气血有所损伤，故药后阳气不能振奋宣发解郁，须肌肉振战产生热量，以助阳气宣发解郁，因此战汗而解。

"若心下满而硬痛者"，是少阳病误下伤津助热，发展为阳明病结胸的表现。初病多为少阳病系在阳明，误下则易伤津助热，津液内泄伤及胸膈阴津，则少阳阳热内入胸膈转发为阳明病结胸。因水热相结，故心下满而硬痛。方宜大陷胸汤逐水泻热。

"但满而不痛者"，是少阳病误下损伤津气，发展为阳明太阴合病痞证的表现。初病多为少阳病系在太阴，误下则易损伤阴阳津气。阴津损伤于里，则少阳病表热随血内入胸腔而转属为阳明病；同时，攻下损伤肠胃阳气而发太阴病肠胃虚寒证，合为阳明太阴合病而痞满不痛。

"痞"为古病名，来源于《周易》中的"天地否"，《周易》认为天气不降、地气不升则否塞于中。对于人体生理而言，阳气内附血液，由心胸下达肠胃，肠胃得气血温养则消化吸收功能正常，饮食化生阴精得以上输。病理上，心胸阳气壅滞胸腔化热，不能下温胃肠，故发阳明病，肠胃失温则里阳不足，阴精不输，故发太阴病。阳明病与太阴病二者相互影响，阳热不降则加重太阴虚寒，阴精不升则加重上热。

阳明太阴合病痞证，阳热上泛胸膈则口干、口苦；太阴水湿下注则肠鸣下利；阳热痞结心下迫津为湿，太阴不运则痰湿停聚胃脘，故心下痞、干呕。因无水热结滞，故不硬痛。

痞为阳明太阴合病，宜降阳气、升阴精，交通阴阳。柴胡汤功能宣发阳气，开泄阴津，禁用于太阴病，故痞证不中与之。方宜半夏泻心汤辛开苦降，化痰开结，和中消痞。其中黄芩黄连苦寒、清热燥湿，以清降阳明病；半夏辛温，化痰开结，降逆止呕，干姜辛温，温中散寒，以温开太阴病；人参甘草大枣甘温益气，健脾益肠，增强肠胃消化功能。合方辛开苦降甘调，交通阴阳而否极泰来。

【原文】

150. 太阳少阳并病，而反下之，成结胸，心下硬，下利不止，水浆不下，其人心烦。

提要：论述太阳少阳并病，误下传变为结胸和痞证的不同转归。

释义：太阳少阳并病多表现为心下硬、颈项强，禁用攻下。如171条述："太阳少阳并病，心下硬，颈项强而眩者……慎勿下之。"

"而反下之"句后有脱文，应有"利止"二字。误下而利止者，多伤津助热，引热内陷胸膈，迫津渗出为水，水热结滞胸膈心下肌腠，则成结胸，故心下硬。

"下利不止"则误下伤津伤阳，伤津则里虚，外热内入而转属阳明病，热壅胸脘则其人心烦；伤及肠胃阳气，则发太阴病肠胃虚寒，肠寒故下利不止，胃寒则水浆不下。阳明太阴合病则痞。

【原文】

151. 脉浮而紧，而复下之，紧反入里，则作痞，按之自濡，但气痞耳。

提要：论述太阳病误下伤阳，发展为太阴病痞满的病变。

释义："脉浮而紧"是太阳病伤寒的脉象。伤寒宜发汗，反攻下则损伤里阳，发展为太阴病肠胃虚寒证，故脉象沉紧。心下痞满。

攻下损伤里阳，发展为太阴病则痞满；如同时伤津，引热内陷而伴阳明病，则发阳明太阴合病之痞证。其特点均为按之自濡，即满而不硬。因太阴虚寒证不伴有形水实结滞，故按之自濡，只是气机失调而痞满。

【原文】

152. 太阳中风，下利呕逆，表解者，乃可攻之，其人漐漐汗出，发作有时，头痛，心下痞硬满，引胁下痛，干呕短气，汗出不恶寒者，此表解里未和也，十枣汤主之。

提要：承前文太阳病误下，发展为结胸和痞的证治；论述太阳病发展为悬饮的证治。

释义：悬饮为古病名，是阳明病热入胸胁，迫津渗出为水饮而悬结胸胁的病变，其主要临床表现为咳唾引痛，心下硬满。相当于现代医学之胸膜炎。

疾病早期表现为太阳病中风，故恶寒发热汗出。失治则太阳病不解，阳热浮盛而发展为太阳阳明并病，阳热亢盛于肌表则发热汗出加重，而恶寒减轻；阳热加重，内入于里，上冲于头则痛；内迫于肺则喘促气短；内入肠胃脉络，迫津下渗则热利，迫津内渗胃脘则呕逆。如34条所述："太阳病，桂枝证，医反下之，利遂不止，脉促者，表未解也，喘而汗出者，葛根黄芩黄连主之。"

太阳阳明并病失治，汗出热利损伤阴津，阳热更加亢盛，表里阴津损伤，动伤胸胁经脉之阴津，故阳热随脉内结胸胁。

阳热迫津渗出，入于胸膜腔，则水饮与热内结胸胁而发悬饮，故胸胁满痛，咳唾或转侧则牵引刺激而掣痛。严重者，水热上漫及肺则短气喘咳，下延及心下则心下痞硬满痛。病转阳明病实证，热结胸胁，时外泛肌表则汗出发热发作有时。

悬饮为阳明病水饮与热相结胸胁，宜随其实而泻之。疾病早期，太阳表证不解，则尚未可攻，宜服葛根黄芩黄连汤解表清热，截断悬饮形成。表解汗出不恶寒者，但为阳明病悬饮，则与十枣汤逐水泻热。其中甘遂、大戟苦寒，逐饮泻热，消肿散结；芫花苦温，泻水逐饮，祛痰止咳。三物均为逐水峻药，功能攻逐胸腹水饮，破入肠道而除，从而使热随实解。因药力峻猛有毒，易伤胃气，故以大枣煎汤调服，以和胃益气养阴，得快利后，服糜粥自养。

【原文】

153. 太阳病，医发汗，遂发热恶寒，因复下之，心下痞，表里俱虚，阴阳气并竭，无阳则阴独，复加烧针，因胸烦，面色青黄，肤瞤者，难治；今色微黄，手足温者易愈。

提要： 论述太阳病汗下误治，发展为痞证，复加烧针伤津亡阳助热，发展为阳明少阴合病的预后。

释义： 太阳病发汗后，仍然发热恶寒，宜桂枝汤解表，反下之则为误治，误下伤津则表热内入胸脘而转属阳明病，同时误下伤及里阳则合并太阴病肠胃虚寒，故疾病转变为阳明太阴合病而心下痞。

汗虚其表，下虚其里，表里两伤则阴津阳气俱虚竭。无阳则阴独，即阳气损伤则阴津输布不利，故化生寒湿独存为邪。阳明太阴合病，因阳伤较重，病以太阴病变为主，寒湿在里则痞满呕利，寒湿在表则必重而痹。

医见寒湿重痹，误加烧针劫汗，更伤津亡阳助热，汗出伤津助热，加重阳明病，故胸烦；汗出伤津亡阳则发展为少阴病，气血亏损不荣于面，则面色青黄，不养肌肤则肤瞤肉跳。阳明病合并少阴病气血亏损则难治。如气血损伤较轻，表现为面色微黄，手足温而未厥，则仍为阳明太阴合病，故易愈。

【原文】

154. 心下痞，按之濡，其脉关上浮者，大黄黄连泻心汤主之。

提要： 论述阳明病火热痞的证治。

释义： 以方测证分析，方用苦寒清热之剂，心下痞应为阳明病，火热痞结胸脘，故心下痞满。尚可伴心烦、口渴、咽痛、甚至鼻衄等阳热上炎病证，或因热迫胃脘，而伴烧心、反酸等表现。因不伴水饮、痰食积滞等有形病理产物，故按之濡软。

本病多因太阳病汗下误治，伤及里阴，导致表热内陷，亢盛于胸脘，而发阳明病火

热痞满，如 164 条述："伤寒大下后，复发汗，心下痞……攻痞宜大黄黄连泻心汤。"下伤里阴，阳热随脉内入胃脘则心下痞，随脉上炎胸膈则心烦口渴，甚则迫伤阳络则衄血。阳热鼓动气血则关上浮，因尺脉深伏，又兼阴伤，故尺脉不显浮象。

火热痞为阳明病热证，方用大黄黄连泻心汤泻热消痞。其中大黄苦寒，清热凉血、泻热开结；黄连苦寒，清热燥湿。方用麻沸汤浸泡取汁，取其气清味薄清热之功，而无攻下伤阴的副作用。

【原文】

155. 心下痞，而复恶寒，汗出者，附子泻心汤主之。

提要： 承上文太阳病汗下误治，伤津助热，发展为阳明病火热痞的证治，论述火热痞失治，耗气伤阴，发展为阳明少阴合病寒热痞的证治。

释义： 以方测证分析，方用大黄黄连泻心汤攻痞，"心下痞"应为火热痞，可伴心烦、口渴等热证。本病多因太阳病误下伤津，表热内陷胸脘，而发展为阳明病火热痞。

阳明病火热痞失治，阳热不解则耗伤气阴，故合并少阴病。少阴病表现为虚寒轻证，则在肌表表现为阳虚不温而恶寒，阳失固摄而汗出。阳明病热痞于内，伴见少阴病肌表虚寒证，则为阳明少阴合病寒热痞，临床更多见于上热下寒证。

阳明少阴合病，火热内痞胸脘则耗伤阴津，肌表汗出不固则伤亡阴津，故宜附子泻心汤泻热消痞、扶阳存津。其中大黄黄连黄芩苦寒，清热消痞，以存里阴；附子辛热，扶阳固汗，以存表津，合方双解阳明少阴合病。煎服法宜分煎合服，用麻沸汤渍取三黄，取其气轻味薄清热泻火之功，防煎煮厚味而下利伤津；别煮附子，取其味厚，使扶阳成分充分溶出，并久煎水解乌头碱之有毒成分。

【原文】

156. 本以下之，故心下痞，与泻心汤，痞不解，其人渴而口燥烦，小便不利者，五

苓散主之（一方云，忍之一日乃愈）。

提要： 论述太阳病误下伤阳，发展为太阴病水气痞的证治。

释义： 太阳病不解，阳气浮盛于外则耗伤里阳，误下更损伤里阳，导致水液输布不利而停蓄下焦，故转属为太阴病水蓄证。

水液蓄积于下，不能转输于上焦，故上焦组织缺水而口渴燥烦；因渴而饮，饮而不输，停聚胃中则心下痞。心下痞因太阴病水蓄证引起，故称水气痞。

水气痞证见渴而燥烦，宜与火热痞鉴别。辨证关键为，水气痞必伴小便不利，少腹满，宜五苓散利水通阳，水利则痞满自解。如误诊为火热痞，与泻心汤攻痞，必不解，甚至苦寒伤阳，加重太阴病发展。

"一方云，忍之一日乃愈"，提示水蓄轻证，忍渴而不饮则减轻输布水液负载，而阳气易复，水气痞自愈。

【原文】

157. 伤寒，汗出解之后，胃中不和，心下痞硬，干噫食臭，胁下有水气，腹中雷鸣下利者，生姜泻心汤主之。

提要： 论述太阳病汗不得法，伤津亡阳，发展为阳明太阴合病痰食痞的证治。

释义： "伤寒，汗出解之后，胃中不和"，多是平素既患有胃疾，发作伤寒，汗不得法则伤津亡阳，加重胃中不和；或伤寒已发展为太阳阳明合病，伤寒不解，阳热不宣而内迫胃脘，故胃中不和，如33条述："太阳阳明合病，不下利，但呕者，葛根加半夏汤主之。"

太阳阳明合病，阴津有所损伤，宜葛根加半夏汤辛平之剂解表散寒、辛凉透热，养阴升津。反服麻黄汤辛温发汗，大汗出后，伤寒虽解，却因伤津助热而胃脘阳明病阳热加重，同时汗出耗散里阳而合并发生太阴病肠胃虚寒证，故胃中不和而痞。

阳明太阴合病，阳明病阳热壅盛胸膈，则心烦口渴；太阴病水湿下注肠道，则胁下有水气而肠鸣下利；阳热壅滞胃脘，又兼太

阴病阳虚不运，故消化不良，饮食腐化产生痰食积滞，故心下痞硬、干噫食臭，病以痰食积滞、消化不良为主要病变，故称之为痰食痞。

阳明太阴合病痰食痞，方与生姜泻心汤辛开苦降、和中消痞、散饮消食。方由半夏泻心汤减少干姜用量，加生姜组成。其中半夏泻心汤辛开苦降，和中消痞；减少干姜止利之功，促进痰食积滞排除；加生姜健胃消食，散饮降逆。

【原文】

158. 伤寒中风，医反下之，其人下利日数十行，谷不化，腹中雷鸣，心下痞硬而满，干呕心烦不得安。医见心下痞，谓病不尽，复下之，其痞益甚。此非结热，但以胃中虚，客气上逆，故使硬也，甘草泻心汤主之。

提要： 论述太阳病误下伤津亡阳，发展为阳明太阴合病客气痞的证治。

释义： 太阳病，医反下之，因体质本弱，药物峻猛，故当日下利较重。下伤阴津则太阳表热内陷胸脘而转属阳明病；同时攻下伤阳，伴发太阴病肠胃虚寒证。因此发展为阳明太阴合病。

次日，药物攻下作用消除，因发展为阳明太阴合病，故仍有微利，且完谷不化、腹中雷鸣，心下痞硬而满，干呕心烦不得安。此本生姜泻心汤证，故曰："此非结热，但以胃中虚，客气上逆，故使硬也。"心下满硬，心烦不安病证类似阳明病腑实证之结热，实际是攻下损伤胃气，胃中空虚则津气不得上输胸膈，胸膈空虚，故胃外之客热，即随脉内陷之阳热，上逆胸膈而心烦不安，因胃气不足，消化不良，痰食积滞胃脘，故使硬也。

"医见心下痞，谓病不尽，复下之，其痞益甚"，本为生姜泻心汤证，误诊为阳明病热结胃肠，虽攻下而未解，故复误下。复下则痰食积滞祛除，但更伤阳气而加重太阴病，故其痞益甚；同时复下更伤阴津，阴津不能上承，则胸膈客热更盛，故心烦不安加重，多伴见口舌咽烂等热证。因气阴不足伴见客

热上逆，故称之为客气痞。

阳明太阴合病之客气痞，气阴不足、胃中空虚、胸膈热盛为其特点，故与甘草泻心汤和中消痞、益气清热。方由半夏泻心汤加甘草用量组成。其中半夏泻心汤辛开苦降、和中消痞，加甘草益气养阴和胃、清热解毒除烦。

【原文】

159. 伤寒服汤药，下利不止，心下痞硬，服泻心汤已，复以他药下之，利不止，医与理中与之，利益甚，理中者，理中焦，此利在下焦，赤石脂禹余粮汤主之。复不止者，当利其小便。

提要：论述太阳病误下致痞，复下伤津亡阳，发展为少阴病下焦虚寒、大肠滑脱的证治。

释义："伤寒服汤药，下利不止，心下痞硬"，太阳病伤寒误服承气汤攻下，伤津亡阳，导致疾病发展为阳明太阴合病，故药物泻下之后，仍有下利，且心下痞硬，本为泻心汤证。

"服泻心汤已，复以他药下之，利不止"，服泻心汤为正治，药后利止，而痞硬不除，宜继服泻心汤。医见痞硬不解，误为实证，复以他药下之，即以巴豆类丸药攻下，其性雄烈，泻下峻猛而持久，大伤阴津而发展为少阴病，阴损及阳则阳虚失固、大肠滑脱，故下利不止。

"医以理中与之，利益甚，理中者，理中焦，此利在下焦，赤石脂禹余粮汤主之。"理中汤主治太阴病中焦虚寒，此为少阴病下焦虚寒，故理中汤无效，甚至因巴豆制剂攻下作用持久，得热则剧，故下利益甚而滑脱不禁。或因巴豆辛热，攻下伤阴而胸膈阳热不除，病为阳明少阴合病，急当止利存津。

方用赤石脂禹余粮汤涩肠固脱，止利存津，二药酸温收涩，具有堵塞下焦、固脱止泻的作用，善治久利久泻而滑脱不禁者。"复利不止者，当利其小便"，堵塞无功者，水液下利汹涌，不能前渗膀胱，宜服五苓散利小便，分利疏导水液以止利。小便利、大便止即停服，防渗利更亡阴津。

【原文】

160. 伤寒吐下后，发汗，虚烦，脉甚微，八九日心下痞硬，胁下痛，气上冲咽喉，眩冒，经脉动惕者，久而成痿。

提要：论述太阳病，或太阳太阴合病，汗吐下误治伤阴亡阳，发展为少阴病水结心下的证治及预后，以鉴别痞证。

释义：伤寒误吐误下则损伤里阳，致水液输布不利而饮停中焦，发展为太阴病寒实证，或为太阳太阴合病，如67条述："伤寒，若吐若下后，心下逆满，气上冲胸，起则头眩，脉沉紧，发汗则动经，身为振振摇者，茯苓桂枝白术甘草汤主之。"

太阴病寒实证，误汗则伤津亡阳，动伤经脉气血，发展为少阴病，故病情加重。因阴阳气血亏损，精神失养则虚烦，脉络不充，故脉象沉紧转为脉甚微；因少阴病阳气更虚，水饮加重，故八九日后，由心下逆满转为心下痞硬，甚至肝脾瘀血而胁下痛；阳气退却，气上冲胸加重则上至咽喉，临床可见胸闷、气短、心悸有欲跳出咽喉之感；太阴病水饮停聚头项，则起则头眩，病至少阴则兼气血亏损、头脑失养，故眩冒持续发作；气血损伤，肢体失养则经脉动惕，筋惕肉瞤。宜服真武汤温阳化水。如失治，久则筋肉关养而发痿证。

【原文】

161. 伤寒发汗，若吐若下解后，心下痞硬，噫气不除者，旋覆代赭石汤主之。

提要：论述太阳病汗吐下误治，损伤中焦阳气，发展为太阴病痰食痞的证治。

释义：太阳病滥用汗吐下治疗，太阳表证虽解，却损伤中焦阳气，导致饮食津液输布运化不利，故发作太阴病。中阳亏虚，则阴液输布不利，反化痰湿停聚心下腠理，胃阳不足，则饮食运化不利，反化生积滞停滞胃脘，痰食积滞心下胃脘，故心下痞硬，胃失和降则噫气不除。

太阴病痰食积滞心下胃脘，为太阴病寒

实证，宜旋覆代赭石汤化痰消痞、消食健胃、降逆下气。其中旋复花辛温苦咸、消痰散结、降逆下气；代赭石苦寒，重镇降逆、通燥结；半夏辛温，化痰消痞、降逆止呕；生姜辛温，温胃祛寒，散饮消食、降逆止呕。四味相伍，辛开苦降，消痞散结，通阳健胃，其中生姜用量最大，以温中散寒，健胃消食；代赭石用量最小，因其性味苦寒，易伤阳气，其质为矿石，有碍消化，易伤胃气，故小量应用，取其重镇降逆、微通燥结之功，利于排除积滞。人参甘草大枣甘温益气，健胃补虚，诸药相伍，辛开苦降甘调，适于太阴病胃脘寒实证。

【原文】

162. 下后，不可更行桂枝汤，若汗出而喘，无大热者，可与麻黄杏子甘草石膏汤。

提要：论述太阳病误下，伤津助热，发展为太阳阳明并病胸膈痞满的证治。

释义：太阳病误下损伤阴津，津液内泄则胸中阴津损伤，故阳热内入胸肺而并发阳明病。阳热壅肺则呼吸不利而喘；阳热外泛肌表则迫津作汗，热随汗散故表无大热。

阳热外泛则太阳病得以缓解，故为太阳阳明并病，方与麻杏甘石汤辛凉解表、清热平喘。

麻黄杏仁甘草石膏汤证，已在 63 条论述，此承接旋覆代赭石汤证之后复述，提示麻杏甘石汤证，因阳热壅肺可伴有胸膈满闷，或伴有热入胃脘而痞胀，宜鉴别诊断。

【原文】

163. 太阳病，外证未除，而数下之，遂协热而利，利下不止，心下痞硬，表里不解者，桂枝人参汤主之。

提要：承上文太阳病误下伤津助热，发展为太阳阳明并病的证治；论述太阳病误下伤阳，发展为太阳太阴合病协热利的证治。

释义：太阳病外证未除宜发汗，攻下则太阳病不解，故仍发热；反复攻下，损伤肠胃阳气，则合并太阴病。太阴病表现在胃，则胃阳不足，消化不良，饮食不化而食积胃

脘，故心下痞硬；太阴病表现在肠，则水谷不运，化生水湿下注，故下利。外有太阳病发热，内见太阴病下利，则为太阳太阴合病协热利。

太阳太阴合病，方用桂枝人参汤温中祛寒、燥湿止利、健胃消痞，以主治太阴病，兼解表祛热，治疗太阳病。方由理中汤加桂枝组成。其中干姜白术温中祛寒、燥湿止利，辛开苦降消痞；人参甘草健胃益气；桂枝甘草辛甘通阳，下温胃肠，外助卫阳解肌祛热。

【原文】

164. 伤寒大下后，复发汗，心下痞，恶寒者，表未解也，不可攻痞，当先解表，表解乃可攻痞，解表宜桂枝汤，攻痞宜大黄黄连泻心汤。

提要：承上文太阳病数下伤阳，发展为太阳太阴合病协热利的证治；论述太阳病汗下误治伤津助热，发展为太阳阳明合病的治疗原则。

释义：以方测证分析，方用大黄黄连泻心汤攻痞，其心下痞应为阳明病火热痞，多伴有心烦口渴、口舌烂赤等阳热性表现。初为太阳病伤寒，大下后复发汗则为误治，故表证不解，仍有恶寒发热；汗下伤津助热，阳热内陷胸脘，故合并阳明病火热痞。

太阳阳明合病宜先表后里治疗，太阳病得解则阳热宣散而阳明病易愈，如清解阳明病则闭郁阳气而加重太阳病。因阳热津伤，故不宜麻黄汤大汗伤津，宜桂枝汤解表；表解而阳明病火热痞不除者，宜大黄黄连泻心汤攻痞。

【原文】

165. 伤寒发热，汗出不解，心中痞硬，呕吐而下利者，大柴胡汤主之。

提要：论述太阳病或太阳少阳合病，发汗伤津助热，发展为少阳阳明合病热利的证治。

释义：以方测证分析，本病为少阳阳明合病热利，实为痢疾。初期多表现为太阳病伤寒，因本病发展迅速，损伤气血发展为太

阳少阳合病，或少阳病，故发热而呕。

太阳少阳合病则气机郁滞，故发汗而少阳病不解，反因汗出伤津助热，太阳病转属为阳明病，因此发展为少阳阳明合病。少阳病则阴阳津气郁滞胸脘，故心中痞满；阳明病阳热亢盛在肌表脉络则发热，因少阳病气机郁滞，阳热亢盛不得宣散而内攻肠胃脉络。阳热内盛于肠道脉络，迫津内泄则热利，甚至迫血渗出而下利脓血、里急后重；阳热上迫于胃则呕吐，胃气不和则消化不良，故食滞胃脘而心中痞硬。

少阳阳明合病，阳热亢盛，充斥表里脉络而内迫胃肠，同时伴有肠胃积滞湿热，方与大柴胡汤和解少阳、宣散阳热；清热凉血以缓急止利；同时攻下积滞以泻热，使阳热外散、内泄、中消而解，热除则利止。其中柴胡黄芩和解少阳，生姜半夏止呕消痞，枳实大黄攻积泻热，大黄黄芩清热凉血，芍药大枣养阴缓急，利血脉、止腹痛。

【原文】

166. 病如桂枝证，头不痛，项不强，寸脉微浮，胸中痞硬，气上冲喉咽，不得息者，此为胸有寒也。当吐之，宜瓜蒂散。

提要：论述阳明病痰热内结胸脘的证治。

释义：本文宜与324条当吐之脉证合参，324条述："……饮食入口则吐，心中温温欲吐，复不能吐，始得之，手足寒，脉弦迟者，此胸中实，不可下也，当吐之……。"可见本病临床表现为：始得之，手足寒，胸中痞硬，气上冲喉咽，不得息，心中温温欲吐，寸脉微浮，关尺脉沉弦迟。

"病如桂枝证"，即指手足寒、寸脉浮等脉证，或有发热自汗表现，类似太阳病中风证；胸中痞硬，关尺脉沉弦迟之表现类似脉促胸满之桂枝去芍药汤证；气上冲喉咽类似桂枝加桂汤证。故云"病如桂枝证"，但"头不痛，项不强"不支持桂枝证。

仲景自释为"此为胸有寒也"，即胸中有痰实，义同324条"此胸中实"。以方测证分析，方用苦寒之剂涌吐，胸中痰实应为阳明

病热痰。如为寒痰则禁苦寒涌吐，例如，324条明示："若膈上有寒饮，干呕者，不可吐也，急温之，宜四逆汤"。《温病条辨》更明确提出瓜蒂散善吐热痰（注：《温病条辨》之瓜蒂散去豆豉加栀子）。

本病发生多由太阳病传变而来，或本有痰湿内伏，发作太阳病则阳气浮盛于外，阳热亢盛不得外散，而内攻胸脘，故转属为阳明病。阳热内壅胸肺，炼液成痰，或本有痰湿，郁阻气机，阳气郁而化热，痰热相结，壅阻于肺，故胸中痞满，痰阻气道则呼吸不利，痰热上冲，不得咳出则壅阻喉咽而不得息；阳热内迫胃脘则心烦欲吐，胃气不和则食滞胃脘，故按之硬满；阳气化热内结，不得宣散外达四末，或伴热伤津气，故四末不温而手足寒。痰热内结，气机郁滞，故脉沉弦迟，阳热鼓动则寸脉微浮。

阳明病痰热内结肺胃，宜随其实而取之。痰阻于肺而气上冲喉咽，有咳吐之势；食滞于胃而温温欲吐，有涌吐之势，故因势利导，用瓜蒂散涌吐痰食，使热随痰食而除。方中瓜蒂极苦而性寒，功能催吐除热。《本经》认为瓜蒂苦寒，主大水，身面四肢浮肿，下水，咳逆上气，病在胸腹中，皆吐下之。赤小豆酸苦，主下水，排痈肿脓血。二药相伍，酸苦涌泄，加强催吐作用。豆豉轻清宣散，协助瓜蒂催吐，同时宣散阳热。方为涌吐峻剂，体虚者禁用，体壮者亦应渐加用量少少服，得快吐则深居之痰尽出，中病即止。

【原文】

167. 病胁下素有痞，连在脐旁，痛引少腹，入阴筋者，此名脏结，死。

提要：承前文结胸和痞证的证治，论述脏结的病变及预后。

释义："脏结"是古病名，是少阴病寒实重证的表现。由于津血亏损而发少阴病，阴损及阳则为寒化证，阳气亏损则阴津血液寒凝，积聚成痞块而硬满疼痛，故发脏结。

本病多由少阴病传变而来，初发少阴病，阳气初虚则阴津郁滞胁下，阴津郁滞阻滞气

机，故阴阳气血俱郁而胁下痞满；日久不解，则耗伤阳气，阴津血液寒凝不输，化生痰饮瘀血停聚胁下，故传变为太阴病寒实证，甚者形成痞块积聚，故硬满疼痛，临床多见肝脾胰腺肿大；太阴病不解，日久耗伤阴阳气血，则发展为少阴病，阳气亏损，津血积聚增大，下及脐旁，且因气血亏损，不能温养少腹，故少腹牵引疼痛；津血亏损至极则发展为厥阴病，阴筋失温而内抽入腹，疼痛剧烈。病至厥阴则气血衰败，而痞块积聚邪盛，故预后不良。

【原文】

168. 伤寒若吐若下后，七八日不解，热结在里，表里俱热，时时恶风，大渴，舌上干燥而烦，欲饮水数升者，白虎加人参汤主之。

提要： 论述太阳病吐下误治，伤津助热，发展为阳明病系在少阴的证治。

释义： 太阳病伤寒宜发汗解表，反用吐下伤津助热，阳热亢盛于表里则发展为阳明病表里俱热；七八日不解，则壮火食气，阳热耗伤气阴而系在少阴。

阳明病阳热亢盛在表则发热汗出，阳热亢盛入里则肺胃热炽，故心烦口渴，舌上干燥。系在少阴则阴津耗伤，口渴加重而欲饮数升，阳气耗伤则温煦功能不足，故时时恶风。

阳明病系在少阴，宜白虎加人参汤清热泻火、止汗存津、益气生津。其中石膏辛寒，清热泻火，止汗存津；知母苦寒，清热除烦、滋阴润燥；粳米甘草人参益气养阴生津和胃。据现代研究，粳米有助于石膏有效成分的溶出，同时米熟汤成，提示煎药时间，米汤黏稠，有保护胃黏膜的作用，防寒凉伤胃。

【原文】

169. 伤寒无大热，口燥渴，心烦，背微恶寒者，白虎加人参汤主之。

提要： 论述太阳病自然传变，发展为阳明病系在少阴的证治。

释义： 太阳病伤寒则阳气浮于外，郁积

化热，阳热亢盛外泄于表，迫津汗出则太阳病解，而转属阳明病。阳热亢盛于表则发热汗出，汗出则散发阳热，故表无大热；汗出津伤，则阳热内入胸膈，灼伤阴津则口燥渴，阳热上扰精神则心烦。阳热耗伤气阴，系在少阴而失温煦，重者时时恶风，轻者仅背微恶寒。疾病发展为阳明病系在少阴，方与白虎加人参汤清热存津、益气养阴。

【原文】

170. 伤寒脉浮，发热无汗，其表不解，不可与白虎汤，渴欲饮水，无表证者，白虎加人参汤主之。

提要： 论述白虎汤及白虎加人参汤的禁忌证。

释义： "脉浮，发热无汗"，是太阳病伤寒不解的特点，宜发汗散热，恢复表阳生理功能。禁用白虎汤寒凉清热，否则冰伏气机，阳气不宣而太阳病不解，甚至引起传变。即使为太阳阳明合并病，太阳病不解，亦不可寒凉直折。

"渴欲饮水"是热盛伤津的表现，标志着疾病已发展为阳明病，如太阳病不解则宜先解太阳，太阳病已解而无恶寒无汗之表证者，方可与白虎加人参汤清解阳明。

【原文】

171. 太阳少阳并病，心下硬，颈项强而眩者，当刺大椎、肺俞、肝俞，慎勿下之。

提要： 论述太阳少阳并病的证治及禁忌，以鉴别结胸和痞证。

释义： 本文宜与142条互参。142条述："太阳少阳并病，头项强痛，或眩冒，时如结胸，心下痞硬者，当刺大椎第一间、肺俞、肝俞，慎不可发汗……"

太阳少阳并病，指太阳病与少阳病变同时存在，太阳病逐渐向少阳病转并的病变。142条太少并病为初发，故以太阳病变为主要病变，表现为"头项强痛"，少阳病变为次要病变，故眩冒或然发生，心下痞硬时而阵发，提示禁发汗。

本文病证为142条病证的发展，太阳病

证减轻而少阳病变加重，故"头项强痛"转为"颈项强"，是少阳病阴津郁滞化湿，停聚颈项的表现；"或眩冒"转为眩晕，心下痞硬时发作转为持续发作，是少阳病变加重的表现。病以心下痞硬、项强为主要表现，故提示禁下。

太阳少阳并病表现为心下硬等病证，宜与结胸、痞证鉴别。如鉴别困难，则不可猛浪攻下，可针刺大椎、肺俞、肝俞，缓解病痛，以观其变。另外"颈项强而眩者"多是颈椎病的表现，针刺疗法是简便效廉的适宜技术

【原文】

172. 太阳与少阳合病，自下利者，与黄芩汤；若呕者，黄芩加半夏生姜汤主之。

提要：承上文太阳少阳并病的证治；论述太阳少阳合病失治，阳郁化热，发展为阳明病热利的证治。

释义："太阳与少阳合病"是病之来路。初发太阳少阳合病，太阳病则肌表闭郁而阳气不宣，少阳病则胸胁郁滞，阳气内郁。太阳与少阳合病，则阳气郁闭于内，郁极化热则转属阳明病，阳热亢盛外发则太阳少阳合病得解，阳热亢盛内入肠胃脉络，则发热利。

阳明病阳热内盛肠道脉络，迫津内渗为湿，故发热利，多伴有肛门灼热，腹痛里急，泻下黏滞臭秽，甚至热迫血渗而下利脓血；阳热内盛胃脘脉络，内迫胃脘则呕，多伴有烧心、反酸、心下痞满。

阳明病热利，与黄芩汤清热凉血、燥湿止利、敛阴缓急。其中黄芩苦寒，清热凉血、燥湿止利；芍药酸寒敛阴、养阴和血、缓急止痛；甘草大枣益气养阴和胃；若呕者，加生姜半夏降逆止呕。合方使热除则利止。

【原文】

173. 伤寒胸中有热，胃中有邪气，腹中痛，欲呕吐者，黄连汤主之。

提要：论述太阳病耗气伤阴助热，发展为阳明太阴合病的证治。

释义："胸中有热"为阳明病热壅胸膈的病变，临床多见心烦口渴、口舌干燥或口腔溃疡等表现；"腹中痛"为太阴病下焦虚寒的病变，临床多见腹痛下利；"胃中有邪气"是阳明太阴合病，寒热痞结胃脘的病变，临床多见消化不良而欲呕吐、心下痞满等表现。诸证反映疾病为阳明太阴合病，而太阴虚寒较重。

本病多平素既患有肠胃不和病变，平时饮食有节，起居有常而不发病，偶患伤寒耗阴助热，导致阳热内陷胸脘，耗伤阳气则致肠胃虚寒，故新感引动旧疾而发阳明太阴合病。阳热壅盛胸膈则发心烦口渴；太阴虚寒较重则腹痛下利；寒热痞结心下则痞满欲呕。

阳明太阴合病，阳明病阳气壅滞胸膈，不能下温肠胃则太阴虚寒加重，太阴病阴津不能转输于上，则加重胸膈阳热。故方用黄连汤清上温下、交通阴阳。方由半夏泻心汤去黄芩，加桂枝和黄连用量组成，其中半夏泻心汤辛开苦降、和中消痞；因太阴病虚寒较重而腹痛下利，故去黄芩苦寒伤阳之品，防其加重腹痛，加黄连用量以清热燥湿、止利祛痛，黄连为毛茛科植物，虽苦寒而有止腹痛的作用；更加桂枝温经通阳，助心胸阳气随脉下达而温养肠胃，桂枝合干姜、人参、甘草、大枣相伍，即仿桂枝人参汤之义，以温太阴虚寒。合方功能辛开苦降、和中消痞、温经通阳，适于阳明太阴合病之痞证而太阴病较重伴腹痛者。

黄连汤煎服法为"以水一斗，煮取六升，去滓，温服一升，日三服，夜二服"。考半夏泻心汤等和中消痞之方药，其煎服法多为去滓重煎，日三服，黄连汤主治太阴病为主之痞证，故昼夜连服，正是仿理中丸、桂枝人参汤之服法。

【原文】

174. 伤寒八九日，风湿相搏，身体疼烦，不能自转侧，不呕不渴，脉浮虚而涩者，桂枝附子汤主之。若其人大便硬，小便自利者，去桂枝加白术汤主之。

提要：论述太阳病耗伤阳气，发展为太

阳太阴合病之风湿痹证的证治及其缓解期的证治。

释义："风湿相搏"是太阳太阴合病而发风湿痹证的病理改变。生理上，阳气与阴津相互调和，构成机体稳定的内环境，维持机体新陈代谢的需要，从而保障身体健康。病理上，如发作太阳病，则阳气不能与阴津相和，故独行为风，阴津失去阳气的调和则寒凝为湿；太阳病耗伤阳气，则合并太阴病，阴津输布不利而加重水湿，故形成阴阳不和而风湿相搏的病理改变。

"风湿相搏"多损伤阳气，导致阴津不输而化痰湿，阴血不运而化瘀血，痰湿瘀血痹着肌表关节则发风湿痹证。痹证多为慢性疾病，缠绵难愈，平素多表现为太阴病，痰湿瘀血内伏关节，可伴轻微肿胀疼痛，关节强硬不利；外感风寒发作太阳病，耗伤阳气则诱发太阴病，加重水湿瘀血而痹证急性发作。如《素问·痹论》述："风寒湿三气杂至，合而为痹。"又述："营卫之气，亦令人痹乎……不与风寒湿气合，故不为痹。"

本病证多为平素既患有太阴病风湿痹证患者，外感风寒发作太阳病伤寒则身体疼痛，八九日不解，耗伤阳气则诱发太阴病，故发展为太阳太阴合病。痰湿瘀血寒凝肌表，故身体疼烦加重，痹着关节则关节肿痛，屈伸不利，转侧则牵掣痛剧。"不呕不渴"提示疾病未发展为少阳病和阳明病，而是发展为太阴病，故在里可伴水湿下注肠道而便溏，水液不输膀胱则小便不利。太阳病不解则脉浮，太阴病阳气不足则脉虚，痰湿瘀血痹阻营卫气血，故脉涩。

风湿痹证在急性发作期，表现为太阳太阴合病，突出表现为身体疼痛，方用桂枝附子汤温阳通脉、解表祛湿，以除痹痛。其中大量附子辛热，温阳通脉、散寒逐水、祛湿止痛；桂枝温经通阳，解表发汗、散寒止痛；生姜甘草大枣内和脾胃，外调营卫。因太阴病水湿胶着，故不加芍药酸寒收敛，防碍祛湿。

"若其人大便硬，小便自利者，去桂枝加白术汤主之"，是风湿痹证在缓解期的证治。痹证急性期是伤寒引动伏邪急性发作，表现为太阳太阴合病，表见身体疼痛，里见大便溏、小便不利水湿里证，服桂枝附子汤后，太阴病里证得解，故大便转硬，小便自利，谷气外达则表阳得助，故太阳病解而身疼愈。但太阴病湿痹关节不解，而进入缓解期，宜继续治疗，否则感寒则复发。方用去桂枝加白术汤温阳通脉、逐寒祛湿。因太阳病解，故去桂枝解表，加白术温中化湿，以强健脾胃，使谷气得盛，外助表阳，内伏关节之寒湿不胜谷气则愈。

方中附子用量较大为特点，因寒湿深伏，痹阻气血，缠绵难愈，非大量附子不足以通血脉、逐寒湿，但附子有毒，体弱者不胜药力，宜减量。药后可能发生眩晕、肢体麻木等反应，既是附子的副作用，同时也是药物达到饱和量而发挥最佳疗效的反应。为防止毒副作用，因个体差异可逐量递增用药。

【原文】

175. 风湿相搏，骨节烦疼，掣痛不得屈伸，近之则痛剧，汗出，短气，小便不利，恶风不欲去衣，或身微肿者，甘草附子汤主之。

提要：承上文太阳病伤寒合并太阴病，风湿痹阻肌表的证治；论述太阳病中风合并太阴病，风湿痹阻关节的证治。

释义：本病证多为素患风湿痹证者，发作太阳病中风，耗伤阳气诱发太阳太阴合病而风湿痹证急性发作。太阳中风则汗出恶风不欲去衣，因汗出，故肌表无湿而身痛不显；汗出损伤阳气则加重太阴病，水湿停聚三焦则短气、小便不利，如《金匮要略》痰饮咳嗽病篇述："凡食少饮多，水停心下，甚者则悸，微则短气。"汗出损伤表阳，则太阴病表现为风湿相搏筋骨关节，闭阻营卫气血，故关节疼痛剧烈，屈伸则牵掣加重，不可触碰；或伴有阳气不运，水湿输布不利而身微肿。

太阳太阴合病表现为风湿痹阻关节，方

与甘草附子汤温阳通脉，解表止痛，燥湿除
痹。其中附子温阳通脉、祛寒逐湿止痛；桂
枝温经通脉，解表止痛；白术温中利水，燥
湿除痹，固表止汗；甘草益气补中，解附子
之毒。

【原文】

176. 伤寒，脉浮滑，此表有热，里有寒，
白虎汤主之。

提要： 论述太阳病转属阳明病热证的
证治。

释义： 伤寒则卫闭营郁，阳气浮盛于外
而蓄积化热，阳热亢盛外散则太阳病解而转
属阳明。阳热鼓动气血则脉象浮滑；阳热在
表则发热汗出，阳热耗伤气阴，气阴损伤不
能内养胃脘，则胃中寒不能食，如 190 条所
述："阳明病，若能食，名中风，不能食，名
中寒。"

阳明病表现为表有热，里有寒，里寒是
壮火食气的表现，胃气损伤较轻，仅表现为
不能食，其表热为疾病的主要病变，阳热清
则气阴存，故方与白虎汤清热泻火。其中石
膏辛寒，清热泻火；知母苦寒而润，清热滋
阴；甘草粳米益气和胃。

【原文】

177. 伤寒，脉结代，心动悸，炙甘草汤
主之。

提要： 论述太阳病耗伤阴阳气血，发展
为少阴病心气亏损的证治。

释义： 本病证多为素有阴阳气血亏损而
心脏失养者，平素尚可代偿而不发病，发作
太阳病伤寒，则耗伤阴阳气血津液，而诱发
少阴病。

少阴病即阴液亏损的病变，阴损及阳则
阴阳气血津液俱虚；阴津亏损则血液浓稠而
黏滞，导致气血循环不畅或产生瘀血。阴阳
气血亏损兼血液瘀滞，不能内养心脏，故心

动悸；心脏失养则心阳不振，即心功能不足，
故心搏失常而脉象结代。临床多因胸阳不振
而伴胸闷气短，因气血不养肢体而乏力，因
头脑失养而伴头晕、精神不振等病证。

少阴病心脏失养而脉结代、心动悸，方
与炙甘草汤滋阴养血、通阳复脉。其中炙甘
草补中益气，恋水养阴；人参益气养阴，安
神止悸；大枣益气养阴，大量应用有养血滋
阴作用；生姜和胃助消化，四味相伍，既能
益气养血滋阴，又能健胃以助化源。麦冬滋
阴养液；生地滋阴养血；麻仁滋阴润燥；阿
胶补益精血。四味相伍，滋阴养血，稀释血
液以通利血脉。桂枝温经通脉、振奋心阳；
清酒活血化瘀、通行百脉。诸药相伍，滋阴
养血、通阳复脉。

【原文】

178. 脉按之来缓，而时一止复来者，名
曰结。又脉来动而中止，更来小数，中有还
者反动，名曰结阴也，脉来动而中止，不能
自还，因而复动，名曰代阴也。得此脉者，
必难治。

提要： 承上文，论述结代脉的脉象特点
及其预后。

释义： 结代脉是少阴病阴阳气血亏损较
重，导致心脏失养而出现器质性损伤的脉象。
因气血亏损，脉络不充，故脉象松缓柔弱；
因心阳不振，搏动失常，故脉搏动而歇止。
因气血亏损严重，出现器质性损害，故
难治。

结代脉相当于现代医学之期前收缩早
搏。结脉多为无规律早搏，因早搏，故脉来
动摇不静，随之间歇而中止，再来则为正常
脉搏自还，然后复动而歇止。代脉多为二联
律或三联律而止有定数，因早搏，故动摇不
静，随之间歇中止，然后不能自还正常搏动，
因而复动而中止。

辨阳明病脉证并治

【原文】

179. 问曰：病有太阳阳明，有正阳阳明，有少阳阳明，何谓也？答曰：太阳阳明者，脾约是也；正阳阳明者，胃家实是也；少阳阳明者，发汗利小便已，胃中燥烦实，大便难是也。

提要： 论述阳明病里实证的病因病理及病证。

释义： 阳明病是阳气亢盛有余，转化阳热，耗伤阴津的病变。因阴津损伤，易伴有形病理产物，故依据是否伴有有形病理产物，而分为阳明病热证和阳明病实证。典型的阳明病实证多发生在肠胃，表现为伴有燥实积滞而大便难。阳明病里实证的病因和来路，主要有太阳阳明、正阳阳明和少阳阳明三种发展途径。

"太阳阳明者，脾约是也"，指太阳病转属为阳明病里实者，多发展为"脾约"。脾约是古病名，主要表现为大便难、小便数而腹无满痛之苦，是阳明病阳热亢盛于脉内，迫津下渗膀胱，导致津液不能内还胃肠的病变。

初发太阳病，引起阳气浮盛于肌表脉络，不能宣散外泄，则蓄积化热，阳热亢盛则随脉内入体内深层脉络，即肾与膀胱系脉络阳热亢盛而发阳明病。阳热挟迫津液下渗膀胱，则小便数；水津下渗不能内还肠胃，故肠燥而大便难；因阳热在肾系脉络，不在胃肠，故大便虽难而不满痛。

古代认为脾主运化水液，水液的正常输布途经为，从胃肠吸收入脉，随脉循行，外达肌表，下渗膀胱，内还胃肠，水津四布，五经并行。因脉中阳热亢盛，挟迫津液下渗膀胱，则制约脾转输水液内还肠胃的功能，故称之为脾约。

"正阳阳明者，胃家实是也"指阳明病热证转属发展为阳明病里实者，多发展为胃家实。疾病初期表现为阳明病热证，阳热在表则迫津作汗，损伤津液，阳热在里则煎灼阴津，故肠胃热盛津伤而形成阳明腑实证，表现为大便不通而痞满胀痛。病由阳明热证转属为阳明实证，故称之为正阳阳明。

"少阳阳明者，发汗利小便已，胃中燥烦实，大便难是也"，指病因少阳病发汗利小便，伤津助热而发展为阳明病里实证。少阳为阴阳之枢，易致阳郁化热而合并阳明病，也易耗伤阳气而发展为太阴病。少阳病多因上焦不开，津液不下，胃气不和而兼有肠燥便秘，反发汗利小便则伤津助热，致胃中燥烦实而发展为阳明病里实证，故大便难。

【原文】

180. 阳明之为病，胃家实也。

提要： 论述阳明病的辨证提纲。

释义： 阳明病是阳气亢盛化热，灼伤阴津的病变。阴津损伤则肠胃失润而燥结成实，轻者胃肠津燥而大便难，重者燥热内入胃肠与宿食相结而成阳明病腑实证。

阳明病多由太阳病、少阳病传变而来，太阳病、少阳病与阳明病均为阳热性病变，均有阳热性临床表现。而胃家实是阳明病的标志，反映阳热亢盛，阴津灼伤的病变，故胃家实为转属阳明病的辨证提纲。

【原文】

181. 问曰：何缘得阳明病？答曰：太阳病发汗，若下、若利小便，此亡津液，胃中干燥，因转属阳明，不更衣，内实，大便难者，此名阳明也。

提要：举例论述阳明病胃家实的形成原因。

释义：太阳病发汗不当，则大汗伤津于表，误下则伤津于里，利小便则伤津于下，皆能损伤脉中津液，而伤津助热，故转属为阳明病。

脉中津伤，不能内还胃中，故胃肠干燥，轻者表现为肠道津伤而不更衣，因阳热未入胃肠，故便秘而无满痛之苦；稍重则大便难，阳热初入胃肠与燥食相结，故大便难而腹胀；重则肠道津液大伤，阳热内入胃肠而发阳明腑实证，故内实而满痛。

【原文】

182. 问曰：阳明病外证云何？答曰：身热、汗自出、不恶寒、反恶热也。

提要：论述阳明病外热证的临床表现。

释义：阳明病外证即阳热亢盛在肌表的表现。阳热外盛于表则身热，热迫津液外泄则自汗出，疾病为热盛津伤的病变，而无太阳病营卫不和的病变，故不恶寒反恶热。

首问"阳明病外证云何"，外证相对于里证而言，当伴有便秘，因阳热亢盛于表，迫伤津液，故津液亡失于外而胃中干燥，引起便秘。

【原文】

183. 问曰：病有得之一曰，不发热而恶寒者，何也？答曰：虽得之一日，恶寒将自罢，即自汗出而恶热也。

提要：论述温病的早期临床特点及传变阳明病的发展规律。

释义："病有得之一日"之病，指温病而非伤寒。伤寒初期表现为太阳病，传变阳明的过程较慢，自然传变多在六七日时发生，或因误治伤津助热而加速太阳病传变。

温病早期则表现为太阳阳明并病，初发以太阳病为主要病变，阳气尚未蓄积化热，故不发热而恶寒。因温病发展迅速，虽得之一日，太阳病很快向阳明病转并，阳热迅速

亢盛发展，故恶寒将自罢，即转属为阳明病而自汗出、反恶热。

【原文】

184. 问曰：恶寒何故自罢？答曰：阳明居中，主土也，万物所归，无所复传，始虽恶寒，二日自止，此为阳明病也。

提要：论述恶寒自罢的机理。

释义：太阳病是表阳功能不足或物质损伤引起营阴凝滞不运或外泄不固的病变，因表阳损伤，故失去温煦机体的作用，而以恶寒为临床特点。阳明病是阳气亢盛化热，灼伤阴津的病变，因阳热外盛，故以不恶寒反恶热为临床特点。

疾病传变发展的一般规律为太阳病表阳功能不足，引起阳气浮盛于外，而蓄积化热，故可传为阳明病；阳明病则阳热亢盛，故不能复传为太阳病。因此，疾病传为阳明病则恶寒自罢。

"阳明居中，主土也，万物所归，无所复传"，恐为衍文。古人认为"万物归土"是自然规律，阳明属胃，居中属土，故疾病传为阳明则无所复传。仲景以阴阳气血津液的生理病理变化，探求疾病的规律，而不涉及五行。以五行等自然现象变化解释人体发病规律，不符合仲景著书的科学精神，故恐为衍文。

【原文】

185. 本太阳，初得病时，发其汗，汗先出不彻，因转属阳明也。伤寒，发热无汗，呕不能食，而反汗出濈濈然者，是转属阳明也。

提要：论述太阳病发汗不彻，转属阳明病的机转。

释义：太阳病宜发汗，发汗不当则汗出不彻，可能本为伤寒证，反与桂枝汤发汗，故汗出不彻。"汗先出"相对于转属阳明而续自汗出而言，先出之汗为药物作用。服桂枝汤治疗伤寒，汗出不彻则阳热不得宣散，反因辛温药物助热而转属为阳明病。

伤寒本为发热无汗，转属阳明病则阳热

亢盛于肌表，迫津外泄作汗，故太阳病解而濈然汗出、连绵不绝。阳明病阳热在表，耗气伤津，津气损伤不能温养胃脘，则伴阳明中寒，故呕不能食；也可能因阳热在表，耗伤阴津，胃中干燥而热入肠胃，引起阳明腑实证，影响胃失和降，故呕不能食。

【原文】

186. 伤寒三日，阳明脉大。

提要： 承前文转属阳明病的病证特点；论述阳明病的脉象表现。临床宜脉证合参。

释义： 太阳病伤寒，脉象浮紧，因阳热浮盛故脉浮，因荣阴充实故脉紧。转属为阳明病热证则脉象洪大，因阳热亢盛，鼓动气血，故脉势洪大有力，因汗出荣阴外泄，故脉形不紧而宽大。后世形容洪大脉象为来盛去衰，"来盛"即浮取有力，"去衰"即因阴伤而沉取软弱。

伤寒的传变规律为，先传为阳明病热证，热盛津伤进一步发展，则传为阳明病实证。阳明病实证的脉象多为沉实，甚至沉迟。此言"阳明脉大"，而不言脉沉者，在于示医早期鉴别诊断阳明病，脉大则反映疾病已转属阳明，出现了热盛津伤的病变，宜以法治之。

【原文】

187. 伤寒脉浮而缓，手足自温者，是为系在太阴，太阴者，身当发黄；若小便自利者，不能发黄。至七八日，大便硬者，为阳明病也。

提要： 论述太阳病转属太阴病和转属阳明病的不同转归，以示鉴别。

释义： 太阳病伤寒既能化热伤津，向阳明病发展，也可耗伤阳气而向太阴病发展。

"伤寒脉浮而缓，手足自温者"，多是太阳病系在太阴的脉证表现。太阳病系在太阴，指疾病以太阳病为主要病变，而有发展太阴病之势，或初见太阴病表现。伤寒脉本浮紧，因伤寒诱发体内气血外趋，而耗伤里阳，故系在太阴，阴津化湿内停，不能转输充盈脉络，故脉象紧去而松缓。太阴病阳气亏虚，胃气不达四末，本应手足不温，因太阴病初

得，虚寒不甚，故手足自温。

太阳病系在太阴，多在七八日后，因阳气损伤加重，而发展为太阴病。如伴有小便不利，则太阴病多表现为水湿停聚三焦，影响肝胆则发寒湿阴黄；如小便自利者，则太阴病多表现为饮食不运，积滞胃肠之病变，而三焦水液代谢尚可，不能在肝胆化生水湿，故不发黄。

"伤寒脉浮而缓，手足自温者"，也可能是太阳病系在阳明的脉证表现。太阳病伤寒脉应浮紧，因系在阳明，阳热耗伤阳津，脉络不充故紧去而浮缓，如39条太阳阳明合病之大青龙汤证即为"伤寒脉浮缓"。阳明病本应手足热或表现为热深厥亦深，因阳明病初得而阳热不甚，故手足自温。如228述："阳明病，下之，其外有热，手足温……"

太阳病系在阳明，多在七八日，因热盛津伤加重，而发展为阳明病，故表现为大便硬而小便数。

【原文】

188. 伤寒转系阳明者，其人濈然微汗出也。

提要： 承上文伤寒转系太阴与转系阳明的不同转归；论述伤寒转系阳明的临床特点。

释义： "伤寒脉浮而缓，手足自温者"，既可能是伤寒系在太阴的病变，也可能是伤寒转系阳明的病变，可通过汗出情况加以鉴别，早期治疗以截断疾病发展。

伤寒转系阳明者，因阳热亢盛于肌表，多有汗出表现，因阳热初盛，故多为微汗出，因阳热进行性加重，故汗出濈然而连绵不绝。伤寒系在太阴者，因外有伤寒表闭，内有阳气损伤，水津输布不利，故无汗出。

【原文】

189. 阳明中风，口苦咽干，腹满而喘，发热恶寒，脉浮而紧，若下之，则腹满小便难也。

提要： 论述太阳阳明合病的脉证表现及误下的预后。

释义： "阳明中风"，指胃中有热而能食

的阳明病，如下文所述："阳明病，若能食，名中风。"阳明病阳热内盛于胸膈则口苦咽干，内盛于胃脘则能食而腹满，影响膈肌下降则呼吸不利而微喘。

"发热恶寒，脉浮而紧"是太阳病伤寒的脉证表现。外见伤寒表证，内见阳明病热证，则为太阳阳明合病。疾病由太阳病伤寒发展而来，外感风寒，闭郁营卫则发太阳病伤寒，诱发阳气浮盛于外而化热，阳热因表闭不宣而内攻肺胃，故合并阳明中风。

太阳阳明合病，宜发汗解表主治太阳病，兼清里热兼顾阳明，禁用攻下。因表病不解，攻下则阳气不宣而加重太阳病的发展；里未成实，攻下则伤津亡阳而引起传变。攻下多损伤里阳，发展为太阴病，而腹满下利，小便难。

【原文】

190. 阳明病，若能食，名中风；不能食，名中寒。

提要：论述阳明病外热证的分型。

释义：阳明病外热证，指阳热亢盛在肌表的病变，临床表现为发热、自汗出、不恶寒、反恶热等。阳明病外热证，依据胃脘的消化功能不同，分为中风和中寒两种基本证型。

阳热在表，迫津作汗，易耗气伤阴，气阴损伤，不能内养胃脘，则胃脘发生病变，故疾病由表及里发展。耗伤阴气为主者，则阴津不能内润，胃中燥热，故能食。因胃热能食具有风阳的性质，故名为中风。其易发展为阳明腑实证。

阳热在表，耗伤阳气为主者，则阳气不能内温胃脘，故胃寒而不能食。因不能食具有阴寒性质，故名为中寒。如 176 条所述："伤寒，脉浮滑，此表有热，里有寒，白虎汤主之。"阳明中寒则有向太阴病发展的趋势。

【原文】

191. 阳明病，若中寒者，不能食，小便不利，手足濈然汗出，此欲作固瘕，必大便初硬后溏。所以然者，以胃中冷，水谷不别故也。

提要：论述阳明病中寒欲作固瘕的预后。

释义：阳明病阳热亢盛在肌表，迫津外泄，故汗出连及手足濈然汗出。壮火食气，汗出耗伤气阴，气阴不能温养胃腑，则伴阳明中寒而不能食。

阳明中寒，初有阴津损伤，不能内润肠道，故大便初头硬。阳气损伤加重，则发展为太阴病胃中冷，水津饮食转输不利，反化湿浊内停肠中，故大便后溏。水谷不别则津液不能前渗，故小便不利。如阳气损伤进一步加重，则可引起太阴病加重发展，痰食积滞而发固瘕。

【原文】

192. 阳明病，初欲食，小便反不利，大便自调，其人骨节疼，翕翕如有热状，奄然发狂，濈然汗出而解者，此水不胜谷气，与汗共并，脉紧则愈。

提要：论述太阳病合并阳明病中风自愈的机转。

释义："阳明病，初欲食"，是阳明中风的表现；"其人骨节疼，翕翕如有热状"，是太阳病伤寒的表现，合为太阳阳明合病。

太阳阳明合病，阳明病表现为肠胃热盛，一般应见大便硬而小便利数。今大便自调，小便反不利数，则是机体自调，津液自复内还胃中的表现。

津液自复，阳热得减，肠道通畅，胃气因和，谷气外达，表阳得助，则肌表寒湿得以作汗而除，故脉紧则愈。汗出病解之前，多有奄然发狂的先兆反应。因谷气初胜，外受寒湿的闭阻，不能畅达于外，反化热上冲头脑，影响精神而烦躁如狂，郁极而发，则濈然汗出而解。

【原文】

193. 阳明病，欲解时，从申至戌上。

提要：预测阳明病欲解的时间。

释义：依据天人相应理论，人与自然为整体，必然受自然环境的影响，内环境受外环境良性影响，则易于趋稳，而疾病向愈。

　　阳明病是阳气有余而阳热亢盛、灼伤气阴的疾病。阳明病则激发自调机制，使津液自复、阳热得解而阴阳和调向愈。申酉戌时即日晡所，此时气温减低，外周血管收缩，气血内敛，阴津得存，阳热易平，故阳明病欲解。

　　欲解不是必解，可能受外环境的良性影响，得到一时性缓解，如疾病较重，可能因自调失常，而在日晡所加重，发潮热。故宜在疾病缓解期积极调治，顺时而解，不可待时而解。

【原文】

　　194. 阳明病，不能食，攻其热必哕。所以然者，胃中虚冷故也，以其人本虚，攻其热必哕。

　　提要：论述阳明中寒的治疗禁忌。

　　释义："阳明病，不能食"是阳明中寒的表现。阳明病表现为阳热外盛于表，证见发热汗出等；因阳热耗伤里气，故伴见胃中虚冷而不能食。

　　阳明中寒宜辛寒清热、益气和胃，从而存津液、保胃气，不可苦寒攻伐，因邪热虽盛，而其人正气本虚，胃中虚冷，苦寒攻伐则败伤胃阳而哕呃。

【原文】

　　195. 阳明病，脉迟，食难用饱，饱则微烦，头眩，必小便难，此欲作谷疸，虽下之，腹满如故。所以然者，脉迟故也。

　　提要：论述阳明中寒欲作谷疸的脉证表现。

　　释义：阳明病初期，多表现为阳热亢盛在表，可伴有发热汗出等临床表现，阳热耗伤气阴，则气阴不足，脉络不充，故脉象迟弱；气阴损伤，不能温养肠胃，则胃阳亏虚而不能食，故发阳明中寒，实为阳明病系在太阴，阳明病表现为肌表热盛，太阴病表现为胃脘虚寒之轻证。

　　阳明中寒则消化功能低下，故食难用饱，饱食则消化不良，腹满脘痞，影响精神则微烦。阳热继续损伤阳气，或饱食强食，日久

损伤脾胃阳气，则阳明中寒向太阴病转并。太阴病表现在胃肠之里，则腹满不食；太阴病加重，三焦水液输布不利，水停下焦则小便不利；水湿加重延及肝胆，影响胆汁分泌则发黄疸；太阴病中焦虚寒，气血亏虚不能上养头脑则眩晕，如兼有痰湿停滞上焦，则加重头眩。

　　脉迟、腹满、头眩、小便不利、不能食，诸证反应疾病为太阴病寒湿在里，尚未漫延至肝胆，而有欲作谷疸之势，宜温化寒湿。苦寒攻下则太阴病不解，故腹满如故。

　　另外，谷疸多为阳明太阴合病，湿热结滞肝胆而发黄。阳明病阳热在表，耗气伤津，损伤里阴则阳热随脉内入肝胆；损伤里阳则寒湿内盛肠胃之里，继而水湿停聚三焦，延及肝胆，则湿热相合肝胆而发谷疸。临床依据阳气阴津损伤之偏倚，湿热盛衰之不同，而有热重于湿、湿重于热及寒湿发黄之分型。

【原文】

　　196. 阳明病，法多汗，反无汗，其身如虫行皮中状者，此以久虚故也。

　　提要：论述阳明病耗气伤津，发展为少阴病的临床表现。

　　释义：阳明病以多汗为特点，因阳热亢盛，迫津外泄，故多汗。日久不愈则耗气伤津，阴津损伤则向少阴病转并；另外，汗出津气损伤，不能内养胃脘，发展为阳明中寒，消化功能低下，日久则气血化生无源，加重向少阴病发展。

　　少阴病即阴液亏损的病变，阳明病耗气伤津，久久致虚则发展为少阴病。因少阴病阴津亏损，无作汗之源，故无汗，或因少阴病阴损及阳而寒化，致水津不化而为湿，故无汗。阴阳气血津液亏损，不能荣养皮肉神经，则皮肉麻木发痒如虫行。

【原文】

　　197. 阳明病，反无汗，而小便利，二三日呕而咳，手足厥者，必苦头痛；若不咳不呕，手足不厥者，头不痛。

　　提要：论述阳明病耗伤阳气，发展为太

阴病寒饮聚胃关肺的临床表现。

释义：阳明病初期，阳热在表，法当多汗。二三日后，耗伤阳气，发展为太阴病胃阳不足，阴津输布不利，不得外达肌表，故反无汗；谷气不得转输四末则手足厥冷；阴津不输，反化寒饮，聚胃则呕，关肺则咳；饮停上焦，上攻于头则头痛或眩晕；水饮主要表现在中上焦，下焦水液尚可输布，故小便利。

如不呕不咳，手足不厥者，则阳明病未耗气伤津，而是津复热退向愈发展，因热退故无汗。因向愈而无寒饮及阳热上冲头脑病变，故头不痛。

【原文】

198.阳明病，但头眩，不恶寒，故能食而咳，其人必咽痛；若不咳者，咽不痛。

提要：承前文阳明中寒的转归；论述阳明中风肺胃热炽的病变。

释义：阳明病初期，多表现为阳热亢盛在表，易耗气伤津。肠胃虚寒体质者，发作阳明病热证。易耗伤里阳而向阳明中寒发展，肠胃实热体质者，发阳明病热证，易伤津助热而向阳明中风发展。

阳明病阳热在表，故发热汗出，而不恶寒。阳热损伤里阴，则阳热内入肺胃而发为阳明中风证，阳热在胃则能食；阳热壅肺则咳；肺胃阳热上冲咽喉则咽痛；阳热上冲于头则眩晕。

咽喉为肺胃之门户，如不咳者，则阳热未入胸肺，故不能上冲于咽喉，而咽不痛。阳明病阳热不入胸胃，多为热退津复而向愈发展。

【原文】

199.阳明病，无汗，小便不利，心中懊憹者，身必发黄。

提要：论述阳明病肝胆湿热的病变。

释义：阳明病阳热在表则热迫津泄，法应多汗；阳热在里则迫津前渗，而小便利数。今阳明病反见无汗、小便不利，是阳热内入三焦、蒸津为湿、湿热相恋的表现。

阳明病初期，阳热在表，耗伤阴津，三焦津液外行于表而损伤，故阳热内陷而亢盛于三焦腠理，阳热蒸腾三焦津液化湿，水湿弥漫三焦则不得外泄作汗，不能下渗膀胱则小便不利。湿郁上焦气机，阳热不得外越，内陷胸膈则心中懊憹；湿郁下焦气机，阳热不得随小便下导而出，故湿热内结中焦肝胆，影响胆汁分泌排泄，而发黄疸。

另外，本病也可能为阳明太阴合病发黄。阳明病初期表现为阳热亢盛在肌表，耗伤上焦胸膈阴津，则热陷胸膈，继而耗伤中焦阴津，则阳热内陷肝胆；同时阳热耗伤脾胃阳气，而发太阴病肠胃虚寒，阳气损伤加重，则太阴病表现为水湿停滞三焦，水湿延及肝胆则和内陷阳热相结，故在肝胆发作阳明太阳合病湿热瘀结而发黄疸。

【原文】

200.阳明病，被火，额上微汗出，小便不利者，必发黄。

提要：论述阳明病误用火疗，伤津助热，发展为热入肝胆而发黄的病变。

释义：阳明病阳热内入三焦，蒸津为湿，湿热弥漫三焦，则无汗而小便不利，为阳明病热与湿结，宜利湿清热，使热随湿除。误用火疗则伤津助热，而水湿不除，水湿郁滞三焦气机则阳热不得外越，故仍无汗而小便不利。火疗反助阳热，阳热上冲则额上微汗出，阳热下陷肝胆迫津渗出为湿，故湿热郁结肝胆而发黄。

【原文】

201.阳明病，脉浮而紧者，必潮热，发作有时，但浮者，必盗汗出。

提要：论述阳明病伴太阳病不解的脉证。

释义："必潮热，发作有时"，是阳明病燥实证的特征。阳热与燥实结滞肠胃，耗伤阴津，阴津损伤，不能上养头脑。阳热随脉上冲，致自主神经调节紊乱，外周血管异常扩张，阳热随气血外泛肌表则发潮热。潮热多在日晡所发，日晡之时，气温转凉，外周血管当收缩而气血内趋，因神经调节失常而外周血管突然扩张，故发潮热。

"脉浮而紧"是太阳病的脉象，伤寒卫闭营郁，阳气浮盛则脉浮，阴津不泄则无汗而脉络充实，故脉紧。太阳病伤寒表闭，阳气郁积化热，不得外宣而内入肠胃与燥实相结，故合并阳明病燥实证，燥实加重则发潮热。

"但浮者，必盗汗出"，是太阳病渐解而向阳明病转并的脉证表现。太阳病初期，脉象浮而紧，转并阳明燥实证，则阳热外潮而汗出伤津，故脉象但浮而不紧。如白天无汗，则潮热必于夜间发作而汗出，故太阳病减。随着疾病的发展，阳热更盛，太阳病将罢而转属阳明自汗出。

【原文】

202. 阳明病，口燥，但欲漱水，不欲咽者，此必衄。

提要：论述阳明病血热炽盛伴阳明中寒的病变。

释义：阳明病阳热亢盛内入血脉，耗伤阴津则口燥鼻干，甚则迫伤阳络而衄血。同时阳热耗伤气阴，不能温养胃脘，胃阳不足则伴阳明中寒。因热盛津伤而口燥，故欲漱水润燥；因中寒不运，多饮则满胀不舒，故但欲漱水而不欲咽。

【原文】

203. 阳明病，本自汗出，医更重发汗，病已差，尚微烦不了了者，此大便必硬故也。以亡津液，胃中干燥，故令大便硬。当问其小便日几行，若本小便日三四行，今日再行，故知大便不久出。今为小便数少，以津液当还入胃中，故知不久必大便也。

提要：论述阳明病胃家实的成因及自愈的机制。

释义：首言"阳明病"，指发汗误治伤津，导致大便硬而胃家实，不是指"自汗出"。若自汗出，是阳明病热证的表现，则重发汗必致坏病，不可能"病已差"。

"本自汗出"是太阳病中风的表现，反与麻黄汤重发汗，太阳病得解而自汗出病证已差。但重发汗损伤阴津，致肠胃干燥而大便

硬，因此转属阳明病胃家实，出现微烦不适。如181条所述："何缘得阳明病？答曰：太阳病，发汗⋯⋯此亡津液，胃中干燥，因转属阳明，不更衣，内实，大便难者，此名阳明也。"

阳明病胃家实者，如阳热亢盛、燥实结滞较重，则热迫津液外泄而多汗，热迫津液前渗而小便数；多汗、小便数，复加重肠胃燥实而满痛。如肌表无汗则表无阳热；如平素小便日三四行，今日两行，则里无阳热，只是发汗伤津而小便反少；腹无满痛之苦，只是微烦不了了者，反映阳热不甚，不存在耗伤阴津的病因，虽有津伤肠燥便硬，津液自能吸收化生，待津液得复，则能自还胃中，故不久必大便出。

【原文】

204. 伤寒呕多，虽有阳明证，不可攻下。

提要：论述阳明病呕多证的攻下禁忌。

释义：伤寒转属为阳明腑实证，宜攻下以祛实泻热、以存津液。如呕多，则阳明病多为阳热在胃，而肠道尚未成实，故禁攻下。攻下则徒伤阴津而易引发变证。另外，呕多往往伴有少阳病不解，即使合并阳明证，宜和解少阳为主，禁攻下。

【原文】

205. 阳明病，心下硬满者，不可攻下，攻之利遂不止者死，利止者愈。

提要：论述阳明病心下硬满证的攻下禁忌及攻下的预后。

释义："心下硬满"多见于痞证，病变在胃，而肠道无燥实结滞之腹满痛表现，故禁攻下。攻下则伤津亡阳，损伤较轻者，药后利止，尚可向愈；损伤较重则发展为太阴病或少阴病，故药后利不能止，病情加重发展。

【原文】

206. 阳明病，面合赤色，不可攻之。必发热，色黄者，小便不利也。

提要：论述阳明病合并太阳病及合并太阴病的攻下禁忌。

释义：阳明病伴有面合赤色者，多为合

并太阳病的表现，宜小汗发越，而禁攻下，如 48 条所述："面色缘缘正赤者，阳气怫郁在表，宜解之、熏之。"攻下则加重太阳病传变。

阳明病发热，如伴有面色黄，小便不利等，多是阳明太阴合病的表现，宜利湿清热，而禁攻下。攻下则加重太阴病的发展。

【原文】

207. 阳明病，不吐不下，心烦者，可与调胃承气汤。

提要： 论述阳明病燥热入胃，燥实初结小肠的证治。

释义： "心烦者"，是阳明病阳热亢盛、耗伤阴津的表现，一般分为虚烦和实烦。

虚烦多由太阳病误吐误下损伤里阴导致阳热内陷胸膈，上扰心神引起心烦。因阳热炽盛，不伴有形实邪，故称为阳明病虚烦。如 76 条所述："发汗吐下后，虚烦不得眠……栀子豉汤主之。"

实烦是阳明腑实证的表现，燥热内结肠胃，灼伤阴津，阴津亏损，不能上养头脑，阳热上扰精神，故心烦。因阳热亢盛，伴有有形燥实内结肠胃，故称为实烦，必伴有便秘、腹满等表现。

本证"不吐不下"相对虚烦而言，未经吐下而烦，提示肠胃有燥实内结，证见便秘、腹满等表现，故为实烦。病证以心烦为突出表现，满痛不甚，则阳明腑实证较轻，主要表现为燥热入胃，损伤中焦阴津，故燥实初结中焦小肠高位。

阳明燥实轻证，方用调胃承气汤泻热和胃、润燥软坚。其中大黄苦寒，泻热通便，推陈致新；芒硝咸寒，清热泻下，润燥软坚；甘草益气和胃、恋水存津。

【原文】

208. 阳明病，脉迟，虽汗出，不恶寒者，其身必重，短气，腹满而喘，有潮热者，此外欲解，可攻里也。手足濈然汗出者，此大便已硬也，大承气汤主之。若汗多，微发热恶寒者，外未解也，其热不潮，未可与承气汤。若腹大满不通者，可与小承气汤，微和胃气，勿令致大泄下。

提要： 论述阳明病腑实证的辨证施治。

释义： "脉迟，虽汗出，不恶寒者，其身必重，短气，腹满而喘，有潮热者"，是阳明腑实证的脉证表现。"脉迟"即脉象松弛柔弱，是阴津荣血不足的脉象，如 50 条所述："假令尺中迟者……以荣气不足，血少故也。"脉迟伴见汗出，可见于太阳中风证，不恶寒则排除太阳病，而是阳明燥实证的特点。阳明病燥实在里，灼伤阴津；阳热外泛肌表迫津作汗，损伤阴津，尚有阳热迫津前渗，小便利数伤亡津液，故阴津损伤较重而脉迟。同时阳热耗伤阳气，壅滞气机，故身重。燥实内结肠胃，腑气不通，故腹满，影响膈肌下降，或伴有阳热壅肺，故呼吸不利、短气而喘。燥实灼伤脉中阴津，则阳热随脉外泛而发潮热。

外见汗出、身重，内见腹满、潮热等病证，则"此外欲解，可攻里也"。阳明病腑实证多由阳明病外热证耗伤里阴，致阳热内入胃肠而结为燥实。腹满、潮热、脉迟等表现，反映阳明外热证已转属为阳明燥实里证，故可承气汤攻下。

"若汗多，微发热恶寒者"且"其热不潮"，则仍为阳明外热证的表现，而未传为阳明燥实证，故"未可与承气汤"，宜白虎加人参汤清热养阴，如 168 条所述："表里俱热，时时恶风……白虎加人参汤主之。"

阳明腑实证，宜攻下燥实，使阳热随其实而泻除，从而保存阴津，即祛邪以安正。临床应用承气汤攻下，宜药证相应，证重药轻则燥实不除，阴津不存；药重证轻，则攻下反亡失阴津，均不能祛邪安正，故宜辨证施治而与大、小承气汤攻下。

例如，脉迟、腹满、潮热。伴见"手足濈然而汗出者"，则大便已硬也，大承气汤主之。脉迟、腹满、潮热等病证，反映阳热内盛、阴津损伤，阳明腑实已成；汗出濈然不绝，遍及全身连及手足，反映阳热盛极、损伤下焦阴津，燥实结滞大肠小肠，病位广泛，病证严重，故与大承气汤攻下。

"若腹大满不通者"，不见潮热，汗出未及手足，反映阳热较盛，损伤中下焦阴津，燥实结滞小肠，病位局限，病证较轻，大便硬而不坚，故不可与大承气汤，令大泄伤阴，可与小承气汤攻下，微和胃气。

大承气汤功能攻下燥实、泻热存津。其中大黄苦寒，攻下泻热，推陈致新；芒硝咸寒，清热除烦，软坚润燥；厚朴苦温，降气除满；枳实味苦微寒，开结消痞。四味相伍，集降气推动作用、软坚润滑作用和荡涤攻下作用，故泻下峻猛，适于阳明燥实重证，而痞满燥实俱重者。

小承气汤功能通便泻热、消滞除满。其中大黄泻热通便，厚朴降气除满；枳实理气消痞，三味相伍，厚朴枳实用量较小，且不加芒硝，攻下力量较轻，适于阳明燥实轻证，而表现为痞满实者。

【原文】

209. 阳明病，潮热，大便微硬者，可与大承气汤；不硬者，不可与之，若不大便六七日，恐有燥屎，欲知之法，少与小承气汤，汤入腹中，转矢气者，此有燥屎也，乃可攻之；若不转矢气者，此但初头硬，后必溏，不可攻之，攻之，必胀满不能食也，欲饮水者，与水则哕。其后发热者，必大便复硬而少也，以小承气汤和之。不转矢气者，慎不可攻也。

提要：通过以药测证的方法，辨别阳明腑实证应用大承气的原则和禁忌及误攻伤阳的预后。

释义：大承气汤是攻实泻热，祛邪安正之剂。大便硬者，与大承气汤攻下，则热随实除，津液得存，胃气得复而向愈；不硬者，与大承气汤攻下，则损伤胃阳，亡失津液，而生传变。因此，大便硬而胃家实，是应用大承气汤的原则。

大便硬反映阳明病阳热极盛、阴津损伤严重的病变。临床上主要依据脉证表现，辨

别大便硬的程度，大便坚硬的典型表现为脉沉迟、手足濈然汗出、腹满痛、发潮热等。实际临床应用大承气汤，不必待其典型脉证悉具，否则易致津气耗竭，正虚邪盛而加重疾病发展。如发潮热基本反映大便硬而成实，可与大承气汤攻下存津，截断病程。

如六七日不大便，但无燥屎内结的典型表现，则不能明确诊断有无燥屎，可少与小承气汤，观察药后反应以鉴别诊断。如有燥屎，则腑气不通而产生积气，药后不能攻下燥屎，但转矢气，故可明确此有燥屎。因燥屎初成，故尚未出现典型表现，可与大承气汤攻下存津。

如服少量小承气汤，不转矢气者，则内无燥屎，故肠道未产生积气，因此不转矢气，而大便当下，必初头硬，后必溏。内无燥屎则阳明腑实证较轻，少与小承气汤而大便不下者，可少少渐加，慎不可与大承气汤攻下，否则病轻药重，攻下损伤里阳，而腹胀满不能食，甚至饮水而不能输布，寒水相搏则哕逆。

"其后发热者，必大便复硬而少也"，是攻下后，内实复结的表现。阳明腑实证，往往不能一下而愈；或邪实虽除，而津液未复，阳热未尽，故易复发。因已经攻下，故大便结滞较少，病情较轻，应与小承气汤酌量和之。

【原文】

210. 夫实则谵语，虚则郑声，郑声者，重语也。直视谵语，喘满者死，下利者亦死。

提要：论述阳明病燥实证失治，耗伤气阴而合并少阴病或厥阴病的预后。

释义："谵语"是指神志不清，谵言妄语，声音洪亮，多见于阳明病里实证阳热亢盛、耗伤阴津、头脑失养、阳热上扰精神的重证表现。

"郑声"指神志模糊，喃喃自语，语言重复，声音低微，多见于少阴病气血亏损，头脑失养而精神萎靡、喃喃自语。如《素问·通评虚实论》记载："邪气盛则实，精气夺则虚。"

阳明燥实证，伴见谵语等神志病变，则

阳热亢盛、阴津损伤。如阴津亏损较重，则向少阴病转并，病情危重，宜急下存津，如322条所述："少阴病，六七日，腹胀不大便者，急下之"。失治则阴津亏损至极，则向厥阴病转并。阴精极虚，不能上荣头目则目精直视不能转动，阴津不能上润于肺，则肺阴枯竭而燥热冲肺，故喘满。阳明燥实并发厥阴病阴精枯竭，则病情凶险，燥实宜攻，正气虚竭，不任攻伐，故难治而预后不良。如伴见下利，则阴损及阳，阳失固摄而残阴下脱，病情更加凶险。

【原文】

211. 发汗多，若重发汗者，亡其阳，谵语，脉短者死，脉自和者，不死。

提要：论述阳明病燥实证误汗，伤津亡阳而转并少阴病或厥阴病的脉证及预后。

释义："发汗多"代指阳明病里实证，阳明病里实证则阳热亢盛，外泛肌表，迫津作汗，故发汗多。

阳明病燥实证，发汗本多，反辛温发汗治疗，则大汗伤津亡阳。阴津损伤则燥实加重，故谵语；阴阳气血亏损，脉络不充，故脉短。脉短是阴津阳气极亏，发展为少阴病或厥阴病的脉象，概尺脉深伏，气血极亏则尺脉不能外现，寸脉居脉之末梢，气血极亏则不能外达寸口，故脉仅现关中而短。"谵语"反映邪气盛而实，脉短"反映精气夺而虚，邪盛正衰则攻补两难，故病情凶险，如经云："阳病见阴脉者死。"

"脉自和者"，指脉象具有滑大数实等阳脉之象，与阳明燥实证相符合，是误汗损伤阴阳津气较轻的脉象表现。邪气虽盛，但正气不衰，故攻下存阴则愈，预后较好。

【原文】

212. 伤寒，若吐若下后不解，不大便五六日，上至十余日，日晡所发潮热，不恶寒，独语如见鬼状。若剧者，发则不识人，循衣摸床，惕而不安，微喘直视，脉弦者生，涩者死。微者，但发热谵语者，大承气汤主之。若一服利，则止后服。

提要：论述伤寒误吐误下，损伤里阴转属阳明燥实证的证治及失治发展为阳明少阴合病危证的脉证和预后。

释义：太阳病伤寒宜发汗，误用吐下则损伤肠胃津液，阳热内入肠胃而转属阳明病热证，故不恶寒。五六日不解，肠胃燥热灼伤阴津，津伤肠燥则不大便，上至十余日失治，则形成阳明燥实证，故日晡所发潮热而谵语。

阳明燥实证，阳热亢盛，易灼伤阴津。阴津损伤较轻，则头脑失养，阳热上扰神明，但发潮热而谵语，宜服大承气汤攻邪存津。中病即止，多服则反损伤正气。

阴津损伤较重则合并少阴病，甚至阴津极亏而合并厥阴病。阴津大伤，阳热极盛，则上扰神明而神昏不识人，精神惊惕不安，肢体躁扰而循衣摸床，目睛失养则直视不得转动，肺阴不足则微喘。脉弦者，脉象紧细长直，阴津损伤而未竭，故尚有生机；脉涩者，脉象迟细短涩，阴精将竭，故病危凶险，预后不良。

【原文】

213. 阳明病，其多汗，以津液外出，胃中燥，大便必硬，硬则谵语，小承气汤主之。若一服谵语止，更莫复服。

提要：论述阳明病热证发展为阳明燥实轻证的机理及证治。

释义：阳明病热证，阳热亢盛在肌表，迫津外泄作汗，汗出多则津液损伤于表，不能内还胃中，故肠胃干燥而便硬，阳热内入胃肠而发展为阳明燥实证。燥实内结便硬则阴津耗伤较重，不能上荣头脑，阳热上扰精神，故谵语。

谵语反映阳明病里实便硬，故可攻下。因燥实初结，尚未形成燥屎，临床无潮热、手足汗出等表现，为阳明燥实轻证，故宜服小承气汤。如一服便通、谵语止，则停服，如复服反伤津气。

【原文】

214. 阳明病，谵语，发潮热，脉滑而疾者，小承气汤主之。因与承气汤一升，腹中转气者，更服一升；若不转气者，勿更与之。明日又不大便，脉反微涩者，里虚也，为难治，不可更与承气汤也。

提要： 论述阳明病燥实微重证的证治及预后。

释义： "谵语，发潮热"，是阳明病燥实重证的临床表现，宜服大承气汤攻下；"脉滑而疾"，是阳明病燥实轻证的脉象表现，反映阳热亢盛而阴津损伤不甚，宜服小承气汤攻之。

疾病表现为大承气汤证，反见小承气汤证之脉象，则不能明确诊断有无燥屎，病情介于大小承气汤证之间，与大承气汤恐伤正气，与小承气汤则力不能及。可加量服小承气汤。小承气汤的煎服法为煮取一升二合，分温再服，因病证略重，故与承气汤一升。药后，如转矢气，则燥屎已成，有积气产生，因已服一升小承气汤，不可再与大承气汤攻下，复与一升小承气汤则下。如不转矢气，则燥屎未坚，大便当下，故勿更与之。

一般情况下，阳明燥实证下之则愈，也有可能复发，复发则宜小承气汤和之。如"明日又不大便，脉反微涩者"，则疾病发展迅速，耗伤气阴较重而合并少阴病，病情危重难治。"明日又不大便"代指阳明燥实轻证，因已下而复结，"必大便复硬而少也"，宜服小承气汤和之；"脉反微涩者"是少阴病阴阳气血亏损的脉象，阳虚则脉微，阴虚则脉涩，阴阳里虚则宜补益。

疾病表现为小承气汤证，反见少阴病脉象，则为阳明少阴合病，病情危重，攻下易伤正气，补益不能祛实，故难治。本病证多为流脑、乙脑等温病，里实虽轻，伤阴较重，传变猖獗，可与后世温病学之新加黄龙汤。

【原文】

215. 阳明病，谵语，有潮热，反不能食者，胃中必有燥屎五六枚也；若能食者，但硬耳。宜大承气汤下之。

提要： 依据饮食情况，辨别燥屎微甚以施治。

释义： "谵语，有潮热"，是阳明病燥实证的典型表现。阳明燥实内结因阳热亢盛及阴津损伤程度不同，而有燥屎和便硬之分。

如阳病燥实证，伴有不能食者，则阳热极盛、阴津损伤较重，故肠道燥屎形成，且病位广泛，影响胃的通降，食滞胃脘而不能食，宜大承气汤攻下燥屎。如能食者，则胃腑通降，反映肠道阻滞不甚，故燥屎不坚而但硬，宜服小承气汤通便。

综合前文所述，提示大承气汤攻逐峻猛，易损伤津气，如外证未解、其热不潮、不转矢气、脉滑而疾、能食者，均反映燥屎较轻，不可攻之。

【原文】

216. 阳明病，下血谵语者，此为热入血室，但头汗出者，刺期门，随其实而泻之，濈然汗出则愈。

提要： 承前文阳明病阳热内入胃肠，而发阳明燥实证的证治；论述阳明病热入血室而瘀热相结的证治。

释义： 阳明病是阳气有余转化阳热灼伤阴津的病变。阳气附着于血液，内藏脉中，随脉循行，周达全身。阳明病则阳热随脉循行，外泛肌表则发阳明病热证，内入胃肠则易与宿食相结，而发阳明燥实证。如阳热灼伤脉中阴津则血液黏稠而浓缩，易发生瘀血，瘀血阻滞气机，气血循行不畅，更郁滞化热，因瘀热相结而发阳明病实证。

脉为血之府，脉络会集处即为血室。因下焦腹部组织器官脉络丰富，且下焦易发生静脉回流障碍而产生瘀血，故热入血室好发于下焦。妇人因具有特异器官子宫和经血的特殊生理，故妇人之血室特指子宫。另外，热入血室亦可见下肢静脉炎、心脑血管疾病等。

阳明病热入血室，瘀热结滞下焦，多伴有腹痛拘急硬满；瘀血内结则不能荣养头脑，阳热上扰精神则谵语；如热重瘀轻则易迫伤阴络而下血；瘀热相结则气机不畅，阳气内郁脉络，不得宣发外达腠理，故肌腠津液凝滞无汗，但见郁热上冲于头而头汗出。

阳明病实证，宜随其实而泻之，瘀热相结者宜攻逐瘀血，使阳热随实而除，可与桃核承气汤。因血热上冲而谵语，故期门刺血泻热，以止谵语。瘀热祛除，气机通利，阳气宣散，余热外透则濈然汗出而愈。

【原文】

217. 汗出谵语者，以有燥屎在胃中，此为风也，须下者，过经乃可下之。下之若早，语言必乱，以表虚里实故也，下之愈，宜大承气汤。

提要：论述太阳阳明并病表虚里实的治疗原则及治疗禁忌。

释义："下之愈，宜大承气汤"为倒装笔法，宜接在"以有燥屎在胃中"句后。

"汗出谵语者"是阳明燥实证的表现，因燥屎形成，阴津损伤，阳热亢盛，阳热外泛肌表则迫津汗出，上扰精神则谵语，宜大承气汤攻邪存津，下之则愈。

"汗出谵语者"也可见于太阳阳明并病，太阳病表虚中风则汗出。阳明病里实则谵语。阳明里证须下，因太阳病中风不解而禁攻下，须太阳病病解，过经乃可攻下，如下之太早，则因太阳病未解，里实尚未形成燥屎，反因攻下损伤里阴，引阳热内陷，加重阳明病燥实证的发展，甚至引起邪盛正虚病变，故语言必乱。

【原文】

218. 伤寒四五日，脉沉而喘满，沉为在里，而反发其汗，津液越出，大便为难，表虚里实，久则谵语。

提要：承上文下之太早发展为阳明燥实证的病变；论述阳明病里热证误汗，伤津助热，发展为阳明病燥实证的病变。

释义：伤寒四五日，出现脉沉而喘满，则传变发展为阳明病里热证。肠胃燥热壅滞则腹满；肺热壅盛则喘促，或因腹满影响膈肌下降，呼吸不利而喘；阳热内盛，耗伤津气，故脉沉。

阳明里热证宜清热泻火以存津液，反辛温发汗则伤津助热，加重阳明病发展。汗出津液外越而由表致虚，加重里实，故肠燥而大便难，日久不愈则气机不畅，阳热郁盛，耗伤津液则形成阳明燥实证而谵语。

本文提示阳明里证禁汗，因津液表虚可致里实。即使太阳病不解，发展为太阳阳明合并病，亦禁辛温发汗解表而伤里，可与辛凉之剂双解太阳阳明。

【原文】

219. 三阳合病，腹满身重，难以转侧，口不仁而面垢，谵语遗尿。发汗则谵语，下之则额上生汗，手足逆冷。若自汗出者，白虎汤主之。

提要：论述三阳合病的病证表现及转属为阳明病的证治，以鉴别阳明燥实证。

释义："三阳合病"，即太阳病、阳明病、少阳病三种病理改变同时存在的病变。疾病多由太阳病发展而来，外感风寒而发作太阳病，阳气郁积化热，阳热亢盛内入则合阳明病，太阳阳明合病耗伤阳气，阴津输布不利，郁滞化湿，则合少阳病。或太阳病耗伤阳气而合少阳病，阳气郁滞化热，则合阳明病。

腹满、谵语、遗尿，是阳明病里热证的表现。阳热壅滞胃脘则腹满，阳热上扰精神则神昏谵语遗尿。

"口不仁，面垢"，是少阳阳明合病的表现。少阳病则阳气不足而气机郁滞，阴津输布不利而化湿浊，湿郁阳气则生湿热。阳明病阳热内盛，蒸津化湿。湿热加重，上蒸于口则口不仁而无味，甚则口干苦，上蒸于面则面污油垢。

"身重，难以转侧"是三阳合病的表现。太阳病卫阳功能不足，阴津凝滞则身重无汗；少阳病阳气亏少，阴津化湿，则加重身重；阳明病热蒸津为湿，又热耗阳气，故身重更加严重而难以转侧。

三阳合病禁发汗、攻下，因少阳病不解而气机郁滞不宣，发汗则伤津助热，加重阳明燥实证形成而谵语；少阳病阴阳气血已初见亏虚，攻下则伤津亡阳，导致三阴病发生而额上生汗、手足逆冷。宜与柴胡汤和解少阳、化湿疏郁。

"若自汗出者"，是服柴胡汤正治之后，三阳合病之太阳少阳病得解，而转属为阳明热证的表现，宜服白虎汤清热。此与97条所述"服柴胡汤已，渴者属阳明，以法治之"同义。

【原文】

220. 二阳并病，太阳证罢，但发潮热，手足漐漐汗出，大便难而谵语者，下之则愈，宜大承气汤。

提要： 论述二阳并病转属为阳明燥实证的证治。

释义： "二阳并病"即太阳病和阳明病两种病理改变同时存在的病变，但在发病过程中，太阳病逐渐减轻，向阳明病逐渐转并。二阳并病多表现为恶寒轻、发热重、自汗出，或不恶寒、发热而无汗等，宜辛凉之剂小发其汗，双解太阳阳明并病。

如太阳病罢，完全转属为阳明病，则不恶寒而汗出。如汗出漐然连及手足漐漐汗出，则反映阳热内盛，蒸腾于外，故汗出多而广泛；谵语、潮热反映阳热极盛，耗伤阴津，上扰精神则谵语，引起神经调节失常则发潮热；津伤肠燥则大便难。

诸证反映阳明病燥实已成，宜大承气汤攻下。

【原文】

221. 阳明病，脉浮而紧，咽燥口苦，腹满而喘，发热汗出，不恶寒，反恶热，身重。若发汗则躁，心愦愦，反谵语。若加温针，心怵惕，烦躁不得眠。若下之，则胃中空虚，客气动膈，心中懊憹，舌上胎者，栀子豉汤主之。

提要： 论述阳明病表里俱热证的脉证及误治变化。

释义： "脉浮而紧"类似太阳病脉象；"咽燥口苦"类似少阳病的表现；"腹满而喘"类似阳明病里实证。诸证类似三阳合病，但"发

热汗出，不恶寒反恶热"说明无太阳病变，不伴胸胁苦满、喜呕表现，则非少阳病；不伴潮热谵语，则内无燥实。本病实为阳明病表里俱热证。

阳明病阳热亢盛在表，则发热汗出，不恶寒反恶热；阳热壅盛胃脘则腹满而喘；阳热上炎则咽燥口苦；阳热耗伤阳气，壅滞气机，则身重；如阳明燥实形成，则耗气伤津较重，脉络不充而沉迟，今脉浮而紧，则阴津耗伤较轻，故脉尚充实，因阳热鼓动气血，故脉浮而紧，反映里未成实。

阳明病表里俱热，宜服白虎汤清解阳明。禁用发汗、温针、攻下，辛温发汗则伤津助热，疾病发展为阳明燥实证，则神昏谵语，心愦烦乱，肢躁不宁；温针劫汗则伤津亡阳，疾病发展为少阴病桂枝去芍药加蜀漆龙骨牡蛎汤证，津气亏损不能温养精神，故怵惕惊悸不安，烦躁不得眠；里未成实，攻下则内伤胃气，胃中津气不能上输胸膈，胸膈阴津不足，则表热客气随脉内陷胸膈，故心中懊憹、舌苔黄，宜栀子豉汤清宣胸膈郁热。

【原文】

222. 若渴欲饮水，口干舌燥者，白虎加人参汤主之。

提要： 承上文误下损伤上焦阴津，而热陷胸膈的证治；论述误下损伤中焦阴津，而热入胃脘的证治。

释义： 阳明热证，里未成实，攻下则损伤阴津而阳热不除，阴津损伤较重，则伤及中焦阴津，故表热或上焦阳热随脉下陷中焦，故发阳明病胃热炽盛。阳热炽盛灼伤阴津较重，故机体缺水而渴欲饮水，口舌失润则口干舌燥。

阳热亢盛，阴津损伤较重，实为阳明病系在少阴，方宜白虎加人参汤清热存津，益气养阴。其中白虎汤清热泻火，滋阴润燥，益气和胃，加人参益气和胃，养阴生津。

原文

223. 若脉浮发热，渴欲饮水，小便不利者，猪苓汤主之。

提要：承上文误下损伤中焦阴津，热入胃脘的证治；论述误下损伤下焦阴津，而热入膀胱与水湿相结的证治。

释义：阳明病热证，里未成实，攻下则损伤阴津，阴津内泄于肠道，损伤于脉络，故表热随脉血内陷。因阴津润下，故损伤轻者，则伤及上焦阴津，损伤加重则伤及中焦阴津，损伤更重则伤及下焦阴津。

误下损伤阴津较重，则脉中阴津不足而阳热亢盛，阳热随脉外泛肌表，则脉浮发热，下焦阴伤，则阳热随脉下陷膀胱，热内盛于膀胱脉络，迫津渗出为湿，湿热阻滞膀胱，则小便不利，水液储留膀胱，更阻滞气机，增加郁热，故阳热与水湿相结，而发阳明病实证。水热结滞下焦，热迫津渗，甚至热伤血络而下血，加重阴津损伤，故渴欲饮水。

阳明病实证宜随其实而泻之，阳热与水湿结滞膀胱，故与猪苓汤利水泻热，育阴润燥，其中猪苓、茯苓甘淡，利水渗湿；泽泻甘寒，利水清热；滑石甘寒，利水通淋、清热利湿；阿胶育阴养血制热，又防利水伤阴，又具有止血作用。

【原文】

224. 阳明病，汗出多而渴者，不可与猪苓汤，以汗多胃中燥，猪苓汤复利其小便故也。

提要：论述猪苓汤的禁例。

释义：猪苓汤功能利水清热，主治阳明病水热相结下焦之实证，证见脉浮发热，渴欲饮水，小便不利，多伴有少腹满痛淋利之苦。

阳明病热证则阳热在表，迫津作汗伤津，故汗出多而渴，因汗多津伤，可伴小便不利。发热口渴、小便不利与猪苓汤证相似，但不伴满痛淋利，且以汗多为特点，宜服白虎汤或白虎加人参汤清热养阴，禁服猪苓汤利水伤津。因汗多胃中燥，阳热已有入里之势，复利小便亡失阴津，更助胃肠燥实形成。

【原文】

225. 脉浮而迟，表热里寒，下利清谷者，四逆汤主之。

提要：承前文阳明病误下伤津助热，发展为热入下焦的证治；论述阳明病误下伤津亡阳，发展为阳明少阴合病寒入下焦的证治。

释义：阳明病热证，表里俱热，里未成实，反用攻下损伤阴津，则表热不除。阳随津亡则发展为少阴病肠胃虚寒证，阳虚失固则下利清谷。疾病表现为阳明少阴合病，阳明病热盛于表则脉浮，少阴病里寒下利，气血阴阳亏损则脉象迟弱。

另外，本病也可见素有肠胃虚寒者，发作阳明病热证，耗伤气阴而合并少阴病里寒证。或老年体虚者，发作太阳病，耗伤里阳而发太阳少阴合病表热里寒证。

表热里寒而下利清谷者，禁清热和发汗，更伤里阳，加重少阴病发展。宜服四逆汤温里祛寒、止利存津，少阴病愈则阴阳气血得以化生，外助肌表则表热易解。

【原文】

226. 若胃中虚冷，不能食者，饮水则哕。

提要：承上文表热里寒之下焦虚寒的证治；论述表热里寒之中焦虚冷的病变。

释义："若"字加强与上文的联系，疾病当为表热里寒证。阳明病阳热在表，耗伤气阴，气阴亏损不能内温濡养胃脘，则胃中虚冷，故不能食，甚则饮水不得输布，水寒伤阳而哕呃。

本病轻者为阳明中寒，重者则发展为阳明太阴合病，甚至表现为阳明少阴合病，宜治从里寒，可与吴茱萸汤，或四逆辈。

【原文】

227. 脉浮发热，口干鼻燥，能食者则衄。

提要：承上文阳明中寒的病变；论述阳明中风的病变。

释义：阳明病中寒者不能食，是阳明病表热耗伤里阳，引起表热里寒的病变；阳明病中风者能食，是阳明病表热耗伤里阴，引起表里俱热的病变。

"脉浮发热"是阳明病肌表热盛的表现；"能食者"是阳明病胃热的表现。初为阳明病外热证，表热耗伤阴津，胃中阴津不足，则阳热内入胃脘，故表里俱热，阳明病阳热亢盛，灼伤阴津，则不能上润口鼻，故口鼻干燥。鼻黏膜干燥则易灼伤破裂而衄血。可与化斑汤清热凉血。

【原文】

228. 阳明病下之，其外有热，手足温，不结胸，心中懊憹，饥不能食，但头汗出者，栀子豉汤主之。

提要：论述阳明病外热证误下损伤上焦阴津，致热陷胸膈的证治。

释义：阳明病热证，里未成实，禁用攻下。攻下既能苦寒伤阳引起里寒，又能伤津助热，引热内陷。阳热内陷胸膈者，可发展为水热结胸实证；也可表现为虚热内郁胸膈。

误下伤阳而中寒者，则胃气不能外达四末，故手足不温。今"其外有热，手足温"，则误下未伤里阳，排除三阴病。"不结胸"则说明内无水实，排除阳明病实证。

疾病为误下伤津，阳热内陷胸膈的虚热证。阳热内郁胸膈，故心中懊憹、心烦不舒；表热内陷胸中，不得外宣，故身无汗，郁热上冲则但头汗出；下后胃中空虚则饥饿，虽胃中不寒，但胸膈客热不能消谷，且因懊憹不舒，影响饮食，故饥而不能食。诸证反映疾病为阳明病热郁胸膈证，故与栀子豉汤清宣郁热。

【原文】

229. 阳明病，发潮热，大便溏，小便自可，胸胁满不去者，与小柴胡汤。

提要：论述少阳阳明合病热利证，治从少阳的病变。

释义："发潮热"是阳明病燥实证的特征；"胸胁满不去"是少阳病的表现，合为少阳阳明合病。阳明病表现为燥实内结，多见便秘而小便数，反见"大便溏，小便自可"，则必为热利。因少阳阳明合病，阳热亢盛于肠道脉络，迫津内渗，故发热利，津液内渗而缓解热迫前渗之势，故小便自可。

"发潮热"是阳热极盛，阴津损伤较重的

表现，多见于阳明病阳热亢盛在肠胃气分，而发阳明燥实证；也可见于阳热亢盛在肠胃脉络血分，而发热利伤阴。

少阳阳明合病表现为发潮热、胸胁满，伴见热利，多与大柴胡汤和解少阳，同时攻积泻热，以止热利，如165条所述："伤寒发热，汗出不解，心中痞硬，呕吐而下利者，大柴胡汤主之。"本证阳明病主要表现为肠道脉络热盛，迫津热利，而肠胃燥实积滞不典型，故无心下痞硬表现。因积滞不甚，故与小柴胡汤和解少阳为主，酌情化裁兼治阳明病。

另外，本病证也可能是少阳阳明合病误下的病变。"胸胁满不去"与103条"反二三下之，后四五日，柴胡证仍在者"同义。"不去"提示误下治疗后，胸胁满不去，故"阳明病"句后有缺文，应加"下之"二字。

本为少阳阳明合病，阳明病表现为燥实证，宜大柴胡汤攻之。反与承气汤，或丸药攻下，故阳明病燥热阴伤不解，仍发潮热；少阳病不解，胸胁满不去；因攻下而便溏、小便自可。少阳阳明合病误下后，少阳不解，阳明燥热未除，但里实情况不能确诊，故不可贸然与大柴胡汤攻之，先与小柴胡汤和解少阳，以观其效。正如104条所述："伤寒，十三日不解，胸胁满而呕，日晡所发潮热，已而微利……知医以丸药下之，此非其治也……先宜服小柴胡汤以解外……"

【原文】

230. 阳明病，胁下硬满，不大便而呕，舌上白胎者，可与小柴胡汤。上焦得通，津液得下，胃气因和，身濈然汗出而解。

提要：承上文，继续论述少阳阳明合病治从少阳的病变。

释义："不大便"与"舌上白胎"，是阳明病肠胃干燥的表现。"阳明之为病，胃家实也"，如肠道形成燥屎，则不大便必伴潮热、谵语、多汗、腹满及舌苔黄燥等表现。今但见不大便，且舌苔白，则燥实未成，为阳明病轻证。

"胁下硬满"而呕，是少阳病的表现。少阳病是阳气不足导致阴阳俱郁的病变，阳气不足，阴津运化不利则郁滞胁下，转化湿浊，湿浊停聚复影响阳气宣散，故阴津阳气郁滞胁下而硬满。少阳病阳气不足，不能下温胃脘，则胃消化传导功能不足，又因胸胁阴阳气血津液郁滞，阻滞谷气的转输，故呕。

少阳阳明病证同时存在，则为少阳阳明合病。本病证以少阳病为主要病变，阳明病表现较轻，且多由少阳病发展而来。初为少阳病，阴阳津气郁滞胸胁腠理，而上焦气机不畅，阴津郁于上焦，不得下行中焦而内还胃中，故肠胃津燥不大便而合并阳明病，同时伴有津液郁滞不能外行肌表作汗。

少阳阳明合病，以少阳病为主要病变，故治从少阳，与小柴胡汤和解少阳，疏利气机，上焦气机畅通，津液得以输布，下行胃肠则阳明病不大便得解，外行肌表则濈然汗出而愈。因阳明病较轻，故不可与大柴胡汤攻下伤阳。

【原文】

231. 阳明中风，脉弦浮大而短气，腹都满，胁下及心痛，久按之气不通，鼻干，不得汗，嗜卧，一身及面目悉黄，小便难，有潮热，时时哕，耳前后肿，刺之小差，外不解。病过十日，脉续浮者，与小柴胡汤。

提要： 论述三阳合病发黄证治从少阳的证治。

释义："阳明中风"，指阳明病热盛胃脘而能食的病变。脉弦为少阳病的脉象，浮为太阳病脉象，大为阳明病的脉象，阳明中风证伴脉象弦浮大，实为三阳合病。

疾病多由太阳病发展而来，太阳病不解，故脉浮而不得汗。太阳病耗伤阳气，合并少阳病则阴津郁滞不行而化湿，阳气郁滞不行则化热。湿热郁结胁下肝胆，则胁下及心下胀满；湿热郁结胁下，阻滞谷气转输，故胃气不和而呕。少阳病不解，气血郁滞化热，阳热亢盛则合并阳明病，阳热亢盛于肝胆脉络，迫津渗出为湿，故加重肝胆湿热，胁下

及心下胀满而疼痛增加；湿热郁结肝胆情况加重，则影响胆汁排泄，故血脉中胆红素升高而一身及面目发黄。少阳病本有阴津郁滞，合并阳明病，热迫津渗为湿，则加重水液代谢不利，不得下输膀胱，故小便难。少阳病阴津郁滞，不得内还胃中，又兼阳明病热盛肝胆，迫津渗出，加重胃肠津伤，故阳热内入肠胃而合并阳明腑实证；本有胃气转输不利而呕，阳明腑实阻滞而胃失和降加重，故时时哕；本有胁下及心下满胀，又合并阳明腑实证，故腹都满，病为实热，故久按揉而气不通，有别于虚寒满胀。阳明病阳热壅盛于肝胆，迫伤阴津，又合并阳明腑实证，更助热伤津，故有潮热；阳明病阳热内盛于肝胆胃肠，损伤脉中阴津，阳热随脉上扰头面，故鼻干、耳前后肿痛或牙周肿痛。

传统六经辨证依据经络循行，认为耳前后肿是少阳病的表现。本为痈肿一病，发生在前辨为阳明，在后为太阳，在侧为少阳，该辨证方式是荒谬的。应依据阳气的病理状态，辨为阳明病。

三阳合病，以少阳病湿热郁结肝胆为主要病变，宜治从少阳，少阳得解则气机条达，太阳阳明之热易于宣散，如《金匮要略》黄疸病篇述："诸黄，腹痛而呕者，宜柴胡汤。"可与柴胡汤和解少阳，清热燥湿。阳明病较重者，可合茵陈蒿汤加强利湿清热的作用；肿痛较重者，可配合针刺以泻血热。

黄疸病病情危重，缠绵难愈，如《金匮要略》黄疸病篇述："黄疸之病，当以十八日为期，治之十日以上瘥，反剧为难治。"经过十日调理，阳明病里证得以缓解，但少阳病肝胆外证不能尽解，脉仍浮弦，病情良性发展，则续服小柴胡汤和解少阳、清利湿热。

【原文】

232. 脉但浮，无余证者，与麻黄汤；若不尿，腹满加哕者，不治。

提要： 承上文三阳合病发黄证的证治，论述其发展预后。

释义："脉但浮，无余证者"，是三阳合

病发黄的良性发展。初为三阳合病，与小柴胡汤合茵陈蒿汤及针刺治疗后，阳明病得以缓解，复与小柴胡汤和解少阳。少阳病得解，而太阳病不除，故脉但浮，无余证。黄疸病缠绵难愈，经和解少阳，虽胁下满痛证除，而其病未尽愈，太阳不解，则易复发三阳合病，故与麻黄汤解表，以散余热，临床可与麻黄连翘赤小豆汤。

"若不尿，腹满加哕者"，是三阳合病发黄证恶性发展的表现。黄疸病情较重，病机复杂，虽经正治，亦不能控制病情发展，阳热加重，迫津渗出，形成腹水，水入腹中，不能下渗膀胱，故腹满而不尿。邪热耗伤阴阳气血，则向三阴病发展，水液输布不利则腹水加重，胃气败绝则加哕。正虚邪盛，多预后不良。

【原文】

233. 阳明病，自汗出，若发汗，小便自利者，此为津液内竭，虽硬不可攻之，当须自欲大便，宜蜜煎导而通之。若土瓜根及大猪胆汁，皆可为导。

提要：论述阳明病大便硬的润导法。

释义："阳明病"指大便硬而言。"自汗出，若发汗"是阳明病大便硬的成因。"自汗出"可能是阳明病热证的表现，也可能是太阳病中风证的表现，反与麻黄汤发汗，则伤亡津液，导致肠道津液枯涩，故发阳明病而大便硬。

阳明病大便硬，当问其小便日几行，如小便数，则阳热内盛，内有燥屎，宜攻；如小便数少，则无阳热，津液可自复而内还胃中，可自愈；今小便自利，则阳热微，内无燥屎，故不可攻之，但津液不能自复而内还胃中，故大便硬结，不能排出，宜外用润导法通便。

蜜煎方能润肠通便，猪胆汁能清热滋阴，土瓜根方宣气通燥，三方外用，均能润肠滑利，通导大便。

【原文】

234. 阳明病，脉迟，汗出多，微恶寒者，表未解也，可发汗，宜桂枝汤。

提要：论述太阳阳明并病的证治。

释义："阳明病"指阳明病热证而言，或兼有大便硬。阳明病热证多表现为汗出发热、不恶寒反恶热，兼有微恶寒者，则太阳病表证未解，为太阳阳明并病的表现。

初为太阳病，表现为发热恶寒，无汗或少汗。太阳病引发阳气浮盛于外，阳热亢盛，迫津外泄作汗，故太阳病减而微恶寒，阳明病增则汗出多，汗多津伤则脉象迟弱，肠道失润则大便硬。

太阳阳明并病，宜先解太阳病，因合并阳明病阳热亢盛、阴津耗伤，故禁用麻黄汤大汗伤津助热，宜与桂枝汤解表散热。

【原文】

235. 阳明病，脉浮，无汗而喘者，发汗则愈，宜麻黄汤。

提要：承上文太阳阳明并病的证治，论述太阳阳明合病的证治。

释义："阳明病"指热壅胸肺而言，或伴有大便硬，阳明病热证胸肺热盛则呼吸不利，证见喘而胸满，应伴有汗出，反见无汗，则太阳病伤寒不解，实为太阳阳明合病的表现，如 36 条所述："太阳与阳明合病，喘而胸满者，不可下，宜麻黄汤。"

初为太阳病伤寒，表现为恶寒发热而无汗，脉浮。太阳病伤寒不解，肌表闭郁，阳气不得宣发，内壅胸肺化热而合阳明病。太阳病不减，故脉浮而无汗，应伴恶寒，阳明病胸肺热盛，故喘而胸满。

太阳阳明合病宜先解太阳病，因无汗而喘，故与麻黄汤发汗散热，宣肺平喘。太阳病解，则气机宣发，阳热外散而阳明病易愈。如阳明病热盛，可加石膏清热。

【原文】

236. 阳明病，发热汗出，此为热越，不能发黄也。但头汗出，身无汗，剂颈而还，小便不利，渴饮水浆者，此为瘀热在里，身必发黄，茵陈蒿汤主之。

提要：论述阳明病湿热郁结肝胆发黄的

证治。

释义：阳明病是阳气有余而化热，阳热亢盛，灼伤阴津的阳热性病变。如阳热亢盛在肌表，则热迫津液外泄作汗，故发热汗出。此为阳热外越于表，而不能内入肝胆，故不发黄。如阳热内盛于肠胃，则热迫津液前渗膀胱而小便数，阳热不在肝胆，且水液下利不伴湿邪，故不发黄。

阳明病发黄是阳热亢盛于三焦，蒸津化湿，湿热相结，阳热不得外越，水湿不得下渗，故湿热弥漫三焦，集结于中焦肝胆的表现。

三焦是指位于体表和胃肠之间的组织间隙，是阳气和阴津升降出入的场所。热入三焦则蒸腾津液化湿，水湿不能外泄于肌表，故身无汗；水湿不能下渗膀胱，则小便不利；水湿郁滞则阳热不得外越，而上冲头面，故但头汗出；阳热灼伤阴津，又兼津液转化水湿，故组织缺水而渴饮水浆；湿热弥漫于三焦，邪无出路，故渐集结于中焦肝胆，肝胆发生阳明病热与湿结，则影响胆汁的分泌排泄，导致血液胆红素升高，故发黄。阳明病发黄证多因水湿郁滞三焦腠理，而不能内还胃中，故多伴有肠胃热盛津燥而腹满便秘。

阳明病发黄证是阳热与水湿相结肝胆的阳明病实证，宜随其实而泻之，方用茵陈蒿汤清利湿热退黄。其中茵陈蒿味苦微寒，清利湿热，渗利小便，疏利肝胆，为黄疸之专药；栀子苦寒清热，善清三焦之热，导热从小便出；大黄苦寒，通腑泻热，活血化瘀，推陈致新，使湿热从大便出。

【原文】

237. 阳明证，其人喜忘者，必有蓄血，所以然者，本有久瘀血，故令喜忘，屎虽硬，大便反易，其色必黑，宜抵当汤下之。

提要：承上文阳明病湿热结滞肝胆发黄的证治，论述阳明病瘀热结滞脉络而健忘的证治。

释义：《素问·调经论》记载"血气未并，五脏安定""血并于下，气并于上，乱而喜忘"，即气血调和则脏腑功能正常，如阴血并集于下，阳气并集于上，则气血逆乱而精神失养，故喜忘。仲景继承发展《内经》理论，提出"其人喜忘者，必有蓄血，所以然者，本有久瘀血，故令喜忘"，明确指出瘀血致人健忘。

本病多为阳明病瘀热相结之实证。阳明病即阳热亢盛灼伤阴津的病变。阳热亢盛于脉中，灼伤脉中阴津，则血液黏稠浓缩，故形成瘀血，瘀血阻滞气机，气血循行不畅则又郁积化热，因此瘀热相结脉中而发阳明病实证。

阳明病瘀血与阳热相互影响，瘀热不除则气血耗伤且循行不利，在上，头脑长期失养则健忘；在下，阴津耗伤则肠道干燥而便硬，瘀热长期不除则易迫伤肠道阴络而下血，故大便虽硬，因得肠道出血润滑，反易排出。因便中夹血，故大便色黑。

阳明病实证宜随其实而泻之，瘀热相结则宜抵当汤破血逐瘀、通络活血，使阳热随瘀血而除。瘀血祛除则气血畅通，阳热自散，阴津得存，气血得复，新血归经，诸证自愈。

健忘多为阳明病蓄血证之慢性病，124条所述的发狂多为阳明病蓄血证之急性病，因二者病因病机病位相同，故皆与抵当汤逐瘀泻热。

【原文】

238. 阳明病，下之，心中懊憹而烦，胃中有燥屎者可攻。腹微满，初头硬，后必溏，不可攻之。若有燥屎者，宜大承气汤。

提要：论述阳明病实烦和虚烦的证治。

释义："阳明病"指心中懊憹而烦病变，有虚烦和实烦之别。初为阳明病外热证，或为太阳病，误下则伤津助热，导致阳热内陷而转属为阳明病。

实烦为阳明病燥实证的表现，误下损伤中焦肠胃阴津较重，则阳热内入肠胃，更耗伤肠胃津液，故阳热与宿食结为燥屎而发阳明病燥实证。燥实内结肠胃，耗伤胸膈阴津，则燥热上扰胸膈，故心中懊憹而烦，必伴有腹满便秘、潮热谵语等燥实里证，宜大承气汤攻下燥实，泻热除烦。

虚烦为阳明病热陷胸膈的表现，误下损伤阴津较轻者，则阴津不足表现在上焦胸膈，故阳热内陷胸膈而发阳明病热证。胸膈热盛上扰精神，故心中懊憹而烦。如阴津损伤略重则伴有肠燥腹微满，但无燥实，故大便初头硬，后必溏，宜服栀子豉汤清热除烦，禁用攻下。

【原文】

239. 病人不大便五六日，绕脐痛，烦躁，发作有时者，此有燥屎，故使不大便也。

提要：论述阳明病燥实重证的临床特点。

释义：阳明病热入胃肠，灼伤阴津，则肠干燥而不大便，多经五六日不解，阳热盛极，阴津损伤较重，伤及下焦大肠阴津，则在大肠形成燥屎，而发阳明燥实重证。

燥屎形成的临床特点为"绕脐痛，烦躁，发作有时"。大肠围绕脐周，燥屎内结，肠道不通，故绕脐痛；又因热盛津伤，肠道失濡而痉挛，故加重疼痛。阴津损伤不能上养头脑，阳热上扰精神则烦躁。又因腹痛满胀，影响精神而加重烦躁。腹痛、烦躁，多因肠道蠕动，矢气攻冲，刺激肠道痉挛而阵发性发作。

【原文】

240. 病人烦热，汗出则解，又如疟状，日晡所发热者，属阳明也。脉实者，宜下之，脉浮虚者，宜发汗。下之与大承气汤，发汗宜桂枝汤。

提要：承上文阳明病燥实证的里证表现，论述阳明病燥实证的外证特点及与太阳病表证的鉴别诊治。

释义："病人烦热，汗出则解，又如疟状，日晡所发热者"，多是阳明病燥实证的外证表现。阳明病燥实证，燥热内结胃肠，耗伤脉中阴津，则阳热内入血脉，阴津不能上养头脑而阳热上扰，导致神经调节失常，外周血管舒缩调节失常，于日晡所外周血管应收缩之时，反异常扩张，阳热随气血外泛肌表，故烦热汗出，汗出则阳热外散而解，外热解

则自汗止。因胃肠燥实不除，汗出伤津更加重燥实，燥实复耗伤脉中阴津，助生血热，故次日又如疟状发作。

烦热汗出如疟状定时发作，也可见于太阳病桂枝证，如54条所述："病人脏无他病，时发热汗出而不愈者，此卫气不和也，先其时发汗则愈，宜桂枝汤。"尤其是如疟状的发作，恰在日晡所定时发作，极似阳明燥实证的外证表现。

烦热汗出如疟状定时发作，如是阳明病燥实证的外证表现，宜大承气汤攻下；如为太阳病营卫不和的表现，宜服桂枝汤调和营卫。如不分表里，则桂枝下咽，阳盛则毙，承气入胃，阴盛以亡，故尚须凭脉辨证。阳明燥实证多脉象沉实，且伴腹痛里证；太阳病桂枝证则脉象浮虚，且脏无他病。

【原文】

241. 大下后，六七日不大便，烦不解，腹满痛者，此有燥屎也。所以然者，本有宿食故也，宜大承气汤。

提要：论述大下之后，燥屎复结的证治。

释义：阳明病燥实证宜攻下，临床实际中，往往不能一攻而愈，如大下之后，复出现"六七日不大便，烦不解，腹满痛"等燥屎内结的临床表现，则仍宜与大承气汤攻下。

之所以下后燥屎不解，是因为大下之后，肠道燥屎祛除，但胃中本有宿食，又经六七日饮食不节，宿食又积滞肠胃，同时大下则损伤阴津，燥屎虽去，而阳热不除，故燥热与宿食复结为燥屎。燥屎复结，故仍宜攻之。

【原文】

242. 病人小便不利，大便乍难乍易，时有微热，喘冒不能卧者，有燥屎也，宜大承气汤。

提要：承前文阳明病燥实证的典型表现，论述阳明病燥实证的特殊表现。

释义：阳明病燥实证一般表现为小便数，大便难，蒸蒸发热及潮热，是阳热与燥实内结肠胃，耗伤阴津，阳热亢盛于脉络，迫津前渗及随脉外泛肌表的典型表现。

"病人小便不利，大便乍难乍易，时有微热"是阳明病燥实证的特殊表现。阳热亢盛内入肠胃，灼伤津液则形成燥屎而发阳明腑实证，燥屎内结则大便乍难。燥实灼伤肠胃津液，耗伤脉中阴津，故阳热内入脉中，亢盛于肠道脉络，迫津内泄肠中，故发为热利而大便乍易。大便乍难乍易，实为热结旁流，或为燥屎内结高位，热利发生在大肠低位。因热迫津液内泄，故津液损伤不能前渗，而小便不利，必短赤。津液内泄则气血内趋，故阳热不能随脉蒸腾外泛，仅在日晡时有微热。

"喘冒不能卧"反映病为实证，是辨证关键。阳明燥实证燥屎内结，腑气不通，影响膈肌下降，故呼吸不利而喘，阳热上攻则眩冒，如平卧则内实向上压迫膈肌，加重喘促气短，故不能卧。诸证反映燥屎内结，故与大承气汤攻下。

【原文】

243. 食谷欲呕者，属阳明也，吴茱萸汤主之。得汤反剧者，属上焦也。

提要：论述阳明中寒的证治及其与上焦热盛的鉴别。

释义：阳明病是阳热亢盛的病变，初期多表现为阳明病热证，阳热亢盛在肌表或上焦胸膈。及其发展，多有两种不同转归，一是阳热耗伤里阴，致阳热内入胃肠，发展为阳明中风，表现为阳明病表里俱热，或上焦中焦俱热，甚则发展为阳明燥实证；二是阳热耗伤里阳，导致中焦虚寒，发展为阳明中寒，表现为阳明病系在太阴，或阳明太阴合病而外热里寒，或上焦有热中焦有寒，甚则发展为太阴病。

"食谷欲呕者"多是阳明中寒的表现。阳明病阳热在外，耗伤气阴，阴阳津气损伤于外，不能内温濡养胃脘，故胃阳不足而消化功能不良，实际为阳明太阴合病。阳明太阴合病之阳热继续耗伤阳气，太阴病虚寒不能食则阳气生化无源，故阳明病逐渐向太阴病转并，而食谷欲呕，甚则寒饮内停而吐。

阳明太阴并病以太阴病为主要病变，宜治从太阴，方用吴茱萸汤温胃散寒，降逆止呕。吴茱萸辛苦大热，温胃止呕，散寒祛饮；大量生姜辛温，散饮祛寒，健胃止呕；人参、大枣甘温益气养胃。

如得汤反剧，则多为阳明病系在太阴，阳明病上焦胸膈热盛为主要病变，兼有太阴病中焦虚寒，故服温热之剂反加重阳明病。宜服栀子生姜豉汤。得汤反剧者，也可见于阳明病痰热结滞上焦，宜瓜蒂散吐之，反服温中止呕之剂则加重，如324条所述："饮食入口则吐……当吐之。"另外，得汤反剧者，尚可见于少阳病上焦胸膈郁滞，影响胃气转输而呕，宜加以鉴别。

【原文】

244. 太阳病，寸缓关浮尺弱，其人发热汗出，复恶寒，不呕，但心下痞者，此以医下之也。如其不下者，病人不恶寒而渴者，此转属阳明也。小便数者，大便必硬，不更衣十日，无所苦也。渴欲饮水，少少与之，但以法救之，渴者，宜五苓散。

提要：论述阳明病之痞证、热证和脾约证的病因病证，以及与太阴病水蓄证的鉴别。

释义：阳明病是阳热亢盛、灼伤阴津的病变，因阳热病变发生的病位不同而有不同病证表现。阳明病多由太阳病发展而来，初期表现为"寸缓关浮尺弱，其人发热汗出，复恶寒"，是太阳病中风的表现。

"不呕，但心下痞者"是太阳病中风证，误下伤津助热，发展为阳明病火热痞的表现。太阳中风，阳气浮盛于外，故发热，宜桂枝汤解肌祛热。反攻下损伤里阴，故阳热内陷心下而痞。因未损伤阳气而未发展为少阳病，故不呕。

"如其不下者，病人不恶寒而渴者"是太阳中风自然传变，转属为阳明病热证的表现。太阳中风证，汗出伤津，阳气浮盛于外而化热，阳热外散则太阳病罢，阳热亢盛则转属为阳明病热证，热盛津伤，故不恶寒而渴。

"小便数者，大便必硬，不更衣十日，无

所苦也"是太阳中风发展为阳明病脾约的表现。太阳中风耗伤下焦膀胱肾系之脉中阴津，阳热内入下焦脉络，迫津下渗，故小便数。小便数更亡失阴津，阴津被阳热挟迫下渗，制约脾阳运化水液内还胃肠的功能，故大便必硬。因阳热亢盛在下焦脉络，而肠道内无阳热，故虽不更衣而无满痛之苦。

"渴欲饮水，少少与之"是太阳病中风耗伤下焦阳气而转属为太阴病蓄水证的表现。口渴是阳气亏虚，水液蓄积三焦而组织缺水的表现，与阳明病热盛津伤之口渴应加以鉴别。水蓄证口渴必伴小便不利，宜五苓散利水通阳，禁暴饮冷饮伤阳，可少少与热饮止渴。

【原文】

245. 脉阳微而汗出少者，为自和也，汗出多者，为太过。阳脉实，因发其汗，出多者，亦为太过。太过为阳绝于里，亡津液，大便因硬也。

提要： 论述汗出太过导致阳明病大便硬的机理。

释义： "脉阳微"则阳热不盛，"汗出少者"则阴津不伤，故阴阳自和而向愈。如汗出多则为太过，或太阳病脉象紧实，阴津本充实不亏，发汗不当而汗出太过，则损伤津液。津液不足于肠胃，则阳气孤绝于里而化热，故转属为阳明病大便硬。

【原文】

246. 脉浮而芤，浮为阳，芤为阴，浮芤相搏，胃气生热，其阳则绝。

提要： 承上文继续论述阳明病大便硬的脉象及机理。

释义： 脉浮则阳热盛，脉芤则阴津亏损，"脉浮而芤"多由汗出太过发展而来。汗为荣阴外泄，汗出太过则脉中阴津亏损，故脉象芤而中空；脉中阴津亏损则阳气孤绝脉中，而化阳热，阳热鼓动气血则脉象浮大。"浮芤相搏"则阳热灼伤脉中阴津，阴津更伤而不能内还胃中，故胃肠阳气孤绝而生热，发展为阳明病大便硬。

【原文】

247. 趺阳脉浮而涩，浮则胃气强，涩则小便数，浮涩相搏，大便则难，其脾为约，麻子仁丸主之。

释义： 脾约为古病名，是阳明病阳热亢盛于体内脉络，迫伤津液前渗膀胱而导致小便数、大便难的病变。脾约多由太阳阳明合病发展而来，如178条所述："太阳阳明者，脾约是也。"初为太阳病卫闭营郁，阳气浮盛于外，亢盛化热而合并阳明病，阳热亢盛不得外散，则内入体内深层脉络，迫津前渗膀胱而不能内还肠胃，故表现为小便数、大便难。

津液化生于肠胃，内入于脉，随脉循行，外达肌表，内还胃肠，下渗膀胱，水经四布而布散周身。古人认为脾主运化水液，脉中热盛，迫津前渗膀胱，则制约了脾阳运化水液内还肠胃的功能，导致肠燥便硬，故称为脾约。

脾约脉象多表现为趺阳脉浮而涩。趺阳脉与肠胃脉络皆源于下行之腹主动脉，故趺阳脉更能精确反映脾胃气血变化。因脉中阳热亢盛，故脉象浮；因脉气来源于胃气，故称胃气强；因小便数损伤阴津，故脉象涩。"浮涩相搏"即阳热迫伤阴津，津伤肠燥则大便难。

脾约病为阳明病热与实分而未结的病变，阳热亢盛在脉络，便硬而燥实在胃肠，故方与麻子仁丸清热滋阴，润肠通便。其中麻子仁滋阴养血，润肠通便；芍药酸寒，清热凉血，收敛阴津，以缓迫急；杏仁宣肃肺气，润肠通便；大黄清热凉血，通腑去实；枳实、厚朴行气导滞；以蜜和丸，增加润肠作用，方便渐加服药，调节药量，以知为度。

【原文】

248. 太阳病三日，发汗不解，蒸蒸发热者，属胃也，调胃承气汤主之。

提要： 论述太阳病发汗伤津助热，转属为阳明病燥实轻证的外证表现及治疗。

释义： "蒸蒸发热者"是阳明病燥实证的

外证特点。阳明病热证则阳热亢盛而发热汗出，发展为阳明燥实证则阳热盛极，耗损里阴，燥热与宿食结滞于里，更耗伤脉中津液，故阳热随脉蒸腾外泛，在外表现为蒸蒸发热而濈濈汗出。

本病多由太阳病发展而来，太阳病三日，则阳气闭郁不得宣散，已有蓄积化热并发阳明病之势，发汗不当则伤津助热，因转属阳明。如阳明病表现为蒸蒸发热，则阴津损伤较重，阳热较亢盛而内入胃肠，胃中燥热亢盛，初伤肠道津液，则燥实初结小肠高位，必伴有腹胀便秘等里证，宜调胃承气汤泻热和胃、润燥软坚。

【原文】

249. 伤寒吐后，腹胀满者，与调胃承气汤。

提要： 承上文阳明燥实轻证的外证表现，论述阳明燥实轻证的里证表现及治疗。

释义： 伤寒宜发汗，误吐损伤胃阴，阳热内入胃肠则更耗伤津液，故转属为阳明燥实轻证。燥热亢盛于胃脘，燥实阻滞肠道，则腑气不通，故腹胀满，必伴有蒸蒸发热等外证表现。宜调胃承气汤和胃润燥、通便消满。

【原文】

250. 太阳病，若吐，若下，若发汗后，微烦，小便数，大便因硬者，与小承气汤和之愈。

提要： 承前文太阳病误治损伤胃阴，发展为阳明燥实轻证，燥热入胃的证治；论述太阳病误治损伤小肠阴津，发展为阳明实证，燥实内结小肠的证治。

释义： 太阳病吐下，内伤津液，发汗不当则外伤津液，津液表里两伤则损伤较重，不仅胃阴损伤，且小肠津液亏损，故阳热内入小肠，与宿食结为燥实，而发展为阳明病燥实证。

阳明病燥实结滞小肠，更耗伤脉中阴津，故阳热复亢盛于脉，随脉上扰精神则微烦，随脉下入下焦脉络，迫津下渗则小便数。阳

热内盛于肠道，灼伤阴津，又兼热盛于脉，迫津前渗而不能内还肠道，故肠中津燥而大便因硬。应兼有腹满胀痛等证。

阳明燥实证热盛津伤加重，燥实内结小肠，方与小承气汤泻热通便、消滞除满。

【原文】

251. 得病二三日，脉弱，无太阳、柴胡证，烦躁，心下硬。至四五日，虽能食，以小承气汤，少少与，微和之，令小安。至六日，与承气汤一升。若不大便六七日，小便少者，虽不受食，但初头硬，后必溏，未定成硬，攻之必溏，须小便利，屎定硬，乃可攻之，宜大承气汤。

提要： 辨别阳明燥实证的轻重程度，予以施治。

释义： "得病二三日，脉弱，无太阳、柴胡证，烦躁，心下硬"是太阳病发展为阳明燥实轻证的表现。太阳病得之二三日之后，无脉紧、恶寒等太阳病脉证表现，则太阳病罢；无柴胡证表现，则未传变为少阳病，证见脉弱、烦躁、心下硬，反映传变为阳明燥实轻证，尚应见蒸蒸发热、濈濈汗出等表现。太阳病引发阳气浮盛于外而化热，阳热亢盛，迫津外泄则转属为阳明热证，应证见发热汗出，脉象洪大。阳热耗伤津液，津液损伤于肌表而内及于胃，胃阴损伤则阳热内入于胃，故发展为阳明燥实轻证。燥热亢盛于胃，宿食干燥内停，故心下硬，燥热复耗伤脉中阴津，故燥热随脉上扰精神而烦燥，阴津损伤则脉络不充，故脉弱。阳明病燥热在胃，宜与调胃承气汤泻热和胃，润燥软坚。

"至四五日，虽能食"是阳明病调胃承气汤证失治，热盛津伤加重的表现。阳明病燥热在胃，宿食积滞，则脉弱、烦躁、心下硬、蒸蒸发热而汗出。失治则阳热在里灼伤津液，阳热泛表迫伤津液，故热盛津伤加重，伤及中焦小肠阴津，阳热下入小肠，燥实初结尚能传导，故能食，应见烦躁、心下硬满加重。燥实初结小肠高位，病情介于调胃承气汤和小承气汤证之间，故少少与小承气汤微和

胃肠，以止烦躁，令其小安。

"至六日"承接四五日之时，少少与小承气汤微和之。少与小承气汤后，至六日病证反而加重，则为病重药轻，燥实不除。复经一日则热盛津伤向下发展，小肠燥实较重，当证见满痛烦躁加重、小便利数等表现，病情介于小承气汤证和大承气汤证之间，故与小承气汤加量至一升。小承气汤本为煮取一升二合，分二服，今病情略重，故服一升。

"若不大便六七日，小便少者，虽不能食，但初头硬，后必溏，未定成硬，攻之必溏"论述大承气汤的应用禁忌。大承气汤为攻下峻剂，适于阳明燥实重证，热盛津伤发展至大肠，而燥实内结下焦大肠的病变。如病轻药重，攻之则易伤津亡阳而发展为太阴病甚至少阴病而虚寒便溏。因此，其外不解不可攻，其热不潮不可攻，不转矢气不可攻，脉滑而疾不可攻，能食者不可攻，呕多者不可攻，心下硬满不可攻，面合赤色不可攻，小便少者不可攻。今阳明燥实证失治，不大便七日，虽然不能食，肠胃传导不通，但小便少，反映阳热尚未盛极，恐大便未硬，只是初头硬，后必溏，故不可与大承气汤攻之。

"须小便利，屎定硬，乃可攻之，宜大承气汤"论述阳明燥实重证的辨证要点及治疗原则。阳明病热盛津伤进一步发展，伤及下焦大肠津液，则燥热内入大肠，燥屎定硬。因燥热内入下焦，迫津前渗，故小便数。因此，小便利数反映阳明病阳热极盛，下焦大肠形成燥屎的病变，可与大承气汤攻之。

【原文】

252. 伤寒六七日，目中不了了，睛不和，无表里证，大便难，身微热者，此为实也，急下之，宜大承气汤。

提要：论述阳明燥实证失治，耗伤阴津，发展为阳明少阴合病的证治。

释义："伤寒六七日"承接上文，疾病已转属为阳明病燥实证，当外见发热汗出，里见腹胀满痛、大便难等表现。今但见身微热、大便难，而无高热、汗出、腹满痛等典型的

阳明燥实证之表里病症，貌似热退病减，或似燥实未成，因同时伴见"目中不了了，睛不和"表现，故实为阳明少阴合病的危证表现。

"目中不了了"即视物不清，"睛不和"即目睛呆滞，转动失活，是少阴病阴精亏损，不能上养头目而失神的表现，如《灵枢·大惑论》记载："五脏六腑之精气皆上注于目而为之精……"少阴病的本质是阴液亏损，如出现目睛不和，则多为少阴病阴精极亏的表现。

阳明燥实证不解，耗伤机体阴津，阴津亏损较重则合并少阴病，或太阳病耗津较重，直接发展为阳明少阴合病。阳明病燥实内结，本应里见腹胀满痛，外见高热汗出，因合并少阴病阴津枯竭而无汗，机能衰退而但见微热，头脑失养而神经反应迟钝，甚至神昏，故无腹满痛表现。

阳明少阴合病为邪实正虚的病变。因补阴无速功，而邪热猖獗，伤阴迅速，故宜祛邪泻热，以存残阴，如叶天士所述："存得一分津液，便存一分生机。"因疾病发展迅速，不断正退邪进发展，失治则正气衰败，不耐攻下，故宜急下之。方与大承气汤釜底抽薪，攻实泻热，以存津液。

【原文】

253. 阳明病，发热，汗多者，急下之，宜大承气汤。

提要：论述阳明病燥实证兼有发热汗多者急下的治疗原则。

释义：以方测证分析，方与大承气汤急下之，当为阳明燥实证，应具有腹满胀痛、便秘谵语等里证。"发热汗多者"是里热盛极，外泛肌表的表现。里热亢盛则耗伤津液，表热亢盛则汗多伤亡津液，表里两伤则伤阴迅速，有发展少阴病之势，故宜大承气汤急下存阴。

【原文】

254. 发汗不解，腹满痛者，急下之，宜大承气汤。

提要： 论述阳明病燥实证误汗伤津，宜急下的治疗原则。

释义： 本为阳明病燥实证，或为温病，其病邪热亢盛，阴津亏损，误辛温发汗则更伤津助热，传势猖獗，阳明燥实证加重而腹满痛，并有合并少阴病之势，故宜大承气汤急下存阴。

【原文】

255. 腹满不减，减不足言，当下之，宜大承气汤。

提要： 论述大承气汤证腹满的特点。

释义： "腹满不减"指胀满时间具有持续性，"减不足言"指胀满的程度严重，该两点为阳明病燥实重证的特点。因燥屎内结，病位广泛，大小肠阻滞不通，故腹胀持续而严重，有别于太阴病之虚寒腹满。阳明燥实重证，当伴有绕脐痛、潮热等表现时，宜服大承气汤攻下燥实。

【原文】

256. 阳明少阳合病，必下利，其脉不负者，为顺也；负者，失也，互相克贼，名为负也。脉滑而数者，有宿食也，当下之，宜大承气汤。

提要： 论述阳明少阳合病的病证，并以脉象判断其发展为阳明病或阳明少阴合病的预后顺逆。

释义： 阳明少阳合病之下利应为热利。疾病多由少阳病发展而来，少阳病气机郁滞，阳气不宣则郁而化热，郁热亢盛则合并阳明病。阳热不得外散则内迫胃肠，一方面，阳热内入胃肠与宿食积滞结为燥实，停滞胃肠高位；另一方面，阳热亢盛于肠道脉络，迫津渗出于肠道低位，故发热利。少阳阳明合病，宜服大柴胡汤和解少阳，攻积泻热，如165条所述："……心中痞硬，呕吐而下利者，大柴胡汤主之。"

阳明少阳合病，阳明病之阳热与少阳病之郁热，二热相合则热势强盛。阳热结滞胃肠则灼伤阴津，阳热内盛于脉络，迫津内泄则亡失阴津，津液两伤则阴津不足。两热相

互克伤阴津，则名为负也。脉负者，即脉象沉弱无力，是阳明少阳合病耗伤阴津，转属为阳明少阴合病的脉象。阳明少阳合病本为弦滑之脉象，转并少阴病则阴津亡失而脉象沉弱，邪实伴见正虚，则病进为逆。

"其脉不负者"即指"脉滑而数者"，是阳明少阳合病转属为阳明病的脉象。阳热亢盛而宣发则少阳病得解，而阳明病加重，表现为燥热与宿食结滞胃肠高位，同时肠道低位伴有阳明病热利，或表现为热结旁流。因阳热亢盛、宿食内结，故脉象滑数。因不见沉弱脉象，故阴津损伤较轻，尚未合并少阴病，邪气虽盛而正气不衰，为顺也，当与大承气汤下之。

【原文】

257. 病人无表里证，发热七八日，虽脉浮数者，可下之。假令已下，脉数不解，合热则消谷善饥，至六七日不大便者，有瘀血，宜抵当汤。

提要： 论述阳明病瘀热内结的证治。

释义： 本病的基本脉证表现为发热、便秘、消谷善饥、脉浮数。"病人无表里证"指表里病证表现不典型，表有发热而不恶寒，则排除太阳病；无往来寒热之表证及胸胁苦满证，则排除少阳病；发热而不汗出，则排除阳明病外热证；发热、脉浮数反映疾病为阳热性病变，排除三阴病。故疾病是阳明病实证。

阳明病实证，宜随其实而泻之，故可下之。与承气汤攻下，而脉浮数不解，下后又六七日不大便，言外之意为仍有发热。与承气汤不解，则排除阳明病燥实证。辨证关键为"消谷善饥"，该特征是阳明病阳热与瘀血相结脉络的表现，如《素问·阴阳别论》记载："二阳结，谓之消。"因瘀热内结，耗伤气血，消耗水谷精气，故消谷善饥。

阳明病瘀热内结，多因本有瘀血，阻滞气机，气血循行不畅，故郁而化热而发阳明病；或因阳明病阳热亢盛于脉，耗伤阴津，致血液黏稠浓缩，而产生瘀血。瘀血与阳热

相互影响而发阳明病实证，瘀热相结。

阳明病实证，瘀热相结脉络，阳热鼓动气血，故脉象浮数，如瘀血加重，可有涩脉；阳热随脉外泛肌表，则发热，因瘀血阻滞，血液黏稠，阴津不得外泄，故无汗；阳热随脉内入肠胃，则能食，因瘀血阻滞，阴津不得内还胃中，故肠燥而便干，因内无燥屎，故无腹满痛里证；瘀热内结脉中，耗伤气血，消耗水谷精气，故消谷善饥。

疾病为阳明病瘀热内结脉络，而非燥实内结肠胃，故与承气汤下之，则瘀热不除，脉浮数不解，甚至反因攻下伤津，更助瘀热。病为阳热与瘀血相合，宜抵当汤攻瘀泻热。

【原文】

258. 若脉数不解，而下不止，必协热便脓血也。

提要： 承接上文"假令已下"，论述误下伤津助热，发展为阳明病协热利的转归。

释义： 本为阳明病瘀热内结于血脉，反与承气汤攻下则亡失阴津。如阴津损伤，加重血液浓缩而瘀血重于阳热，则下后瘀血阻滞阴津内还胃肠，故复便秘。瘀热不除则宜抵当汤攻之。

如阴津损伤，加重阳热则疾病表现为热重于瘀，阳热内盛于脉，故脉数不解；阳热亢盛外泛于表则发热；阳热盛极则迫伤阴络，内迫津血下利，故下后利不止而便脓血。

【原文】

259. 伤寒发汗已，身目为黄，所以然者，以寒湿在里不解故也，以为不可下也，于寒湿中求之。

提要： 论述阴黄的证治及禁例。

释义： 黄疸有阳黄和阴黄之分，阳黄多见于阳明病，阳热迫津渗出为湿，或阳热蒸津为湿，湿热相结肝胆，影响胆汁排泄，故发黄。其色鲜明如橘子，多伴有胁痛胀满、发热无汗及大便秘结等表现。

阴黄多见于太阴病，阳气亏虚，寒湿郁结肝胆，影响胆汁排泄，故发黄。其色黄晦暗不泽，多伴有胁腹满胀、无热、大便溏及小便不利等表现。

在临床实际中，发黄更多见于阳明太阴合病，因阳明病湿热易耗伤阳气而易合并太阴病；太阴病水湿易郁遏气机，阳气郁而化热则合并阳明病。

本病证为阴黄，以寒湿在里不解故也。"不解"说明发汗前，本有寒湿在里。初期实为太阳太阴合病，太阳病表现为伤寒，太阴病表现为寒湿在肠胃，或寒湿停滞三焦腠理。太阳太阴合病宜温之，反发汗伤阳，伤寒虽愈，却加重太阴病的发展，寒湿扩展，弥漫于三焦，集结于肝胆，故发阴黄。

阴黄为太阴病，禁按阳黄论治而以茵陈蒿汤攻之，应于寒湿中求之，即温里通阳，利湿退黄。可与茵陈五苓散化裁应用。

【原文】

260. 伤寒七八日，身黄如橘子色，小便不利，腹微满者，茵陈蒿汤主之。

提要： 论述阳明病湿热弥漫三焦郁结肝胆而发阳黄的证治。

释义： 伤寒多在七八日时发生传变，此为疾病发展的一般规律。太阳病伤寒，则阳气郁闭不宣而化热，七八日时，阳热郁积三焦亢盛而转属为阳明病。

阳明病阳热亢于三焦，则蒸腾阴津化湿，水湿内停下焦则不能渗利膀胱，故小便不利；同时伴有水湿郁滞上焦肌表，故不能外泄作汗；阳热弥漫于三焦，蒸津化湿，在外无汗，在下小便不利，故阳热不得外越，而侵及中焦肝胆。阳热在肝胆血分迫津渗出为湿，在肝胆气分蒸津化湿，因此，湿热瘀结肝胆，影响胆汁排泄而发黄。因阳热内盛故为阳黄，其身黄鲜明如橘子色。因水湿弥漫三焦，不能内还肠胃，故肠燥便干而腹微满。

阳黄表现为阳明病，阳热与水湿瘀结肝胆，宜随其实而泻之。因水湿内停三焦，主要表现为不能下渗膀胱，内还胃肠，故宜茵陈蒿汤清热利湿退黄，使湿热从二便而解。

【原文】

261. 伤寒，身黄发热，栀子柏皮汤主之。

提要：承上文阳明病湿热弥漫三焦，郁结肝胆而发阳黄的证治，论述阳明病湿热郁结肝胆，弥漫上焦，外泛肌表而发阳黄的证治。

释义：伤寒为病之来路，太阳病伤寒，阳气郁闭化热而转属为阳明病。阳热亢盛于体表，蒸津化湿，则阳热不得外越，故发热无汗。阳热不越则内郁血脉，阳热随脉内陷上焦胸膈，则伴心烦懊憹、口渴等表现。阳热灼伤脉中阴津，则阳热更加亢盛，随脉下陷中焦肝胆脉络，迫津渗出为湿，故湿热郁结肝胆，影响胆汁排泄而发黄。因阳热亢盛，气血得以外荣，故黄色鲜明为阳黄。

阳黄为阳明病，热重于湿，湿热郁结中焦肝胆，向上弥漫上焦胸膈，外泛肌表的病变，而不伴下焦水湿郁结，故水液尚可下渗，而小便利；水液尚可内还肠胃，而不伴腹满便秘，甚至因阳热耗伤胃气而有气短等表现。

方用栀子柏皮汤清热燥湿退黄。栀子苦寒，清热解毒凉血，善清三焦郁热，导热从小便而解；黄柏苦寒，清热燥湿坚阴；甘草清热解毒，和中益气，防苦寒伤胃、热伤气阴。本方适于阳黄而二便通利者，或伴有气阴损伤而不耐攻之者。

【原文】

262. 伤寒，瘀热在里，身必发黄，麻黄连翘赤小豆汤主之。

提要：论述阳明病湿热郁结肝胆，伴太阳病伤寒不解之阳黄的证治

释义：本病实为太阳阳明合病，太阳病表现为伤寒，阳明病表现为湿热郁结肝胆。初为太阳病伤寒，证见发热、恶寒和无汗。伤寒不解，则阳气不宣，闭郁化热而合并阳明病，阳热亢盛不得外散，则随脉内入，侵及肝胆脉络，迫津渗出为湿，故湿热郁结肝胆而发黄。

太阳阳明合病，宜主治太阳病，解表则阳热得以散越而易愈。因本阳明病表现为湿热相结之实证，水湿不除则表虽解而热不得越，故同时清热利湿治疗阳明病。方以麻黄连翘赤小豆汤解表散热、清热利湿。其中麻黄、杏仁、生姜辛温宣发，解表散热；连翘苦寒，清热解毒排脓；赤小豆酸寒，利水消肿，解毒排脓，利湿退黄；生梓白皮苦寒清热，除湿退黄。三药合用，清中有宣，利湿清热。甘草、大枣益气养阴和中，防汗利伤正。诸药相伍，使湿热从肌表和小便分消而解。

辨少阳病脉证并治

【原文】

263. 少阳之为病，口苦、咽干、目眩也。

提要：提出少阳病的提纲证。

释义：少阳即阳气虚少之意，少阳病指因阳气不足，导致机体发生阴阳郁滞的病变，产生寒热虚实错杂的病证表现，为阳热性病变。例如，37 条述："太阳病十日已去，脉浮细而嗜卧者，外已解矣，设胸满胁痛者，与小柴胡汤……""十日已去，脉浮细而嗜卧"指出少阳病是病久损伤阳气而导致的病变；又如 97 条述："血弱气尽，腠理开，邪气因入，与正气相搏，结于胁下……""血弱气尽"更直接提出阳气不足是少阳病的本质因素。

阳气内附于阴血，随脉循行，依赖心阳的推动，由心胸外达肌表，内达胃肠，循行周身，出于脉外，入于腠理，作用于阴津，使阴阳调和，维系内环境的自稳状态，从而保障机体健康。少阳病则阳气不足，阴津输布不利而化痰浊水湿，痰湿复阻滞气机，故阳气郁滞。少阳病阳气不足而退却，故阴阳郁滞之病变不仅发生在远心端之肌表，而且易发生在近心端之胸胁，往往伴有阴阳气血不能下达胃肠的病变。

少阳病的典型病变多在肌表、胸胁及肠胃发生阴阳郁滞的病理改变，临床表现为往来寒热、胸胁苦满、嘿嘿不欲饮食、心烦喜呕等。

少阳为阴阳之枢，是阳气损伤的初级阶段的表现。因阳气初伤不甚，故能郁积化热；因阴阳郁滞胸胁，故阳热郁滞胸胁，不得外散而上炎孔窍，表现为口苦、咽干、目眩。如阳气损伤加重，则发展为太阴病水湿输布不利，太阴病阳气亏损较重，故不能郁积化热而无热证。

"口苦、咽干，目眩"为阳热较轻的表现，既有别于阳明病火热亢盛之口舌烂赤、咽红肿痛表现，又能排除太阴病，为少阳病阳热的特点，故为辨证提纲。

【原文】

264. 少阳中风，两耳无所闻，目赤，胸中满而烦者，不可吐下，吐下则悸而惊。

提要：承上文，补充论述少阳病郁火上炎的病证，以及治疗禁忌和误治的变证。

释义：少阳病是阳气不足引起阴阳俱郁的病变，临床表现既有阳气不足引起的阴寒性质的病证，又有阳郁化火的阳热性质病证，且通常交替往来出现。"少阳中风"指少阳病郁火上炎的病证表现，因风为阳邪，郁火上炎的病证具有风阳的性质，且位居胸中，故称之为少阳中风。

少阳病阳气不足而退却，阳气不足于近心端之胸中，故胸中阴津输布不利而郁滞，甚者化为水湿之气；阴津郁滞胸中，阻滞气机，故阳气宣散不利而亦郁滞。阴津阳气俱郁胸中，故胸中满。

少阳病阴阳气血津液郁滞胸中，因阳气初伤不甚，故郁积胸中化热，郁热不得宣散，则随脉由心胸上炎孔窍，故两耳聋无所闻、目赤是口苦、咽干、目眩之火热证加重的表现，火热上冲头脑，影响精神则烦。

少阳中风之郁火上炎病证，与阳明病阳热亢盛表现相似。如为阳明病热与痰相结胸中，宜吐之；如为阳明燥实证，宜攻下；而少阳病郁火，宜和解少阳，发越郁火，禁用吐下。少阳病虽有郁火，但本有阳气不足、血弱气尽，误用吐下则损伤阴阳气血，易发展为少阴病，引起心失所养而悸，甚至伤亡心阳，痰饮窃居头脑而惊。

【原文】

265．伤寒，脉弦细，头痛发热者，属少阳。少阳不可发汗，发汗则谵语，此属胃，胃和则愈，胃不和，烦而悸。

提要：承上文少阳病热郁胸中的病证，论述少阳病热郁肌表的病证及其治疗禁忌和误治的变证。

释义：少阳病是阳气不足引起的阴阳俱郁的病变。典型的少阳病变在肌表、胸胁及胃肠均有表现，临床上但见一证便是，不必悉具，故少阳病变可只发生在肌表为病。

初为太阳病伤寒，耗伤气血，导致阴阳郁滞在肌表，则转属少阳病。阴阳气血不足，脉络不充则脉细，阳气不足而阴津郁滞，故脉象紧束，脉细而紧则状如弓弦，故脉象弦细是少阳病的脉象特点。少阳病阴阳郁滞在肌表，多表现为往来寒热，郁热明显者则头痛发热，往来寒热不典型者表现为阵发性发热头痛。

"脉弦细，头痛发热者"是少阳病的脉证特点，其表现与太阳病伤寒相似，宜鉴别诊治。太阳病脉象多浮紧，头痛发热伴有恶寒，宜发汗；而少阳病发热时不恶寒，脉象弦细，宜和解，而禁发汗。

少阳病阴阳津气已虚，且伴郁热，如误用辛温发汗，则更伤津助热，导致燥热入胃而转为阳明病。阳热较重则上扰精神而谵语，宜服调胃承气汤和胃，以止谵语。如胃气不和，则阳明病燥热加重，更耗气伤津，燥热上扰则烦，心失所养则悸。

【原文】

266．本太阳病不解，转入少阳者，胁下硬满，干呕不能食，往来寒热，尚未吐下，脉沉紧者，与小柴胡汤。

提要：论述少阳病的典型病证表现及证治。

释义：生理情况下，阳气内附于阴血，随脉循行，由心胸外行肌表，下达胃肠。外受风寒，损伤肌表卫阳之气，则发太阳病，太阳病不解，则耗伤阳气，阳气退却则阴津输布不利而郁滞胸胁，阴津郁滞复阻滞气机，故阴阳津气俱郁胸胁，而胁下硬满。

少阳病阳气不足，则下达胃脘之阳气减少，又兼胸胁郁滞、气机不畅，影响气血下温胃脘，故胃阳不足而消化功能不良，导致饮食不消而化生痰食积滞，又因胸胁气机郁滞，影响胃气转输于上，故干呕不能食。

少阳病阳气不足，则外行肌表之阳气减少，又兼有胸胁郁滞、气机不畅，影响阳气外达，故表阳不足、阴津凝滞于肌表而恶寒。因阳气初虚，故郁积而化热，随着阳热的蓄积而恶寒罢，阳热散尽，则复因表阳不足而恶寒，如此寒热往来。

典型的少阳病变在肌表、胃肠之里、半表半里之胸胁均发生阴阳郁滞之病变，故证见胁下硬满，干呕不能食，往来寒热等。因少阳病上焦气机郁滞，津液不得润下，易发生胃肠津燥便秘，禁用吐下，吐下则损伤阴阳气血而脉见沉弱。如未吐下，则气血虽虚而未伤，脉有弦紧之象，故与小柴胡汤和解少阳。

【原文】

267．若已吐下，发汗，温针，谵语，柴胡汤证罢，此为坏病，知犯何逆，以法治之。

提要：承上文论述少阳病误治，传变为坏病的治则。

释义：承接上文，少阳病宜与小柴胡汤和解少阳。吐下、发汗、温针为少阳病之禁忌，易伤津助热、伤阴亡阳，而传变为坏病。坏病为误治导致的病变，复杂多变，不能一一列举，宜按"知犯何逆，以法治之"的原则诊治，即依据阴阳六病的诊治规律，分析坏病的脉证表现，归纳为何种阴阳失调病变，以调和阴阳之法治之，以恢复其生理。例如，谵语者，多为误治伤津助热，转属为阳明的病变，宜和胃气。

【原文】

268. 三阳合病，脉浮大，上关上，但欲眠睡，目合则汗。

提要：论述三阳合病的脉证。

释义："三阳合病"指太阳病、阳明病及少阳病同时存在的病变。其脉象表现为"脉浮大，上关上"，脉浮为太阳病的脉象特点，脉大是阳明病的脉象特点，"上关上"指浮大之脉象表现在寸口和关上，而尺中反沉小，是少阳病血弱气尽而脉络不充的表现。

少阳病是阳气亏虚的初级阶段，因气血不足情况较轻，故脉络不充之象在位置较深之尺中反应灵敏；而寸口、关上脉位表浅，对气血初虚之变化反应较小，不易诊查，又因太阳阳明病之阳热鼓动，故见浮大之脉。如无少阳病变，疾病表现为太阳阳明合病，则寸关尺三部皆见浮大之象，如201条所述："阳明病，脉浮而紧者，必潮热，发作有时，但浮者，必盗汗出。"

三阳合病多伴有恶寒、身重、口不仁、心烦等表现。本证突出表现为"但欲眠睡，目合则汗"。"但欲眠睡"是三阳合病热盛上扰精神而神昏欲睡的表现；同时也是壮火食气，气血耗伤而精神不振的表现；又因伴有"目合则汗"，入睡则因盗汗而醒，故欲眠睡而不能睡。

"目合则汗"即指盗汗。太阳病伤寒因卫闭营郁而无汗；少阳病因阴阳津气郁滞而无汗；阳明病则热盛自汗。三阳合病则因太阳少阳病阴津郁滞肌表腠理，阳明病之阳热闭郁脉内不得外散，故白天无汗；入睡后，外周血管收缩，气血内敛，太阳少阳之郁热内入脉中，与阳明病血热相合，强大之阳热郁极而发，加临于阴津，故盗汗出。

盗汗出实际是三阳合病影响头脑，自主神经调节紊乱的表现。三阳合病则阳热炽盛，内郁血脉，耗伤气血则头脑失养，阳热随脉上扰精神，故导致自主神经调节紊乱，入睡后，外周血管异常扩张而盗汗。

【原文】

269. 伤寒六七日，无大热，其人躁烦者，此为阳去入阴故也。

提要：论述太阳病伤寒传变发展为三阴病的病证。

释义：烦躁多见于三阳病，是阳热上扰精神的表现。如太阳阳明合病之大青龙汤证表现为无汗烦躁；阳明病栀子豉汤证表现为虚烦不得眠；阳明腑实证表现为实烦谵语；少阳病多表现为心烦喜呕。

烦躁也可见于三阴病，是阴阳气血亏损，头脑精神失养的表现。如少阴病茯苓四逆汤证、干姜附子汤证、吴茱萸汤证，以及脏厥、蛔厥等均有烦躁表现。

伤寒六七日，出现"无大热，其人躁烦者"，多是阳热性疾病发展为阴寒性病变的表现，伤寒六七日不解，耗伤阴阳气血，发展为阴寒性病变，故身无大热；"躁烦"不同于烦躁，指以肢躁为主要表现，以心烦为次要表现，因阴阳气血亏损，不能温养精神，故躁烦。如61条所述："下之后，复发汗，昼日烦躁不得眠，夜而安静，不呕，不渴，无表证，脉沉微，身无大热者，干姜附子汤主之。"

【原文】

270. 伤寒三日，三阳为尽，三阴当受邪，其人反能食而不呕，此为三阴不受邪也。

提要：承上文太阳病传变发展为三阴病的转归，论述三阳病向愈发展的转归。

释义：阴阳六病一般遵循按太阳病、阳明病、少阳病，太阴病、少阴病、厥阴病的顺序传变发展的规律，故《素问·热论》有"一日太阳、二日阳明、三日少阳、四日太阴"等之说。一日二日三日之期为虚词，代指疾病的发展阶段及发展的一般次序。

三阳病为阳热性病变，三阴病为虚寒性病变，少阳为阴阳之枢，即指少阳病为三阳病向三阴病发展的中间阶段。少阳病属阳热性病变，但初见阳气亏虚，如阳气进一步损伤，则转化为太阴病，甚至传变为少阴病。

"伤寒三日，三阳为尽"，指太阳病损伤阳气，发展为少阳病阶段。如阴阳气血继续损伤，则疾病向三阴病发展而阳去入阴，病转三阴则在表身无大热，在里不能食而呕；如阴阳气血得复，则反能食而不呕，疾病向愈发展，故不能传变为三阴病。

【原文】

271. 伤寒三日，少阳脉小者，欲已也。

提要： 承上文少阳病向愈的转归，论述少阳病欲愈的脉象。

释义： "伤寒三日"代指疾病传变为少阳病，少阳病则气血不足而脉络不充，故脉细；

阴阳郁滞则脉弦。今脉小而弦去，则气机通利，郁热宣散，邪气得解，少阳病阴阳郁滞的病变祛除，故问愈发展，假以时日，气血得复则愈。正如《脉经》所述："大者病进，小者病退。"

【原文】

272. 少阳病，欲解时，从寅至辰上。

提要： 依据天人相应理论，预测少阳病欲解的时间。

释义： 寅卯辰时是自然气候之阳气生发之时，受自然气候的影响，人体阳气易于生发，故阳气不足引发的少阳病在此时欲解。

辨太阴病脉证并治

【原文】

273. 太阴之为病，腹满而吐，食不下，自利益甚，时腹自痛。若下之，必胸下结硬。

提要：提出太阴病的提纲证及治疗禁忌。

释义："太阴"即阴液相对太盛之意。太阴病指因阳气亏虚导致阴液相对太盛而发生运化不利的病变，属阴寒性病变。

太阴病多因三阳病耗伤阳气而发；或因饮食不节，内伤生冷，损伤肠胃阳气而发；也可能外受寒湿，直接损伤里阳而发。阳气损伤则阴液运化不利而发太阴病。阴液运化不利病变主要包括水谷饮食消化不良、水液输布不利病变，以及血液寒凉的病变等，其中以胃肠消化不良病变为突出表现。

胃肠阳气损伤，则消化吸收、运化输布饮食功能下降，饮食不运则化生湿浊积滞胃肠，故发太阴病。湿浊积滞胃脘，则腹满而吐，食不下。如水湿加重，下注肠道，则下利。自下利是太阴病虚寒加重的表现，故自利则腹满而吐，食不下病证益甚，有别于阳明病之腹满得利则减。太阴病肠胃虚寒不温则痉挛腹痛，水湿刺激肠道也可引起痉挛腹痛。因虚寒腹痛得温则减，得寒则剧，或自利排出水湿，刺激减轻则腹痛缓解，故太阳病腹痛阵发性发作而表现为时腹自痛。

"腹满而吐，食不下，自利益甚，时腹自痛"基本反映了饮食水谷之阴液输布运化不利，而相对太盛为病，故为太阴病之辨证提纲。太阴病宜温之，禁用攻下。如误用攻下治疗腹满，则更伤阳气。肠胃水湿不除，反因三焦阳气亏损，水液不运，化生水饮停聚中焦腠理，故胸下结硬。

【原文】

274. 太阴中风，四肢烦疼，阳微阴涩而长者，为欲愈。

提要：承上文太阴中寒的病证，论述太阴中风的脉证表现及欲愈的脉象。

释义：太阴病是阴液输布不利，运化失常的病变。阴液包括水谷精微、水液及血液等。如胃肠阳气不足，则表现为水谷精微运化失常，化生湿浊停滞胃肠，故腹满不能食，因肠胃虚寒，故名为太阴中寒；如肌表阳气亏虚，则表现为水液输布不利，化生水湿停滞四肢关节，或血液寒凉、运行滞缓为病，因太阴病表现在肌表，而肠胃阳气不虚，故能食，而名为太阴中风。

太阴中风，则肌表阳气亏损，失去温煦肌表血液的作用，故阴血寒凉、循行滞缓，四肢失去阳气的温养和阴血的荣养，故四肢烦疼。或阳气亏损，失去输布水液的功能，则水液不运，化生水湿停滞四肢关节，痹阻营卫气血循行，故四肢烦疼。太阴中风的脉象多表现为阳微阴涩，因阳气亏虚，故脉象浮取微弱；因阴血寒凉或受水湿闭阻，故循行涩缓，脉象沉取则涩。

太阴病为阴寒性病变，阳气得复则寒去欲愈。阳气化生于饮食，故太阴中风而能食者，邪气不胜谷气而易愈；反之，太阴中寒不能食者，则气血化生无源，疾病易加重发展。太阴中风脉象本为阳微而阴涩，如兼有长脉，则阴中有阳，反映谷气外达，气血来复，故欲愈。如《辨脉法》记载："阴病见阳脉者生。"

【原文】

275. 太阴病，欲解时，从亥至丑上。

提要： 依据天人相应理论，预测太阴病欲解的时间。

释义： 太阴病是阴液输布不利的阴寒性病变，阳气复则太阴病欲解。阳气来源于水谷精气，亥子丑夜半之时，天气寒凉而气血内敛，肠胃得温则胃气盛，故此时谷气得盛，阳气易复而欲解。提示治疗太阴病宜保胃气。

【原文】

276. 太阴病，脉浮者，可发汗，宜桂枝汤。

提要： 承前文太阴中风的脉证表现，论述太阴中风的治疗。

释义： 太阴病中寒者，阳气亏损较重，伤及里阳，故腹满不能食而脉沉。"脉浮者"则阳气亏损较轻，但表阳不足，表现为肌表血液失温而寒凉不运，故四肢失去阴阳气血的温养而烦疼；因胃阳不虚，故能食而为太阴中风。或因表阳不足，而阴津不化，伴有水湿停滞四肢关节而加重疼痛。

太阴中风表现在肌表，可与桂枝汤解表发汗祛湿。桂枝汤内和脾胃，以助化源，生化阳气，外和营卫，温经通脉，发汗祛湿而不伤正。

【原文】

277. 自利不渴者，属太阴，以其脏有寒故也，当温之，宜服四逆辈。

提要： 承上文太阴中风的证治，论述太阴中寒的证治。

释义： 太阴病寒湿在里，则肠胃阳气亏损，消化吸收功能不足，放饮食不运，反化寒湿积滞，而腹满食不下，水湿下注则自利，为太阴病肠胃里寒病变。

自利可见于阳明病、太阴病少阴病及厥阴病等，阳明病自利为热利，必臭秽急迫，因热盛津伤，故伴口渴；少阴病下利因阴津亏损，多伴有口渴；厥阴病下利因阴津极亏且伴热化证，故消渴；而太阴病自利以不渴为特点，因太阴病为阴液相对太盛的病变，

故不渴。

太阴病中风证，水湿在表，可发汗；水湿停滞三焦，宜利水通阳；太阴中寒者，寒湿在里，当温之，宜服四逆辈。如下利较轻，以腹满而呕、食不下为主要表现，可与理中丸温中祛寒；如下利较重，则与四逆汤回阳救逆，温中止利。

【原文】

278. 伤寒，脉浮而缓，手足自温者，系在太阴。太阴当发身黄，若小便利者，不能发黄。至七八日，虽暴烦下利，日十余行，必自止，以脾家实，腐秽当去故也。

提要： 承前文太阴病中风表证和太阴病中寒里证的证治，论述太阴病水湿停滞三焦的脉证表现及发黄和向愈的两种转归。

释义： 太阳病伤寒则卫闭营郁，因阳气浮盛于外化热，阳热鼓动气血，故脉浮；因营阴郁滞不泄，故脉络充实而脉紧。伤寒脉应浮紧，反见"脉浮而缓，手足自温者"，是太阳病系在太阴的脉证表现。

太阳病系在太阴，即太阳病耗伤里阳，而有合并太阴病的趋势，或初见太阴病病变。太阳病表阳功能不足，营卫不和而表病，机体自调，阳气外赴而耗伤。三焦阳气损伤，则三焦水液输布不利而化生水湿，停聚三焦，故合并太阴病。因合并太阴病水液内停三焦，则不能充实于脉络，故脉象松缓而不紧。如太阴病较重，则胃阳损伤，气血生化无源，故阳气不能外达四末而手足不温，甚至厥冷。今手足自温，则但见三焦阳气损伤，而胃阳尚未损伤，故能食，阳气外达四末而手足自温。太阳病伤寒初见太阴病之脉，而手足自温，则太阴病较轻，故为太阳病系在太阴。

太阳病系在太阴，继续耗伤阳气，则转属太阴病，水液停聚下焦而小便不利。七八日后，阳气损伤进一步加重，则水湿向中焦发展，侵及肝胆，影响胆汁排泄，故身必发黄。如太阴病表现为小便自利，则三焦气机通畅，湿有出路而不能侵及肝胆，故不能发黄。

太阳病系在太阴，阳气来复则向愈发展。系在太阴，肠胃消化传导功能下降，又兼水液内停三焦，不能内还胃中，故内生腐秽积滞。七八日后，阳气来复，则水液内还胃中，肠胃消化传导功能恢复而脾家实，故腐秽积滞下利排除而向愈。因阳气初复，受水湿腐浊阻滞不能下达，而上冲头脑，故下利前暴烦，利后则阳气通达而神清气爽。

【原文】

279. 本太阳病，医反下之，因而腹满时痛者，属太阴也，桂枝加芍药汤主之。大实痛者，桂枝加大黄汤主之。

提要：论述太阳病误下损伤里阳，发展为太阴病肠胃血寒的证治，以及伴有里实积滞的证治。

释义：初为太阳病，误下伤损里阳，失去温煦推动肠胃血脉的作用，故肠胃血液寒凉、循行滞缓，而转属为太阴病肠胃血寒证。

太阴病虚寒不运，肠胃失温则消化功能低下，故腹胀满。肠胃失去气血的温养则痉挛腹痛，腹痛得温则减，得寒则剧，故阵发性发作。

太阴病血寒腹痛与太阴病虚寒腹痛不同。太阴虚寒腹痛是肠胃阳气亏损，饮食不化，反生湿浊，停滞肠胃，水湿刺激肠道而痉挛腹痛。因水湿下注，故腹痛必伴自利。太阴血寒腹痛是脉中阳气亏损，血液不温而寒凝不运，肠道失去血液的温养而痉挛腹痛，因胃肠内无水湿，故腹痛多不伴下利，甚至因肠道痉挛而传导不利，又兼胃肠消化不良，积滞内停及血寒肠道失润而便秘。

太阴病虚寒证表现在肌表，则四肢烦疼而脉浮涩，宜服桂枝汤外和营卫、温经通脉。太阴血寒表现在肠胃，则腹满时痛，脉应沉涩，宜服桂枝加芍药汤内和气血、温经通脉。其中桂枝温经通脉；芍药养血通利血脉，缓急止痛，倍量于桂枝则收敛气血，内养肠胃；生姜、甘草、大枣益气和中。

太阴病肠胃血寒证如伴有饮食积滞，则腹满疼痛拒按，且得温不减，疼痛持久，通常伴有便秘。宜服桂枝加大黄汤内和气血，温经通脉，兼泻积滞，其中桂枝加芍药汤内和气血、温经通脉、缓急止痛，加大黄攻积通便、活血通络。

【原文】

280. 太阴为病，脉弱，其人续自便利，设当行大黄芍药者，宜减之，以其人胃气弱，易动故也。

提要：承上文太阴病肠胃血寒证的证治，论述服桂枝加芍药汤及桂枝加大黄汤的善后调理及禁忌。

释义："设当行大黄芍药者"提示疾病为太阴病肠胃血寒证，表现为腹满时痛而大便不畅，或大实痛，故当行桂枝汤加芍药或加大黄。

"其人续自便利"之"续"字提示"自便利"是服桂枝加大黄汤后，继药物性下利之后，出现自发便利。太阴病血寒证，服桂枝加大黄汤后，其人续自便利，则积滞祛除，满痛缓解，但脉象仍弱，其阳气仍亏虚不足，太阴病缓解而未愈，故宜继续调治。因太阴病血寒，肠胃失温，故胃气本弱。大黄苦寒攻下，芍药酸寒，易动伤胃气，故自便利后，减去大黄，减少芍药用量，但与桂枝汤善后。

辨少阴病脉证并治

【原文】

281. 少阴之为病，脉微细，但欲寐也。

提要： 提出少阴病的提纲证。

释义： "少阴"即阴液亏少之意，少阴病指因阴液亏损，导致阴阳失调的病变。少阴病是阴液亏损发展至严重阶段的表现，多由三阳病或太阴病发展而来。三阳病不解，耗伤阴阳气血，尤其阳明病阳热易灼伤阴津并迫津外泄，从而损伤阴津，易发展为少阴病；或汗吐下误治，易伤阴亡阳而发展为少阴病；太阴病肠胃虚寒，日久则生化无源，导致阴阳亏损或虚寒下利亡失津液，致阴液亏损而发展为少阴病。

少阴病的本质是阴液亏损。阴液主要包括津液和血液等，是阳气的物质基础。阴液承载阳气，内舍于脉络，外行于三焦腠理，构成人体的内环境，维系人体的自稳状态，保障人体的新陈代谢和组织器官的生理功能。

因阴液与阳气互根互生、相互为用、相互制约，故少阴病阴液亏损则易引起阴阳俱虚之本虚证；因阴损及阳，阳气亏虚失去温煦、运化、固摄作用，故发生少阴病寒化证；如阴不制阳则易发少阴病热化证。

少阴病寒化证突出表现为阳虚生寒而产生阴寒性病证；热化证突出表现为阴虚生热而产生阳热性病证。两者均存在阴阳俱虚的病变，其寒热病证为标，阴阳俱虚为本，因此少阴病本虚证、寒化证及热化证共同的脉证表现为"脉微细，但欲寐"。

阳气不足则气血推动无力，循行不畅，故脉微；阴液亏损则脉络不充，故脉细。"脉微细"反映少阴病阴阳气血亏损的本质，故为少阴病的提纲脉象。阴阳气血亏损则精气神不足，故但欲寐，即精神失养而萎靡不振，肢体失养而疲乏无力的表现。"但欲寐"亦反映少阴病气血阴阳亏损之本质，故为少阴病之提纲病证。

【原文】

282. 少阴病，欲吐不吐，心烦，但欲寐，五六日，自利而渴者，属少阴也，虚故引水自救。若小便色白者，少阴病形悉具。小便白者，以下焦虚有寒，不能制水，故令色白也。

提要： 论述少阴病寒化证的病证特点。

释义： 少阴病的本质是阴液亏损，因阴液是阳气的物质基础，故阴液亏损必伴有阳气不足。少阴病寒化证是阴虚及阳，阳气亏虚而失去温煦、运化、固摄的作用，产生阴寒性病证的病变。

少阴病初期，阴阳亏损较轻，多表现在肌表和上焦。阴阳气血亏虚不能荣养头脑，温养精神，故精神萎靡不振而心烦，不能外荣肢体，则疲乏无力，故但欲寐。阴阳气血亏损加重，则阴阳气血不能内温中焦胃脘，胃阳不足则消化传导功能低下，故欲吐不吐。欲吐不吐则胃脘不舒，影响精神而加重心烦。

五六日后，阴阳亏损加重，少阴病向里向下焦发展，阴阳气血不能温养肠道，肠道吸收运化功能不足，同时在肠道伴有阳气亏损，失去固摄水液的作用，故自利。少阴病自利的特点为下利清谷伴有口渴。因阳气亏损，肠道脉络之阴津不固而外泄，故利下澄澈清冷；因胃肠阳虚，食物不能腐化，故下利完谷不化；少阴病本有阴液亏损，胃肠阳虚则水津不得吸收，脉中阴津不固而亡失下利，更加重阴津亏损，组织缺水，故口渴欲饮水自救。

"若小便色白者"即小便清长，是少阴病寒化证在下焦膀胱的表现。少阴病阴阳亏损，不能温养下焦膀胱，膀胱虚寒，不能制约固摄水液，故小便清长。如《素问·至真要大论》记载："诸转反戾，水液浑浊，皆属于热。诸病水液，澄彻清冷，皆属于寒。"

少阴病寒化证，是阴阳津气亏损，阳虚生寒的病变。阴阳亏损主要表现在血脉，阴阳津气随脉循行周身，不达之处则生寒化病变。少阴寒化轻证表现在肌表而恶寒乏力；在上头脑失养而但欲寐；病情加重则肠胃虚寒而呕利；如虚寒下入膀胱则小便清长。在表里上下皆发生少阴病变，则"少阴病形悉具"。临证不必拘泥于悉具，但见一证便是。

【原文】

283. 病人脉阴阳俱紧，反汗出者，亡阳也，此属少阴，法当咽痛，而复吐利。

提要：论述少阴病寒化证表里虚脱的脉证表现。

释义：紧脉多见于太阳病伤寒，伤寒则营阴郁滞而无汗，阴津不能外泄作汗，则脉络充实，故脉紧。如3条所述："太阳病或已发热……脉阴阳俱紧者，名为伤寒。"

脉紧反见汗出者，多为少阴病虚脱的表现，病情危重。少阴病阴液亏损，阴不生阳则阳虚生寒而发寒化证。少阴病阳气亏损较重，则失去固摄阴津的作用，在肌表阴津不固则汗出，在胃肠阴津不固则吐利，阴津表里两脱，阳随阴亡，病情危重，阴津亡失，不能上荣咽喉，或阳气亡失，寒凝咽喉，则咽痛。

少阴病阴阳亏损，脉络不充，应脉象微细。脉反阴阳俱紧者，是阴阳气血极亏，血管失去温养而痉挛的表现，实为革脉；或者因阴阳极亏，内藏脏腑之真阴外脱入脉，而脉络充实，故紧。宜服通脉四逆汤回阳救逆。

【原文】

284. 少阴病，咳而下利，谵语者，被火气劫故也，小便必难，以强责少阴汗也。

提要：论述少阴病火劫发汗误治的变证。

释义：少阴病则阴津亏损，禁发汗伤津亡阳。少阴病初期表现肌表恶寒，当与扶阳益阴之剂，误诊为太阳病，反与火劫发汗，汗出伤阴，阴津极虚则发展为厥阴病。

厥阴病是阴液极亏，导致寒化证和热化证同时存在的病变。在下表现为阴损及阳，阳虚失固而下利；在上表现为热化证，阴津不荣润于肺，则肺阴亏虚，虚火上扰而咳，阴津不养于头脑，则虚火上扰精神而谵语；因阴津极亏，故无水下渗而小便难。

【原文】

285. 少阴病，脉细沉数，病为在里，不可发汗。

提要：承上文少阴病火劫发汗误治的变证，论述少阴病里证禁药物发汗。

释义："脉细沉数"是少阴病阴阳气血津液亏损的脉象。阴液亏损，脉络不充则脉细；阳气不足，气血鼓动无力则脉沉；阴阳气血亏损，心失所养则代偿性心率增快而脉数。

"脉细沉数"反映阴阳津气亏损，疾病已发展为少阴病，如疾病表现在表，则阴阳亏损较轻，可益阴扶阳；如兼有太阳病发热，可与麻黄附子细辛汤等扶阳解表。如疾病表现在里，则阴阳亏损较重，当救其里，即使兼有太阳病表证，亦禁发汗。

少阴病在里，可有少阴病本虚证、热化证及寒化证三种病变。少阴病阴阳气血亏损加重，则本虚证由在表恶寒发展为心失所养，而心悸气短等里虚证宜扶阳益阴，发汗则伤阴亡阳；阴虚加重，则易发展为热化证而心烦失眠，宜滋阴泻火，发汗则伤阴助热；阳虚加重，则易发展为寒化证而下利清谷，宜回阳救逆，发汗则亡阳竭阴。故少阴病在里禁汗，发汗则伤阴亡阳，加重少阴病发展。

【原文】

286. 少阴病，脉微，不可发汗，亡阳故也。阳已虚，尺脉弱涩者，复不可下之。

提要： 论述少阴病轻证禁发汗攻下。

释义： "脉微"即浮取脉象微弱，是少阴病阳气初虚的脉象表现。阳气不足则脉搏无力，故脉微。少阴病阳气初虚则浮取脉微，沉取尚有力，发汗则伤津亡阳，加重少阴病发展，而沉取亦微。

"尺脉弱涩者"即少阴病阴液初虚的脉象表现。尺中脉位深伏，应指较弱，对阴液亏损反应敏感，阴液初虚则尺脉弱涩，攻下则更损伤阴津，加重少阴病发展，而寸口关中亦现弱涩脉象。

脉微禁汗与尺脉弱涩者禁下为互词，实指少阴病禁发汗攻下，阴阳互生互根，少阴病阴液亏损为本，必伴有阳虚。发汗攻下为祛邪安正之法，易伤阴亡阳，故少阴病虚证禁汗下伤阴亡阳。概阳虚生外寒，易误诊为太阳病，故示医禁汗；阴虚生内热，易误诊为阳明病，故提示禁下。

【原文】

287. 少阴病，脉紧，至七八日，自下利，脉暴微，手足反温，脉紧反去者，为欲解也，虽烦下利，必自愈。

提要： 论述少阴病寒实证阳复欲解的脉证。

释义： 少阴病寒化证，依据是否伴有有形病理产物，分为少阴病虚寒证和少阴病寒实证。少阴病寒实证是阴损及阳，阳虚不化，而阴液寒凝，化生水饮的病变。

少阴病寒化证，阴阳俱虚，脉本应微细。因阳气亏损，水液输布运化不利，产生水饮则发展为少阴病寒实证。水饮内停三焦多伴有水肿；脉中阴津寒凝则脉紧。紧脉反映病理性水饮内停，掩盖了生理性阴津亏损的虚象。

少阴病寒实证，水饮内停三焦，脉中阴津寒凝，在肌表可表现为恶寒，手足不温；在三焦可表现为小便不利，心下满胀；在胃肠之里，可因肠胃阳虚，饮食不化而产生腐秽积滞，复因阴津寒凝三焦脉络，不能复还

胃中，故内停积滞。

至七八日，出现"自下利，脉暴微"，可能是疾病加重，转化为少阴病虚寒证的表现，因阳气亏损加重，失去固摄阴津的作用，故自下利，阴津外泄则脉暴微；也可能是阳复而向愈的表现。阳气复则水饮得以输布，水液内还胃中，胃肠消化传导功能恢复，故水饮与腐秽积滞从肠道排出而自利。水饮病邪排除，则脉之虚象显现，故脉紧去而暴微。

手足四末为血液循环的远心端，对阴阳气血之盛衰反应敏感。如"自下利，脉暴微"是阳气衰败的反应，则手足不温加重，而转为厥冷；如手足反温，则是阳气来复的反应，故下利必自愈。另外，阳气来复之自下利，多兼有心烦，因阳气初复，受水饮阻滞，下达不畅而上冲头脑，故烦。

【原文】

288. 少阴病，下利，若利自止，恶寒而踡卧，手足温者，可治。

提要： 论述少阴病虚寒证，阳复利止的预后。

释义： "下利"是少阴病肠胃虚寒的表现，少阴病阴阳气血亏损，不能内温胃肠，则胃肠虚寒，饮食不化而下利清谷；同时伴有阳气亏损，失去固摄阴津的作用，故阴津从肠道脉络内脱而下利。

"恶寒而踡卧"是少阴病肌表虚寒的表现，少阴病阴阳气血亏损，不能外温肌表，则表阳不足，不能温煦肌表，故恶寒，恶寒甚者则踡卧以保暖。

少阴病虚寒轻证，多表现在肌表恶寒，病进则发展为肠胃虚寒，里寒则气血化生无源，谷气不能外助，故恶寒加重而踡卧。如阳气来复，则首先内温肠胃，里阳复则谷气盛，气血得以化生，外达肌表而表阳得复。

"利自止"是里阳来复的表现，但也可见于阳气衰败，阴液亡竭而无物下利。阳气衰败者，利止则手足厥冷；里阳来复者，利止而谷气外达四末，故手足转温。因此少阴病表里皆寒病证，若利自止，手足温，则向愈

发展，可治。

【原文】

289. 少阴病，恶寒而踡，时自烦，欲去衣被者，可治。

提要：论述少阴病虚寒证，表阳欲复的预后。

释义：承接上文，少阴病里阳来复而利自止，但表阳尚未恢复，故恶寒而踡，外覆衣被以取暖。

"时自烦，欲去衣被者"是阳气来复而表证欲解的征兆。少阴病里阳来复则胃气外达，肌表阳气得助，故欲去衣被。因阳气初复，受表寒阻滞而外达不畅，故内郁化热，上冲头脑而烦。郁极而发则阳气外达肌表，故烦减而欲去衣被。阳气耗尽则复恶寒，待里阳蓄积，复阵发自烦，欲去衣被。少阴病虚寒表证，出现时自烦，欲去衣被，是阳气来复而向愈的表现，故可治。

【原文】

290. 少阴中风，脉阳微阴浮者，为欲愈。

提要：论述少阴中风欲愈的脉象。

释义：少阴病是阴液亏损的病变，因阴液是阳气的物质基础，阴液亏损则必伴有阳气不足，少阴病阴阳亏损较重，不能温养胃肠，则胃阳不足而不能食，甚至肠道虚寒而下利。胃肠虚寒不能食者，名为少阴中寒。少阴病阴阳亏损较轻，只表现为不能温养肌表而恶寒者，胃肠阳气不衰，尚能食者，名为少阴中风。

少阴中寒病变较重，且胃气虚弱，气血化生无源，故不能向愈，必先转化少阴中风状态，胃气盛则气血得以化生，阳气得复而阴寒得解。脉微为少阴中风阳气亏虚之象，脉浮则为阳脉，是阴阳气血得复，而外行助表的脉象，脉阳微阴浮者，反映阴中有阳，故阳气来复而欲愈。

【原文】

291. 少阴病，欲解时，从子至寅上。

提要：以天人相应理论，预测少阴病欲解的时间。

释义：少阴病是阴阳气血亏损的病变，阴阳气血化生于胃气，故少阴病的预后发展取决于胃气盛衰。夜半子时，天气寒凉，受自然影响，人体气血内趋，胃肠得温则胃气盛而阳气易复，至寅时则阴寒将退，人体阳气生发，气血外赴助表，故少阴中风在子至寅时易解。

【原文】

292. 少阴病，吐利，手足不逆冷，反发热者，不死。脉不至者，灸少阴七壮。

提要：承前文少阴病向愈发展的病证，论述少阴病向恶发展的病证及预后。

释义：少阴病阴阳气血亏损加重，则肠胃虚寒失固而吐利暴作。阴阳气血亏损，不能温煦肌表，则多见恶寒而不发热。今反见发热者，是吐利暴作伤阴，少阴病加重而有发展厥阴病之势的表现。少阴病阳虚不固，阴津内脱于肠胃，而不能外输于肌表，在肌表则阴不潜阳，故阳气外越而发热，即脱水发热。因肠胃虚寒较重，吐利大作，应见胃气不达四末而手足厥冷，伴有气血不充脉络而脉微欲绝。

少阴病表现为吐利、手足厥冷、发热、脉微欲绝，则为少阴病危证。病情危重，但吐利未止则阴津未竭；手足厥冷而不逆冷，则胃气未败，阳气未绝；发热而不汗出，则阳气未脱；脉微欲绝而未绝，故病情危急而不死，宜积极救治。可与通脉四逆汤，或白通加猪胆汁汤等，温阳通脉，止利存阴。

"脉不至者"是少阴病危证加重的表现。少阴病危证表现为吐利、发热、手足厥冷、脉微欲绝，失治则吐利伤阴加重，阴津大伤而脉络不充，故脉绝不至，病情发展为少阴病危急证。急当止利存阴，存得一分津液，便存一分生机，宜服通脉四逆汤回阳救逆、止利存阴。因病情危急，发展迅速，恐药物煎煮待时，内服发挥药效不及，而病已阴脱阳亡，故急用灸法回阳救逆、止利存津，以治疗少阴病吐利，同时煎煮通脉四逆汤。

因灸法为止利存津而设，故宜取神阙、

关元、百会、足三里和太溪等穴位。

【原文】

293. 少阴病，八九日，一身手足尽热者，以热在膀胱，必便血也。

提要： 论述少阴病热化证的病证表现。

释义： 少阴病是阴液亏损的病变，因阴阳互根互生，故疾病早期多表现为阴阳俱虚之少阴病本虚证。八九日之后，则可因阳虚加重而表现为阴不生阳之寒化证；也可因阴虚加重表现为阴不制阳之热化证。

少阴病热化证，是阴液亏损，不能制约阳气，而产生阴虚火旺的病变。阴阳气血津液内舍于脉，在脉络发生阴虚火旺病变，虚火随脉外泛肌表，则一身手足尽热；虚火随脉下入膀胱，迫伤阴络则便血。临床也可见血热迫伤阳络而衄血。衄血则更伤阴助热而加重发热表现。少阴热化证多因阴液亏损，不能外达四末，故手足阴虚火旺发热，病情加重则一身尽热。宜服黄连阿胶汤。

少阴病热化证多由阳明病耗伤阴津发展而来，也可因少阴病寒化证阴伤热复转化而来。少阴病寒化证转发热化证者多为疾病由气分转入血分，是疾病加重的表现。不可误诊为肾热外移膀胱，病从阴出阳而向愈发展。

【原文】

294. 少阴病，但厥，无汗，而强发之，必动其血，未知从何道出，或从口鼻，或从目出者，是名下厥上竭，为难治。

提要： 论述少阴病误汗动血，发展为厥阴病下厥上竭的病变及其预后。

释义： "但厥，无汗"是少阴病寒化证在肌表的表现。少阴病阴阳气血亏损，不能外达四末，故手足厥冷；阳气亏虚，不能温煦肌表、运化阴津，故恶寒而无汗。

少阴病肌表虚寒证，是阴阳气血津液亏损的病变，宜扶阳益阴。反与火疗或辛温解表之剂强责发汗，汗出则更伤阴津，阴液极亏则发展为厥阴病。

厥阴病是阴液亏极，导致阴不生阳而产生寒化证，同时伴有阴不制阳而产生热化证

的病变。初期本为少阴病，火疗发汗导致阴津极亏，阳随津亡，故在下寒化而肢厥加重；在上则因火疗伤津助热，而热化动血，衄血或从口鼻或从目出，衄血则阴血伤竭于上，故名上竭。厥阴病阴液极亏、寒热错杂，又病入血分，故难治。

另外，下厥上竭病变也可见于少阴病寒化重证。少阴病强责发汗，则伤津亡阳，导致少阴病寒化证加重。阳气大伤，失去温煦肌表的作用，则在下肢厥，失去统摄阴血的作用，则在上衄血。发汗动血则少阴病虚寒证由气分转入血分，汗血两伤则病情较重，故难治，如《素问·营卫生会篇》记载："故夺血者无汗，夺汗者无血，故人生有两死而无两生。"

【原文】

295. 少阴病，恶寒，身蜷而利，手足逆冷者，不治。

提要： 论述少阴病阳气败绝的危候。

释义： 少阴病肌表阳气亏虚，则恶寒身蜷；病进则里阳亏损，肠失固摄而下利；肠胃虚寒则胃气不达四末，故手足厥冷，病进则手足逆冷。手足厥冷则冷不过腕踝；手足逆冷则冷过腕踝，甚至上至肘膝，是阳气衰败的特征，多预后不良。

【原文】

296. 少阴病，吐利，躁烦，四逆者死。

提要： 少阴病阳气衰败而失神的危候。

释义： 少阴病虚寒证在里，则肠胃不固而吐利；吐利更伤阴亡阳，病进则阳气衰败，不能温养精神则肢躁心烦，不能外达四末则四肢逆冷。吐利不止则阳气衰败，手足逆冷则胃气败绝，躁烦则精气亡竭而失神，故预后不良。

【原文】

297. 少阴病，下利止而头眩，时时自冒者死。

提要： 论述少阴病阴津亡竭的危候。

释义： 少阴病阳气亏损、阴津不固则下利。如下利止，多为阳气来复、阴津得存的

向愈表现，必伴精神爽慧。今下利止，反眩晕昏冒，是少阴病加重的危候。少阴病阳气败绝，阴津不固而下利暴作，阴津亡竭则无物可利，故下利止；阴津亡竭于下，则气血不能上养头脑，故眩晕昏冒，甚至昏厥休克。

【原文】

298. 少阴病，四逆，恶寒而身踡，脉不至，不烦而躁者，死。

提要： 论述少阴病阴竭阳绝的危候。

释义： 少阴病胃气衰败则四逆；表阳衰败则恶寒而身踡；阴津亡竭则脉络不充，阳气败绝则无力鼓动血脉，故脉不至；阴竭阳绝则精神失养，故不烦而肢躁。诸证反映阴竭阳绝而失神，故预后不良。

【原文】

299. 少阴病，六七日，息高者，死。

提要： 论述少阴病肺气败绝的危候。

释义： "六七日"承接 282 条"少阴病……五六日自利而渴"。少阴病初期，多表现为肌表阴阳不足；五六日则病至胃肠而虚寒下利；六七日之时，利下伤津亡阳，少阴病阴阳津气亏损加重，不能荣养于肺，则在肺发生少阴病而肺之气阴亏损，故呼吸表浅。也可能因少阴病阳气亏损，阴津输布不利反化水饮停聚肺内，影响呼吸而息高。

少阴病息高者，为疾病由表入里，由腑及脏而恶向发展的表现，多是呼吸衰竭的危候，预后不良。

【原文】

300. 少阴病，脉微细沉，但欲卧，汗出不烦，自欲吐，至五六日，自利，复烦躁，不得卧寐者死。

提要： 论述少阴病表里两脱的危候。

释义： 少阴病则阴阳气血亏损，脉络不充，故脉微细沉。初期阴阳气血亏损较轻，多表现在肌表，肢体失养而乏力，故但欲卧；阳虚加重则肌表不固而汗出，因少阴病汗出是表阳不固阴津的表现，故阴寒无热而不烦，有别于阳明病阳热迫汗而心烦；汗出则伤津亡阳，阴阳气血亏损进一步加重，不能内温

胃脘，故胃阳不足而自欲吐，病有入里之势。

至五六日，失治则里阳亏损加重，肠道虚寒不固而自利。自利则阴津内脱，汗出则阴津外脱，阳随阴亡，故阴阳表里两脱，病情危重。阴阳气血表里两伤，不能上养头脑精神，则复烦躁不得眠，反映阴阳败绝，预后不良。

【原文】

301. 少阴病，始得之，反发热，脉沉者，麻黄附子细辛汤主之。

提要： 论述太阳少阴合病的证治。

释义： "少阴病，始得之"，相对于下文"少阴病，得之二三日"而言，即得之一日。少阴病是阴阳津气亏损的病变，应无发热表现，如 7 条所述："病有发热恶寒者，发于阳也；无热恶寒者，发于阴也……"少阴病始得，反见发热，是太阳病伤寒不解的表现，实为太阳少阴合病。

太阳少阴合病多见于老年体弱者，平素既有阴阳气血不足，但尚可支持而不发病。外触风寒发作太阳病伤寒，则恶寒发热，本应脉浮，因伤寒耗伤阴阳气血而诱发少阴病，阴阳气血亏损，故脉沉。

本文"反发热，脉沉者"与 92 条"病发热头痛，脉反沉"同义，均为太阳少阴合病，太阳病表现为伤寒，证见无汗、发热、头痛及恶寒等表证，少阴病表现为始得之而病变较轻，但见脉沉。92 条主要论述太阳病的证治规律，因伴有少阴病，故曰"脉反沉"；本文主要论述少阴病的证治规律，因伴有太阳病，故曰"反发热"。

太阳病伤寒宜发汗解表，少阴病禁强责发汗。太阳少阴合病以太阳病为主要病变，少阴病较轻者，可与麻黄附子细辛汤温阳解表，小发其汗，同时兼顾太阳少阴病变。其中麻黄辛温解表，发汗散热，宣通卫阳，开泄营阴，以治太阳伤寒；附子温阳祛寒，固摄荣阴，治疗少阴病，制约麻黄大汗伤阴亡阳；细辛辛温，佐附子温经通阳，辅麻黄解表散寒。合方解表不伤正气。

【原文】

302. 少阴病，得之二三日，麻黄附子甘草汤微发汗。以二三日无证，故微发汗也。

提要： 承上文太阳少阴合病之小汗法，论述太阳少阴合病之微汗法。

释义： 承上文，太阳少阳合病始得之，失治至二三日，未出现少阴病证，仍表现为太阳病伤寒证兼有少阴病脉象。但得之二三日，恐气血阴阳损伤加重，虽少阴病证未现，其脉象当沉而微细，与麻黄附子细辛汤小汗之剂，犹恐动经，故与麻黄附子甘草汤微发汗。

麻黄附子甘草汤，即麻黄附子细辛汤去细辛加甘草组成，因少阴病脉象加重，故去细辛，减少辛温发汗祛邪的作用；加甘草，增加益气和中扶正的作用，并缓和麻黄发汗的峻性。合方为温阳解表、微汗之剂。

服麻黄附子甘草汤后，如于四五日，反见身疼，则为少阴病表证，阴阳气血耗伤较重，少阴病发展迅速，有传里之势，当服四逆汤专顾少阴防变，如 92 条所述："……若不差，身体疼痛，当救其里，宜四逆汤。"

【原文】

303. 少阴病，得之二三日以上，心中烦，不得卧，黄连阿胶汤主之。

提要： 论述少阴病热化证的证治。

释义： 少阳病热化证，是阴液亏损，不能制约阳气，而发生阴虚火旺的病变。少阴病的本质是阴液亏损，阴液是阳气的物质基础，具有承载、滋养阳气的作用，故阴液亏损必伴有阳气不足；同时阴液又有制约阳气的作用，阴液亏损则失去润上的功能，故在上易发生虚火相对亢盛的病变。

少阴病初期，多表现为阴阳俱虚之本虚证，而寒热性质不典型。得之二三日以上，突出表现为阴液亏损加重，阴不制阳而虚火亢盛者，则发展为少阴病热化证。津血阴液亏损，不能上荣头脑，虚火上扰精神，故心烦，失眠不得安卧；如阴液不能上润胸中，则虚火上扰心胸而胸中烦热。

少阴病热化证，阴液亏损则虚火亢盛，反之虚火亢盛则灼伤阴液，故方宜黄连阿胶汤育阴清热。其中黄连、黄芩苦寒，清热除烦，兼能凉血，以存阴津；阿胶、鸡子黄填补真阴、滋阴养血，壮水之主，以制阳光；芍药酸寒，佐阿胶滋阴养血，佐黄芩清热凉血。合方育阴清热，安神除烦。

【原文】

304. 少阴病，得之一二日，口中和，其背恶寒者，当灸之，附子汤主之。

提要： 论述少阴病寒实证，饮留心下的证治。

释义： 少阴病得之一二日，一般病变较轻，多表现为阴阳气血不足，不能温煦肌表而恶寒，可与芍药甘草附子汤扶阳益阴。本证突出表现为"其背恶寒"，反与附子汤大温大热之剂，以方测证分析，"其背恶寒"不是少阴病本虚轻证，而是少阴病寒实证，饮留心下的表现，如《金匮要略》痰饮咳嗽病篇记载："夫心下有留饮，其人背寒冷如手大。"

"心下有留饮"为宿疾，多为太阴病寒实证，因阳气亏虚，阴津输布不利，而化水饮停聚心下，留而不去。太阴病日久不愈，耗伤阴阳气血则转属少阴病，或外伤风寒，耗伤阴阳气血，而转属少阴病。疾病由太阴病转属少阴病，虽得之一二日，但阳气更虚，引动留饮发作，而发少阴病寒实证。

少阴病饮留心下，则痹阻营卫气血，由心胸外达其背，又兼有少阴病心阳不足，宗气亏虚，心搏无力，气血循行不畅，故加重阳气不能外达其背而恶寒。如《金匮要略》水气篇记载："营卫俱劳，阳气不通即身冷，阴气不通即骨痛，阳剪通则恶寒，阴剪通则痹不仁，阴阳相得，其气乃行，大气一转，其气乃散。"说明了"其背恶寒"，不仅和留饮痹阻营卫气血有关，还和宗气盛衰有关。

"其背恶寒者"尚可见于阳明病热伤气阴证，如 169 条述："伤寒无大热，口燥渴，心烦，背微恶寒者，白虎加人参汤主之。"阳明病其背微恶寒，必伴有口渴；少阴寒实证，饮留心下则口中和而不渴不苦不燥。

少阴病寒实证宜温阳化饮，使大气一转，其气乃散，方宜附子汤温阳通脉，散寒化饮，益气养阴。其中附子辛温大热，温阳化水，散寒祛饮，因水饮久留不去，非大剂附子不能根除，大量应用附子又有温经通脉、振奋心阳的作用，从而通利营卫气血；重用白术益气燥湿、运化水液；茯苓渗利水饮；人参益气养阴，大补元气；芍药养阴和血，通利血脉。合方善治少阴病留饮痹阻气血的病变。同时辅以艾灸背部俞穴，以温阳散寒、活血通脉。

【原文】

305.少阴病，身疼痛，手足寒，骨节痛，脉沉者，附子汤主之。

提要：承上文少阴病寒实证饮留心下的证治，论述少阴病寒实证饮留肌表关节的证治。

释义："身疼痛，手足寒，骨节痛，脉沉者"，是少阴病寒实证寒湿留饮留着肌表关节的表现。如《金匮要略》痰饮咳嗽病篇记载："四肢历节痛，脉沉者，有留饮。"

本病多由太阴病寒实证发展而来，太阴病阳气亏虚，阴津运化不利，反生寒湿留着肌表关节，形成慢性痹证。太阴病日久不愈，脾胃气血生化无源，寒湿耗伤阴阳气血，故发展为少阴病。

少阴病则阳气亏损加重，诱发寒湿留饮发作，寒湿留着肌表关节，痹阻营卫气血；又因少阴阳气亏损不能温煦血液，故气血不通，而身疼痛、骨节痛。阴阳气血亏损，又兼血液寒凉，故气血不能外达四末而手足寒。阳气亏虚，气血推动无力，故脉沉。因气血寒凝不畅，故多伴有涩脉。

本病多见于痹证后期，耗伤阴阳气血，发展为少阴病寒湿痹阻营卫气血为病，故方与附子汤温阳通脉、散寒祛湿、益气养阴，以止痹痛。上文"其背恶寒者"是饮留心下的病变；本文"身疼痛，手足寒，骨节痛"是寒湿留着肌表关节的表现，两者病位不同，

但皆为少阴病留饮痹阻气血的病变，故异病同治。

【原文】

306.少阴病，下利便脓血者，桃花汤主之。

提要：承上文少阴病寒实证留饮痹阻气血的证治，论述少阴病虚寒证津血滑脱的证治。

释义："下利便脓血者"多见于阳明病热利，也可见于少阴病虚寒证。方用桃花汤温涩固脱治疗，以方测证分析，本证为少阴病寒利，其利脓血夹杂，其色晦暗腥臭，可伴腹痛，但无里急后重表现。

本病多为热病后期，耗伤阴阳气血，发展为少阴病，阳气虚寒失固，津血滑脱不禁而便脓血，即肠黏膜损伤，血管通透性增加，引起津血渗出而下利。下利不止则更伤津血、亡失阳气，少阴病越发严重，终至滑脱不禁。

少阴病津血滑脱，宜桃花汤温涩固脱，以存津血。方以大量温涩之赤石脂为君，益气收涩、固脱止利，一半入汤剂以益气固脱，一半为末直入肠道吸收水分，以收涩固脱，并有保护肠黏膜的作用；大量粳米益气和胃，增加药物黏稠度，保护肠黏膜；干姜温中祛寒、止利除痛。

【原文】

307.少阴病，二三日至四五日，腹痛，小便不利，下利不止，便脓血者，桃花汤主之。

提要：承上文，补述少阴病津血滑脱的证治。

释义：少阴病初期，多表现为本虚证，而寒热性质不典型。至二三日，阴不生阳，阳气亏损加重，则发展为少阴病寒化证，里阳亏损，阴津不固则下利；肠胃不温则痉挛腹痛，或因肠道水气刺激而腹痛；水液后泄于肠道，则不能前渗膀胱，故小便不利。

至四五日，下利不止，伤津亡阳，少阴病虚寒不固加重，不仅阴津不固，而且统血无权，津血滑脱而便脓血。"下利不止"或为服四逆汤的反应，下焦滑脱不禁，故与四逆

汤回阳而下利不能止,宜服桃花汤温涩固脱。

【原文】

308. 少阴病,下利便脓血者,可刺。

提要:论述少阴病津血滑脱的针刺疗法。

释义:本条叙述病证不详,以致寒热性质不明,众说纷纭,莫衷一是。一般认为"刺法是泻其实热,灸法是温其虚寒",本云可刺,当为热利。唯有林澜认为:"刺者,泻其经气而宣通之也,下利便脓血,即主桃花汤矣,此复云可刺者,如痢证利不止,复利其小便,与五苓散以救石脂禹余粮之穷。故此一刺,亦可辅桃花汤所不逮也。"可谓深得要旨。

实践证明,针刺具有泄热和固摄的双重作用,针药配合,则疗效更好,如针刺长强穴可治下利滑脱;针刺可刺激神经,调节血管舒缩,故善津血的分布,从而疏导止利;另外,津血滑脱易引起血容量骤降,而休克昏厥,针刺人中、素髎等穴有醒脑开窍、回阳救逆、升高血压而急救的作用。

【原文】

309. 少阴病,吐利,手足逆冷,烦躁欲死者,吴茱萸汤主之。

提要:论述少阴病中焦虚寒的证治。

释义:少阴病中焦虚寒证,多由阳明中寒发展而来,阳明中寒实为太阴病,胃阳不足而食谷欲呕、手足厥冷。日久不愈,则生化无源,阴阳气血亏损,故发展为少阴病中焦虚寒证。

少阴病中焦虚寒,突出表现为胃阳亏虚,浊阴上逆而吐,重于太阴病食谷欲呕,因阳虚加重,又兼有肠道虚寒而下利;肠胃中寒,胃气不能化生气血,外达四末,故手足逆冷,重于太阴病手足不温;阴阳气血亏损,不能上养头脑精神,故烦躁欲死。

少阴病阴阳气血亏损,源于胃脘虚寒不运,寒饮上逆,故方与吴茱萸汤温胃散寒、降逆止呕。其中吴茱萸辛苦大热,温胃止呕,散寒祛饮;生姜辛温,祛寒散饮,健胃止呕;人参、大枣甘温,益气养阴健胃,养心安神除烦。合方温中健胃,化生气血,少阴病自愈。

【原文】

310. 少阴病,下利,咽痛,胸满,心烦者,猪肤汤主之。

提要:论述少阴病热化证咽痛的证治。

释义:少阴病的本质是阴液亏损,阴液性好润下,阴液亏损则易表现在上部,尤好发于咽喉,故少阴病多伴有咽干口渴等证。

"下利"是少阴病咽痛的病因,多为阳明病热利,或为太阴病寒利。下利则伤亡阴津,阴津损伤较重,则耗伤阴血,津血亏损,不能上荣咽喉,则虚火上扰咽喉,故转属为少阴病热化证而咽痛,或伴有咽干、音哑。津血不能上荣头脑,则虚火上扰精神,故心烦。阴津亏损加重,不能润肺,则虚火扰肺,故胸满。

少阴病热化证咽痛,宜猪肤汤滋阴养血、清热利咽、养心润肺。猪肤甘寒,滋阴清热,消肿止痛,为血肉有情之品,善填补阴精、滋阴养血;白蜜滋阴润燥、解毒消肿、缓急止痛;米粉益气养阴、调和胃气。三味熬膏频服,又能作用于咽喉局部,加强消肿止痛利咽的作用。

【原文】

311. 少阴病,二三日,咽痛者,可与甘草汤;不差者,与桔梗汤。

提要:论述少阴病热化证咽痛轻证的治疗。

释义:咽喉居上,对阴津亏损的反应比较敏感,故少阴病热化证初期,多表现为阴津不足,不能上润咽喉,故虚火上扰而咽痛,甚者虚火灼津成痰而咽喉肿痛。多伴有咽干、脉沉细等阴津不足的表现。

少阴病热化轻证,与甘草汤清热利咽、益气养阴,方用一味生甘草清热解毒以疗咽痛,益气恋水以生津液。不差者,多伴有痰热郁结,故与桔梗汤清热利咽、散结化痰。桔梗苦辛,化痰利咽开结,升提阴津润喉,合甘草清热解毒,善治少阴病咽痛。

【原文】

312. 少阴病,咽中伤,生疮,不能语言,声不出者，苦酒汤主之。

提要：论述少阴病热化证，咽痛生疮的证治。

释义：少阴病热化证，阴津不足，不能上润咽喉，虚火上扰则咽痛；虚火较重则炼津成痰，痰热壅滞咽喉则咽喉肿痛；虚火加重则灼伤阴血，热腐气血，化脓生疮，肿痛加重，影响发声，故不能语言、声音不出。

咽痛生疮也可见于阳明少阴合并病，阳明病阳热灼伤咽喉，腐化气血而化脓破溃；热盛伤阴，则合并少阴病热化证，阴津血液亏损，不能上养咽喉，故疮面难以愈合而长期不愈。

方用苦酒汤化痰消肿、去腐敛疮、清热润燥。苦酒即醋，功能清热解毒、去腐敛疮，兼活血化瘀作用，而促进疮面愈合；鸡子白滋阴润燥、敛疮生肌，善疗声音不出；半夏化痰祛湿、消肿散结，清除脓性分泌物。三物相合，辛开苦降甘润酸敛，善治咽痛生疮。少少含咽，有利于药物作用局部而增强疗效。

【原文】

313. 少阴病，咽中痛，半夏散及汤主之。

提要：论述少阴病寒化证咽痛的证治。

释义：少阴病咽痛多见于少阴热化证，宜滋阴清热利咽。今与半夏散及汤辛温之剂，以方测证分析，咽痛为少阴病寒实证的表现，多兼有咽闷、脉沉。有别于热化证咽痛多伴咽干。

少阴病寒化则阴液亏损、阳气不足，阳气失去温煦、运化阴液的作用，则阴津寒凝成痰，故发为少阴病寒实证。寒痰凝聚咽喉，则咽闷如有物梗；寒痰闭阻气血，又兼少阴病阳虚血寒，故气血瘀闭咽喉而痛。

少阴病寒痰闭阻气血，方与半夏散或汤散寒通阳，化痰开结。半夏辛温，化痰开结；桂枝辛温，温经通脉、散寒通阳、开结止痛；甘草益气补虚，与桂枝相伍，辛甘化阳。

【原文】

314. 少阴病，下利，白通汤主之。

提要：论述少阴病下利不止，发展为少阴病系在厥阴的证治。

释义：少阴病下利，一般服四逆汤回阳救逆、止利存津，今与白通汤主之，以方测证分析，白通汤以葱白为君，当证见面色赤，如317条述："面色赤者，加葱九茎。"其脉多微弱无力，如315条述："少阴病，下利脉微者，与白通汤……"

少阴病下利，证见面赤脉微，则有发展厥阴病之势，即少阴病系在厥阴。厥阴病是阴液亏极而产生寒化证与热化证并存的病变。少阴病下利损伤阴津，阴津损伤较重，不能充盈脉络，阳气亏损不能鼓动气血，故脉象微弱而若有若无；阴津不能转输于上，则在上阴不制阳而初见热化证，故面色赤。少阴病在下寒化下利，在上初见热化面赤，则有向厥阴病发展之势。

面色赤实际是下利伤津引起的自调反应。下利损伤阴津较重，阴津不能上荣头脑，则调节外周血管扩张，以改善津液向肌表转输而止利，因外周血管扩张而面色赤，甚者可引起发热。

少阴病下利，本宜服四逆汤温里止利；利不止则与赤石脂禹余粮汤涩肠固脱；复不能止，伴见小便不利者，宜服五苓散渗利，疏导水液向三焦转输以止利。少阴病系在厥阴，下利而面赤者，病情危重，服四逆汤无功，"面色赤"提示机体欲调节胃肠水液向肌表脉络转输分布，故宜因势利导，升散阴津以止利，同时配合温阳固摄以存津液。

方宜白通汤温阳固阴、升津止利。方中葱白辛温，发散通阳，能转输肠胃津液向体表输布以止利，即后世俞昌所倡逆流挽舟之法；附子、干姜温中固摄，止利存津，并固表止汗，防葱白辛散发汗，伤津亡阳。

【原文】

315. 少阴病，下利脉微者，与白通汤。利不止，厥逆无脉，干呕烦者，白通加猪胆汁汤主之。服汤，脉暴出者死，微续者生。

提要：论述少阴病系在厥阴而阴津欲竭的证治。

释义： 少阴病肠胃虚寒则下利脉微，当伴有手足厥冷。下利伤阴初见阴虚火旺而面赤时，则疾病发展为少阴病系在厥阴，故宜服白通汤温阳固阴、升津止利。

服白通汤后，如疾病缓解，宜继服之。如病情不能控制而下利不止，则阴津大伤欲竭，系在厥阴病变加重。肠胃寒化证加重，则下利不止，又增干呕，手足厥冷转为厥逆；阴阳大伤，脉络不充，脉微转为无脉；阴虚火旺加重，面赤又增心烦。诸脉证反映少阴病系在厥阴病变加重，阴津欲竭，病情凶险，有发热汗出脱阴亡阳的危险。

少阴病系在厥阴，病情加重，急当温阳固阴，止利存津；但病见厥逆无脉，提示阴津欲竭，血容量急骤下降，残阴已不能维持生命需要，故须填补阴津以滋阴通脉。方宜白通加猪胆汁汤。

白通加猪胆汁汤，由白通汤加猪胆汁和人尿组成，功能温阳固阴，止利存津、滋阴通脉。其中白通汤温阳固阴、升津止利，以存阴津；人尿咸寒，猪胆汁苦寒，均为生物质，其理化性质与体液相近，故易于吸收封藏而填补阴津、滋阴通脉，并能清热除烦，且无伤阳而加重下利的副作用。

"服汤，脉暴出者死，微续者生"，提出白通加猪胆汁汤证的预后不良。服汤后，如下利止，则阳气渐复，阴津渐充，而脉搏逐渐恢复而向愈。因病情凶险，发展迅速，服药可能难以控制病情，如脉象暴出则不符合生理规律，是阴津亡竭、阳气败绝的征兆，多预后不良。因下利不止，阴津亡竭，阳气随阴津亡失，故脉络枯竭而无脉，脏腑内含气血，不能内藏而外脱入脉，故脉象暴出而真藏之气外现，为残灯复明之危象。

【原文】

316. 少阴病，二三日不已，至四五日，腹痛，小便不利，四肢沉重，疼痛，自下利者，此为有水气。其人或咳，或小便利，或下利，或呕者，真武汤主之。

提要： 论述少阴病寒实证饮停三焦的证治。

释义： 少阴病寒实证，多由平素阴阳气血亏虚者，发作太阳病伤寒，耗伤阳气发展而来。如 302 条述："少阴病，得之二三日，麻黄附子甘草汤微发汗。以二三日无证，故微发汗也。"二三日之时，表现为太阳少阴合病，失治至四五日，则阴阳气血损伤加重，故转属为少阴病。如阴液损伤较重，则易发展为少阴病热化证，如 303 条所述："少阴病，得之二三日以上，心中烦，不得卧，黄连阿胶汤主之。"如阳气损伤较重，则至四五日之时，易发展为少阴病虚寒证，如 307 条所述："少阴病，二三日至四五日，腹痛，小便不利，下利不止，便脓血者，桃花汤主之。"阳气损伤较重，至四五日之时，也可发展为少阴病寒实证，表现为水饮停聚三焦病变。

少阴病初期，多表现为阴阳气血亏虚之本虚证，临证多见脉微细、但欲寐等表现。二三日不已，至四五日，则阳气亏损加重。表阳不足，失去运化阴津的作用，则阴津不输，转化水气停聚肌表，故四肢沉重，甚则水肿；失去温煦气血津液的作用，则寒凝疼痛。三焦中阳不足，则水液不得转输膀胱，故水饮内停三焦腠理而小便不利。肠胃里阳不足，则饮食消化不良，水湿下注而自下利；肠胃不温则虚寒腹痛，又兼水气刺激肠道而腹痛增加。

水饮为病，变动不居，易趋虚处，故多伴有或然证。如少阴病阴阳气血亏虚，不能温肺，则肺气亏虚而寒饮射肺，故咳；胃阳不足则水饮聚胃而呕；尚可水饮凌心而悸，上干头项而眩。

少阴病水饮内停为寒实证，宜真武汤温阳化水。其中附子辛热，温阳化水；白术苦温，益气燥湿，运化水液；生姜辛温，发散水饮；茯苓淡甘，利水渗湿；芍药养阴，以图少阴病阴液亏损之本，既能阴中求阳，又防温燥、渗利伤阴。诸药相伍，功能化水、运水、散水、利水、补水，使水饮邪除，阴阳得复。

如咳者，加五味子、干姜、细辛，温肺化饮止咳；小便通利者，去茯苓利水，防渗利伤津；下利甚者，去芍药酸寒苦泄，防其伤阳，更加干姜温里止利；水寒犯胃而呕者，加生姜用量，散寒祛饮、降逆止呕。

【原文】

317. 少阴病，下利清谷，里寒外热，手足厥逆，脉微欲绝，身反不恶寒，其人面色赤。或腹痛，或干呕，或咽痛，或利止脉不出者，通脉四逆汤主之。

提要：论述少阴病下利伤津亡阳，发展为少阴病系在厥阴而里寒外热的证治。

释义：少阴病虚寒证，在表则恶寒、手足厥冷，在里则下利清谷，其脉沉而微细。如出现"里寒外热，手足厥逆，脉微欲绝，身反不恶寒，其人面色赤"等表现，则是下利伤津亡阳，发展为少阴病系在厥阴的表现。

少阴病肠胃虚寒不固，下利更伤阴亡阳，阴阳津气亏极，则脉络不充，故脉微欲绝；阴阳气不相顺接，则手足厥逆，即阴阳津气亏损，不能外达四末，故手足厥逆；阴津亏极，则阴不潜阳，阳气外越则发热反不恶寒，阳气上越则面色赤，实为热化证的表现。

少阴病系在厥阴，以里寒为本，外热为标，或伴有肠寒而腹痛，胃寒而干呕；或伴有热化证在上而咽痛；如阴津亡竭则无物可利而利止脉不出。

少阴病系在厥阴表现为里寒外热，则病情凶险。里寒而下利不止，则阴津欲竭，外热则有汗出脱阴亡阳之势，故与通脉四逆汤温阳固脱、通脉止利。方用大剂附子干姜，温中止利存津，固表止汗防脱，同时大量附子干姜有温阳通脉、扩张血管作用，以改善津血敷布而止利；甘草益气恋水和中。

面色赤者，宜加葱白通阳发散，升津止利；腹痛者，加芍药收敛气血，内养肠胃、缓急止痛；干呕者，加生姜和胃降逆；咽痛者，加桔梗利咽止痛；利止脉不出者，加人参益气养阴、固脱复脉。

【原文】

318. 少阴病，四逆，其人或咳，或悸，或小便不利，或腹中痛，或泄利下重者，四逆散主之。

提要：论述少阴病阴虚阳郁而四逆的证治。

释义：少阴病的本质是阴液亏损的病变。阴液是阳气的物质基础，具有承载、化生阳气的作用，阴阳气血内舍于脉，由心胸外达肌表，内达胃肠，循行周身。由于手足四末位居远心端，故对阴阳气血亏损的病变反应敏感，阴液不足则津血不能载阳气外达四末，故手足厥冷。

阴不生阳则阳气不足，阴液输布运化不利而郁滞不行，甚至形成痰湿，复阻滞阳气宣散，故阴阳俱郁。本有津血亏虚，不能温煦手足，又阴阳郁滞，循行不畅，不能外达四末，故加重手足不温而四逆。

少阴病阴阳亏虚而郁滞病变，在初期多表现在远心端之手足而四逆，如阳气退却，则阴阳气血易郁滞胸中而伴有胸满。阳虚加重可形成痰饮关肺而咳；心阳不振而悸；肠胃虚寒而腹中痛；中阳不足则水停三焦而小便不利；里阳不足则水湿下注而泄利下重。

少阴病四逆是阴液亏损引起阴阳郁滞的病变，故宜服四逆散滋阴养血、理气通阳，其中芍药滋阴养血，甘草益气补中，二药相伍，酸甘化阴，治疗少阴病阴虚之本；柴胡理气解郁，枳实行气开结，二药相伍，祛除痰湿，宣通气机，使阴阳气血通达四末，治疗少阴病阳气郁滞。

如伴有痰饮关肺而咳，加五味子、干姜温肺止咳；心阳不振而悸者，加桂枝振奋心阳；小便不利者，加茯苓利水通阳；肠胃虚寒腹痛者，加附子祛寒止痛；胸满或泄利下重者，加薤白行气导滞，宽胸通阳。

少阴病四逆宜和少阳病鉴别。少阳病也可表现手足不温，是阳气初虚而导致阴阳郁滞的病变，多伴有热证；少阴病四逆是阴气亏损而导致阴阳郁滞的病变，多伴寒证。如

148 条述："伤寒五六日，头汗出，微恶寒，手足冷，心下满，口不欲食，大便硬，脉细者，此为阳微结……脉虽沉紧，不得为少阴病，所以然者，阴不得有汗，今头汗出，故知非少阴也，可与小柴胡汤。"

【原文】

319. 少阴病，下利六七日，咳而呕渴，心烦不得眠者，猪苓汤主之。

提要：论述少阴病热化证，伴有阳明病水热相结膀胱的证治。

释义："下利六七日"是少阴病的病因，因下利损伤阴津，故发展为少阴病。"咳而呕渴，心烦不得眠者"，是少阴病热化证的表现。阴津亏损，不能制约阳气，则发少阴病热化证而表现为阴虚火旺病变，如阴津亏损，不能润肺，则肺阴不足，虚火攻肺而咳；阴津不能润胃，则胃阴不足，虚火扰胃而呕；阴津不能上荣头脑，则虚火上扰精神，而心烦不得眠；阴津亏损则组织缺水，故口渴。

少阴病热化证，本宜服黄连阿胶汤育阴清热，今反与猪苓汤育阴利水，以方测证分析，应兼有小便不利病证。少阴病热化证，脉中阴津亏损，虚热随脉下注膀胱，则易发作阳明病水热相结之淋证，实为阳明少阴合病，淋证不除则阴津慢性损伤而少阴病不愈，故宜利水清热育阴。

阳明少阴合病，更多由阳明病发展而来。初为阳明病热证，反攻下伤阴，导致阳热内陷膀胱与水湿相结，故发展为阳明病实证，即水热相结之淋证，如 23 条所述："若脉浮发热，渴欲饮水，小便不利者，猪苓汤主之。"淋证不愈则耗损阴津，故合并少阴病热化证。

阳明少阴合病，阳明病是形成少阴病的病因，阳明病水热不除则阴津损伤不止，而少阴病不愈，故方与猪苓汤，育阴利水清热。阳明热除则阴津自能从饮食化生而复，如少阴热化证不愈，可再与黄连阿胶汤育阴清热。

【原文】

370. 少阴病，得之二三日，口燥咽干者，急下之，宜大承气汤。

提要：论述少阴病伴有阳明病燥实证的证治。

释义："口燥咽干"是少阴病阴津损伤的表现。阴津性质润下，少阴病初期，阴津亏损较轻，多表现为阴津不能上润咽喉，故口燥咽干。少阴病咽干，本宜服猪肤汤滋阴清热。反与大承气汤急下，以方测证分析，应伴有阳明病燥实证的表现，实为阳明少阴合病。

本病初期表现为阳明燥实证，应证见腹满疼痛、大便秘结、潮热汗出等病证。燥实内结，耗伤阴津，则发展为阳明少阴合病而并见口燥咽干。

阳明少阴合病，阳明燥实证是少阴病的病因，燥实不除则阴津耗损不止，而少阴病不解，故阳明少阴合病，宜攻下燥实，治疗阳明病。阳明燥实祛除，则阴津自能从饮食化生，而少阴病自愈。

阳明病燥实证的攻下原则一般是下不厌迟，如攻下太早则病轻药重，反伤阴亡阳。本病为阳明少阴合病，少阴病咽干反映阳明病燥实较重，耗伤阴津发展迅速，故宜大承气汤急下存阴，截断少阴病的发展。若失治，少阴病发展为阴阳津气大虚，则不任攻下而难治。

【原文】

321. 少阴病，自利清水，色纯青，心下必痛，口干燥者，可下之，宜大承气汤。

提要：论述少阴病伴阳明病热结旁流的证治。

释义："少阴病"指"口干燥者"而言，是阴津亏损发展至少阴病阶段的表现；"自利清水，色纯青，心下必痛，"是阳明病热结旁流的表现。两者并见，实为阳明少阴合病。

本病多由阳明少阳合病发展而来，初为阳明少阳合病，阳热亢盛于脉络，不得外散而内攻胃肠，一方面阳热灼伤阴津，阴津不得内润胃肠，故燥热内入胃肠，与宿食结滞胃肠高位，而心下必痛；另一方面，阳热内入肠道脉络，热迫脉中阴津渗出于肠道低位，故下利圊水，因下利为热利，故利下污水青黑而臭秽。因此病转属为阳明病热结旁流，或上结下流。

阳明病热结旁流，燥热耗损阴津，热利亡失阴津，阴津两伤，发展迅速，阴津损伤不能上润咽喉，则发展为阳明少阴合病。如256条所述："阳明少阳合病，必下利，其脉不负者，为顺也，负者，失也，互相克贼，名为负也。脉滑而数者，有宿食也，当下之，宜大承气汤。"

256条所述"必下利，脉滑而数者"，即阳明少阳合病转属为阳明病热结旁流的表现，因其脉滑数而不负，故尚未合并少阴病，当与大承气汤攻下。如其脉负，即阴津大伤而合并少阴病，故脉现沉微之阴脉而负，为逆。今初见少阴病口干燥，为阳明少阳合病转属为阳明少阴合病，少阴病初见，宜大承气汤急下存阴，截断病程。

【原文】

322. 少阴病六七日，腹胀，不大便者，急下之，宜大承气汤。

提要：论述阳明少阴合病重证的证治。

释义："腹胀，不大便者"，是阳明病燥实证的表现。但见腹胀、不大便，而无绕脐痛、潮热、谵语、汗出等燥屎形成的表现，多为小承气汤证。反与大承气汤急下之，则可知燥屎已成，且伴有阴津损伤之少阴病表现。

阳明燥实证，燥屎已成，其临床表现却不典型，貌似轻证，实为阳明少阴合病之危重证。阳明病燥实内结，耗伤阴津则合并少阴病。320条所述之阳明少阴合病，少阴病得之二三日，故少阴病较轻，但表现为咽干，阳明病则表现为典型的阳明燥实证。本文阳明少阴合病，少阴病得之六七日，故阴津损伤较重，多见目中不了了，晴不和表现；因阴津损伤较重，头脑失养而反应迟钝，甚至神昏，故无典型阳明里实之腹痛、潮热等表现。如252条所述："伤寒六七日，目中不了了，晴不和，无表里证，大便难，身微热者，

此为实也。急下之，宜大承气汤。"

本病多见于温病，病情危重，发展迅速，传为阳明燥实证后，尚未有典型里实表现，迅速伤阴而产生少阴病重证，故宜大承气汤急下存阴。否则，很快神昏谵语、循衣摸床、发不识人，而预后不良。

【原文】

323. 少阴病，脉沉者，急温之，宜四逆汤。

提要：论述少阴病虚寒证的治则。

释义：少阴病的本质是阴液亏损的病变，阴液是阳气的物质基础，阴不生阳则阳气失去温煦、运化、固摄的作用，而发生少阴病寒化证。

少阴病寒化证，轻者多表现为阴阳气血亏损，不能温煦肌表而身疼恶寒；重者多表现为阴阳气血亏损，不能温养胃肠，致胃肠里阳不足而吐利；吐利甚者，更伤阴亡阳，可发展为脱证。少阴病寒化症，阴津亏损则脉络不充，阳气亏虚则无力鼓动气血，故脉沉。

脉为阴阳气血之府，脉象变化直接反映阴阳气血之盛衰，故脉象变化往往先于临床表现。少阴病脉沉则反映疾病为少阴病寒化证，不必待其吐利里证悉具，即与四逆汤回阳救逆而急温之，截断少阴病病程，防吐利伤阴亡阳。

【原文】

324. 少阴病，饮食入口则吐，心中愠愠欲吐，复不能吐，始得之，手足寒，脉弦迟者，此胸中实，不可下也，当吐之。若膈上有寒饮，干呕者，不可吐也，当温之，宜四逆汤。

提要：论述少阴病寒饮停聚胸膈的证治及与阳明病痰热壅滞胸膈的鉴别。

释义：少阴病指膈上有寒饮而言。"饮食入口则吐，心中愠愠欲吐，复不能吐，始得之，手足寒，脉弦迟者，此胸中实"，是阳明病痰热结滞胸膈的表现，为假宾定主之笔法。

阳明病阳热内盛于胸膈，炼津为痰，痰

阻气机，阳气复郁而化热，故阳热与痰饮相结为实，阻滞胸中，痰热壅滞胸中，当有胸中满闷表现，痰饮阻肺则呼吸不利，如166条所述："……胸中痞硬，气上冲胸不得息者，此为胸有寒也，当吐之，宜瓜蒂散。"在疾病早期，胸满表现多不明显，往往表现为痰实内阻气机，阳气不达四末而手足寒；痰实郁滞气机，阳热不得外宣而内迫胃脘，故愠愠欲吐，或伴有痰食积滞胃脘而吐；痰阻气机，故脉象弦迟。阳明病痰热结滞于上，故宜吐之，以祛实泻热。

"若膈上有寒饮，干呕者"，是少阴病寒饮停聚胸膈的表现。少阴病阳气亏损，不温胃脘则干呕，不温手足则厥冷，胸阳不振则寒饮停聚胸膈而满闷，阳气亏损则脉沉微。少阴病脉证表现为胸闷、干吐、四逆、脉沉微，与阳明病胸中实证相似，宜加鉴别，禁用吐法伤阴亡阳，宜服四逆汤温之。

【原文】

325. 少阴病，下利，脉微涩，呕而汗出，必数更衣，反少者，当温其上，灸之。

提要：论述少阴病表里俱脱的证治。

释义：少阴病阳气亏损，外不能固摄肌表，则阴津外脱而汗出；内不能固摄肠道，则阴津下脱而下利；阴阳津气表里两脱，不能内温胃脘，则胃阳衰败而呕；阳气不固则必数更衣，阴津欲竭则下利反少；阳气亏损，气血鼓动无力，则脉微，阴津亏损，脉络不充则脉涩。

少阴病表里俱脱，阴津欲竭，阳气衰败，宜服通脉四逆汤温之，以温阳通脉，固脱存津。因病情危急，发展迅速，恐药之不及，急灸之，以回阳救逆、止利存津，可灸神阙、关元、中脘、足三里等穴。施灸同时煎煮通脉四逆汤，犹如刺法可辅桃花汤之不逮，灸之则可救通脉四逆汤之不及。

辨厥阴病脉证并治

【原文】

326. 厥阴之为病，消渴，气上撞心，心中疼热，饥而不欲食，食则吐蛔，下之利不止。

提要：论述厥阴病的辨证提纲及治疗禁忌。

释义：《黄帝内经》认为，太阴为三阴，少阴为二阴，厥阴为一阴，即太阴指阴液太盛，少阴指阴液亏少，厥阴则阴液亏损将尽。厥阴病是阴液亏损将尽，引起阴阳失调的病变。

厥阴病多由少阴病损伤阴津传变发展而来，也可由太阴病、阳明病等误治，严重损伤阴津发展而来，少阴病是阴液亏损严重阶段的表现，故其阴阳失调的病变表现为阴不生阳的寒化证，或表现为阴不制阳的热化证，厥阴病是阴液亏损极期阶段的表现，故其阴阳失调的病变既存在寒化证又存在热化证，临床多表现为上热下寒证，也可表现为外热里寒证或厥热往复证。

厥阴之为病，阴津极亏，不能上交于上焦，故在上表现为阴虚火旺之热化证，虚火上冲心胸，则气上撞心，心中疼热，或伴有头痛、头晕、心烦、烘热等表现；在下因阴津极亏，阴不生阳而表现为寒化证，胃阳不足则饥而不欲食，强食则消化不良而吐，甚者可吐出蛔虫，或伴有肠道虚寒而下利；厥阴病突出表现为消渴，因阴津极亏，组织缺水，故大渴喜饮，因火热耗伤消灼阴津，虚寒下利亡失阴津，故饮而渴不解，正如成无己所述："传至太阴，腹满而嗌干，未至渴也；邪至少阴者，口燥舌干而渴，未成消也；至厥阴成消渴者，热甚能消水故也。"

厥阴病阴津极亏，致病证表现寒热错杂，宜清上温下，以存阴津，禁用攻下伤阴亡阳。因下寒表现为不能食，易被消渴、心中疼热等热化证掩盖，如不加辨别，妄用攻下彻热，则败伤里阳而下利不止，阴津亡竭。

【原文】

327. 厥阴中风，脉微浮，为欲愈，不浮为未愈。

提要：论述厥阴病欲愈的脉证。

释义："厥阴中风"意同太阴中风、少阴中风，皆指能食而言。因能食具有风阳的性质，故称之为中风；不能食具有阴寒的性质，故称之为中寒。

厥阴病多表现为上热下寒证或厥热往复证等，如向愈发展，必先阳复而内温胃肠，胃肠得复则能食，疾病表现为厥阴中风，阴阳津气才得以化生，阴津上承则虚火得以潜降而向愈。反之，厥阴中寒不能食，则阴津不复而不能向愈。

厥阴病阴液极亏，阳气不足，故脉络不充，而脉象沉微。如欲愈，则阳气复而能食，气血得以化生，脉络渐充而脉微中见浮，为阴病见阳脉则生。如脉象不浮，但见沉微阴脉，则气血阴阳不复，故未愈。

【原文】

328. 厥阴病，欲解时，从丑至卯上。

提要：以天人相应理论，预测厥阴病欲解的时间。

释义：厥阴病是阴液极亏的病变，阴阳气血的恢复依赖胃气的盛衰。夜半子时，天气寒凉，受自然气候影响，人体气血内趋，胃气得温而易愈。丑至卯时，则阴阳气血得以生发，故厥阴病易愈。

【原文】

329. 厥阴病，渴欲饮水者，少少与之愈。

提要：论述厥阴病欲解的饮食调护。

释义：厥阴病是阴液极亏引起的上热下寒病变，因阴津极亏，组织缺水而渴；因上热消灼阴津，下寒不得化生阴津，甚至亡失阴津，故消渴。

厥阴病向愈发展，必先阳复而能食，阴津继之得以化生而向愈。阳气初复则转为厥阴中风，阴津尚未恢复，故仍有口渴，宜少少与暖水润燥止渴，禁暴饮冷水。阳气初复，如暴饮冷水则败伤胃阳，复发厥阴中寒而功败垂成。

【原文】

330. 诸四逆厥者，不可下之，虚家亦然。

提要：论述虚寒证四逆的治疗禁忌。

释义：四逆即四肢逆冷，多见于虚寒病证，因阴阳气不相顺接于手足，故四逆。阴阳气血化生于谷气，上输于心胸，随脉循行周身。肠胃虚寒则谷气不盛，阴阳气血不能外达四末，故四逆。

肠胃虚寒证多为三阴病的表现，太阴病阳气亏虚较轻，故手足不温；少阴病则肠胃虚寒较重，故手足厥冷；厥阴病则阴阳气血亏损严重，故四肢逆冷。四逆厥者，为虚寒性病变，宜温之，禁用攻下伤阴亡阳。

【原文】

331. 伤寒，先厥后发热而利者，必自止。见厥复利。

提要：论述厥阴病厥热往复的病变。

释义：厥阴病的本质是阴液极亏的病变。因阴液极亏，故导致阴不生阳的寒化证与阴不制阳的热化证同时存在，多表现为上热下寒，或表现为外热里寒证，还可引起厥热往复证。

厥热往复证是厥阴病的特殊表现形式，即表现为发热与厥利往来交替。厥阴病阴液极亏，不能内养胃肠，则里阳亏损而虚寒下利，胃气不达四末则肢厥；厥利则刺激机体

自调，阴阳气血内温胃肠而厥利止，因阴液极亏，内行胃肠则不能顾表，故肌表阴不制阳而发热，因此厥往而热复；肌表发热刺激机体自调，阴阳气血外行肌表而不能内顾胃肠，因此热往而厥复。

厥热往复证是寒化证和热化证往来交替的表现形式，其本质是阴液极亏的病变，可能是阴液极亏不能上荣头脑而神经调节紊乱的表现。厥往热复则气血内趋肠胃，故阴阳气血易于化生而向愈发展。但发热为病态，仍有热往而厥复的发展，甚至有汗出亡阳的危险，宜温之。

【原文】

332. 伤寒，始发热六日，厥反九日而利。凡厥利者，当不能食。今反能食者，恐为除中。食以索饼，不发热者，知胃气尚在，必愈。恐暴热来出而复去也。后三日脉之，其热续在者，期之旦日夜半愈。所以然者，本发热六日，厥反九日，复发热三日，并前六日，亦为九日，与厥相应，故期之旦日夜半愈。后三日脉之而脉数，其热不罢者，此为热气有余，必发痈脓也。

提要：论述厥阴病厥热往复证的预后。

释义：厥阴病多是伤寒后期耗阴伤阳，致阴液亏极的病变。厥热往复证是厥阴病的特殊表现形式，多是病情危重的反应。厥利则肠胃虚寒而不能食，阴阳气血不得化生，且下利伤阴亡阳，故病情向恶发展；热复则利止而能食，气血得以化生，故病情向愈发展。如厥利与发热持续时间相应，则正邪相持而病情稳定；如发热六日，厥利九日，则阴阳气血损伤而病进。

"除中"是真脏之气外现的死证，多表现为厥利不能食数日，突然能食而暴热，随即热除身亡。阴阳气血内舍于脉，藏蓄于脏腑。内藏于脏腑之阴阳气血津液称为真阴、真阳，即真脏之气。除中即因厥利伤阴亡阳，脉中阴阳津气亡竭，真藏之气外越入脉以维系循环，肠胃得真阳之气而突然能食，肌表得真阳之气而暴热，随即真藏之气耗竭而亡。因

真藏之气不能封藏，故名除中。

"食以索饼，不热者，知胃气尚在，必愈"，是疾病向愈的转归。发热六日，厥利反九日，则病进，但仍有向愈的机转。九日后，利止而能食，且不发热，则胃气未败，阴阳气血得以化生，而向愈发展。"索饼"即面条，阳气初复而能食，宜与面汤类易消化之饮食，禁暴食厚味，加重消化负担而败伤胃气。

"恐暴热来，出而复去也"，是疾病向恶发展而除中的转归。厥利九日后，能食而暴热，多是除中的表现，应予以饮食及临终关怀。但也可能是热复的表现，故不可姿食厚味败伤胃气，而食以索饼，积极调治。

"后三日脉之，其热续在者，期之旦日夜半愈"是厥往热复的转归。病情趋于稳定，有向愈的机转。始发热六日，厥利九日，则阴阳气血损伤时间较长，复发热三日，则能食，厥利损伤九日与发热能食计九日相应，九日耗伤之气血得以补充，故有可能于旦日夜半愈。

"后三日脉之而脉数，其热不罢者，此为热气有余，必发痈脓也"，是热复太过的转归。厥利九日伤阴较重，血液浓缩而壅滞，复发热利止而能食，阴阳气血得以化生而内壅化热，热腐气血则发痈脓，故其热不罢而脉数。

【原文】

333. 伤寒脉迟六七日，而反与黄芩汤彻其热。脉迟为寒，今与黄芩汤，复除其热，腹中应冷，当不能食，今反能食，此名除中，必死。

提要：论述厥阴病的治禁及误治的预后。

释义：伤寒六七日，耗伤阴阳津气，阴津极亏则发展为厥阴病。厥阴病表现为发热脉迟，是厥热往复证之热复阶段的表现。因肌表阴不制阳，故发热；因阴阳亏损，故脉迟，疾病旋即热往而厥复，宜急温之，禁苦寒清热、败伤阳气。

但见热证，误为阳明病，反与黄芩汤彻其热，则损伤里阳，故肠胃虚寒而不能食，甚至下利伤阴亡阳，宜急温之。服黄芩汤后，

反能食者，则是苦寒败伤中阳，下利而阴竭阳亡，真藏之气外现而发除中的假神之象，故预后不良。

【原文】

334. 伤寒，先厥后发热，下利必自止。而反汗出，咽中痛者，其喉为痹。发热无汗，而利必自止。若不止，必便脓血。便脓血者，其喉不痹。

提要：论述厥阴病热复太过的病变。

释义：厥阴病厥热往复证，热复则发热而能食，厥利必自止；如热复太过则易发痈脓。厥阴病厥利伤阴，阴津极亏则血液浓缩而壅滞，热复能食则化生气血，气血壅滞脉络则化阳热，腐化气血而发痈脓。

血热外行肌表则迫津作汗，灼伤阳络则咽中发痈脓而为喉痹；如血热迫伤阴络，则便脓血，血热下泄，不能外泛，故发热而无汗，其喉不痹。

厥阴病热复太过而发痈脓，为邪盛正虚之病变，不可苦寒彻热败伤阳气，宜寒热共调，可与麻黄升麻汤。

【原文】

335. 伤寒一二日至四五日，厥者必发热，前热者后必厥。厥深者，热亦深。厥微者，热亦微。厥应下之，而反发汗者，必口伤烂赤。

提要：承前文厥阴病寒厥的病变，论述阳明病热厥的证治及治疗禁忌，以示鉴别。

释义：厥证即手足寒冷，有寒厥和热厥之分。寒厥多见于疾病后期，为三阴病变，多伴有肠胃虚寒下利。因肠胃虚寒，胃气不足，不能外助营卫气血，故阴阳气血亏损，不能外达四末而手足厥冷。

热厥多见于阳明病，必伴有发热，在伤寒早期即出现发热而厥，且发热与肢厥的程度存在正比关系。阳明病阳热亢盛，故发热；壮火食气，热伤气阴，气阴不足则不能外达四末，故手足厥冷，同时阳热壅滞，气机不畅，影响阴阳气血外达四末，加重肢厥。阳热越重，则气机越壅滞，气阴损伤越重，故

厥深者热亦深，厥微者热亦微。

热厥多为阳明病的表现，如为阳明病实证，则宜攻下泄热；如为阳明病热证，则宜清解，如350条所述："伤寒，脉滑而厥者，里有热，白虎汤主之。"阳明热厥禁发汗，辛温发汗则伤津助热，必口伤烂赤。

另外，热厥也可见于少阳病或少阳阳明合病。少阳病阴阳气血郁滞，不得外达四末则手足寒，如148条述："伤寒五六日，头汗出，微恶寒，手足冷……可与小柴胡汤。"

【原文】

336.伤寒，病厥五日，热亦五日，设六日当复厥，不厥者，自愈。厥终不过五日，以热五日，故知自愈。

提要：论述厥阴病厥热往复证自愈的机理。

释义：厥阴病厥利则伤阴亡阳，其病为进。热复则能食，虽发热亦耗伤津气，但能食则阴阳气血得以化生，故在热复阶段有自愈的机转。

如厥利五日，发热亦五日，发热五日期间，如果津气耗伤较重，而能食化生气血较少，则六日复厥而病进；如津气耗伤较轻，而能食化生气血较多，则六日热退而不复厥利，故自愈。因厥利损伤阴阳气血终不过五日，发热能食五日，则阴阳气血得复，阴阳平衡，故向愈发展。

【原文】

337.凡厥者，阴阳气不相顺接，便为厥。厥者，手足逆冷是也。

提要：论述厥证的病机及特证。

释义：厥者即手足逆冷，可见于寒厥、热厥、气郁厥、痰食厥、血瘀厥及血寒厥等多种病变。厥证总的病机为"阴阳气不相顺接"，即阴阳气血津液不能外达四末温煦手足。

手足四末神经丰富，位居远心端之末，故对阴阳气血的盛衰反应敏感。阴阳气血亏虚，或气血郁滞不宣，首先表现为手足四末气血不足或循行不畅而不得温煦。

【原文】

338.伤寒，脉微而厥，至七八日，肤冷，其人躁无暂安时者，此为脏厥，非蛔厥也。蛔厥者，其人当吐蛔，今病者静，而复时烦，此为脏寒，蛔上入其膈，故烦，须臾复止，得食而呕，又烦者，蛔闻食臭出，其人常自吐蛔。蛔厥者，乌梅丸主之。又主久利。

提要：论述厥阴病蛔厥的证治及与脏厥的鉴别。

释义：首先论述脏厥的病证，为假宾定主之笔法，以鉴别蛔厥。脏厥为厥阴病后期，阴竭阳亡，真脏之气耗竭的病变，其具体表现为肤冷、阴躁不安等一派阴寒病证。

"伤寒，脉微而厥"是厥阴病的脉证表现。多见于伤寒六七日之时，耗阴伤阳而发展为厥阴病，阴阳气血极亏，故脉微，阴阳不相顺接便厥，如343条所述："伤寒六七日，脉微，手足厥冷，烦躁，灸厥阴，厥不还者死。"

"至七八日"即承接343条之六七日，病见脉微而厥、烦躁，则阴寒内盛，阴阳欲竭。至七八日，不仅厥不还，而且全身肤冷，烦去而肢躁无暂安时，则发展为脏厥。真阳败绝，机体不温而肤冷，精神及肢体失养而肢躁不安。

蛔厥亦表现为脉微而厥、烦躁，多伴有吐蛔表现，且烦躁时静时烦，是蛔虫上窜入胃或钻入胆道的表现。蛔虫的习性为喜温恶寒，好钻孔，嗜食甘臭之味。因肠寒，蛔虫上窜扰胃，故心烦呕吐，甚则剧烈疼痛。因疼痛刺激而脉微肢厥。蛔虫入胃不动，则心烦呕吐疼痛须臾即止。饮食则刺激蛔虫上窜扰动，故得食则呕、又烦。

乌梅丸有安蛔杀蛔的作用，经验认为，蛔虫得酸则静，得苦则降，得辛则伏，嗜食甘味。乌梅味酸，黄连、黄柏苦寒，附子、干姜、桂枝、蜀椒、细辛辛温，人参、当归、白蜜、米粉味甘为诱饵，蜀椒、细辛又有麻痹杀蛔的作用，诸药酸苦辛甘并用，以安蛔杀蛔。

乌梅丸不局限于治疗蛔厥，又主久利，

实为厥阴病之主方。蛔厥实际多发于厥阴病上热下寒证的患者。古人多因生活及卫生条件较差而多有蛔虫寄生，如长期大量寄生蛔虫，则耗伤阴阳气血，阴液亏极则发厥阴病。临床多表现为阴阳气血津液亏损而消瘦、消渴、脉微而厥；上焦热化而烦躁、心中疼热；中下焦寒化而下利不欲食。因厥阴病上热下寒，故易发蛔厥。

乌梅丸不仅能安蛔止痛，且清上温下、益气养阴。其中黄连、黄柏苦寒，清热坚阴；附子、干姜、桂枝、蜀椒、细辛温中祛寒、止利存阴；人参、当归甘温，益气养阴补血；乌梅酸敛，辅助姜附止利，佐人参养阴生津，刺激口腔分泌津液，以止渴。

【原文】

339. 伤寒，热少厥微，指头寒，嘿嘿不欲食，烦躁。数日，小便利，色白者，此热除也，欲得食，其病为愈。若厥而呕，胸胁烦满者，其后必便血。

提要：论述少阳病热厥的病变及预后，以鉴别厥阴病寒厥。

释义：伤寒耗伤阳气，阳气不足则阴津输布不利而郁滞，阴津郁滞阻滞气机，因此阴阳气血俱郁而发展为少阳病。少阳病初得，阳气不足及阴阳郁滞病变较轻表现为阳气不能外达四末而指头寒；阳气不能下达胃脘而嘿嘿不欲食；阳郁在表较轻则热少；阳郁在里较轻而略烦躁、小便黄。

"数日，小便利，色白者，此热除也，欲得食，其病为愈"，是少阳病向愈发展的转归。《素问·至真要大论》记载："诸转反戾，水液浑浊，皆属于热。诸病水液，澄彻清冷，皆属于寒。"数日后，小便黄赤转为色白而通利，则热除，是阳气得以宣发的反应。欲得食则阳气复。少阳病阳气复而得以宣发，故向愈。

"若厥而呕，胸胁烦满者，其后必便血"，是少阳病加重的发展转归。少阳病阳气不足及郁滞加重，阳气不达四末加重，则指头寒转为手足厥冷；阳气不能下达胃脘加重，则

不欲食又增干呕；阳气退却，阴阳郁滞胸胁，故增胸胁烦满。如阳郁化火加重，则有合并阳明病之势，火热迫伤阴络则便血。

【原文】

340. 病者手足厥冷，言我不结胸，小腹满，按之痛者，此冷结在膀胱关元也。

提要：论述少阴病寒实证之寒厥病变，以示鉴别。

释义：少阴病寒实证是阴液亏损引起阳气亏虚，津血寒凝不运，而转化沉寒痼冷停聚三焦的病变。"冷结膀胱关元"指沉寒痼冷凝结下焦。少阴病阴阳气血亏损，不能顺接于四末，则手足厥冷；阳气不运，则沉寒痼冷凝结下焦，故小腹满，按之痛。

冷结膀胱关元证，宜和寒实结胸证相鉴别。寒实结胸是太阴病寒痰冷饮上结胸膈的病变，也伴有手足厥冷，当有胸膈硬满疼痛等表现，宜三物白散吐下泻实。冷结膀胱关元为少阴病沉寒痼冷凝结下焦的病变，多为寒疝，必伴腹满拒按，宜服赤丸或大乌头煎温化。

【原文】

341. 伤寒，发热四日，厥反三日，复热四日，厥少热多者，其病当愈。四日至七日，热不除者，必便脓血。

提要：论述厥阴病厥少热多证的预后。

释义："发热四日，厥反三日"，是厥阴病厥少热多的表现。厥少则阴阳气血损伤较轻，热多则阴阳气血恢复较多，故疾病易向愈发展，复热四日则阴阳气血得复，阴阳平和则热退而愈。如四日至七日，发热不除，则为热复太过，损伤津血而热腐气血为脓血，灼伤阴络则必便脓血。

【原文】

342. 伤寒，厥四日，热反三日，复厥五日，其病为进，寒多热少阳气退，故为进也。

提要：论述厥阴病寒多热少的预后。

释义："厥四日，热反三日，复厥五日"，是厥阴病寒多热少的表现。厥利时间较长，则阴阳气血损伤较重，发热能食时间较短，

则阴阳气血恢复较少。阴阳气血是生命活动的物质基础，尤其阳气具有生化阴液的作用，对于阴阳调和起主导作用。寒多热少则阳气退却，故病进而向恶发展。

【原文】

343. 伤寒，六七日，脉微，手足厥冷，烦躁，灸厥阴，厥不还者死。

提要：承接上文厥阴病寒多热少的病变，论述厥阴病阴盛阳亡的预后。

释义："六七日"承接上文"复厥五日"而来。厥阴病寒多热少则阳退病进，复厥五日至六七日，仍脉微厥利，不能利止发热，则阴寒内盛，欲阴竭亡阳，故头脑失养，精神不安，又增烦躁。

厥阴病但厥不热，病情危重，至七八日可能出现阴竭阳亡、真脏之气衰败的脏厥证，急宜回阳救逆、止利存阴，宜服通脉四逆汤。因病情危急，发展迅速，恐煎煮药物及发挥药效不及，已脱阴亡阳，故急灸之，以回阳存阴，冀其生还。可灸神阙、关元、气海、足三里等穴，治疗厥阴病之厥利，同时煎煮药物。传统认为"灸厥阴"局限于肝经太冲等穴，太冲无回阳救逆、止利固脱之功，不合实际。

因病情危重，虽经积极救治，仍有可能阴竭阳亡，而厥不能还，至七八日而肤冷、躁烦，传为脏厥。

【原文】

344. 伤寒，发热，下利，厥逆，躁不得卧者死。

提要：论述厥阴病里寒外热证的预后。

释义：厥阴病发热是肌表阴液极亏而热化的表现；厥阴病厥利是胃肠阴液极亏而寒化的表现，发热同时伴见下利、厥逆，则为厥阴病里寒外热证。

厥阴病里寒外热证，不同于厥热往复证，是疾病危重的表现。厥热往复证，发热则厥利止，厥利则发热退，是阴阳气血衰而未败，不能表里兼顾，尚能自调的表现。里寒外热证，则阴阳气血欲竭，不能内固肠胃则厥逆

下利，阴液下脱，不能外行肌表，阳不潜纳而发热，有阴阳离决之势。如出现躁不得卧，则阴阳气血亡竭，精神失养，故预后不良。

【原文】

345. 伤寒，发热，下利至甚，厥不止者死。

提要：论述厥阴病里寒外热证的预后。

释义：厥阴病在里肠胃虚寒不固则厥利，在表阴虚不纳则阳气外越而发热。里寒外热并见则病情危重，有阴阳离决之势，如下利加重则阴液下脱，厥逆加重则阳气亡竭，故其病为进，势将阴阳离决，预后不良。

【原文】

346. 伤寒六七日，不利，便发热而利，其人汗出不止者死。有阴无阳故也。

提要：论述厥阴病有阴无阳的预后。

释义：伤寒六七日耗伤阴阳气血，阴液极亏则发展为厥阴病。厥阴病初期以热化证为主而不下利，邪热耗阴伤阳，里阳损伤，肠胃不固则下利；阴液损伤，表阳不藏则外越发热。里寒外热则病情危重，如汗出不止，则阳气败绝，不能固摄阴津，阴津表里两脱，势将亡竭，故预后不良。

仲景自释为"有阴无阳故也"，即汗出、下利不止则残阴尚存，而不能固摄为无阳。因有阴无阳，势将阴津亡竭，故预后不良。

【原文】

347. 伤寒五六日，不结胸，腹濡，脉虚，复厥者，不可下，此为亡血，下之死。

提要：论述少阴病血虚寒厥的脉证、与阳明病热厥的鉴别和治疗禁忌。

释义："伤寒五六日"多为传变少阴病之时。本病多为平素津血亏虚之人，患伤寒五六日不解，耗伤阴血而传变为少阴病。

少阴病津血亏损，脉络不充，故脉虚；阴血不足则阴不生阳，阳气不得随津血外温四末，故复厥。

少阴病血虚寒厥，宜和阳明病热厥相鉴别。如疾病发展为结胸等阳明热厥，则伴有胸腹满硬等病证；而少阴病血虚寒厥无有形

病理产物，故腹濡软。

阳明热厥应下之，而少阴病血虚寒厥宜养血通阳、温经散寒，禁攻下。攻下则更伤阴亡阳，预后不良，如330条所示："诸四逆者，不可下之，虚家亦然。"

【原文】

348. 发热而厥，七日下利者，为难治。

提要：承上文少阴病血虚寒厥的病变，论述少阴病耗伤阴液，发展为厥阴病的表现及预后。

释义："七日下利者"承接上文"伤寒五六日"而来。伤寒五六日之时，病已发展为少阴病而脉虚复厥，至七日，津血耗伤加重，则发展为厥阴病。在表，津血亏极则阴不制阳而发热；在里，津血亏极则阴不生阳，而虚寒不固下利。

本为少阴病津血亏损病变，病进为厥阴，则向恶发展，又发热则消耗津气，下利则伤阴亡阳，故预后不良。本病证多见于血液疑难病等，后期出现发热而厥利，多预后不良而难治。

【原文】

349. 伤寒，脉促，手足厥逆者，可灸之。

提要：论述寒厥可灸。

释义："脉促"指脉象急促而微弱无力，即微数之脉，是阴阳气血损伤的脉象，多见于三阴病变。脉促如伴见发热、心烦、失眠等热证，多为少阴病热化证，温灸则追虚逐实、耗散阴血，故慎不可灸，如116条示："微数之脉，慎不可灸……"

手足厥逆伴见脉促者，多为虚寒病变，故可温灸，以回阳救逆、止利存阴。

【原文】

350. 伤寒，脉滑而厥者，里有热也，白虎汤主之。

提要：承上文寒厥的证治，论述热厥的证治。

释义：滑脉为阳脉，其脉象数而有力，是阳热亢盛的脉象，多见于阳明病。手足厥冷伴见脉滑者，多为阳明病热厥。因阳热壅

滞于里，气机不畅，又兼阳热耗气伤阴，故阴阳气血不得外达四末而厥。宜白虎汤清热泻火。

本文宜与176条"伤寒，脉浮滑，此以表有热，里有寒，白虎汤主之"互参。176条为阳明中寒，以肌表阳热证为主要病变，兼有胃气损伤而里寒；本证为阳明中风，以肺胃热炽为主要病变，兼有气阴损伤不达四末。

【原文】

351. 手足厥寒，脉细欲绝者，当归四逆汤主之。

提要：论述少阴病血虚寒厥的证治。

释义："脉细欲绝"是津血亏损，脉络不充的脉象。手足厥寒伴见脉细欲绝多为少阴病寒厥。

少阴病的本质是阴液亏损。阴液是阳气的物质基础，阴液亏损则多伴有阳气不足，阳气亏虚不能温煦、运行阴血，则血液寒凝。阴阳气血不足，兼有津血寒凝不运，故阴阳气不相顺接于手足而手足厥冷，甚至伴有水湿凝聚，营卫气血痹阻而肿胀疼痛。

少阴病寒化证表现为血虚寒厥，宜当归四逆汤温经散寒，养血通阳，其中当归、芍药、大枣滋阴养血、活血通脉；桂枝、细辛温经散寒通阳；通草即木通，活血通络、渗利水湿；甘草益气和中。合方内强脾胃，化生气血，外和营卫，养阴通阳、温经散寒。

【原文】

352. 若其人内有久寒者，宜当归四逆加吴茱萸生姜汤。

提要：承上文少阴病血虚寒厥的证治，论述少阴病血虚寒厥兼有里寒的证治。

释义："内有久寒者"指太阴病肠胃虚寒证，多伴有呕吐、腹痛等表现。平素患有太阴病肠胃虚寒，则气血生化无源，日久耗伤阴阳气血，转属为少阴病。阴阳气血亏损，不能外温四末，则手足厥寒；不能温养胃肠则里寒加重而呕吐、腹痛；或不能温养胞宫而痛经。

少阴病表里皆寒，宜当归四逆加吴茱萸生姜汤温中散寒、养血通脉。其中当归四逆汤温经散寒、养血通脉，治疗少阴病血虚寒厥；加吴茱萸、生姜温中止呕、散寒化饮；加清酒温经散寒、通利血脉。

【原文】

353. 大汗出，热不去，内拘急，四肢疼，又下利，厥逆而恶寒者，四逆汤主之。

提要：论述大汗伤津亡阳，发展为厥阴病寒厥的证治。

释义：本病初期多为太阳少阴合病，误以麻黄汤发汗，大汗出则伤阴亡阳，阴津极亏而发展为厥阴病表热里寒证。

厥阴病阴阳气血津液亏极，外不能温养四肢，则四肢疼痛，或拘急；内不能温养腹肌或肠道，则内拘挛急痛；阴不生阳则在里虚寒下利，阳气不能温煦肌表则厥逆而恶寒；阴不制阳则在表阳气外越而热不去。

"四逆汤主之"应为通脉四逆汤主之。大汗出后，里寒外热证为厥阴病或少阴病系在厥阴的表现，宜服通脉四逆汤温阳固脱、通脉止利。

【原文】

354. 大汗，若大下利，而逆冷者，四逆汤主之。

提要：论述大汗伤阴亡阳，发展为少阴病寒厥的证治。

释义："若大下利，而逆冷者"，是少阴病肠胃虚寒的表现，有别于太阴病下利。太阴病肠胃虚寒证，是阳气不足、饮食不运引起，故下利较轻，手足不温；少阴病肠胃虚寒证，是阴液亏损，阴不生阳，导致阳气不固，阴津下脱，故下利较重，而四逆。

本病证初期多为太阳少阴合病，发汗不当则大汗出伤津亡阳，发展为少阴病虚寒证，故大下利而手足逆冷。宜服四逆汤回阳救逆、止利存阴。

【原文】

355. 病人手足厥冷，脉乍紧者，邪结在胸中，心中满而烦，饥不能食者，病在胸中，当须吐之，宜瓜蒂散。

提要：论述阳明病阳热与痰食结滞胸脘而热厥的证治。

释义：凡厥者，阴阳气不相顺接，便为厥。厥证多见于三阴病，因阴阳气血亏损不能顺接于手足，故发寒厥。厥证也可见于阳明病、少阳病，因气机郁滞导致阴阳气血不能顺接于手足，故发热厥。

"病人手足厥冷，脉乍紧者，邪结在胸中，心中满而烦，饥不能食者"，是阳明病热厥的表现。阳明病阳热亢盛于胸膈，炼津为痰则阳热与痰结滞胸中，或阳热内入胃脘，导致饮食积滞与阳热相结；或本有痰食停聚胸膈，阻滞阴阳气血循行，气血郁而化热，故发阳明病阳热与痰食结滞胸膈。

痰热结滞胸膈，故心中满闷；影响饮食消化吸收，则饥不能食，食则欲呕；痰热阻滞于肺，影响呼吸，则呼吸不利而不得息；气机不畅，阳热不宣则上冲头脑，影响精神则烦；痰热内壅胸膈，气机不畅，阴阳气血不得外达四末则手足厥冷；阴阳气血内郁胸膈，不能充盈于脉络，则寸口脉弱，气机乍通则气血外宣，充实于脉，故脉象乍紧，有别于三阴虚寒病之脉象沉弱。

热厥因阳明病痰热结滞胸中引起者，宜服瓜蒂散涌吐痰食，使阳热随其实而泻之。痰热停聚于胸肺者，服瓜蒂散，使痰热咳吐于外，痰食停聚胃脘者，服之则呕吐于外。痰食排除则气机畅达，手足厥冷自愈。

【原文】

356. 伤寒，厥而心下悸者，宜先治水，当服茯苓甘草汤，却治其厥；不尔，水渍入胃，必作利也。

提要：承上文阳明病热厥的证治，论述太阴病饮停中焦寒厥的证治。

释义："厥而心下悸者"以茯苓甘草汤先治水，以方测证分析，本病为太阴病饮停中焦，伴有胃脘虚寒证之寒厥，尚应兼有心下满胀、纳呆欲吐、小便不利、脉象沉紧等表现。

太阴病是阴液相对太盛、运化不利的病

变。阴液性质本静，赖阳以动，阳气内附于阴血，由心胸外达肌表，内达胃肠，中行于三焦腠理，以运化阴液。中阳不足，水液停聚中焦为水饮，则心下满胀；水饮凌心则悸；水液不得下输膀胱则小便不利。阳气亏虚，不能下助胃阳，则胃阳不足，饮食运化不利，而寒饮聚胃，故纳呆而欲呕。阳气不能外达四末则手足厥冷。

太阴病寒厥，主要由饮停中焦，伴有胃脘虚寒，耗伤阳气导致，故宜茯苓甘草汤先治其水。茯苓甘草汤功能利水通阳、温中散寒。水饮祛除，则阳气易复而肢厥自愈。

太阴病寒厥宜和阳明病热厥鉴别，两者均有手足厥冷、心中满、不能食等表现。太阴病寒厥宜先治水，如不按太阴法治之，反与瓜蒂散涌吐，败伤里阳，则水湿内注胃肠而必作下利。

【原文】

357. 伤寒六七日，大下后，寸脉沉而迟，手足厥逆，下部脉不至，咽喉不利，唾脓血，泄利不止者，为难治，麻黄升麻汤主之。

提要：论述厥阴病肺热胃寒的证治及预后。

释义：患者多为高年体弱、气血不足之人，偶患伤寒发太阳病，阳气郁闭不宣而化热，阳热壅肺而发展为太阳阳明合病。六七日不解，耗伤阴阳气血，已有传变少阴厥阴之势，反攻下伤阴，阴液大伤，故传变为厥阴病。

厥阴病是阴液极亏的病变，因阴液亏极，故在下发生阴不生阳的寒化证，同时在上发生阴不制阳的热化证。寒化证表现在胃肠，则下利、不能食，胃阳不足则气血不能外达四末，故手足厥逆。热化证表现在肺，肺阴不足则虚火扰肺，故咽喉不利，或有咳喘，甚至阴津亏损而血液浓缩，热入血分，腐化气血，迫伤肺络而咳吐脓血。

寸口脉主候肌表营卫气血，下部趺阳脉主候肠胃阴阳气血。苦寒攻下败伤肠胃阴阳气血，故下部脉不至；阴阳津气亡失于内，

不能外助营卫气血，故寸口脉沉而迟。阳气不足则气血鼓动无力而脉沉，阴液不足则脉络不充而脉象迟弱。

"麻黄升麻汤主之"为倒装笔法，宜接在"唾脓血"句后。厥阴病表现为肺热胃寒，宜麻黄升麻汤养阴清热、温中祛寒、止咳平喘。其中石膏、知母清气分肺热；升麻、黄芩清热解毒、气血两清，据中医学家颜德馨经验，升麻有代替犀角的作用；麻黄宣肺，止咳平喘，具宣发升散之性，既能排除脓血，又具透热转气之功；桂枝辛温散结，辅助麻黄促使脓血破溃排出；当归、芍药、知母、天冬、玉竹滋阴养血，当归又具活血排脓之功，具赤小豆当归散之义；干姜、白术、桂枝、甘草温中祛寒、止利存津，防滋阴清热之品败伤中阳，同时健运中焦、生化气血。

麻黄升麻汤适于厥阴病肺热较重而胃肠虚寒较轻的病变，如药后泄利不能止，则上热下寒较重，温中易助热动血，清热凉血易伤阳亡阴，故难治。

【原文】

358. 伤寒四五日，腹中痛，若转气下趋少腹者，此欲自利也。

提要：论述太阴病自利的先兆。

释义：伤寒四五日不解，耗伤里阳则肠胃虚寒，水湿不运而发展为太阴病。肠胃虚寒则痉挛腹痛，水湿刺激肠胃则腹痛加重。若转气下趋少腹者，则水湿下注，刺激肠道蠕动，随即肠鸣下利。

【原文】

359. 伤寒，本自寒下，医复吐下之，寒格，更逆吐下，若食入口即吐，干姜黄芩黄连人参汤主之。

提要：论述厥阴病胃热肠寒的证治。

释义："寒格"为寒热格拒的病变，主要表现为饮食入口即吐，方以干姜黄芩黄连人参汤主之，以方测证分析，本病证为厥阴病胃热肠寒证，且热多寒少，应伴有胸中烦热、呕吐不能食、咽干口渴、下利等表现。

疾病初期，伤寒耗伤里阳，发展为太阴

病而中下焦虚寒，表现为腹满而吐、食不下，本宜服理中丸温之，反与巴豆丸药吐下，阴液大伤而发展为厥阴病。

吐伤胃阴，故虚热上扰胃脘、食道，而胸中烦热，饮食入口即吐；利下伤阴亡阳，则肠寒不固而下利。吐下两伤则阴液极亏，故发展为厥阴病，突出表现为胸胃虚热而呕吐，兼有肠寒下利。

厥阴病胃热肠寒证，方与干姜黄芩黄连人参汤清热止呕、温阳止利、益气养阴。其中黄芩黄连苦寒，清胸胃之热，除烦止呕；干姜辛温，温阳祛寒，止利存阴，防苦寒伤中；人参甘温健胃、益气养阴。诸药相伍，辛开苦降甘调，善治胃阴亏损而虚热呕吐。因厥阴病阴津极亏而口渴，故不加半夏止呕；因呕吐较重，故不加甘草、大枣益气养阴，以呕家不喜甘故也。

【原文】

360. 下利，有微热而渴，脉弱者，今自愈。

提要： 论述厥阴病热复而下利自愈的脉证。

释义： 厥阴病厥热往复证，阴液极亏而阴不生阳，阴阳气血不能温养胃肠，故里阳不足而寒利。"有微热而渴"是热复的表现，寒利激发机体自调机制，阴阳气血内趋肠胃，里阳得助则下利止而能食；阴阳气血内趋则肌表阴液亏极，阴不制阳而热化，故有微热而渴。

脉弱是阴液亏损而脉络不充的表现。热复而脉弱，则邪热不盛，阴液耗伤较轻，利止而脉弱则阴津未竭，能食则阴阳气血得以化生，故疾病向愈发展。

【原文】

361. 下利，脉数，有微热汗出，今自愈。设复紧，为未解。

提要： 论述厥阴病厥热往复的预后。

释义： 厥阴病厥热往复证，厥复则下利，热复则阴阳气血内趋肠胃，里阳得助则下利自愈而能食，气血内趋则肌表阴液亏虚加重

而热化，故脉数，有微热汗出。

热复证，利止能食则气血化生，微热汗出则耗气伤阴。如气血耗伤较轻而生化较多，则阴阳气血易复而向愈发展；如气血耗伤较重而生化较少，则阴阳气血损伤，故热往而厥复，病不能解。

【原文】

362. 下利，手足厥冷，无脉者，灸之不温，若脉不还，反微喘者死。少阴负趺阳者，为顺也。

提要： 论述厥阴病危证的预后。

释义： "下利，手足厥冷，无脉者"，是厥阴病危证的表现。厥阴病阴阳气血极虚，不能内温肠胃则里阳亏损，肠胃虚寒不固而下利；不能外温四末则手足厥冷；不能充盈于脉络则寸口无脉。无脉是下利亡阴伤阳，阴阳气血津液欲竭的表现，故病情危重。

厥阴病阴寒内盛，下利不止，无脉者，急当温阳固脱、止利存阴，以通脉。因病情危重，发展迅速，恐药之不及，急与温灸回阳救逆、止利存阴。如灸之不温，脉不还者，则病情难控，再出现微喘，则阴液亡竭于下，不能上荣于肺而呼吸功能衰竭，肺气上脱，故死。

厥阴病厥利至甚，伤亡阴阳气血而寸口无脉者，宜诊查少阴脉和趺阳脉，综合三部脉象，判断疾病的预后顺逆。如少阴、趺阳脉尚存，则病虽危重，尚可生还，尤以少阴负趺阳者为顺。寸口脉主候肌表营卫气血，趺阳脉主候肠胃阴阳气血，少阴脉主候脏腑阴阳之气。寸口无脉则营卫气血大伤，少阴脉存则真脏之气未绝，趺阳脉存则胃气未败。少阴负趺阳者，即少阴脉比趺阳脉小，少阴脉小则真气内藏，趺阳脉大则胃气较盛，气血得以化生，故为顺。

【原文】

363. 下利，寸脉反浮数，尺中自涩者，必清脓血。

提要： 论述阳明病热利的脉证。

释义： 下利以寒利为多见，因阳气虚寒

不运，故下利清谷、脉象沉迟。下利而"寸脉反浮数，尺中自涩者"，则是阳明病热利的表现。

阳明病阳热亢盛于肠道脉络，迫津内渗而下利，必臭秽急迫，里急后重，甚至迫血下渗而便脓血。血热亢盛，故寸脉浮数，津血灼伤则尺脉细涩。

【原文】

364. 下利清谷，不可攻表，汗出必胀满。

提要：论述寒利兼表证的治疗禁忌。

释义："下利清谷"是寒利的特点，为三阴病的里证表现。寒利兼有表证的治疗原则为温里，禁止发汗攻表。发汗则伤阴亡阳，更虚其里，故三阴病加重，下利不止而腹满胀。

【原文】

365. 下利，脉沉弦者，下重也；脉大者，为未止；脉微弱数者，为欲自止，虽发热不死。

提要：论述阳明病热利的脉证及预后。

释义："下利，脉沉弦者，下重也"，是阳明病热利的特点。阳明病阳热亢盛于肠道脉络，迫津渗出为湿，湿热结滞肠道，故下利不爽、里急后重。阳热内盛则脉势有力，津液耗伤则脉形细小，脉细有力则状如弓弦，故脉象沉弦。

"脉大者"其病为进，脉象由沉弦转为浮数滑大，则邪热亢盛，故热利不止，甚至热迫津血而便脓血，有别于寒利脉大而阳复向愈。

"脉微弱数者"其病为退，脉象由弦数转为微弱数，则邪热退却，故脉现微弱虚象，热利欲自止。发热是阳明病阳热外泛肌表的表现，热利伴见发热是邪盛而正气不衰的表现，故虽发热不死。有别于寒利伴见发热，则阴液亡竭，阳气外越，而预后不良。

【原文】

366. 下利，脉沉而迟，其人面少赤，身有微热，下利清谷者，必郁冒，汗出而解，病人必微厥。所以然者，其面戴阳，下虚故也。

提要：论述厥阴病里寒外热的表现及欲

解的反应。

释义："下利，脉沉而迟"，是少阴病寒利的表现。少阴病阴阳气血亏损，不能内温胃肠，故肠胃虚寒，下利清谷；阳虚则脉沉，阴虚则脉迟。

少阴病下利损伤阴津，阴津极亏则发展为厥阴病。阴不生阳则下利清谷而肢厥；阴不制阳则肌表热化，故其面戴阳而面色赤，身有微热；阴阳气血极亏，则脉象微。

厥阴病里寒外热证欲解，则全身气血内趋肠胃，里阳得助则下利止而能食，气血得以化生，而外行肌表，营卫得助则表和汗出而解。因厥阴病阴阳气血极亏，欲解前，气血下助胃肠，外助肌表，而不能上荣头脑，故郁冒；或服通脉四逆汤，大量附子发挥药效，易发生瞑眩反应而郁冒。

【原文】

367. 下利，脉数而渴者，今自愈；设不差，必清脓血，以有热故也。

提要：论述厥阴病热复太过的病变。

释义：厥阴病厥热往复证，阴液极亏不能内养肠胃，则里阳不固而寒利。寒利激发机体自调，阴阳气血内趋，肠胃里阳得助则利止而能食；阴阳气血内趋，则肌表阴液亏极，而阴虚火旺，故脉数而渴。厥往热复则下利自愈而能食，阴阳气血得以化生，故可向愈发展。

"脉数而渴者"是热复的表现，如下利不差，则必清脓血，是热复太过的表现。厥阴病阴津极亏，则血液浓缩，气血壅滞化热，兼有阴虚火旺，血热迫伤阴络则便脓血。

【原文】

368. 下利后，脉绝，手足厥冷，晬时脉还，手足温者生，脉不还者死。

提要：论述厥阴病利止脉绝的预后。

释义：一般情况下，厥阴病下利止，则阳气来复，阴津得存，脉应续生而手足渐温，向愈发展。"下利后，脉绝，手足厥冷"，是阴竭阳亡的表现，下利伤阴亡阳，阴津亡竭，无物可利，故下利止；阳随阴亡，不能外温四末，故手足厥冷；阴竭阳亡则脉络不充，故脉绝。

厥阴病脉绝则病情凶险，多伴有神昏休克，宜灸药并施，以回阳救逆。疾病如为外周循环之阴竭阳亡，而内藏之真脏之气未绝，则经一天时间，多能阳回阴复，脉象渐还而手足转温，故能向愈；如真脏之气败绝，则脉不能还，故死。

【原文】

369．伤寒，下利，日十余行，脉反实者死。

提要： 论述下利证虚脉实的预后。

释义： 下利日十余行，则阴阳气血损伤，脉应沉迟微弱，脉证相符则为顺；脉反见实象则脉证不符为逆，多预后不良。

下利多为寒利，阴阳气血大伤，脉本虚弱，真脏之气不能封藏，暴出而入脉，故脉象转实，或因阴阳气血大伤，脉络本身失去气血温养，脉管紧张拘急而转实，实为革脉。寒利反见实脉，是阴阳气血败绝的反应，故死。

下利也可能为热利，下利日十余行，则阴液大伤，脉实则邪热亢盛，正虚邪实则预后不良。

【原文】

370．下利清谷，里寒外热，汗出而厥者，通脉四逆汤主之。

提要： 论述厥阴病里寒外热的证治。

释义： 厥阴病阴液极亏，在里则阴不生阳而寒化，故下利清谷而肢厥；在表则阴不制阳而热化，阳热外越，故发热汗出。下利则阴阳亡竭于里，汗出则阴阳外脱于表，表里两伤，病情危重，宜通脉四逆汤温阳通脉、固脱存阴。

【原文】

371．热利下重者，白头翁汤主之。

提要： 论述阳明病热利的证治。

释义： 阳明病阳热亢盛于大肠脉络，迫津渗出为湿，湿热相结，壅滞大肠，故发热利。因热迫肠道，故下利里急；因水湿相恋，

故下重不爽，即湿热下注，刺激直肠而里急后重。阳热加重者，热腐气血，迫伤阴络，则便脓血。

阳明病，热利较重，气血两燔，宜白头翁汤，清热解毒、凉血止痢。其中白头翁、秦皮苦寒，清热解毒、凉血止痢；黄连、黄柏苦寒，清热解毒、燥湿止痢，并能坚阴厚肠胃。如脓血积滞较重，可加大黄泻下积滞，排除脓血。

【原文】

372．下利，腹胀满，身体疼痛者，先温其里，乃攻其表。温里宜四逆汤，攻表宜桂枝汤。

提要： 论述寒利兼表证的治疗法则。

释义： "下利，腹胀满"是太阴病或少阴病寒利的表现。"身体疼痛者"是太阳病的表现。两者并见，为太阳少阴合病或太阳太阴合病。

疾病多为平素肠胃虚寒体质者发太阳病耗伤里阳，从而发展为太阳太阴合病，甚至发展为太阳少阴合病。表里同病而里寒者，宜先温其里，肠胃功能恢复，则谷气外助营卫而表证易愈。如先攻其表，则伤阴亡阳而加重里寒病变。

温里宜服四逆汤回阳救逆、止利存阴，使里和而表证自愈。如里和而表证不解，则与桂枝汤攻表，桂枝汤内和脾胃，外和营卫，攻表而不伤正。

【原文】

373．下利，欲饮水者，以有热故也，白头翁汤主之。

提要： 论述阳明病热利的证治。

释义： 阳明病阳热内入下焦大肠脉络，迫津内渗则发热利，必伴里急后重，臭秽急迫，甚至便脓血。因热盛伤津，故口渴欲饮，方宜白头翁汤清热解毒，凉血止痢。

【原文】

374．下利谵语者，有燥屎也，宜小承气汤。

提要： 论述阳明病热结旁流的证治。

释义：阳明病阳热亢盛于下焦大肠脉络，热迫津渗则发热利；阳热耗伤肠胃津液，则阳热内入中焦胃肠气分，与宿食积滞相结，燥屎结滞小肠则谵语、腹满胀痛。下利谵语并见，则为阳明病热结旁流，或上结下流。

阳明病热利伴见阳明燥实证，宜攻实泻热，实热不除则热利不止。方宜小承气汤攻下泻热，同时大黄能入血分，清热凉血，厚朴、枳实理气燥湿，故兼治热利。

【原文】

375. 下利后更烦，按之心下濡者，为虚烦也，宜栀子豉汤。

提要：承上文实烦热利的证治，论述阳明病虚烦的证治。

释义：下利后伤津，阳热内陷胸膈则心烦。阳明病阳热内郁胸膈，不伴有肠胃积滞有形病理产物，故按之心下濡软，为虚烦，有别于实烦之腹满硬拒按。方宜栀子豉汤清宣郁热。

【原文】

376. 呕家，有痈脓者，不可治呕，脓尽自愈。

提要：论述阳明病阳热与脓血相结胃脘的病证及治疗禁忌

释义：呕吐脓血是胃脘痈的表现。阳明病阳热内入胃脘脉络，腐化气血则成痈脓，阳热与脓血相结胃脘而发胃脘痛。脓血内结，胃脘不和则呕，脓血破溃则吐脓血。

胃脘痈是阳明病热与脓血相结之实证，宜随其实而取之，排除脓血则阳热随脓血而除，故脓尽自愈。临床可与《金匮》大黄牡丹皮汤化裁。禁止止呕，呕是排除脓血的途经，止呕则邪无出路而闭门留寇。

【原文】

377. 呕而脉弱，小便复利，身有微热，见厥者，难治，四逆汤主之。

提要：论述少阴病中焦虚寒呕吐，兼有下焦虚寒不固的证治及发展为厥阴病的预后。

释义："呕"是胃脘不和，消化传导功能失职的表现；"脉弱"是阴阳气血亏虚，脉络不充而鼓动无力的表现；"呕而脉弱"则胃阳不足，中焦虚寒，多见于太阴病和少阴病；伴见小便复利则下焦虚寒不固，而少阴病形悉具，如282条所述："……若小便色白者，少阴病形悉具。小便白者，以下焦虚有寒，不能制水，故令色白也。"

"四逆汤主之"为倒装笔法，宜接在"小便复利"句后。"呕而脉弱，小便复利"，是少阴病中下焦虚寒的表现，故宜四逆汤温中去寒，温下固摄。

"身有微热，见厥者"，是少阴病耗伤阴液，发展为厥阴病的表现。初见"呕而脉弱"，多为太阴病中焦虚寒病变；"小便复利"则为太阴病耗阴伤阳，发展为少阴病下焦不固；少阴病寒化证不解，耗伤阴液，阴液亏极则在表发生热化证而身有微热，疾病发展为厥阴病里寒外热，病情加重，故难治。

【原文】

378. 干呕，吐涎沫，头痛者，吴茱萸汤主之。

提要：论述少阴病中焦虚寒干呕，伴饮停上焦的证治。

释义：少阴病阴阳气血亏损，不能温养胃脘，则胃阳不足，饮食消化不利而化寒饮内停胃脘，故干呕，浊阴上逆则吐涎沫；或伴有上焦肺阳不足，则寒饮关肺而咳吐涎沫；少阴病阳气亏损，不能上达头项，则水饮停聚头项，压迫神经而头痛，多伴有眩晕。

少阴病表现为中焦虚寒，伴有上焦饮停，宜吴茱萸汤温中止呕、散寒化饮，胃阳恢复则能食，气血得以化生而少阴病自愈。

【原文】

379. 呕而发热者，小柴胡汤主之。

提要：论述少阳病呕证的证治。

释义："呕而发热者"，是少阳病的特点。少阳病阳气初虚，阴阳气血郁滞胸胁，不能下达胃脘，故胃气不足而呕；同时，胸胁郁滞，影响胃气转输而呕。少阳病是阳气亏虚之初级阶段的表现，阳气亏虚较轻，尚能郁积化热，故阳气郁积肌表而发热。方用小柴胡汤和解少阳、退热止呕。

【原文】

380. 伤寒，大吐大下之，极虚，复极汗出者，以其人外气怫郁，复与之水，以发其汗，因得哕。所以然者，胃中寒冷故也。

提要：论述伤寒汗吐下误治，伤阴亡阳，发展为三阴病寒哕的病变。

释义：伤寒，阳气怫郁在表，宜小发其汗以解之。反与丸药大吐大下之，则表证不解，吐下反伤阴亡阳而阴阳气血极虚，疾病发展为表里同病，宜救其里，反与水疗发汗欲解其表，汗大出则伤阴亡阳于表。

汗吐下误治，表里两伤，则阴阳气血损伤较重，疾病发展为阴寒性病变，轻者阳气损伤而发展为太阴病，重者发展为少阴病而阴阳亏损，甚者阴液亏极而传变为厥阴病。

阴阳气血亏损，不能温养胃脘，则胃中寒冷而哕，或伴有阴阳气血不能温养膈肌而膈肌痉挛，故呃逆。

【原文】

381. 伤寒，哕而腹满，视其前后，知何部不利，利之则愈。

提要：承上文虚寒哕呃的病变，论述实哕的证治法则。

释义："哕而腹满"是呕哕之实证的表现，多见于太阴病寒实证和阳明病燥实证。因实邪阻滞，胃失和降，故哕。

阳明病燥实证，阳热与燥实结滞肠胃，故胃失和降，哕而腹满，必伴有大便不通，宜通腑泻热则哕呕自愈。太阴病寒实证，阳气亏虚，水液蓄积下焦则腹满，水逆于上则胃失和降而哕呕，必伴小便不利，宜利水通阳，则哕呕自愈。

辨霍乱病脉证并治

【原文】

382. 问曰：病有霍乱者何？答曰：呕吐而利，此名霍乱。

提要： 论述霍乱的病变。

释义： "霍乱"为古病名。"霍"即突然挥霍，伤其正气；"乱"即邪气撩乱，乱其气机；霍乱指因饮食不节或暑湿直中损伤肠胃，而突然发生剧烈吐利的病变。

伤寒的病因为风寒邪气，风寒外受，诱发阴阳气血津液发生病变，故疾病传变由表向里发展，初为肌表寒热，继则表现为肠胃吐利。霍乱的病因为饮食不节，阴浊内受，损伤阴阳气血津液而发生病变，故疾病传变由里向表发展，初病即发太阴病，表现为肠胃吐利，继则出现肌表寒热。

伤寒与霍乱虽病因不同，但其病理变化均是阴阳气血津液的病变，而阴阳六病是阴阳气血津液病变的高度概括，故霍乱的发生发展规律不能外越阴阳六病规律。

【原文】

383. 问曰：病发热、头痛、身疼、恶寒、吐利者，此属何病？答曰：此名霍乱。霍乱自吐下，又利止，复更发热也。

提要： 论述霍乱的病证特点及预后。

释义： "病发热、头痛、身疼、恶寒"，是太阳病的表现，"吐利者"是太阴病里证的表现。疾病初起即表现为表里同病，多是霍乱，有别于伤寒。伤寒初起表现为太阳病表证，多于四五日之时，损伤里阳，才传变为太阴病吐利。

霍乱多因饮食不节，阴浊邪气内受，损伤肠胃阳气，故初病即发太阴病吐利。因里

阳损伤而吐利，阳气不能外助表阳，故随即伴发肌表营卫不和而发寒热，头身疼痛，发展为太阴太阳合病。

霍乱病发生突然，吐利剧烈，发展迅速，易损伤阴液而发展为少阴病及厥阴病。如利止复更发热，则是吐利亡阴，发展为厥阴病的表现，因阴液亡竭而利止，阳气外越而发热。

【原文】

384. 伤寒，其脉微涩者，本是霍乱，今是伤寒，却四五日，至阴经上，转入阴必利。本呕下利者，不可治也。欲似大便，而反失气，仍不利者，此属阳明也，便必硬，十三日愈。所以然者，经尽故也。下利后，当便硬，硬则能食者愈。今反不能食，到后经中，颇能食，复过一经能食，过之一日当愈。不愈者，不属阳明也。

提要： 论述霍乱与伤寒的鉴别及预后。

释义： "伤寒，其脉微涩者，本是霍乱"，是霍乱与伤寒的脉证鉴别。霍乱有发热恶寒、头身疼痛的表证，类似伤寒。如为伤寒则脉应浮紧；反见其脉微涩者，是霍乱的表现。霍乱初起即发吐利，因吐利伤亡阴阳气血，故脉象微涩。霍乱多因饮食不节，阴浊内伤肠胃，故发太阴病吐利，阳气内伤则不能外助营卫，故伴表证；或因外中暑湿，表里阳气同时损伤而发太阳太阴合病。

"今是伤寒，却四五日，至阴经上，转入阴必利"，是伤寒的发展规律。伤寒为外受风寒之邪，损伤营卫之气，而发太阳病，表现为寒热表证，多经四五日不解，耗伤里阳，转属为太阴病而吐利。

"本呕下利者，不可治也"，是霍乱向恶发展的转归。病初本有呕吐下利，伴有寒热表证，是霍乱太阴太阳合病的表现，利止而复发热则发展为厥阴病热复，却四五日复下利者，则热往厥复，病情加重，故预后不良。

"欲似大便，而反失气，仍不利者，此属阳明也，便必硬，十三日愈。所以然者，经尽故也"，是霍乱向愈发展的转归。霍乱吐利初止，欲似大便，仅排矢气，而不下利水液者，则病情向愈发展。因剧烈吐利，阴津损伤较重，故大便必逐渐转硬而转属为阳明里实，多需十三日休养，阴液恢复而自愈。不可妄用攻下，更伤阴亡阳。

"下利后，当便硬，硬则能食者愈，今反不能食，到后经中，颇能食，复过一经能食，过之一日当愈"，是仲景对霍乱转属阳明而十三日自愈之机理的自释。霍乱下利止则阳气复，因阴津损伤故大便当硬，阳气来复则能食，气血得以化生而向愈。因阴阳气血损伤较重，下利初止，阳气尚弱，故反不能食，须经一经之期，即六日左右，阳气渐复而能食，复经一经时间，阴液得以恢复，故复过一日，经共计十三日调养，阴阳津气得复，腐秽自除而愈。霍乱吐利如不能向阳明转化而便硬，则下利不止，而向少阴或厥阴病发展，故不能向愈。

【原文】

385. 恶寒脉微而复利，利止亡血也，四逆加人参汤主之。

提要：论述霍乱利止亡血的证治。

释义：霍乱吐利伤阴亡阳，阴阳气血大伤，肌表不温则恶寒，脉络不充则脉微，阴液亡竭则无物可利，故利止。利止是阴竭阳亡的表现，故宜四逆加人参汤回阳救逆，益气养阴。

【原文】

386. 霍乱，头痛发热，身疼痛，热多欲饮水者，五苓散主之。寒多不用水者，理中丸主之。

提要：论述霍乱的证治。

释义：霍乱多因饮食不节，阴浊内伤里阳，初起即发太阴病吐利。阴阳气血损伤于里，不能外助肌表，故营卫不和而伴头痛发热、身疼痛等表证。因吐利剧烈，易伤阴亡阳，下利不止则迅速发展为少阴病，甚至阴液亡竭而发展为厥阴病。

霍乱初起，表里同病，治疗关键为急救其里，止吐利以存津液，防止传变。如为寒多不用水者，则吐利为太阴病的表现。下利不渴者属太阴。太阳太阴合病，表证恶寒较重，里证吐利较轻，阴津未伤，故与理中丸温中祛寒，以止呕利，方宜日夜继服至腹中发热为度，并服热粥助胃气，温覆衣被助表阳。吐利止则气血外助肌表而营卫调和。

如为热多欲饮水者，则疾病发展为少阴病吐利。自利而渴者，属少阴，少阴病吐利，阴津损伤较重，故在表发热较重，而口渴欲饮。此利在下焦，理中丸治在中焦，故理中丸无功，宜服五苓散利水以疏导止利。

【原文】

387. 吐利止，而身痛不休者，当消息和解其外，宜桂枝汤小和之。

提要：论述霍乱的善后调理。

释义：承上文，霍乱表里同病，急救其里，与理中丸或五苓散后，里和而表证不解，宜救其表。因吐利损伤阴阳气血较重，吐利止而阴阳气血尚不能复，故不能外助肌表而营卫不和，身痛不休。宜化裁应用桂枝汤内和脾胃、外和营卫，禁大汗解表，更伤阴亡阳。消息和解其外，即加减应用桂枝汤，可与桂枝加芍药生姜各一两、人参三两新加汤。

【原文】

388. 吐利汗出，发热恶寒，四肢拘急，手足厥冷者，四逆汤主之。

提要：论述霍乱亡阳的证治。

释义：霍乱剧烈吐利，伤阴亡阳，发展为厥阴病表里俱脱。阳气亏极不能内固肠胃，则吐利；不能外固肌表，则汗出；阳虚失去温煦作用，则恶寒而手足厥冷。吐利汗出则表里俱脱，阴津亏极不能濡养四肢，故拘急痉挛；阴不敛阳则阳气外越而发热。

霍乱病后期表里俱脱、里寒外热，欲阴竭阳亡，病至厥阴，宜回阳救逆、固脱存阴。方宜通脉四逆汤温阳固摄。"四逆汤主之"恐不能胜任。

【原文】

389. 既吐且利，小便复利，而大汗出，下利清谷，内寒外热，脉微欲绝者，四逆汤主之。

提要：论述霍乱阴津欲竭的证治。

释义：霍乱初期多表现为太阴病既吐且利。吐利伤阴亡阳则发展为少阴病寒化证，阳虚不固肠胃，则下利清谷，阳虚不固肌表则大汗出。一般吐利汗出，则阴津表里外泄，而不能下渗膀胱，多伴有小便不利，今小便复利，是阳气伤亡较重，下焦不固而膀胱失约的表现。吐利汗出、小便复利，则津液从三部损失，故阴津欲竭、脉络不充而脉微欲绝，阴不敛阳则阳气外越而发热，疾病发展为厥阴病里寒外热证。急宜通脉四逆汤温阳通脉，固脱存阴。

【原文】

390. 吐已下断，汗出而厥，四肢拘急不解，脉微欲绝者，通脉四逆加猪胆汁汤主之。

提要：论述霍乱阴竭阳亡的证治。

释义：霍乱初期本为太阴病。因吐利伤阴亡阳，发展为少阴病表里俱脱，阳虚失固

在里则吐利，在表则汗出，阴阳津气损伤，不能温养四肢则拘急，不相顺接于四末则厥冷。今吐利止，如为阳复则向愈发展，应伴见肢温、汗止、脉象渐充等表现；吐利虽止，反见汗出而厥，四肢拘急不解，脉象更微而欲绝，则是阴竭阳亡，发展为厥阴病的表现。阴津亡竭，无物可吐利，故吐已下断；阴不敛阳，阳气外越，肌表不固，故汗出而厥；阴竭阳亡，四肢不得温养则拘急不解，脉络不充则脉微欲绝。

厥阴病阴竭阳亡，吐已下断，宜通脉四逆加猪胆汁汤温阳固脱、养阴通脉。方由通脉四逆汤加猪胆汁组成，其中通脉四逆汤温阳通脉，固脱止汗，以存津液；猪胆汁养阴通脉，填补真阴，维持循环，同时苦寒清热，制约阳热外越。

【原文】

391. 吐利，发汗，脉平，小烦者，以新虚，不胜谷气故也。

提要：论述霍乱愈后，当注意饮食调理。

释义：霍乱愈后，胃气尚弱，消化功能较差，宜调理饮食以静养。饮食不节，恣食厚味，则生积滞，影响胃肠通降则稍吐利。呕吐则影响精神则小烦，影响营卫气机则汗出。病非霍乱复发，而是积滞不消，故脉平。霍乱初愈，积滞内生，禁用攻下，更伤阴亡阳，损谷则愈。

辨阴阳易差后劳复病脉证并治

【原文】

392. 伤寒，阴阳易之为病，其人身体重，少气，少腹里急，或引阴中拘挛，热上冲胸，头重不欲举，眼中生花，膝胫拘急者，烧裈散主之。

提要：论述阴阳易的证治。

释义："阴阳易"为古病名，多因伤寒初愈，气血阴阳未复，起居失调，房事不节，损伤阴精，导致阴阳失调而发病。因阳病转易阴病，或阴气病变转易阳气病变，故名阴阳易。

伤寒多因外受风寒邪气，损伤阴阳气血而发病；霍乱多因内伤饮食，或暑湿直中肠胃，损伤阴阳气血而发病；阴阳易差后劳复病多因劳力、房劳等生活起居失调，损伤阴阳气血而发病；温病多因外受温热邪气，损伤阴阳气血而发病。伤寒、霍乱、阴阳易差后劳复病及温病虽病因各异，但均为阴阳气血失调的病变，阴阳六病是对阴阳气血津液病变的高度概括，故阴阳易病变仍宜由阴阳六病规律指导辨证施治。传统对阴阳易的认识以男女染易立论，未将阴阳落实到气血津液之上，故多有争议。

阴阳易的主要临床表现为周身乏力，头重不举，热上冲胸，眼中生花，膝胫、少腹拘急痉挛，或伴小便不利等，据证分析，实为厥阴病虚劳证的表现。

伤寒初愈，气血未复，房劳损伤阴精，阴精亏极则发厥阴病虚劳证。阴阳精气亏损，故少气乏力而身体重；阴阳气血亏损不能温养下肢，故膝胫拘急，亏损较重，不能温养少腹，故少腹里急，甚至前阴挛缩；阴精亏

损不能上荣头目，虚热上扰则眼中生花，阴精不能上荣头项筋肉，虚热上灼筋肉则痿软无力，故头重不欲举；阴精不能上荣心胸，则热上冲胸，或心中疼热；或因下焦阳气亏损，伴有水液气化不利，而小便不利。

阴阳易实为厥阴病虚劳证，主要表现为虚热灼伤头项筋肉而痿，虚寒不温膝胫筋肉而痉挛。方用烧裈散主之，较为离奇，宜存疑。概内裈烧灰有止血作用，适于衄血损伤而致虚劳者，临床可与黄连阿胶汤育阴清热，合小建中汤补益中气、生化气血、缓解痉挛，或加茯苓通利小便。

【原文】

393. 大病差后，劳复者，枳实栀子豉汤主之。

提要：论述劳复和食复的证治。

释义：大病差后，气血虚弱，余热未清，宜慎起居、节饮食、忌房事，静息调养。过劳则耗气伤阴，而邪热复发，如《素问·生气通天论》记载："阳气者，烦劳则张。"恣食厚味则内生积滞而食复。

劳复者，枳实栀子豉汤主之。以方测证分析，应见心烦发热、腹满纳呆等表现。大病初愈，余热未清，劳则助生阳热，阳热内郁胸膈则心烦懊憹，阳热外泛肌表则发热；大病初愈，气血未复，胃气虚弱，又兼烦劳，气血外张，更虚其里，恣食厚味则饮食积滞胃脘，故脘痞纳呆，甚至宿食不消而腹胀。

劳复、食复实为阳明病热郁胸膈证，伴有食滞胃脘，方与枳实栀子豉汤清热除烦、消滞除满。其中栀子豉汤清热除烦；枳实理气宽中，消滞除满；清浆水清热除烦，和胃

气,助消化。食滞较重者,稍加大黄推陈致新。

【原文】

394. 伤寒差以后,更发热,小柴胡汤主之。脉浮者,以汗解之;脉沉实者,以下解之。

提要:论述差后复热的证治。

释义:伤寒初愈,余热未清,气血尚弱,宜静养调护,调护不当则易复发热。脉浮者,多为起居不慎,复感风寒,故发作太阳病表证,宜发汗解表;脉沉实者,多为食复,饮食不节,积滞内生化热,宜攻下积滞;无表里脉证,而单纯发热者,多为劳复,伤寒差后气血本虚,劳伤阳气则引起阴阳气血郁滞而发少阳病发热,宜小柴胡汤和解少阳。

【原文】

395. 大病差后,从腰以下有水气者,牡蛎泽泻散主之。

提要:论述差后水热复结的证治。

释义:经云:"诸有水者,腰以下肿,当利小便。"方以牡蛎泽泻散逐水泻热,以方测证分析,本证应见下肢胕肿、腹胀肿满、小便不利、口渴、脉沉紧等表现,是阳明病水热结滞下焦的表现,多为肝硬化腹水病变。

本病初起多为阳明病阳热内入下焦肝胆,蒸津化湿,湿热内结肝胆。大病差后,以酒为浆,以妄为常,故因饮因劳而病复。阳热内入下焦肝肾脉络,迫津渗出为水,水热相结下焦,故腹胀肿满、下肢胕肿;水液渗出三焦腠理,不得下渗膀胱,故小便不利;水液不得上承,又兼阳热灼伤阴津,故口渴。

水热结滞下焦为阳明病实证,宜随其实而泻之,方用牡蛎泽泻散逐水泻热,软坚散结。其中牡蛎、海藻咸寒,软坚散结、利水消痰;葶苈子、商陆根苦寒,利水消肿泻热,为利水之峻药;泽泻甘寒,利水通淋除热;蜀漆祛痰泻水,瓜蒌根甘寒,清热生津,防利水伤阴。白饮和服以养胃气。

【原文】

396. 大病差后,喜唾,久不了了,胸上有寒,当以丸药温之,宜理中丸。

提要:论述差后寒饮聚胃关肺的证治。

释义:大病差后,气血不足,调养不慎,形寒饮冷则损伤里阳,寒饮聚胃关肺,故发太阴病痰涎停聚胸膈,而咳唾涎沫,久久不愈。宜理中丸温助肺胃阳气,祛寒化饮,以丸药久服,缓图久寒。

【原文】

397. 伤寒解后,虚羸少气,气逆欲吐,竹叶石膏汤主之。

提要:论述伤寒解后,气阴两伤、余热未清,发展为阳明少阴并病的证治。

释义:伤寒解后,气阴两伤,余热未清,宜静养调护。劳复则伤阴助热,发展为阳明少阴并病。气阴两伤不荣,形伤则身体羸瘦,气伤则少气乏力;气阴损伤,不能内养胃脘,阳热内扰则胃失和降而欲吐,不能上润于肺,阳热上扰则气逆咳喘。或伴有热扰心胸而烦,阳热外泛发热。

阳明少阴并病,气阴两伤余热未清,方宜竹叶石膏汤清热除烦、益气养阴。其中竹叶、石膏清热除烦;人参、麦冬益气生津,麦冬甘寒功能清热除烦、润肺止咳、养阴和胃;半夏降逆止呕、化痰止咳、通阳行滞;甘草、粳米益气和中。

【原文】

398. 病人脉已解,而日暮微烦,以病新差,人强与谷,脾胃气尚弱,不能消谷,故令微烦,损谷则愈。

提要:论述差后食复的病机及饮食调理。

释义:"病人脉已解"则病变已除。"日暮微烦"则是食复的表现。疾病初愈,则阴阳失调的病理改变祛除,但阴阳和调的生理尚未完全恢复,阴阳气血尚弱,脾胃机能不足,消化功能尚差,强食午饭,至日暮而不消,故积滞内生、胃脘不和,影响精神则烦,影响营卫则微热。

差后微烦,是"强与谷"而致食滞胃脘之轻证,故不须服药,损减谷食,减少消化负担,则可自愈。

主要参考文献

[1]刘渡舟. 刘渡舟伤寒论讲稿[M]. 王庆国,等,整理. 北京:人民卫生出版社,2008.
[2]鲍艳举,等. 胡希恕伤寒论讲座[M]. 北京:学苑出版社,2008.
[3]鲍艳举,等. 胡希恕金匮要略讲座[M]. 北京:学苑出版社,2008.
[4]李培生,刘渡舟. 伤寒论[M]. 北京:人民卫生出版社,1987.
[5]李培生,刘渡舟. 伤寒论讲义[M]. 上海:上海科学技术出版社,1985.
[6]李克光,杨百茀. 金匮要略讲义[M]. 上海:上海科学技术出版社,1985.
[7]赵恩俭. 伤寒论研究[M]. 天津:天津科学技术出版社,1987.
[8]俞长荣. 伤寒论汇要分析[M]. 福建:福建科学技术出版社,1985.
[9]成无己. 注解伤寒论[M]. 北京:人民卫生出版社,1979.
[10]柯琴. 伤寒来苏集[M]. 赵辉贤,校注. 上海:上海科学技术出版社,1986.
[11]吴谦,等. 医宗金鉴[M]. 北京:人民卫生出版社,1990.
[12]张隐庵. 伤寒论集注[M]. 张金鑫,校注. 北京:学苑出版社,2009.
[13]高士宗. 黄帝素问直解[M]. 于天星,按. 北京:科学技术文献出版社,1982.
[14]张志聪. 黄帝内经灵枢集注[M]. 孙国中,方向红,点校. 北京:学苑出版社,2006.
[15]赵绍琴. 赵绍琴医学全集[M]. 北京:北京科学技术出版社,2012.
[16]刘景源. 刘景源温病学讲稿[M]. 北京:人民卫生出版社,2008.
[17]吴以岭. 络病学[M]. 北京:中国科学技术出版社,2004.
[18]魏民. 病理学[M]. 上海:上海科学技术出版社,1986.
[19]陈修园. 神农本草经读[M]. 肖钦朗,校注. 福建:福建科学技术出版社,1982.